ENCIENDA
la
CHISPA
para
ADELGAZAR

UN PLAN QUE POTENCIARÁ SU METABOLISMO PARA QUEMAR GRASA LAS 24 HORAS DEL DÍA

Robert K. Cooper, PhD
Recetas de Leslie L. Cooper

RODALE

Este libro fue publicado previamente bajo el título *Encienda la chispa* (© 2005 by Advanced Excellence Systems LLC).

© 2007 por Streamline for Life LLC

Se reservan todos los derechos. Ninguna parte de esta publicación deberá reproducirse ni transmitirse por ningún medio o forma, ya sea electrónico o mecánico, lo cual incluye el fotocopiado, la grabación o cualquier otro sistema de almacenaje y recuperación de información, sin la autorización por escrito de la casa editorial.

Los libros de Rodale pueden comprarse para uso promocional, para fines empresariales o para ventas especiales. Para más información, favor de dirigirse a: Special Markets Department, Rodale Inc., 733 Third Avenue, New York, NY 10017.

Impreso en los Estados Unidos de América
Rodale Inc. hace el máximo esfuerzo posible por usar papel libre de ácidos ⊗ y reciclado ◉.

Diseño del libro por Drew Frantzen
Ilustraciones por Karen Kuchar

Library of Congress Cataloging-in-Publication Data
Cooper, Robert K.
 [Flip the switch. Spanish]
 Encienda la chispa para adelgazar : un plan que potenciará su metabolismo para quemar grasa las 24 horas del día / Robert K. Cooper ; recetas de Leslie L. Cooper.
  p. cm.
 Includes bibliographical references and index.
 ISBN-13 978–1–59486–495–7   hardcover
 ISBN-10 1–59486–495–0   hardcover
 ISBN-13 978–1–59486–629–6   paperback
 ISBN-10 1–59486–629–5   paperback
 1. Weight loss.   2. Weight loss—Psychological aspects.   3. Reducing diets.
 4. Reducing exercises.   I. Cooper, Leslie A.   II. Title.
 RM222.2C616918   2006
 613.2'5—dc22   2005056403

          2 4 6 8 10 9 7 5 3 1 tapa dura
          2 4 6 8 10 9 7 5 3 1 rústica

Para todos aquellos que saben que la siguiente frontera no sólo está frente a nosotros, sino también en nuestro interior.

"Es inútil cerrarle las puertas a las nuevas ideas;
ellas las traspasan".
—*Príncipe Clemens Wenzel Nepomuk Lothar Metternich,*
Diplomático austríaco (1773–1839)

ÍNDICE

Agradecimientos ix
Introducción: Aprenda a encender la chispa xi

PRIMERA PARTE: LA CHISPA Y EL METASTATO

Capítulo 1. La nueva ciencia del adelgazamiento 3
Capítulo 2. Hormonas: las reguladoras principales
del metastato 23
Capítulo 3. Aproveche la chispa para ganarle a la grasa
y frenar la fatiga 38

SEGUNDA PARTE: CÓMO ENCENDER LA CHISPA

Capítulo 4. Encendedor Nº1: Levántese con el pie derecho 49
Capítulo 5. Encendedor Nº2: Eche a andar su energía natural . . . 66
Capítulo 6. Encendedor Nº3: Alúmbrese para aumentar
su nivel de energía 81
Capítulo 7. Encendedor Nº4: Obtenga más oxígeno 86
Capítulo 8. Encendedor Nº5: Consuma la cantidad ideal
de líquidos 91
Capítulo 9. Encendedor Nº6: Perfeccione su postura 103
Capítulo 10. Encendedor Nº7: Reduzca el calor y aumente su
vigor 114
Capítulo 11. Encendedor Nº8: Mejore su equilibrio hormonal,
hora tras hora 117
Capítulo 12. Encendedor Nº9: Conserve la calma en un mundo
estresante 128
Capítulo 13. Encendedor Nº10: Detenga la respuesta
del estrés 147
Capítulo 14. Encendedor Nº11: De noche, suba el metastato . . . 164
Capítulo 15. Encendedor Nº12: Cárguese las pilas al descansar
bien 181

TERCERA PARTE: EJERCICIOS QUE ENCIENDEN LA CHISPA

Capítulo 16. Aeróbicos que activan 193

Capítulo 17. Tonifíquese en todo momento 197

Capítulo 18. Fuerza fundamental: abdominales y piernas 212

Capítulo 19. Tonifique su torso: pecho, espalda,
hombros y brazos 224

Capítulo 20. Equilibrio y flexibilidad 231

CUARTA PARTE: CÓMO COMER CON CHISPA

Capítulo 21. Coordinar sus comidas es clave 237

Capítulo 22. Principios proteínicos 250

Capítulo 23. Los carbohidratos correctos en el
momento correcto 260

Capítulo 24. Las grasas buenas no engordan 275

Capítulo 25. Las calorías aún cuentan 285

QUINTA PARTE: ENCAMÍNESE HACIA EL ÉXITO

Capítulo 26. El Diario del Éxito Metastático 291

Capítulo 27. Seleccione las metas que mejor le convengan 302

Capítulo 28. Guíese por sus instintos de éxito 311

SEXTA PARTE: RECETAS QUE ENCIENDEN LA CHISPA

Entremeses y meriendas 319

Panes y productos panificados potentes 329

Ensaladas espectaculares 337

Sopas sabrosas 355

Platos fuertes —y fabulosos— de aves 377

Manjares del mar 390

Acompañantes que abren el apetito 406

Dulces divinos 414

Glosario 431

Notas 441

Índice de términos 473

AGRADECIMIENTOS

■ ■ ■

Queremos expresar nuestra eterna gratitud a:
- Nuestros hijos, Chris, Chelsea y Shanna
- Nuestra editora, Susan Berg y el equipo de liderazgo de Rodale Books
- Nuestro editor independiente, Ed Claflin
- Todos nuestros amigos que probaron nuestras recetas y revisaron los primeros borradores de *Encienda la chispa*

INTRODUCCIÓN

■ ■ ■

APRENDA A ENCENDER LA CHISPA

¿Qué pensaría si yo le dijera que tengo un plan que despertará sus poderes naturales ocultos para adelgazar y tonificar su cuerpo las 24 horas al día? ¿Un plan que, gracias a que se vuelve automático, no le permite fallar? ¿Un plan que lo prepara para el éxito desde el inicio?

Quizá pensaría que suena demasiado bueno para ser cierto. Y no lo culparía. Después de todo, existen literalmente cientos de libros que ofrecen planes para bajar de peso de una u otra forma. Y lo más probable es que no hayan producido los resultados que usted esperaba obtener.

¿A cuántas personas conoce que se han puesto a dieta y han bajado un poco de peso, sólo para recuperar lo poco que perdieron y quizá hasta unas cuantas libritas de más en el intento? Se preocupan por cada caloría que consumen y cada minuto de ejercicio que hacen, ¡sólo para terminar pesando más que cuando empezaron! En mi opinión, el problema está en que un gran número de estos planes para bajar de peso despojan a las personas de su sensación de control. Al devolverles el control, estas mismas personas alcanzan el éxito.

Y el plan que se desglosará en este libro está fundamentado en el control. ¿Pero qué va a aprender a controlar? Un aparato natural que todos tenemos: el metabolismo. Como ya sabemos, el metabolismo es un término que describe una serie de reacciones químicas mediante las cuales nuestro cuerpo digiere los alimentos. Lo que quizás no sepa es que la función del metabolismo es muy parecida a la de un termostato. . . y nosotros estamos a cargo de los controles. Dependiendo de nuestras acciones, podemos encenderlo para quemar más calorías o bien apagarlo, y esto conduce al almacenamiento de grasa y al sobrepeso. Aquí aprenderá cómo funciona este termostato metabólico, (o "metastato", como le digo yo) para que pueda mantenerlo encendido 24 horas al día. De tal modo, estará quemando calorías continuamente y, a su vez, bajará de peso y tendrá más energía. Estoy convencido de que el metastato es el secreto más poderoso, pero menos aprovechado, para lograr eliminar la grasa de más y elevar el nivel de energía a lo largo de toda una vida.

ES MÁS FÁCIL DE LO QUE PIENSA

El concepto del metastato es un hallazgo de gran importancia que se fundamenta en las investigaciones científicas más recientes. Usted puede aplicar estrategias para activarlo en cualquier lugar y en cualquier momento. . . incluso aunque lleve una vida muy ajetreada. Se sorprenderá al ver los resultados crecientes y duraderos que irá obteniendo. Para cuando termine de leer este libro, usted será capaz de:

- encender su metastato sin siquiera pensarlo

- olvidarse de hacer dietas

- dejar atrás la fuerza de voluntad, la culpa y la frustración

- fijar sus metas y trazar su propio camino hacia el éxito

Son muchas las razones por las cuales funcionan tan bien las estrategias para activar el metastato. Para darle una idea de la manera en que usted se podría beneficiar de estas estrategias, tómese un momento para imaginar el día perfecto. Usted se despierta sintiéndose descansado y listo para hacer todo lo que tiene hacer. Su mente está aguda y alerta. Su nivel de energía es elevado. Está centrado pero calmado, se siente tranquilo y seguro de sí mismo. Se siente preparado para enfrentar cualquier cosa que se le presente. Se ríe con facilidad. Se siente conectado con las personas y el mundo que lo rodean.

En un día como este, es probable que pueda lidiar con las situaciones estresantes con mayor facilidad. En vez de ver el ejercicio como una obligación desagradable, siente ganas de hacerlo. Al final del día, estará listo para relajarse y recargarse de energía. Dormirá profundamente y bien. Un gran día terminará con una gran noche.

Ahora bien, usted no va a tener un día como este por casualidad, sino que lo logrará a través de una serie de acciones sencillas y específicas que llevará a cabo casi sin darse cuenta. Esta es la base del programa que he creado.

APRENDER A ENCENDER LA CHISPA

Estas acciones sencillas tienen un efecto muy específico: encienden "chispas" en el cuerpo. Y, a su vez, estas chispas prenden el metastato, igual que el motor de un auto se enciende con chispas que se producen cuando lo arrancamos. ¿Cómo encendemos la chispa? A través de 12 estrategias fundamentales llamadas "Encendedores". Les puse ese nombre porque tienen una función parecida a la de un encendedor de cigarrillos. La diferencia está en que los encendedores típicos forman parte de una actividad nociva para la salud, mientras que los Encendedores que descubrirá en este libro le ayudarán a estar más esbelto, vigorizado y saludable que nunca. En los siguientes capítulos explicaré con mayor detalle cómo funciona cada uno de estos Encendedores y cómo usted los puede incorporar a su rutina diaria.

Ahora bien, no se vaya a creer que esto se trata de un plan superficial que se vale de unos cuantos nombres ocurrentes y de algunas otras promesas generales. Los conceptos de la chispa y del metastato se fundamentan en una amplia gama de investigaciones realizadas sobre la nutrición, la ciencia del ejercicio, la fisiología, la psicología, la neurociencia, la dinámica del estrés, la cronobiología (el estudio de los ritmos biológicos diarios que ocurren en el cuerpo y en el cerebro) y mucho más. De hecho, al final del libro puede consultar las fuentes en las que se basan todos los puntos del programa. Además, a lo largo del libro compartiré los conocimientos de una plétora de expertos, así como los resultados de cientos de estudios médicos y científicos, para comprobar la eficacia de cada Encendedor en cuanto a su capacidad para quemar la grasa corporal de más y producir energía.

Después de todo, debemos el descubrimiento de la chispa y del metastato a la excelente labor de los investigadores. En años recientes, los científicos han laborado sin parar para llegar a comprender los detalles bioquímicos más complejos del cuerpo humano. Gracias a sus esfuerzos, ahora contamos con una riqueza sin precedentes de información acerca de lo que causa la acumulación de grasa y la fatiga. Además, lo que es más importante, sabemos cómo revertir ambas. Por ejemplo, ahora entendemos:

- Cómo unos cuantos ejercicios sencillos pueden echar a andar su metabolismo y tonificar su cuerpo

- Por qué las pausas momentáneas elevan los niveles de energía

- Cómo se acelera el metabolismo en un 30 por ciento durante 1½ horas al beber pequeños sorbos de agua helada

- Cómo la respiración profunda puede acabar con el estrés

- Cómo la luz incrementa instantáneamente el poder para quemar grasa

Encienda la chispa es el primer libro que recopila toda esta información de vanguardia en un solo plan integral que se adapta fácilmente a su estilo de vida.

YA NO QUEDARÁ EN FAMILIA

Un comentario personal: mi familia y yo hemos activado nuestro metastato con la ayuda de los Encendedores durante más de 10 años. Encender la chispa transformó nuestros esfuerzos por adelgazar de tal modo que ya dejamos de luchar por hacer elecciones saludables; en cambio, llevamos a cabo acciones saludables sin siquiera pensarlo. Para nosotros, los Encendedores están tan arraigados en nuestra rutina diaria que los utilizamos casi sin darnos cuenta.

Mi esposa Leslie ha obtenido un gran número de beneficios duraderos. De 1984 a 1986, pasó de la talla 12 a la talla 5. Después de un aborto traumático y dos embarazos exitosos, ella ha mantenido su peso y su figura naturales y, lo que es más importante, su nivel de energía.

Leslie creó cada una de las recetas que encienden la chispa aquí mismo en nuestra cocina. Cada una es rica en proteínas, moderada en carbohidratos y grasas buenas, baja en grasas malas y alta en fibra y nutrientes. La mayoría de estas recetas sólo requieren un tiempo mínimo de preparación. Y todas son deliciosas, como se lo pueden comprobar nuestros hijos de 24, 13 y 10 años de edad.

¡HÁGALO YA!

Este libro está escrito de modo que sea interactivo. No puede aprender a encender la chispa tan sólo por medio de la lectura. Usted necesita ponerse en acción y luego hacer sus propias observaciones dependiendo de sus preferencias y resultados. De tal modo, usted encenderá la chispa de manera automática, impulsado por sus propios instintos y su conocimiento de lo que aumenta su capacidad para quemar grasa y producir energía, así como de lo que se lo impide. Si se está preguntando si algo le funcionará a usted, ¡la única manera que podrá averiguarlo es si lo prueba!

Aparte de los 12 Encendedores principales, también encontrará los "Elementos Encendedores", que son estrategias adicionales que lo ayudarán a aprovechar cada Encendedor al máximo. A medida que se vaya encontrando con los Elementos Encendedores, siéntase en libertad de irlos probando. En la mayoría de los casos, sólo le tomará unos minutos ponerlos en práctica. Por ejemplo, el Encendedor N°5 es "Consuma la cantidad ideal de líquidos" y le explicaré cómo emplearlo en la página 91. Y como estrategia o Elemento Encendedor adicional, le recomiendo que tome agua helada mientras esté leyendo el capítulo. Obviamente, esto requiere muy poco esfuerzo de su parte. Sin embargo, puede tener un impacto profundo en sus esfuerzos por adelgazar. Un nuevo estudio de investigación realizado en Alemania ha demostrado que al tomar lentamente 17 onzas (510 ml) de agua helada a sorbos, ¡se acelera el metabolismo en un 30 por ciento durante 90 minutos consecutivos!

Muchos de los demás Elementos Encendedores son tan sencillos como el de tomar agua helada. De hecho, resultan ideales en esas ocasiones en que necesita un arranque de energía o echar a andar a sus quemadores de grasa. Otros pueden requerir una mayor planeación y concentración, especialmente a medida que vaya incorporando el plan para encender la chispa a su estilo de vida.

Por cierto, aunque es mi deseo que usted pruebe todos los Encendedores, puede decidir usar sólo algunos en su vida cotidiana. No hay problema: el objetivo es que estimule su metastato cada 15 a 30 minutos a lo largo del día. La manera en que elija hacerlo es su decisión.

Para ayudarle a llevar un registro de sus esfuerzos y avances, he incluido el Diario del Éxito Metastático. Este diario es una versión modificada de uno que distribuyo en mis talleres y seminarios. Con el Diario del Éxito Metastático, usted puede integrar los Encendedores de su elección con los ejercicios que encienden la chispa y nuestro plan para comer con chispa con el fin de adaptarlos todos a sus gustos y su estilo de vida. En menos tiempo del que imagina, verá cómo encender la chispa aprovecha su capacidad innata para quemar grasa y reabastecer su energía las 24 horas del día, incluso mientras duerme.

EL ÉXITO ESTÁ A SU ALCANCE

La chispa no es ni un invento ni un truco. Realmente funciona. En los siguientes capítulos, no sólo averiguará cómo, sino que aprenderá por qué. Desarrollará las habilidades que necesita para encender la chispa y acelerar su metabolismo. Con el tiempo, notará los efectos en su cuerpo, ya que quemará la grasa excedente, generará energía y sentirá una vitalidad que nunca hubiera imaginado posible. Día tras día, el impulso físico y mental que usted producirá al encender la chispa irá aumentando y estará orientado justo en la dirección que usted elija.

Después de todo, los Encendedores de la chispa son sencillos pero están basados en la ciencia. Despiertan procesos bioquímicos naturales que producen los resultados que usted desea. En fin, desde ahora podrá ganarle a la grasa y disfrutar más energía que nunca.

¿Entonces qué espera? ¡A encender la chispa!

PRIMERA

La chispa y el metastato

PARTE

CAPÍTULO 1

■　■　■

La nueva ciencia del adelgazamiento

C on las armas que nos han dado los últimos avances del mundo moderno, nuestra sociedad está luchando en una batalla sin tregua contra la grasa corporal y la fatiga. Y la estamos perdiendo.

En la actualidad, casi 8 de cada 10 estadounidenses tienen sobrepeso.[1] Millones de personas buenas y motivadas están haciendo su máximo esfuerzo por ponerse y mantenerse en forma. Están invirtiendo enormes cantidades de tiempo, dinero y esfuerzo en esta empresa monumental. No obstante, no están obteniendo los resultados que esperan lograr.[2]

Nunca hemos tenido más dietas, ni más tecnología, pastillas, gimnasios y columnas de consejos en revistas para ayudarnos a adelgazar. Sin embargo, aun cuando los esfuerzos por bajar de peso parecen estar funcionado, ese cuerpo "más delgado" que vemos en el espejo es invariablemente el resultado de perder libras de líquidos vitales y de tejido muscular saludable y no de grasa corporal de más. Por dentro, la salud y la vitalidad de estas personas se están yendo por el caño. Al seguir todas esas dietas y privarse de tanta comida, las personas que siguen planes altamente restrictivos en efecto se están debilitando día tras día. Tarde o temprano, se dan cuenta de esto y su frustración aumenta.

Necesitamos reconsiderar radicalmente nuestras ideas acerca de cómo eliminar la grasa de más. Tenemos que aprovechar los hallazgos más recientes en los campos de la neurociencia, la biología evolutiva, la investigación metabólica y toda una gama de campos diversos. En lugar de cuidar nuestro peso, necesitamos aprender las maneras más eficaces de quemar la grasa excedente de forma automática y continua, haciéndonos aliados de nuestro "motor" natural de producción de energía en lugar de tomarlo en cuenta sólo cuando ya es demasiado tarde.

El punto central de este nuevo enfoque revolucionario es un conjunto de distintas áreas del cerebro que yo he llamado el "metastato": "meta" como en *metabólico* y "stato" como en *termostato*. El metastato controla la quema de grasa y la producción de energía. Es la clave para eliminar la grasa excedente de manera permanente.

EL PORQUÉ DEL PROBLEMA Y CÓMO SOLUCIONARLO

En este momento, usted tiene entre 25 y 30 mil millones de células adiposas (donde se almacena la grasa) en su cuerpo. Cada una de esas células es como un pequeño globo de agua esperando a ser llenado. Sólo que, como usted bien sabe, estas células no se llenan de agua sino de grasa. De hecho, a menos que usted tome medidas preventivas, cada una de estas células adiposas fácilmente puede crecer hasta adquirir un tamaño mil veces más grande que su volumen original.

¿Y qué pasa cuando esas células adiposas se expanden muchas veces más que su tamaño original? Engordamos. Es por esto que se ha dado la crisis de sobrepeso que estamos viviendo en la actualidad. Es muy sencillo: a medida que se vayan hinchando las células adiposas, todo el cuerpo se hace más grande y pesado también.

La buena noticia es que, al igual que las células adiposas se pueden hinchar, también se pueden encoger. En efecto, eso comenzará a ocurrir tan pronto como usted empiece a entender cómo funciona su metabolismo y apoye la genialidad de ese sistema natural. Después de todo, usted es mucho más que un simple conjunto de miles de millones de células adiposas. De hecho, su cuerpo es una planta potente y completa diseñada para quemar grasa, producir energía y generar vida.

Ahora bien, quiero que quede claro que no todas las células adiposas son malas. Algunas son asombrosamente dinámicas y además son esenciales para efectuar la transmisión de poderosas señales químicas por todo el cuerpo, influenciando no sólo el metabolismo y la fuerza muscular, sino también la cognición y la función inmunitaria. Como lo señala un endocrinólogo de la Universidad de Pensilvania, el Dr. Rexford S. Ahima, PhD, ciertas células adiposas del cuerpo ayudan a "coordinar cuánto comemos, indicándoles a los músculos cuándo pueden quemar grasa y ayudando a controlar el flujo de energía que entra y sale de las células".[3] Por lo tanto, tenga presente que la meta no es deshacerse de *toda* la grasa. Es deshacerse de la grasa *excedente* que hay tanto en su cuerpo como en su plato. Aquí es donde entra en juego su metastato.

Durante las 24 horas del día, su metastato está enviando señales con carácter urgente a estructuras celulares llamadas mitocondrias. Por su raíz, el término *mitocondria* significa "frijolito" y eso es exactamente lo que parecen: pequeñas fábricas de energía con forma de frijoles (habichuelas) que se encuentran dentro de cada una de las células de su cuerpo. Las mitocondrias contienen enzimas que convierten los alimentos en la energía que necesita para estar saludable o para curarse. Y debido a que la grasa forma parte de los alimentos que convierten, sus mitocondrias necesitan trabajar de una manera rápida, segura y eficiente para que estén en condiciones de quemar la grasa corporal sobrante.

Cada una de las mitocondrias está escuchando y respondiendo a señales metabólicas que usted les envía, o, lo que es más probable, *no* les envía. Esto no sucede una vez a la semana ni una vez al día, sino *cada 15 a 30 minutos, durante todo el día.*

Estos pequeños hornos celulares están a la espera de sus indicaciones. Dependiendo de la señal que reciban, le echan leña al fuego —lo que resulta en crecimiento y renovación— o se van apagando. Cuando le echan leña al fuego, suceden cosas buenas. Pero cuando se van apagando o incluso extinguiendo, las células empiezan a almacenar grasa o caen en la fatiga, produciendo una cantidad insuficiente de energía y entrando en desuso.

Unos investigadores de la Universidad Northwestern y del Instituto Médico Howard Hughes han confirmado que puede ocurrir una gama muy amplia de cambios moleculares y conductuales cuando las personas no son capaces de encender su "chispa metabólica" con regularidad y consistencia,[4] lo que a su vez impide que las mitocondrias cumplan con su función. "El momento preciso en que se suceden los eventos es un factor crítico para mantener afinada la sinfonía metabólica", dice el coautor de este estudio de investigación, Joseph Bass, profesor auxiliar de Medicina y Neurobiología de la Universidad Northwestern.

CÓMO QUEMAMOS CALORÍAS

Entonces, ¿cuál es exactamente la manera de lograr que las mitocondrias se queden funcionando a su nivel óptimo durante todo el día? ¿Por qué no necesita hacer un esfuerzo heroico para lograrlo? ¿Realmente cooperará su cuerpo sin que le obligue a usted a detenerse, sentarse y descansar? Para responder estas preguntas, analicemos primero dos procesos fisiológicos íntimamente relacionados que garantizan el éxito de nuestro plan al poner las células adiposas a trabajar a su favor, contrarrestando así su tendencia natural de hacer que usted acumule grasa y se fatigue.

Metabolismo. En su cuerpo hay miles de millones de células que están diseñadas para funcionar como fábricas de energía. Están programadas para llevar continuamente a cabo reacciones químicas para producir un compuesto generador de energía llamado adenosina trifosfato (*ATP* por sus siglas en inglés). Usted necesita ATP para hacer que lata su corazón. También lo necesita para respirar, moverse, ver, escuchar, pensar, dormir, sentir y responder productivamente en todos y cada uno de los aspectos de su vida.

Las células producen ATP con regularidad y lo usan constantemente. Según algunos cálculos, durante un día vigoroso común, el cuerpo humano fabrica y quema más de 100 libras (45 kg) de este combustible. Si en algún momento dejamos que disminuya la producción de ATP, esto dará por resultado una menor energía y un descenso en nuestra capacidad para quemar grasa. Entre los "ingredientes" clave que ayudan en la producción de ATP encontramos el oxígeno que respiramos, el agua y otros líquidos, así como las proteínas, las grasas y los carbohidratos que obtenemos de los alimentos y los micronutrientes como las vitaminas y los minerales.

Ahora bien, la adenosina trifosfato no trabaja sola. Entre otros factores que estimulan el metabolismo encontramos la actividad muscular, la exposición a la luz natural, las temperaturas frías, las reacciones controladas ante el estrés, una disposición mental positiva y el sueño de buena calidad. (Como verá, a través del uso de los Encendedores, todos estos factores están parcial o totalmente bajo su control). Los estudios de investigación sugieren que un ritmo metabólico consistentemente elevado puede incrementar el gasto calórico diario en un 17 por ciento y a veces en mayores cantidades.[5]

En resumen, los siguientes son los factores más importantes que determinan el que usted tenga un metabolismo acelerado o lento.

- La oportunidad y la disponibilidad de nutrientes clave que mejoran el metabolismo, como las proteínas.

- Su tono muscular. Sus músculos son el mejor sitio para quemar grasa y producir energía. Si permite que se debiliten —algo que ocurre con la edad, la inactividad o el desuso— su metabolismo se vuelve más lento. Usted puede —y debe— cambiar esto.

- Su actividad muscular, hora tras hora y día tras día, no sólo de vez en cuando.

- Diversos estimulantes metabólicos clave.

Termogénesis. El término *termogénesis* se refiere a los efectos generadores de calor del metabolismo. Es el calefactor interno que mantiene nuestra temperatura basal al nivel exacto durante las 24 horas del día.[6]

Para medir los resultados de la termogénesis, simplemente colóquese un termómetro oral en la boca. Ahí lo tiene: un calor constante que oscila alrededor de los 98,6°F (37°C), generado por su actividad celular. Pero la producción de ese calor, como ya sabe, requiere una gran cantidad de combustible. Esa es una buena noticia cuando estamos hablando de quemar la grasa corporal excedente para darle más calor y energía natural al cuerpo. Si usted aprende a encender la termogénesis y mantenerla prendida —no sólo una vez al día sino durante todo el día y toda la noche— entonces llevará una ventaja enorme. Usted quemará calorías constantemente en lugar de quemarlas esporádicamente.

Todos los beneficios que le brinda la termogénesis, incluyendo quemar grasa de manera constante y una mayor producción de energía, están bajo su control las 24 horas al día. . . siempre y cuando aprenda a encender y mantener prendidos los Encendedores apropiados. Los cuatro más importantes son:

- Actividad física que involucre a los músculos con frecuencia a lo largo del día

- Una alimentación razonable que consista en comidas pequeñas pero frecuentes y que esté basada en nutrientes esenciales, como las proteínas de alta calidad, que induzcan la termogénesis [7]

- Temperaturas frías que estimulen la producción de calor

- Mayor exposición a la luz brillante, ya sea solar o artificial

Entre más grasa tenga dentro de su cuerpo, menor será la termogénesis que genere. En parte, esto se debe a que la grasa corporal sella el calor. ¡Es como si estuviera usando sudaderas las 24 horas del día! Su cuerpo necesita quemar menos grasa para mantenerse caliente. Por otro lado, entre más adelgace, mayor será la cantidad de calor que deberá generar su cuerpo de manera continua. El cuerpo genera este calor al quemar tanto las calorías que usted ingiere a través de los alimentos como las calorías provenientes de la grasa almacenada.

NUESTRA HERENCIA ESBELTA

A lo largo de miles de años de evolución, nuestros antepasados desarrollaron toda una gama de estrategias para adaptarse al mundo. A medida que una generación engendraba a la siguiente, también se estaban desarrollando rutinas exquisitamente precisas. Algunas de esas rutinas implicaban acción y reposo. Otras tenían que ver con la exposición a la luz.

Quienes sobrevivieron y prosperaron fueron los que eran capaces de mantener su energía. Y ellos eran los más fuertes, no sólo para cargar cosas pesadas y cazar animales, sino para resistir enfermedades, curar heridas e ingeniar soluciones creativas cuando estaban en situaciones difíciles.

Según un investigador de la Universidad Emory, el Dr. S. Boyd Eaton, más del 99,9 por ciento de nuestra conformación genética se formó antes del inicio de la era agricultora, es decir, 500 generaciones o 10.000 años atrás.[8] En términos exactos, el genoma humano ha cambiado menos de un 0,02 por ciento en los últimos 40.000 años. Nuestros genes y nuestros procesos bioquímicos están profunda e incluso tercamente diseñados para funcionar como lo hacían hace mucho tiempo, basados en ciclos ancestrales de abundancia y hambruna, energía y supervivencia.[9]

Usted y yo heredamos este sistema maestro. Como parte de nuestros genes, contamos con un programa completo de actividad y nutrición óptimas para ser personas delgadas y vigorosas y para estar en buena forma física. No obstante, en cuestión de unas cuantas generaciones, la mayoría de nosotros hemos perdido prácticamente por completo tanto la consciencia de este sistema como la capacidad de usarlo.

Cabe aclarar que no tenemos ni un gramo de culpa por esta regresión evolutiva. Cuando tenemos la opción de transportarnos en un auto o en un autobús (guagua, camión), no necesitamos la energía que alguna vez requerimos para huir de nuestros depredadores o para evitar otros riesgos naturales. La posibilidad de apagar y encender luces a nuestro antojo nos ha hecho mucho menos conscientes de la manera en que nuestros cuerpos responden a la luz y la oscuridad. Además, ha alterado nuestros patrones naturales de sueño y vigilia (controlados por la oscuridad y la luz del día) que regularon nuestras reservas de energía durante tantos miles de años. Ya no tenemos que cazar o recolectar para alimentarnos. Simplemente vamos al supermercado. Por lo tanto, ha cambiado drásticamente la proporción de gasto energético al consumo de alimentos que nos dan energía, ya que es mucho más fácil empujar un carrito que cazar un venado, por ejemplo. Asimismo, el advenimiento de los medicamentos potentes incluso ha cambiado nuestro sistema inmunitario, prolongando definitivamente nuestra esperanza de vida, pero también haciéndonos más dependientes de las pastillas que de los combatientes de las enfermedades generados por nuestro propio cuerpo.

Pero a pesar de todos estos cambios en nuestro estilo de vida, lo cierto es que nuestra fisiología metabólica ha sido diseñada para responder con una precisión exquisita a las señales que le enviamos. Nuestras acciones siguen gobernando las decisiones que toman nuestros "hornos celulares". Nuestra programación metabólica ancestral sigue existiendo. Si usted trata de ignorar esa programación, lo estará haciendo bajo su propio riesgo.

La verdad es que usted y yo hemos alcanzado un nivel tan elevado de evolución que nuestras mentes y nuestros cuerpos tienen todo lo que necesitan para influenciar y controlar el metastato. Pero para lograrlo, necesitamos hacer uso de las habilidades que se nos han dado (como seres humanos) en lugar de hacer uso de las comodidades con las que ahora contamos (como sociedad próspera).

Su metastato ha sido meticulosamente programado a través de incontables generaciones para vigilar cuidadosamente y responder a cualesquiera señales que reciba o deje de recibir a lo largo del día. ¡Todo lo que necesita practicar es cómo usar esas señales y luego hacerse el hábito de usarlas!

ANTECEDENTES ACTIVOS

A estas alturas, quizá se esté preguntando si estoy descartando todas las pruebas que indican que el metabolismo y el tipo de cuerpo están influenciados por una gran cantidad de factores genéticos. Por supuesto que no. Todos somos distintos de diversas maneras y es obvio que mi conformación genética es diferente de la suya. Pero dicho lo anterior, le recomiendo que haga un poco de investigación genealógica.

Hace un siglo, un porcentaje mucho mayor de personas —en efecto, casi todas las personas— se mantenían delgadas y en buena forma física a pesar de que tenían una alimentación relativamente escasa. Su concepto de comida rápida era la salchicha caliente ocasional en la feria del pueblo. Además, no contaban con equipos modernos para fortalecer los músculos abdominales o darles forma a las asentaderas (pompis).

Ahora, recuerde las fotografías de sus bisabuelos, tíos abuelos y tías abuelas. ¿Tenían sobrepeso? Casi nunca.

Bueno, quizá usted argumente que vivían a un ritmo tan ajetreado, con tanta privación y con tantas dificultades, que no tenían los lujos que ahora disfrutamos, como dispositivos que nos ahorran trabajo, tiempo libre y la oportunidad de saborear los pequeños placeres de la vida. Pero en su interior, usted sabe que esto no es completamente cierto. De hecho, apuesto a que en este mismo momento se está preguntando: ¿cuál tiempo libre?

En realidad, tenemos pruebas de que ellos bien pudieron haber vivido mucho menos estresados que nosotros. Y si tiene la oportunidad de leer cartas y mirar sus regalos y recuerdos, quizá compruebe que ellos, de muchas formas, se sentían más plenamente vivos. Ellos se enfrentaban a las presiones y a las dificultades de su vida diaria de forma muy similar a nosotros. Pero yo me atrevería a sugerir —al menos por lo que yo puedo inferir de su legado— que muchos de mis antepasados tenían una mayor apreciación de los placeres sencillos y misterios asombrosos de la vida. Instintivamente, ellos renovaban continuamente su propio vigor. Ellos sabían lo mucho que importaba.

No soltaban humo por las orejas mientras estaban atorados en el tráfico ni se colapsaban en un estado casi comatoso durante horas y horas frente al televisor o la pantalla de la computadora. En realidad, rara vez se sentaban durante más de 10 ó 15 minutos a la vez. Ellos subían escaleras, cargaban leña, salían a caminar, lavaban los trastes a mano, barrían los pisos, sacudían los tapetes en lugar de aspirarlos, preparaban la comida sin un horno de microondas, no pedían comida para llevar, hacían trabajos manuales y quehaceres diarios activos. Lo que es interesante es que todas estas actividades cotidianas se sumaban para dar por resultado una serie de acciones pequeñas y eficaces que se completaban más o menos cada media hora, a lo largo de todo el día.

Por supuesto, también existían otras diferencias evidentes entre su estilo de vida y el nuestro. Ellos dormían profundamente en dormitorios (recámaras) fríos con las ventanas abiertas, jugaban juegos físicamente activos en lugar de juegos de computadora, usaban sus mentes inventivas en lugar de sentarse a recibir la programación pasiva que irradia un televisor. También sospecho, con una certeza casi absoluta, que ellos se reían (con mucha mayor frecuencia que la mayoría de nosotros en la actualidad) de las simples maravillas y aquellos momentos para recordar que nos brinda la vida.

Si analizáramos detalladamente un día típico en la vida de nuestros antepasados, veríamos que incluía acciones muy simples y breves que conducían a tonificar los músculos, expandir los pulmones, estimularse por medio de la luz y potenciar el estado de alerta cada 15 a 30 minutos, durante todo el día. Pero estas acciones tampoco eran demasiado intensas, porque ellos notaban siempre que alguna acción alteraba sus sentidos o los hacía sentirse fatigados. Incluso aunque hubieran pasado por épocas en las que comían en exceso o tenían una alimentación poco ideal, ellos consumían cantidades suficientes de alimentos nutritivos como para mantener su metastato trabajando a todo vapor y, por lo tanto, se mantenían delgados, activos y con un vigor impresionante.

Tal vez las acciones de nuestros antepasados se hayan visto dictadas por la necesidad, pero podemos aprender mucho de los patrones de vida que ellos seguían de manera más instintiva. Los científicos actuales han llegado a la conclusión interesante de que necesitamos esos intervalos regulares de acción, tanto como necesitamos comer, respirar y dormir. Y gracias a todos los estudios de investigación recientes, los científicos ahora también saben que si podemos agregar una nutrición de alta calidad a este patrón comprobado para "encender la chispa" y acelerar nuestro metabolismo, nuestra recompensa es la quema de grasa y un nivel más elevado de energía.

CONOZCA LA CHISPA

En los próximos capítulos, ofreceré ideas para encender la chispa y, a su vez, prender el metastato para que empiece a quemar calorías. También señalaré las acciones y los comportamientos que consumen todas nuestras energías y nos engordan. Pero por ahora, quisiera darle un ejemplo de la manera en que se enciende la chispa para activar el metastato. Pruebe el siguiente ejercicio; sólo le tomará unos cuantos minutos y de hecho, puede hacerlo en este mismo momento. Lo importante es que le preste toda su atención al ejercicio mientras lo esté realizando.

Por un momento, centre su atención en su postura. Imagine que un imán está jalando la parte superior de su cabeza, levantando suavemente su cabeza, cuello y columna, desde su cintura. No haga demasiado esfuerzo. Sólo deje que lo jale el imán. . . y que lo jale. . . y que lo jale. . . levantando suavemente la parte superior de su cabeza tan alto como pueda. Después de unos cuantos momentos, puede eliminar mentalmente el imán. Pero quédese en esa posición natural, recta y alineada hacia la cual lo jaló.

Una vez que esté en esta posición, concéntrese en su respiración. En lugar de llenar sus pulmones y elevar sus hombros, llene su diafragma expandiendo su vientre. Para asegurarse de que lo esté haciendo de la forma correcta, coloque su mano sobre la parte blanda de su estómago. Luego, expanda suavemente su diafragma, jalando aire hacia sus pulmones. Deberá sentir que su mano se mueve hacia afuera y hacia adentro siguiendo el ritmo de su respiración. Si desea, puede cerrar sus ojos mientras esté haciendo esto. Repítalo cinco o seis veces.

Ahora párese con los pies separados de modo que queden alineados con sus hombros y coloque sus manos sobre sus caderas. Sin hacer esfuerzo alguno, deberá poder mantener la postura recta que acaba de practicar. Siga "respirando con el vientre", igual que como lo ha estado haciendo. Al inhalar, gire ligeramente hacia la derecha la parte superior de su torso sin mover sus pies. Regrese a la posición frontal mientas exhala. Repita lo mismo, girando esta vez la parte superior de su torso hacia la izquierda. Repita un total de total de tres veces a cada lado, manteniendo su respiración durante todo el tiempo. De nuevo, si quiere puede cerrar sus ojos mientras hace esto.

¡Y eso es todo!

Por lo pronto, no entraré en mucho detalle acerca del impacto que tiene este simple ejercicio en sus sistemas nervioso, muscular y cardio-vascular. Lo que importa es que usted sepa que esta secuencia sencilla de tres pasos ha encendido la chispa. Y por consiguiente, su metastato ahora está prendido, listo para quemar calorías y darle energía. Fíjese que no necesitó apartar un tiempo, inscribirse a un gimnasio ni empezar a seguir un programa especial para bajar de peso. Todos los recursos necesarios para activar su metastato están ahí, en su propio cuerpo.

Si bien los efectos de ejercicios como este —que aparecen a lo largo del libro bajo el nombre de "Elementos Encendedores"— variarán, aun así usted sentirá la chispa encenderse. Poco a poco, se irán produciendo cambios sutiles en su cuerpo tanto a nivel fisiológico como a nivel psi-cológico. Al encender la chispa y activar su metastato, usted altera la manera que se relaciona con su cuerpo y con su entorno. Por supuesto, un cambio en el metabolismo no es algo que sentirá inmediatamente. Pero se irá dando cuenta con el tiempo, después de que se acostumbre a encender la chispa con las estrategias que aprenderá aquí.

UN EFECTO ACUMULATIVO

Una de las características más fascinantes y benéficas de los 12 En-cendedores es su efecto acumulativo. En cuanto emplee uno, se sentirá notoriamente más fuerte y con una mayor agudeza mental. Al activar otro —o aun si vuelve a emplear el primero de nuevo— después de 15 a 30 minutos, la diferencia será incluso más pronunciada.

A medida de que se vaya formando el hábito de encender la chispa —y activar el metastato— cada 15 a 30 minutos a lo largo del día, llevará su fisiología a un nivel muy elevado de quema de grasa y mantenimiento de la energía. No obstante, el esfuerzo que requiere para alcanzar ese alto nivel de función metabólica no es más extenuante ni más estresante que la mayoría de las acciones normales que realiza todos los días como respirar, estirarse o soñar despierto. Es asombroso cómo unas acciones y conductas tan sencillas —cuando siguen un patrón regular— pueden llegar a acumular tal poder de transformación.

¿Qué tanto beneficio quiere obtener de su rutina diaria de Encendedores? Eso depende, en gran medida, de usted. Su metastato es como un horno bioquímico que quema la grasa excedente y genera energía las 24 horas del día. Cada día, usted tiene que encenderlo a intervalos regulares. Cada vez que enciende la chispa y prende el metastato, es como subir la temperatura unos grados. Con más calor, se quema más grasa y se produce más energía. Pero tiene que encender la chispa para echar a andar todo este proceso.

ES CUESTIÓN DE SINCRONIZACIÓN

Entonces, ¿cómo se compara este concepto de encender la chispa con los programas convencionales de dieta y ejercicio? Hasta los programas para bajar de peso más avanzados y novedosos hacen énfasis en un control estricto de la dieta y en una actividad física ocasionalmente intensa. Estos programas pueden ofrecer resultados mensurables, por lo menos al principio. Es cierto que sí le harán bajar un poco de peso. Quizá hasta hagan que se sienta mejor durante un tiempo, siempre y cuando la dieta no le esté privando de nutrientes esenciales y el ejercicio le haga aumentar su capacidad aeróbica y su fuerza. Sin embargo, casi inevitablemente irán decayendo los resultados y esto irá acompañado de un menor entusiasmo por seguir adelante con el programa.

¿Por qué? Si es un programa tan bueno, ¿por qué es tan difícil seguirlo llevando? Si le brinda algunos resultados inmediatos, ¿por qué luego uno se estanca? Si parece fácil al principio, ¿por qué requiere más determinación y voluntad con el tiempo, a medida que los días se conviertan en semanas y las semanas pasen cada vez más lentas hasta convertirse en meses?

Como usted ya podrá haber adivinado, esto se debe a que, a diferencia de lo que ocurre con el plan para encender la chispa, estos programas no se convierten en algo automático. Y no toman en cuenta el factor más importante de todos: el momento indicado para hacer las cosas. Estos programas le dicen qué y cuánto debe comer, recomiendan tipos de ejercicio y hasta el número de repeticiones que debe hacer, pero no toman en cuenta los ritmos biológicos complejos e intrincados de su cuerpo que van mucho más allá de los típicos ciclos de sueño y vigilia. Muchísimos estudios de investigación recientes indican el poder y la influencia que tienen estos ritmos, los cuales ocurren cada 60 a 90 minutos durante el día.[10]

Ahora miremos más de cerca dos factores en los que "el momento indicado" tiene una gran influencia: la nutrición y la actividad física. Existen patrones similares que son aplicables a otros Encendedores.

La nutrición y su metastato. En primer lugar, si usted come con poca frecuencia, como se muestra en el primer diagrama que aparece en la página siguiente, su cuerpo quema grasa con mayor lentitud y la almacena a una mayor velocidad. También ocurren problemas similares cuando come alimentos que apagan el metastato. En esencia, su cuerpo empieza a sentir que se está muriendo de hambre (debido a una falta generalizada de nutrientes o a una falta de los alimentos correctos para producir energía) y "cierra con llave" a las células adiposas para que la grasa pueda entrar pero no salir de ellas. Por otra parte, cuando usted come comidas y meriendas (refrigerios, tentempiés) ideales, deliciosas y ligeras en los momentos indicados, aumenta drásticamente la cantidad de grasa que quema y la cantidad de energía que produce durante todo el día, como se muestra en el segundo diagrama.

La actividad física y su metastato. De igual forma, simple y sencillamente es una mala estrategia depender de brotes poco frecuentes (y, en ocasiones, intensos) de actividad física. Cada vez que pasan más de 15 minutos sin que haya una "chispa" que acelere y mantenga su metabolismo a un nivel elevado, el ritmo al cual usted produce energía y quema grasa desciende drásticamente. Luego, se queda a un nivel

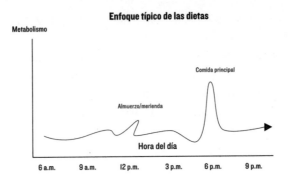

Enfoque típico de las dietas

Metabolismo

Comida principal

Almuerzo/merienda

Hora del día

6 a.m.   9 a.m.   12 p.m.   3 p.m.   6 p.m.   9 p.m.

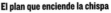

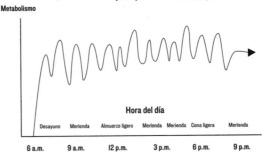

El plan que enciende la chispa

Metabolismo

Hora del día

Desayuno   Merienda   Almuerzo ligero   Merienda   Merienda   Cena ligera   Merienda

6 a.m.   9 a.m.   12 p.m.   3 p.m.   6 p.m.   9 p.m.

similar al de un oso en hibernación durante el resto del día, elevándose solamente en una o dos ocasiones. Esto, por supuesto, no es suficiente.

Para comprender las diferencias que existen entre el plan que enciende la chispa y otros tipos de programas para bajar de peso, vea los dos diagramas que se encuentran en la página 18. En ambos diagramas, el eje vertical representa su metabolismo. Esa es la cantidad de actividad para quemar combustible que está ocurriendo en su cuerpo a medida que convierta los alimentos en energía a lo largo de todo día.

En el diagrama de arriba, he puesto en una gráfica los patrones metabólicos para tres niveles de actividad distintos. El "sedentario" —un término con el que todos estamos familiarizados— se refiere a cualquier persona que pasa mucho tiempo sentada (en el carro, en el sofá, frente a la pantalla de su computadora) y muy poco tiempo moviéndose. Una persona sedentaria no necesita mucho combustible y naturalmente tampoco quema mucho combustible. Por lo tanto, su metabolismo se mantiene al mismo nivel a lo largo de todo el día.

Compare ese estilo de vida con el del segundo tipo de persona que aparece en la gráfica, es decir, el "idealista". Con toda probabilidad, esta persona es alguien que sigue un programa tradicional para bajar de peso. Aunque sus actividades cotidianas son bastante sedentarias —y por lo tanto, hacen que la persona se mantenga a un ritmo metabólico bajo— estas personas gastan energía al final del día durante un brote planeado de actividad extenuante que dura de 30 a 60 minutos.

La primera gráfica también muestra el patrón metabólico del "gimnasioadicto", es decir, aquella persona que se ejercita intensamente hasta una hora y media cada día. Al igual que el idealista, el "gimnasioadicto" realiza una actividad extenuante durante un período concentrado, durante el cual quema muchas calorías. Pero en muchos otros aspectos, el resto de sus actividades cotidianas requieren un nivel bajo de actividad, razón por la cual su metabolismo permanece en un estado casi latente durante gran parte de las horas que esta persona pasa despierta.

Ahora pase a la gráfica de abajo. Esta es la gráfica del metabolismo —o medida clave de la energía— que logrará tener durante todo el día si aprende a encender la chispa. En vez de permanecer relativamente inactivo durante gran parte del día, estará produciendo chispas que activarán constantemente a su metabolismo a través de los Encendedores simples y adaptables. No necesita apartar un tiempo específico para ir —o, en algunos casos, arrastrarse— al gimnasio para realizar una sesión de ejercicio intensa y desafiante al final del día. No necesita contar calorías ni gramos de grasa ni planear sus comidas con un cuidado meticuloso para ceñirse a un programa en particular. Al encender la chispa, su cuerpo estará en el ritmo de su patrón más favorable, la producción de energía se mantiene a lo largo del día y sus requerimientos para "cargar combustible", es decir, pequeñas meriendas y comidas modestas, son satisfacientes en lugar de ser restrictivos.

BASADO EN LOS PREMIOS, NO EN LA CULPA

Si alguna vez ha hecho una dieta restrictiva, entonces ya sabe lo que significa seguir un programa "basado en la culpa". Estos programas generalmente requieren que coma ciertos tipos de alimentos y, al mismo tiempo, limitan severamente su consumo de otros tipos de alimentos. ¿Pero qué ocurre si está siguiendo uno de estos programas y come alguno de los alimentos "prohibidos"? Lo más probable es que sienta

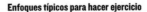

Enfoques típicos para hacer ejercicio

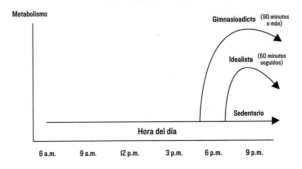

Metabolismo

Gimnasioadicto (90 minutos o más)

Idealista (60 minutos seguidos)

Sedentario

Hora del día

6 a.m. 9 a.m. 12 p.m. 3 p.m. 6 p.m. 9 p.m.

El plan que enciende la chispa

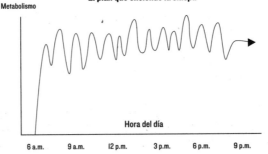

Metabolismo

Hora del día

6 a.m. 9 a.m. 12 p.m. 3 p.m. 6 p.m. 9 p.m.

un gran remordimiento al instante. Es como si estuviera tirando la toalla. Probablemente se sentirá como si estuviera retrocediendo y volviendo a caer de nuevo en sus malas costumbres.

Con la chispa, su actitud es bastante diferente. La comida no es algo que le haga "aumentar" o que le ayude a "bajar" de peso. El plan para encender la chispa toma en cuenta muchas otras cosas. Yo le pediré que considere todos los factores que son relevantes a sus hábitos alimenticios, como la hora en que hace sus comidas o disfruta una merienda, los líquidos que bebe y qué tan vigorizado, satisfecho o descansado se siente. De esa forma, usted podrá descubrir sus preferencias personales en cuanto a sus patrones alimenticios y tipos de alimentos. Al mantener activado su metastato, usted continuamente se dará recompensas de formas que realmente cuentan, por ejemplo, derivando placer de lo que come y eligiendo el momento más indicado para comer o merendar de modo que su energía se elevará al máximo, para que en última instancia termine por sentirse más saludable, más vigorizado y más vivo.

Habilidad, no voluntad

Quemar grasa y al mismo tiempo mantener su energía podría ser más fácil de lo que usted cree. Pero sí tendrá que hacer una serie de cambios específicos en sus hábitos cotidianos. Muchas personas recurren a la fuerza de voluntad —hacer más de lo mismo, pero con un mayor esfuerzo— para lograr hacer un cambio y mantenerlo. Pero la fuerza de voluntad sólo funciona durante un rato. Lo que realmente funciona es la habilidad.

Lo que usted necesita es la habilidad de ejecutar un conjunto de estrategias sumamente prácticas basadas en la ciencia, estrategias que a su vez se hayan adaptado a sus necesidades específicas. Estas estrategias son eficaces y seguras. Y no requieren que siga una enorme lista de reglas. Al emplear la habilidad que desarrollará conforme va leyendo este libro, los resultados se producirán automáticamente.

Según más de 50 estudios de investigación en los que participaron más de 30.000 hombres y mujeres, para que un cambio sea eficaz, *es necesario que se haga lo indicado en el momento correcto.*[11] Tiene poco sentido combatir la grasa saliéndose por la tangente, como lo hacen los programas que sólo se enfocan en la dieta o en el ejercicio. Por ejemplo, según un estudio de investigación, la mayoría de las personas que cuidan su alimentación son físicamente inactivas, mientras que muchas personas que hacen ejercicio con regularidad ignoran la necesidad de tener una alimentación que sea moderada en carbohidratos y grasas, así como rica en proteínas y fibra.[12]

Otra revisión de más de 80 artículos de investigación indica que uno de los elementos más importantes para que el cambio sea exitoso es el control percibido,[13] es decir, aquella sensación de que uno tiene las riendas en sus manos para llevar a cabo los pasos requeridos. Según un destacado equipo de investigadores, "Las personas que dependen exclusivamente de su fuerza de voluntad se autocondenan al fracaso".[14] Esta es la razón por la cual el plan para encender la chispa se adhiere al principio fundamental de "habilidad, no voluntad".

En lo que se refiere a ejercicios, nuestro plan para encender la chispa es muy diferente a otros programas basados en hacerle sentir culpa. Con estos programas, usted siente remordimiento si deja de ir al gimnasio unos días, si acorta su sesión de ejercicio o si hace menos repeticiones de las que normalmente haría. Estos programas se basan en la disciplina estricta y en la autonegación. Algunas personas se empiezan a sentir absolutamente fracasados si retroceden o fallan hasta en la cosa más insignificante.

En cambio, con el plan para encender la chispa no existen las mediciones estrictas ni los retrocesos ni las fallas. Usted no estará castigando a su cuerpo para que logre un mejor desempeño ni se tendrá que autoflagelar por dejar de ir un día al gimnasio. En vez, constantemente contará con toda una gama de opciones, algunas de las cuales le brindarán recompensas inmediatas, mientras que otras beneficiarán su salud y bienestar a largo plazo. Independientemente de la manera en que use sus opciones personales para integrar los Encendedores a su estilo de vida, usted sentirá sus beneficios y cosechará sus recompensas.

Como usted verá al seguir nuestro plan, encender la chispa es un proceso rítmico, instintivo y natural. Respeta sus necesidades físicas y mentales de sustento continuo, relajación periódica, cambios sensoriales y liberación del estrés. Su cuerpo y su mente pueden dar cabida a las presiones y restricciones de cualquier estilo de vida. Una vez que amplíe su gama de habilidades al adoptar los Encendedores y los Elementos Encendedores, creando ciclos de relajación y tensión, usted contará con todos los recursos que necesitará para elevar su energía, aumentar su fuerza y bajar de peso. Sus ciclos diarios se volverán fáciles y automáticos en lugar de parecerle difíciles y hacerlo sentirse culpable.

Al uno aprender a encender la chispa, el estrés ni siquiera es un factor a considerar. De hecho, se hace énfasis en *aliviar* el estrés, lo cual es mucho mejor para su salud y longevidad. Lo único que hace es simplemente satisfacer sus necesidades físicas y mentales de la manera más natural posible.

ADELGACE A TRAVÉS DE UN EFECTO DOMINÓ

Una sola acción inteligente —algo tan simple como unos cuantos segundos más de tonificar sus músculos aquí y allá a lo largo del día, beber a sorbos un poco de agua helada o comer meriendas pequeñas con un contenido alto de proteínas en vez de pasarse horas sin probar bocado— puede iniciar un efecto dominó que le hará quemar más grasa y elevar su nivel de energía, y todo esto de manera natural. Con un poco de práctica, se vuelve automático. Sus sentidos detectarán una ligera caída en su energía y le indicarán que debe elevarla. De esta forma, usted inconscientemente empezará a dominar el arte de mantener su metastato funcionando al máximo.

Y desde el punto de vista científico, esto tiene mucho sentido. Un biólogo llamado George Land nos recordó que cada día de nuestra vida, estamos creciendo o muriendo.[15] No hay un punto intermedio. "La vida no es más que un conjunto de hábitos prácticos, emocionales e intelectuales (. . .) sistemáticamente organizados para llevarnos a la grandeza o causarnos dolor", concluye el sicólogo y filósofo William James.[16] Le preguntaron, ¿es posible cambiar estos hábitos? Él respondió que sí podemos cambiar estos pequeños hábitos que nos van llevando a lo largo de cada día. Y luego agregó que debemos reconocer que, independientemente de que los cambiemos o los ignoremos, "estos hábitos nos conducen irresistiblemente hacia nuestro destino".

Durante muchos años, muchos de nosotros hemos estado ocupados atacando la grasa con tácticas bien intencionadas pero finalmente ineficaces o usando métodos fragmentados que, desde un punto de vista bioquímico, nos han condenado al fracaso. Pese a nuestros esfuerzos heroicos y la gran popularidad que recientemente han adquirido las dietas bajas en carbohidratos o sin carbohidratos, los programas convencionales para bajar de peso en realidad pueden aumentar las actividades del cuerpo que van dirigidas a producir y almacenar grasa.

En una carta al editor que apareció en la *Journal of the American Medical Association* (Revista de la Asociación Médica de los Estados Unidos), el Dr. F. Xavier Pi-Sunyer, director del Centro de Investigación de la Obesidad en el Hospital St. Luke's-Roosevelt en la ciudad de Nueva York, hizo sonar una alarma médica, señalando que el aumento observado a nivel nacional en el nivel de grasa corporal de los adultos comunes había puesto a millones de estadounidenses en mayor riesgo de padecer enfermedades cardíacas, hipertensión, diabetes, derrames cerebrales, gota, artritis y algunas formas de cáncer.[17] En sus propias palabras, el exceso de grasa corporal ha alcanzado niveles "epidémicos" en los Estados Unidos y el sobrepeso puede tener un impacto tan severo en la salud como el tabaquismo.

¿Entonces cuál es la mejor manera de empezar a cambiar esta situación? Con una sola decisión que puede tomar en este mismo momento, sea cual sea el punto en el que se encuentre en sus esfuerzos por bajar de peso: dejar de tratar cada vez más.

Los estudios de investigación muestran que hacer más de lo mismo, sólo que con mayor intensidad —más ejercicio, más privación, más dietas, más voluntad, más culpa— no es el camino al éxito. De hecho, esto puede hacer que el problema empeore. Usted se ciega a otros caminos que son mejores y cada vez logra menos y menos. Además, tarde o temprano va a llegar a un punto en que ya no pueda hacer un mayor esfuerzo, un punto en el que sus recursos físicos y mentales se agoten o en que su motivación desaparezca por completo. Hacer un mayor esfuerzo no es la solución. Es hora de dar un giro y romper con las viejas rutinas.

CAPÍTULO 2

■ ■ ■

Hormonas: las reguladoras principales del metastato

Un solo instante en el tiempo: en eso consiste el mundo actual desde un punto de vista evolutivo. Nosotros los seres humanos estamos genéticamente diseñados para funcionar mejor si respetamos los principios de alimentación, ejercicio y manejo del estrés que evolucionaron hace mucho, mucho tiempo.

Recuerde que el genoma humano ha cambiado menos de un 0,02 por ciento en los últimos 40.000 años.[1] Nuestros genes y nuestros procesos bioquímicos están profunda e incluso tercamente diseñados para funcionar como lo hacían hace mucho tiempo, basados en ciclos ancestrales de abundancia y hambruna, energía y supervivencia.

Los genetistas calculan que un solo cambio significativo en nuestra conformación genética como raza humana tarda aproximadamente 200.000 años en ocurrir. Por lo tanto, las chispas que encienden nuestro metastato con mayor eficacia están profundamente integradas a nuestro metabolismo en la actualidad. Si elegimos ignorarlas, lo hacemos bajo nuestro propio riesgo.

Yo he escuchado a algunas personas comentar, "¿Cómo algo tan viejo puede ser tan importante? ¿No es cierto que nuestros antepasados sufrían y apenas sobrevivían?" Nada podría estar más alejado de la verdad. Según prácticamente todos los estudios que se han realizado a profundidad, estos hombres y mujeres vivían prácticamente libres de cualquier enfermedad, estaban saludables, tenían una buena condición física, eran fuertes y estaban llenos de vitalidad.[2] Las pruebas médicas indican que sus niveles de grasa corporal, fuerza, capacidad aeróbica, presión arterial, colesterol en sangre y metabolismo eran considerablemente superiores a los del común de los hombres y mujeres de hoy.

¿Por qué importa tanto cómo vivían nuestros antepasados? Vea cómo es nuestra sociedad moderna. Estamos completamente fuera de contacto con nuestras necesidades genéticas en cuanto a tipos específicos de nutrición, ejercicio, luz, temperatura y reposo.

Pero por fortuna, ahora tenemos la investigación y los conocimientos científicos para comprender mucho acerca de cómo funciona nuestro código genético ancestral. Esto también nos da una mayor capacidad para adaptarnos y modificar nuestra vida diaria de manera que podamos disfrutar el estilo de vida más saludable posible. Al encender la chispa hacemos uso de la poderosa sabiduría instintiva y los potentes mecanismos metabólicos del cuerpo.[3] Movilizaremos nuestra fuerza interna para frenar la acumulación de grasa y la fatiga y promover el vigor que millones de personas han estado buscando desesperada e infructuosamente.

Sólo hay que conocer las medidas prácticas para aprovechar al máximo la capacidad que genéticamente usted ha heredado para ser una persona vibrante y saludable. Estas medidas son los Encendedores y hablaré de ellos un poco más adelante en este libro. Además, en los siguientes capítulos, le presentaré muchas más técnicas que le ayudarán a controlar esos Encendedores para elevar su energía y quemar grasa al máximo.

Todo esto probablemente le parecerá magnífico; sin embargo, quizá se esté preguntando acerca de la base científica de todas estas aseveraciones. ¿Realmente qué tanto saben los científicos acerca de lo que ocurre en el cuerpo cuando un Encendedor específico se prende o se apaga?

Si bien hay —y probablemente siempre habrá— algunas brechas en la información, los descubrimientos más recientes relacionados con la chispa y el metastato son tan fascinantes como cualquiera de los últimos hallazgos de la ciencia. Gran parte de estas investigaciones se ha concentrado en las hormonas, sustancias que parecen influenciar el metastato de formas en que los científicos nunca hubieran imaginado.

LAS CHISMOSAS DEL CUERPO

Las hormonas son poderosos mensajeros químicos generados por el cuerpo en respuesta a una gama amplia de señales. La cantidad y el tipo de hormonas que produce su cuerpo depende de sus hábitos alimenticios, su nivel de actividad física, su capacidad para lidiar con el estrés, la cantidad de luz a la que está expuesto, la temperatura del aire y de su cuerpo, sus niveles de líquidos, sus patrones de sueño y la capacidad que usted tenga para renovar su energía.

Igual que una vecina chismosa, las hormonas transmiten información. Pero en vez de tratarse de rumores contados por maldad, se trata de datos beneficiosos que necesita el cerebro y los millones de sitios receptores que se encuentran por todo el cuerpo. Al recibir mensajes de las hormonas, estos sitios, a su vez, envían mensajes que hacen que su cuerpo queme o almacene grasa. O sea, las hormonas tienen la capacidad de hacer que sus depósitos de grasa estén disponibles para ser quemados como combustible o bien pueden impedir que eso ocurra, estimulando un mayor almacenamiento de grasa. La buena noticia es que usted tiene control sobre sus hormonas, quizá un mayor control del que cree que tiene.

Insulina: controladora de los carbohidratos

Una de las hormonas más importantes que afecta directamente la cantidad de grasa que se quema o que se almacena es la insulina. Esta hormona es secretada por el páncreas en respuesta a niveles elevados de azúcar en sangre, frecuentemente después de una comida o merienda (refrigerio, tentempié). Esta hormona deposita el azúcar de la sangre y las proteínas en los tejidos musculares para que usted pueda moverse y funcionar bien. Además, la insulina ayuda a sintetizar proteínas en el cuerpo para que sean empleadas en la producción de otras hormonas, enzimas y tejido muscular.

El mayor reto que plantea la insulina es su hipersensibilidad a los carbohidratos. Es especialmente sensible a los alimentos que contienen los llamados carbohidratos de alto impacto glucémico, como azúcar refinada, jarabe de fructosa, harina y papas, entre otros. Al uno consumir alimentos como estos, suben drásticamente los niveles de glucosa en sangre; de ahí el término "alto impacto glucémico". Esto a su vez provoca una conmoción bioquímica en el cuerpo que conduce a la producción de grandes cantidades de insulina en respuesta a las cantidades elevadas de glucosa. Por otra parte, los carbohidratos de bajo impacto glucémico tienen un efecto mucho más suave sobre el nivel de glucosa en sangre. Se descomponen con mayor lentitud y a lo largo de un período más extenso.

A menos que padezca diabetes —una afección relacionada con la insulina— su torrente sanguíneo completo requiere un total asombroso de sólo una cucharadita (5 gramos) de azúcar en cualquier momento dado. No obstante, un estadounidense común consume más de 20 cucharaditas de azúcar al día. Nuestra sociedad está repleta de adictos a los carbohidratos que obtienen más de la mitad de sus calorías diarias de carbohidratos refinados o de féculas, los cuales son una categoría de alimentos de alto impacto glucémico que conmocionan al cuerpo. Al uno consumir muchos carbohidratos refinados, la insulina se produce casi de manera continua y se libera al torrente sanguíneo en un intento por bajar y estabilizar los niveles de azúcar en sangre.

Ahora bien, es cierto que necesitamos carbohidratos. Son la principal fuente de energía del cerebro. De hecho, su cerebro requiere alrededor de dos terceras partes de esa cucharadita de azúcar que está circulando en su organismo en cualquier momento dado. Pero el cerebro y el cuerpo sólo pueden usar una cantidad muy limitada de carbohidratos. Cuando hay más carbohidratos en el torrente sanguíneo de los que son necesarios para servir de combustible, su cuerpo trata de almacenarlos en la forma de cadenas largas de moléculas de glucosa llamadas glucógeno, para así usarlos en el futuro.

El glucógeno se deposita primero en los músculos y el hígado. Pero esas células no tienen mucho espacio para almacenar y los carbohidratos que no caben ahí se convierten inmediatamente en grasa corporal.

Según algunos cálculos, un estadounidense común consume 156 libras (71 kg) de azúcar al año. Considere qué ocurre con esta sobreabundancia de azúcar, junto con cientos de libras de otros carbohidratos refinados o de alto impacto glucémico. Esta cantidad excede los requerimientos del cuerpo a tal grado que alrededor de tres cuartas partes de estos carbohidratos se convierten directamente en grasa corporal.

Mientras tanto, los niveles elevados de insulina estimulan la liberación de la hormona más potente para almacenar grasa, la lipoproteína lipasa (LPL). Esta es la hormona que prepara a sus 25 mil millones de células adiposas para que hagan dos cosas, que, llevadas al extremo, son nocivas para su salud. En primer lugar, la LPL les dice a esas células que almacenen más grasa, inmediatamente. En segundo lugar, ayuda a impedir que esa grasa sea liberada o quemada como combustible en el futuro.

La mayoría de nosotros hemos aprendido que entre más grasa ingerimos, más engordamos. Pero gracias a los efectos combinados de la insulina y la LPL, también engordamos cada vez que consumimos carbohidratos de alto impacto glucémico.

La verdad es que realmente necesitamos consumir una variedad de carbohidratos cada día. Pero los necesitamos en cantidad limitadas. . . y la mayoría de las personas consumen muchos más carbohidratos de los que necesitan.

Bajo condiciones óptimas, su cuerpo está diseñado para producir alrededor de tres cuartas partes de su energía diaria principalmente a través de quemar las reservas de grasa corporal almacenada y no azúcar. Pero cuando los niveles de insulina y LPL se encuentran elevados, estas hormonas impiden que su cuerpo utilice eficazmente la grasa almacenada como su principal fuente de combustible.

Cuando usted come un exceso de alimentos dulces o salados ricos en carbohidratos refinados, su cuerpo produce grandes cantidades de insulina. Esto hace que descienda drásticamente su nivel de azúcar en sangre, lo cual provoca reacciones hipoglucémicas o causadas por niveles bajos de azúcar en la sangre. También provoca que le den antojos, porque el cerebro se quiere asegurar de que haya suficiente azúcar en la sangre para que pueda usarla como combustible. En fin, es un círculo vicioso.

Glucagón: liberador de grasa

El glucagón es la hormona que contrarresta a la insulina. Mientras que la producción de insulina es estimulada por los carbohidratos, la producción de glucagón es estimulada por las proteínas. Mientras que la insulina trabaja para asegurar que los niveles de azúcar en sangre no se eleven demasiado, el glucagón trabaja para asegurar que no bajen demasiado, como ocurre cuando se salta comidas o meriendas en un intento por consumir menos calorías.

La insulina lo prepara para acumular grasa a través de su relación con la LPL. El glucagón se dedica a provocar la liberación de la grasa almacenada en las células adiposas al producir una enzima conocida como lipasa sensible a hormonas (LSH).

La actividad de la LSH aumenta después de las comidas o meriendas ricas en proteínas magras y carbohidratos de bajo impacto glucémico y moderadas o bajas en grasas saludables. Una vez que se han liberado de las células adiposas (los "almacenes" de grasa) del cuerpo, estos ácidos grasos libres se pueden quemar como combustible para producir energía.

Pero nuestros cuerpos han evolucionado de tal forma que siempre que hay glucagón e insulina al mismo tiempo y cuando están en cantidades iguales en el torrente sanguíneo, la insulina siempre gana. Al cambiar sus hábitos alimenticios e implementar los demás Encendedores, usted puede revertir esa tendencia para dejar de almacenar grasa y empezar a quemarla.

T3: regula el ritmo del metastato

Otro elemento importante que interviene en el funcionamiento del metastato es su glándula tiroides. Esta glándula esencialmente regula el metastato, controlando el ritmo metabólico y la velocidad a la que se quema la grasa corporal. La triyodotironina o T3 es, por mucho, la más activa de todas las hormonas tiroideas.

Una de las maneras en que el cuerpo sintetiza T3 es a partir de una enzima llamada 5-deyodinasa. Este proceso requiere la presencia del mineral selenio. Muchos estadounidenses no obtienen cantidades suficientes de selenio a partir de su alimentación,[4] lo cual puede alterar su capacidad de producir las hormonas tiroideas que ayudan a subir al metastato y quemar la grasa excedente.

Cortisol y epinefrina: socios del estrés

Seamos realistas: el estrés está por dondequiera. Naturalmente, su metastato vigila las hormonas que son producidas por el estrés físico y psicológico. Pero lo que más influencia tiene sobre el metastato no es la cantidad de estrés que tiene en su vida sino la manera en que usted responde ante el mismo.[5] Si usted se maneja bien bajo presión, su metabolismo puede mantenerse acelerado y, junto con él, puede seguir teniendo un gran poder para quemar grasa. Pero si usted deja que el estrés lo vaya consumiendo y se le cuelgue como la niebla, el metastato baja a niveles ínfimos. El enojo crónico, la frustración, la culpa y la preocupación engordan. A continuación le explicaré por qué.

El cuerpo responde a las condiciones estresantes liberando una cascada de hormonas desde las glándulas suprarrenales. Las más potentes de estas hormonas son la epinefrina (que solíamos llamar adrenalina) y el cortisol. Ambas han sido diseñadas para darle un arranque de energía para que usted pueda luchar o huir. La epinefrina hace que todos los sistemas del cuerpo entren al modo de alerta máxima. El cortisol descompone las proteínas, las grasas y los carbohidratos dietéticos para convertirlos en glucosa (azúcar en sangre), de modo que estén inmediatamente disponibles para ser usados por el cerebro, los músculos y los sentidos.

Pero este proceso tiene una desventaja: si no tiene suficiente proteínas disponibles en su torrente sanguíneo provenientes de su comida o merienda más reciente, el cortisol las extrae de su tejido muscular sano. Esta extracción activa un proceso inverso tóxico de emergencia llamado gluconeogénesis hepática, que literalmente significa "hacer glucosa nueva en el hígado". Cada vez que esto ocurre, la reacción al estrés le quita tejido muscular sano que supuestamente le debería estar dando energía, manteniendo su metastato funcionando a su nivel máximo y quemando su grasa corporal excedente. (Este es uno de los principales problemas de las dietas: usted recupera el peso que ha perdido porque ha perdido una parte vital del poder que tiene su cuerpo para quemar grasa).

También hay otra razón por la cual acumulará grasa corporal si no maneja bien el estrés. Cuando usted se siente crónicamente estresado o tenso, su cuerpo puede estimular el cortisol para que produzca todavía más LPL, la enzima que se encarga de almacenar la grasa. Eso, a su vez, aumenta la capacidad de las 25 a 30 miles de millones de células adiposas que hay en su cuerpo para rellenarse aún más. Algunas pruebas indican que este vínculo que existe entre el estrés y el almacenamiento de grasa es aún más problemático en las mujeres que en los hombres.

El estrés mal manejado también agota sus reservas de diversas sustancias químicas que son cruciales para el cerebro, como la dopamina y la serotonina.

Dopamina y norepinefrina: aumentan la atención

En el cerebro, los mensajes son enviados de célula a célula por medio de impulsos eléctricos y sustancias químicas llamadas neurotransmisores.[6] Varios de estos neurotransmisores se fabrican en el cerebro a partir de los compuestos que contienen los alimentos que usted ingiere.

La dopamina y la norepinefrina son dos de los neurotransmisores clave que regulan el estado de alerta, ya que elevan de inmediato su nivel de atención. Al mismo tiempo, aumentan la cantidad de grasa que usted quema y le dan una sensación de mayor energía y motivación. Le ayudan a lidiar con el estrés y hacen que los grandes problemas parezcan más manejables (al contrario de las hormonas del estrés, que hacen que los problemas menores parezcan montañas).

Ciertos aminoácidos —que son las unidades con las que se construyen las proteínas— permiten que el cerebro fabrique estos neurotransmisores. El ingrediente principal de la dopamina y la norepinefrina es un aminoácido llamado tirosina. Casi cualquier fuente alimenticia de proteínas de alta calidad (pero no las proteínas en pastilla) le suministra tirosina para que este aminoácido esté disponible para su cerebro. Mis opciones proteínicas favoritas son el pescado, los mariscos de concha, el pollo o el pavo sin piel, los productos lácteos bajos en grasa, los frijoles (habichuelas) secos, las lentejas y la soya.

Serotonina: "animadora" del cuerpo

La serotonina es una de las principales sustancias químicas del cerebro que regulan el estado de ánimo. Ejerce su influencia en los patrones de sueño, hambre, nivel de ansiedad y regulación de la temperatura. Cuando su cerebro no tiene serotonina, es probable que usted se ponga ansioso y que tenga dificultades para caer en un sueño profundo. Además, sin ella aumenta drásticamente su apetito.

Por desgracia, una de las maneras más sencillas de mantener un nivel elevado de serotonina es consumiendo carbohidratos de alto impacto glucémico, los cuales, como ya aprendió, conducen a la fatiga y lo hacen engordar. Además, después de que usted haya comido alimentos con carbohidratos de alto impacto glucémico, su cerebro tarda alrededor de 20 minutos en enviar la señal de saciedad que le indica a su cuerpo que está "satisfecho". Por lo tanto, usted sigue comiendo esos alimentos altos en calorías que no lo nutren, que elevan los niveles de insulina y que le generan todavía más antojo por comer alimentos dulces y refinados.

Afortunadamente, también existe una mejor forma de elevar naturalmente los niveles de serotonina. El aminoácido triptofano es esencial para la fabricación de serotonina. Cuando usted consume suficientes carbohidratos de bajo impacto glucémico, se transporta un mayor suministro de triptofano al cerebro, donde se genera la serotonina. Los alimentos que naturalmente son ricos en triptofano también pueden ser de utilidad. Estos incluyen la leche semidescremada o descremada, la pechuga de pavo o pollo, el yogur bajo en grasa o sin grasa, las proteínas de suero de leche e incluso los plátanos amarillos (guineos, bananas).

La galanina: nos cansa y nos confunde

En la noche, es crucial que evitemos consumir alimentos de alto impacto glucémico y ricos en grasa que puedan provocar que otra sustancia química del cerebro haga estragos. Esa sustancia química es la hormona llamada galanina.

El problema con la galanina está en que es un antagonista de la serotonina. De manera similar a la que la insulina siempre gana cuando está compitiendo contra el glucagón, la galanina gana cuando compite contra la serotonina. La galanina genera sensaciones de fatiga, confusión y vulnerabilidad, junto con antojos por comer más alimentos ricos en grasa y muy dulces.[7] Lo que es peor, no sólo aumenta el gusto por la grasa, sino que también afecta a otras hormonas para asegurar que prácticamente cualquier cantidad excedente de grasa dietética quede almacenada en la forma de grasa corporal.[8] O sea, ayuda a engordarnos.

La galanina alcanza su nivel máximo en la noche, es decir, justo a la hora en que muchos de nosotros hacemos la comida más importante del día. Si sus comidas y meriendas nocturnas contienen muchos alimentos de alto impacto glucémico y ricos en grasa —como papitas fritas, helado, chocolate o galletitas altas en grasa— la galanina lleva esta grasa dietética derechito a las células adiposas de su cuerpo. Algunas personas que empiezan a merendar (botanear) cuando apenas está anocheciendo, luego descubren que no pueden parar. La culpable es la galanina.

CCK: *hormona antihambre*

La colecistoquinina (*CCK* por sus siglas en inglés), es una hormona antihambre natural y muy poderosa. Esta hormona vive en el tracto gastrointestinal. Una de sus funciones es provocar la liberación de toda una gama de enzimas que se producen en el páncreas y que aumentan la absorción natural de nutrientes en sus intestinos y el movimiento natural de residuos a través del colon.

Pero la CCK tiene otra función. Le envía señales a su cerebro para indicarle que usted ya está satisfecho. Los estudios de investigación indican que una elevación en el nivel de CCK corresponde a un menor consumo de alimentos. Por lo tanto, cuando el nivel de CCK es alto, usted probablemente comerá menos en una sola sentada.[9]

Al parecer, la CCK se ve fuertemente estimulada por pequeños péptidos proteínicos especializados llamados glucomacropéptidos (GMP), que también sirven para proteger el cuerpo de las bacterias. Este efecto se puede ver apoyado por el consumo de pequeñas cantidades de proteínas de alta cantidad en las comidas y meriendas, como se recomienda en nuestro plan para encender la chispa.

Melatonina y prolactina: *reguladores del reloj interno*

El sueño de buena calidad es su mejor aliado en los esfuerzos por quemar grasa y elevar el nivel de energía. Pero para un buen descanso —es decir, aquel que le permite acumular reservas para el día siguiente— es necesario que sus hormonas estén en equilibrio. Esto ocurre naturalmente (si usted lo permite) cuando se pone el sol. Las ancestrales regiones preópticas del cerebro modifican la neuroquímica del mismo para favorecer el sueño al provocar la producción y liberación de la hormona llamada melatonina (la cual, por cierto, también produce un efecto antienvejecimiento vital en el cerebro y en el cuerpo).

Después de un período de tres horas como mínimo durante el cual se produce constantemente melatonina, se empiece a producir otra sustancia neuroquímica conocida como prolactina. Esta sustancia fortalece aún más el funcionamiento de su sistema inmunitario. Unos cuantos factores críticos para el sueño, incluyendo la oscuridad absoluta, son esenciales para obtener la combinación más benéfica de melatonina y prolactina.

Calcitrol: amigo de la grasa

En ausencia de cantidades suficientes de calcio, aumenta el nivel de una hormona llamada calcitrol. Entre otras cosas, el calcitrol apaga los mecanismos que descomponen y queman la grasa y activa otros que producen más grasa corporal.[10]

Leptina, agouti y grelina: combatientes en la lucha por controlar la grasa

Una de las mejores maneras de resistirse a comer alimentos poco saludables y de quemar más grasa corporal es contratando los servicios de la leptina, cuyo nombre proviene de la palabra griega *leptos*, que significa "delgado". En el cerebro, la función de la leptina es regular la intensidad de su apetito e influenciar la velocidad con la cual su cuerpo quema calorías.

Sus células adiposas producen leptina en abundancia con tal que su metabolismo esté naturalmente elevado y que sea necesario eliminar la grasa. Por el contrario, los niveles de leptina descienden cada vez que su cuerpo cree que necesita conservar la grasa corporal que tiene o que necesita producir grasa adicional para sobrevivir.[11]

Los investigadores han reportado que una alimentación rica en alimentos naturales de origen vegetal, con cantidades saludables de proteínas y cantidades moderadas de carbohidratos y grasas buenas —es decir, una alimentación que enciende la chispa— ayuda a mantener un nivel elevado de leptina. Mientras que los alimentos altos en grasa suprimen la producción de leptina,[12] los alimentos bajos en grasa no sólo la elevan sino que también incrementan la eficacia de esta hormona, ayudando a que cada molécula de leptina se adhiera a las células y las ayude a quemar grasa de la mejor manera.[13]

En un estudio de investigación realizado en la Universidad Harvard, se demostró que hacer ejercicio con regularidad puede elevar drásticamente los niveles de leptina.[14] Incluso las sesiones de ejercicio cardiovascular o para tonificar los músculos de sólo 15 a 20 minutos de duración pueden tener un efecto significativo sobre esta hormona.

Los científicos han descubierto que la leptina actúa sobre ciertas regiones clave del cerebro para estimular la producción de antioxidantes conocidos como melanocortinas. Estas melanocortinas —las mismas sustancias químicas que produce la piel en respuesta a la exposición al sol, aunque esta sea breve y segura— también suprimen los centros de apetito del cerebro, apoyando así al metabolismo y a la quema de grasa corporal excedente.[15]

Otra hormona llamada agouti está presente en las mismas partes del cerebro donde hay melanocortina y compite con esta última.[16] El agouti contrarresta la melanocortina para que el apetito se mantenga elevado cuando descienden los niveles de grasa corporal. Cuando hay demasiado agouti y no hay suficiente melanocortina, a uno le da hambre y quema menos grasa. Las células adiposas tienen receptores especiales para el agouti y responden a incrementos en el nivel de esta hormona creando más grasa dentro de la célula y disminuyendo la pérdida de la misma.[17]

Por otra parte, cada vez que usted se salta una comida o merienda, su estómago secreta una hormona llamada grelina que lo hace tener un hambre voraz, haciendo que coma en exceso. Al mismo tiempo, la leptina desciende a niveles muy bajos, haciendo que su metabolismo se haga más lento para que usted convierta las calorías adicionales en grasa corporal y "cierra" las células adiposas que uno ya tiene. Este es un instinto de supervivencia ancestral. El resultado combinado: los niveles decrecientes de leptina estimulan al cuerpo para que produzca y almacene grasa corporal nueva incluso aunque parezca que se está "muriendo de hambre". Además, usted deja de quemar la grasa corporal excedente porque las "puertas" de las células adiposas están cerradas con llave y constantemente se siente hambriento porque hay demasiada grelina. ¿El resultado probable? Le será más fácil que nunca sentirse hambriento y desalentado.

Adiponectina: acelera la quema de la grasa

Esta proteína afecta fuertemente al hígado y a los músculos. Según Harvey Lodish, profesor de Biología del Instituto Tecnológico de Massachussetts, "la adiponectina baja el nivel de azúcar en sangre al bloquear su producción en el hígado y al hacer que los músculos la quemen en mayor cantidad para producir energía. Activa parte de la misma ruta de señalización en los músculos que se activa mediante el ejercicio".[18] Pero los niveles de adiponectina descienden a medida que se eleven los niveles de grasa corporal. Los diversos elementos del plan para encender la chispa actúan en conjunto para ayudar a que los niveles de adiponectina se mantengan más elevados.

La hormona del crecimiento humano: estimulante natural

Durante el sueño profundo de calidad, cuando se está produciendo suficiente melatonina, su glándula pituitaria secreta otra hormona clave conocida como la hormona del crecimiento humano (HCH), que es la sustancia revitalizante natural más potente del cuerpo.

Una de las funciones más importantes de la HCH es liberar la grasa corporal almacenada para que usted la pueda quemar con el fin de producir energía. También estimula un aumento del tejido muscular. La HCH encuentra la manera de llegar a las miles de millones de células adiposas que hay en su cuerpo. Al ligarse con receptores especializados que se encuentran en esas células, la HCH produce una señal que hará que las células liberen la grasa almacenada para quemarla. La buena noticia es que usted puede estimular naturalmente la producción de HCH a cualquier edad. Encender la chispa le ayudará a lograr esta activación óptima de la HCH de varias formas, incluyendo:

- Un sueño muy profundo durante lo que los investigadores llaman el período crítico de curación que ocurre entre la medianoche y las 3:00 a.m.

- Hacer ejercicio para tonificar los músculos con regularidad

- Una alimentación que mantiene los niveles de insulina bajo control

Las hormonas del sexo: cómo descifrar las diferencias

Es un hecho que las mujeres tienden a acumular grasa corporal excedente con mayor rapidez que los hombres.[19] Por supuesto, esto no es justo, pero es adonde la evolución nos ha llevado. El cuerpo femenino fue diseñado para asegurar el nacimiento y el bienestar óptimos de los bebés. Esto significa que las mujeres necesitan tener más grasa corporal que los hombres. Como resultado, los hombres y las mujeres tienen maneras diferentes de producir energía y quemar la grasa de más, ambos de los cuales son procesos regulados en parte por las llamadas hormonas sexuales.

Tanto los hombres como las mujeres tienen dos hormonas sexuales principales, el estrógeno y la testosterona, pero en porcentajes distintos. La testosterona es la hormona crucial para quemar grasa. Los seres humanos no pueden construir tejido muscular ni tener tono muscular sin ella.

En contraste, el estrógeno generalmente fomenta el depósito de grasa adicional en todo el cuerpo. Las células adiposas estimuladas por el estrógeno tienden a aferrarse con más terquedad a sus reservas de grasa. Ahora bien, hay estrógenos buenos y hay estrógenos malos. Los estrógenos malos —como el estradiol y la 16-hidroxiestrona— aumentan el almacenamiento de grasa. Los estrógenos buenos, llamados 2-hidroxiestrógenos, fomentan la liberación de grasa corporal almacenada para que se pueda quemar durante el ejercicio.

Conforme pasan los años, las mujeres tienden a perder tono muscular incluso más aprisa que los hombres, aparentemente debido a una señal biológica que fue desarrollada a lo largo de su evolución. Esta es una de las razones por las cuales las mujeres necesitan concentrarse en incrementar y mantener un buen tono muscular, el cual también les ayuda a proteger sus huesos de la pérdida de calcio y la osteoporosis.

Los hombres tienen la suerte de contar con más testosterona, al menos durante un rato. Esta hormona aumenta la captación de oxígeno, lo cual es esencial tanto para la termogénesis como para quemar grasa. La testosterona también ayuda a equilibrar el azúcar en sangre y a mantener la liberación de insulina bajo control. Eso dificulta la producción y el almacenamiento de grasa corporal. Pero los niveles de testosterona también descienden con rapidez a partir de los 30 años de edad. Junto con esta caída en el nivel de testosterona, también viene una pérdida de tejido muscular esencial y un aumento de grasa corporal y fatiga.

El estrés mal manejado casi siempre conduce a una pérdida de testosterona. Durante un solo episodio de estrés máximo, los niveles de testosterona de un hombre pueden descender en un 50 por ciento o más.

En ambos sexos, el metabolismo de las hormonas sexuales cambia lenta pero constantemente, más o menos a partir de los 25 a los 30 años de edad. Pero sin importar su edad o sexo, usted puede revitalizar la quema de grasa y minimizar el almacenamiento de la misma. Sólo use los métodos prácticos incorporados en los Encendedores. Primero, pruebe los ejercicios de entrenamiento de fuerza, los cuales elevan significativamente los niveles de testosterona en personas de cualquier edad. Segundo, consuma cantidades adecuadas de proteínas en sus comidas y meriendas, para que pueda elevar los niveles de las hormonas que queman grasa.[20] Tercero, no deje que le gane el estrés. Y cuarto, asegúrese de que su dieta contenga cantidades moderadas de proteínas de soya. (Los fitoestrógenos que se encuentran en la soya parecen imitar el impacto natural del estrógeno, pero sin el efecto secundario de provocar que se almacene grasa).

Hay otras estrategias que pueden mejorar significativamente el equilibrio entre las hormonas sexuales. Por una parte, es importante consumir suficiente cinc, ya que este mineral es un aliado clave de la testosterona. Además, debe asegurarse de comer cantidades abundantes de verduras crucíferas como brócoli, coliflor, repollitos (coles) de Bruselas, col rizada, rutabaga y nabos. Particularmente en el caso de las mujeres, estas verduras pueden inclinar la balanza a favor de los estrógenos buenos, o sea, de los que ayudan a quemar grasa en lugar de almacenarla.

CAPÍTULO 3

■ ■ ■

Aproveche la chispa para ganarle a la grasa y frenar la fatiga

En los dos capítulos anteriores hemos repasado algunos de los fundamentos científicos de este concepto de la "chispa" y cómo activa al metastato para quemar calorías y grasa, además de aumentar el nivel de energía. El próximo paso es aprender a utilizar los Encendedores de la chispa, esas acciones esenciales que echarán a andar a su metastato. Ahora bien, no piense que necesita dominarlos todos. La ventaja de nuestro plan para encender la chispa es que es completamente flexible, gracias a lo cual usted lo puede modificar de modo que se adapte mejor a sus metas, necesidades y estilo de vida.

Mi sugerencia es que primero lea todas las descripciones de los Encendedores que se incluyen en este capítulo para que tenga una idea general de la manera en que afectan a su metastato. Si ve alguno que le despierte interés, puede pasar a ese capítulo para averiguar más sobre él. También puede ponerlo a prueba intentando uno o más de los Elementos Encendedores que encontrará a lo largo de los siguientes capítulos. No obstante, sí es importante que se familiarice con todos los Encendedores; más adelante, usted combinará los Encendedores de su preferencia con los ejercicios y los alimentos que encienden la chispa para crear su propio programa para activar su metastato. Todos los detalles —incluyendo el Diario del Éxito Metastático, que es una herramienta útil que le ayudará a guiar y llevar un registro de sus esfuerzos— aparecen en la Quinta Parte de este libro.

LOS ENCENDEDORES

Los Encendedores de la chispa se valen de acciones simples para acelerar continuamente el metabolismo y aumentar la termogénesis, los cuales son los procesos bioquímicos esenciales para el funcionamiento óptimo del metastato. Individual y colectivamente, estos Encendedores hacen uso de sus reservas de poder para quemar grasa y producir energía. Y sus efectos duran las 24 horas del día, incluso mientras duerme.

Conforme va leyendo las descripciones de los Encendedores, por favor tenga en cuenta que ningún Encendedor por sí solo es una solución. En vez, es la acumulación de los efectos que producen estos Encendedores lo que marca la diferencia.

1. Levántese con el pie derecho. Lo primero que hace en la mañana tiene un impacto enorme en el funcionamiento de su metastato durante el resto del día. Igual que prende su horno y sube la temperatura de este simplemente al girar el controlador, usted utiliza otras acciones sencillas para encender y subir su metastato. Usted sube su metastato con las señales que le envía. Con seis estrategias sencillas para comenzar su día, usted le transmite un mensaje que dice: "Este será un día activo y vigoroso". (Vea la página 49).

2. Eche a andar su energía natural. Su metastato se acelera un poco con cada acción física en que ponga a trabajar sus principales grupos de músculos. El simple hecho de levantarse y moverse cada 30 minutos no hará que le crezcan los músculos ni que adquiera una buena capacidad aeróbica, pero sí es suficiente para que su cuerpo queme más grasa y produzca más energía. (Vea la página 66).

3. Alúmbrese para aumentar su nivel de energía. Más de lo que imagina, la luz enciende la chispa del cerebro y de los sentidos.[1] Además, acelera el metabolismo al mismo tiempo que le da un arranque de energía. Con esa energía, usted estará más activo y vital. (Vea la página 81).

4. Obtenga más oxígeno. Las moléculas de oxígeno son el principal combustible de la adenosina trifosfato, que es la principal fuente de energía del proceso metabólico. La grasa no se quemará a menos que obtenga suficiente oxígeno.[2] Le llevará algo de práctica dejar de respirar sin llenar por completo sus pulmones, pero vale la pena hacerlo, ya que la respiración profunda y relajada no sólo le ayudará a quemar más grasa, sino también a contrarrestar el estrés. (Vea la página 86).

5. Consuma la cantidad ideal de líquidos. Cada vez hay más pruebas que indican que los esfuerzos por quemar grasa a menudo son infructuosos a causa de la deshidratación.[3] Si no tiene suficiente agua, los mecanismos que queman grasa de su cuerpo se hacen más lentos y el apetito aumenta. Los líquidos hacen posible que su sistema circulatorio transporte las hormonas a los lugares indicados para que incineren la grasa excedente. (Vea la página 91).

6. Perfeccione su postura. Cada vez que alarga su postura, su respiración se hace más profunda. Esto, a su vez, mejora su consumo de oxígeno.[4] La buena postura también le envía una potente señal a los mecanismos productores de energía para que su cuerpo "esté preparado para lo que sea". (Vea la página 103).

7. Reduzca el calor y aumente su vigor. Cuando el aire está frío, la temperatura ambiente le envía una señal muy intensa a su metastato para que este le eche más leña al calefactor del cuerpo. En respuesta a esto, su cuerpo quema más grasa con el fin de calentarse y así cumplir con las demandas de su entorno.[5] (Vea la página 114).

8. Mejore su equilibrio hormonal, hora tras hora. En el capítulo 2, vimos el papel fundamental que desempeñan las hormonas en el funcionamiento del metastato. Los estudios de investigación muestran que tenemos mucho más control sobre nuestras hormonas de lo que la mayoría de nosotros imaginamos. (Vea la página 117).

9. Conserve la calma en un mundo estresante. Si pasa cualquier cantidad de tiempo con personas que están tensas, usted probablemente terminará sintiéndose tenso también. Esto, aparte de ser un desperdicio de energía, provoca la producción de hormonas que almacenan grasa y desequilibra la química de su cuerpo.[6] Siempre que sienta que se está poniendo tenso, haga su mejor esfuerzo por conservar la calma. (Vea la página 128).

10. Detenga la respuesta del estrés. A diferencia de la tensión, que generalmente va creciendo desde adentro, el estrés es una fuerza externa. Cuando se maneja mal, el estrés activa la producción de hormonas que instantáneamente generan fatiga y promueven el almacenamiento de grasa. Para que su metastato se mantenga funcionando de manera óptima, debe aprender técnicas eficaces para manejar el estrés y frenarlo desde los primeros indicios. (Vea la página 147).

11. De noche, suba el metastato. Los preparativos para la noche en realidad empiezan durante las últimas horas de la tarde. La manera en que haga esta transición determinará la cantidad de energía que tendrá cuando llegue a casa. También le ayudará a superar la tendencia natural del cuerpo de desacelerar el metabolismo durante la noche. (Vea la página 164).

12. Cárguese las pilas al descansar bien. Un estudio de investigación reciente publicado en la *International Journal of Obesity* (Revista internacional de la obesidad) encontró un vínculo entre el sueño profundo y la grasa que se acumula en la parte inferior del cuerpo en casi 7.000 participantes voluntarios.[7] Otros estudios confirman lo importante que es el descanso profundo para la energía y la pérdida de grasa.[8] Los estudios de investigación realizados por Eve Van Cauter, PhD, una profesora del departamento de Medicina de la Universidad de Chicago, indican que incluso unas solas cuantas noches de sueño de mala calidad o insuficiente pueden incrementar significativamente la resistencia a la insulina y el almacenamiento de grasa.[9] (Vea la página 181).

LOS EXTINGUIDORES DE LA CHISPA

Hasta ahora, he hecho hincapié en los Encendedores de la chispa, los cuales convierten las pequeñas acciones en grandes resultados. A diferencia de otros métodos, cada Encendedor está a su alcance a lo largo de todo el día, sin importar dónde esté. Sólo necesita utilizarlo.

Pero como podrá suponer, los Encendedores también tienen sus homólogos. Al igual que son fáciles de prender, también son fáciles de apagar, haciendo que no sólo el metabolismo, sino también la termogénesis (la quema de calorías), se hagan más lentos. Cuando usted consciente o inconscientemente activa los Extinguidores, usted envía una señal que hace que aumente el almacenamiento de grasa y que la energía se vaya por el caño.

Pocas personas se dan cuenta del momento en que activan un Extinguidor. Pero los efectos sí se notan con el tiempo en forma de aumento de peso y fatiga. Esta es la razón por la cual las medidas drásticas, como las dietas altamente restrictivas, nunca funcionan para bajar de peso: activan tantos Extinguidores que el cuerpo entra en modo de conservación.

En la siguiente lista se identifican los patrones y conductas que pueden estar apagando en lugar de encendiendo la chispa. Esté atento a estas señales mientras esté llevando a cabo su rutina cotidiana; si detecta alguna, tome medidas para convertirlo en un "Encendedor" lo más pronto posible.

1. Empezar el día con el pie izquierdo. La falta de movimiento físico, la ausencia de exposición a la luz brillante, saltarse el desayuno y otros hábitos matutinos poco saludables pueden hacer que su cuerpo instintivamente entre en un estado parecido a la hibernación. Esto conlleva enormes consecuencias, ya que es más probable que almacene grasa y se sienta cansado durante todo el día.

2. Dejarse vencer por la inercia. Esta "estrategia" es la productora de grasa por excelencia. Desde una perspectiva evolutiva, no fuimos diseñados para quedarnos sentados vegetando durante períodos largos. De hecho, permanecer sentado durante más de 30 minutos a la vez es una manera segura de alimentar el aumento de peso y la fatiga, ya que le indica al cerebro que debe conservar energía —y por lo tanto, grasa— en lugar de quemarla. Como resultado, desciende drásticamente el consumo de oxígeno, se hace más lenta la circulación de la sangre y se pierde el equilibrio hormonal.

3. Perder fuerza en sus fibras musculares. El músculo es uno de sus mejores aliados en la batalla contra la grasa y la fatiga, pero necesita estímulos intensivos y periódicos para conservar la salud. Algunas personas creen que la mejor manera de hacer crecer los músculos es con sesiones de entrenamiento de fuerza dos veces por semana. Esto no es cierto. Después de cada sesión larga, el metabolismo regresa al ritmo de reposo. Lo que funciona es poner a trabajar sus músculos todos los días, aunque sólo sea durante un minuto a la vez.

4. Vivir a oscuras. En la época de nuestros antepasados, la llegada del invierno —y sus días más cortos— hacía que el cuerpo provocara que el metabolismo se hiciera significativamente más lento. Ese era un importante mecanismo de supervivencia en épocas de escasez de alimentos. Pero en la actualidad, este no es el caso. Si usted pasa la mayoría de las horas que está despierto bajo una luz tenue, está apagando un componente clave del arsenal de su cerebro para quemar grasa y producir energía.

5. Privarse de oxígeno. Los estudios de investigación muestran que la mayoría de las personas no obtienen suficiente oxígeno durante el transcurso del día.[10] Esto se debe, en parte, a la mala postura y a la falta de actividad física: no nos sentamos de manera que nos permita respirar bien y naturalmente y cuando estamos inactivos, nuestro cerebro no recibe las señales que le indican que debemos respirar profundamente y con frecuencia. Nuestro cuerpo se ha acostumbrado a las respiraciones cortas y a la privación de oxígeno, pero eso disminuye nuestra capacidad de adelgazar y vigorizarnos.

6. Quedarse deshidratado. Según un estudio de investigación, casi todas las personas están ligeramente deshidratadas las 24 horas al día. Aunque nuestro cuerpo se ha acostumbrado a esta falta de líquidos vitales, la verdad es que una deshidratación incluso tan pequeña como del 1 al 2 por ciento aumenta el esfuerzo cardiovascular y acelera el agotamiento.[11] Un consumo deficiente de líquidos —menos de seis vasos de agua al día— hace que el cuerpo secrete una hormona llamada aldosterona, la cual hace que los tejidos se aferren a casi cada molécula de agua y sodio que puedan, según el Dr. Peter Lindner, en su libro titulado *Fat, Water Retention and You*[12] (La grasa, la retención de líquidos y usted). Diversos investigadores han sugerido que una disminución en la cantidad de agua puede causar un aumento en los depósitos de grasa.[13]

7. Consumir cafeína en exceso. Las pequeñas raciones de café o té cafeinado aceleran el ritmo cardíaco y también pueden acelerar un poco el metabolismo. Pero el exceso de cafeína hace que su cuerpo revierta el efecto en un intento por resistir el cafeinismo, una afección que se caracteriza por niveles elevados de hormonas del estrés, así como por agotamiento físico y mental.

8. Tomar demasiado alcohol. Cada vez que toma bebidas alcohólicas, su cuerpo quema menos grasa y la quema con más lentitud de lo normal. En un estudio de investigación publicado en la *New England Journal of Medicine* (Revista de Medicina de Nueva Inglaterra), los científicos descubrieron que el consumo de dos bebidas alcohólicas al día disminuye la capacidad que tiene el cuerpo para quemar grasa por alrededor de un 33 por ciento.[14] Los estudios de investigación también sugieren que, en algunas personas, el consumo de dos bebidas alcohólicas al día puede aumentar significativamente la sensibilidad al azúcar en la sangre. Esto conduce a niveles elevados de insulina, que a su vez estimulan la conversión de carbohidratos a grasa y hacen que la persona aumente más de peso.[15]

9. Encorvarse y engordar. La capacidad de pararse sobre dos pies es un atributo único de los seres humanos. Pero en la actualidad, es raro ver a una persona con buena postura. Casi todas las personas se paran con la cabeza hacia adelante. Por desgracia, esto nos engorda y nos cansa. Es necesario que se pare derecho para apoyar adecuadamente los poderes de su cuerpo para quemar grasa y mejorar su nivel de energía.

10. Aumentar la temperatura corporal. Como se discutió en el Capítulo 1, el cuerpo humano evolucionó para producir energía (metabolismo) y calor (termogénesis) como mecanismo de supervivencia para estar delgado y soportar la exposición a temperaturas frías.[16] Cuando titiritamos —aunque sea un poco— quemamos grasa y aceleramos nuestro metabolismo. Pero cuando nos ocultamos debajo de 20 capas de ropa o nos metemos bajo una montaña de cobijas (colchas, frazadas, frisas), el cuerpo no necesita producir su propia energía para mantenerse caliente. Como resultado, el metabolismo y la quema de grasa se vuelven más lentos.

11. Vivir con un desequilibrio hormonal. Las hormonas se desequilibran por un sinfín de razones. Cuando usted maneja mal el estrés, tiene períodos prolongados de inactividad, come los alimentos incorrectos, come en exceso o se priva de la luz del Sol, su equilibrio hormonal se ve negativamente alterado. Cada vez que reacciona con una emoción negativa como enojo o culpa, su cerebro activa una respuesta hormonal que fomenta que se almacene grasa en lugar de que se queme.

12. Tensarse. A diferencia de las flexiones deliberadas que crean un tono muscular saludable, la tensión física crónica puede engordarlo y fatigarlo, ya que continuamente provoca la liberación de hormonas del estrés que hacen que la química de su cuerpo se ponga a producir grasa a todo vapor.[17] Esto también hace que se agote su psiquis y que se le agrie el humor.

13. Dejarse vencer por el estrés. El estrés no controlado genera la liberación de la hormona cortisol, la cual estimula la producción de la enzima que almacena grasa llamada lipoproteína lipasa (LPL). Los estudios de investigación también reportan otro evento relativo al estrés llamado "la respuesta de inanición", la cual intensifica los procesos de producción[18] y almacenamiento de grasa.[19] Además, las hormonas del estrés —incluyendo el cortisol y la epinefrina— parecen aumentar la resistencia a la insulina, la cual, a su vez, puede hacer que se almacene una cantidad adicional de grasa corporal.[20]

14. Saltarse comidas o meriendas. Los estudios de investigación confirman que saltarse comidas puede bajar su ritmo metabólico basal.[21] Por otra parte, si usted ingiere la mayor parte de sus calorías a horas tempranas del día —por ejemplo, durante el desayuno y el almuerzo— en realidad provoca que su metabolismo funcione a un ritmo más elevado, dice Pat Harper, RD, MS, vocera de la Asociación Dietética de los Estados Unidos.[22]

15. Caer en la trampa del azúcar. Este es otro productor de grasa nato. Para procesar incluso una sola cucharadita de azúcar u otro carbohidrato refinado, su cuerpo necesita intensificar sus funciones de producción y almacenamiento de grasa. Una soda (refresco) tamaño extragrande puede contener hasta *25 cucharaditas* de sirope de maíz o de azúcar blanca. Además, un consumo elevado de azúcar evita que el cerebro produzca las grasas vitales que le permiten mantenerse joven y mentalmente agudo.[23]

16. "Engrasarse". Cuando usted consume demasiada grasa dietética o los tipos incorrectos de grasa dietética, esta inmediatamente se convierte en grasa corporal. Por lo tanto, ¡es cierto que los postres repletos de grasa se van derechito a las caderas o a los muslos! Sólo recuerde que no todas las grasas son malas; simplemente necesita recordar cuáles debe evitar, principalmente las que hacen que su metabolismo se haga más lento y las que impiden la quema de calorías.

17. Privarse de proteínas. Cuando no consume suficientes proteínas de alta calidad a lo largo del día, su cuerpo puede reaccionar al impedir el metabolismo y la quema de calorías, como si se estuviera preparando para un período largo de hibernación. El efecto generador de calor y quemador de grasa de las proteínas es un 40 por ciento mayor que el de los carbohidratos.[24] Pero si no presta atención al contenido proteínico de sus comidas y meriendas (refrigerios, tentempiés), podría estar creando las condiciones perfectas para el almacenamiento de grasa y la fatiga.

18. Comer demasiado sin querer. Desde un punto de vista evolutivo, el cuerpo humano funciona mejor si las comidas y meriendas principales se hacen a horas tempranas del día y las más ligeras se hacen en la tarde o en la noche. El problema de comer "aunque sea un poquito de más" en la noche es que su metabolismo ya se ha empezado a hacer más lento, razón por la cual las calorías adicionales se convierten más fácilmente en grasa corporal y los procesos digestivos inducen el sueño cuando en realidad debería estar más activo.

19. Desplomarse cuando cae la noche. Casi cuatro de cada cinco estadounidenses no realizan actividad física alguna en la noche.[25] Como se mencionó anteriormente, esta es la hora del día en que el metabolismo se hace mucho más lento. Por lo tanto, si usted permanece inactivo, lo único que logra es apagar su metastato con una eficacia asombrosa. Puede ser maravilloso relajarse un poco en la noche, pero si su período de relajación dura más de 30 minutos sin que se vea interrumpido por actividad física alguna, su cuerpo empezará a almacenar grasa y se fatigará.

20. No dormir lo suficiente. Mientras duerme, su cuerpo está llevando a cabo miles de procesos metabólicos y termogénicos cruciales para repararse y regenerarse para el día siguiente. Pero muy pocos de nosotros dormimos lo suficiente o, lo que es más importante, con la suficiente profundidad, lo que significa que estos procesos clave se retrasan o fallan por completo. En lugar de quemar la grasa de más y recargar las pilas toda la noche, nos despertamos sintiéndonos aún más cansados que cuando nos metimos a la cama la noche anterior. Según Allan Rechtschaffen, PhD, director del Laboratorio de Investigación del Sueño de la Universidad de Chicago, las personas que se privan de sueño tienden a incrementar su consumo calórico por más de un 10 a un 15 por ciento al día.[26]

SEGUNDA

Cómo encender la chispa

PARTE

Los Encendedores de la chispa que se describen en las páginas siguientes han surgido no sólo de mi propia investigación de los mecanismos que controlan la quema de grasa y la producción de energía, sino también de los comentarios que he recibido de las personas que han leído mis libros anteriores. Al igual que usted, ellos están buscando estrategias prácticas que mejoren su salud para sentirse más vigorizados y llenos de vida. Mis lectores han sido una fuente invaluable de información acerca de los Encendedores que mejor funcionan y aquellos otros que aún podrían mejorarse.

Todos estos Encendedores concuerdan con las recomendaciones que he hecho en el pasado. En este libro han sido modificados o mejorados con el fin principal de que apoyen el funcionamiento óptimo del metastato.

A medida que vayamos aprendiendo más acerca de cómo funciona el metastato, es posible que los Encendedores también se vayan transformando. En este libro, mi meta es enseñarle a aprovechar los últimos hallazgos relativos a cómo quemar más grasa y elevar su nivel de energía. De esto se tratan los Encendedores.

CAPÍTULO 4

■　■　■

Encendedor Nº1

Levántese con el pie derecho

La manera en que usted se despierta en la mañana fija la pauta para el resto del día. En lo que se refiere a la energía y el metabolismo, la mañana es un factor que puede determinar su éxito o fracaso. Incluso las decisiones que parecen tener poca importancia pueden tener un gran impacto.

Muchas personas se pierden esta oportunidad matutina. En su conjunto, la falta de movimiento físico, la ausencia de exposición a la luz brillante y saltarse el desayuno, además de otros factores, hacen que el cuerpo instintivamente crea que se debe preparar para una hibernación. Esto puede dar por resultado un aumento tanto en la tendencia a almacenar grasa como en la fatiga que dura todo el día.

Cuando recién iniciaba mi investigación de la quema de grasa y la producción de

> *Diríjase al Diario:* Anote lo que desayunó y registre su nivel de energía en el Diario del Éxito Metastático en la página 292. Lleve la cuenta de sus "Minutos Metastáticos" en el espacio provisto.

energía, descubrí que muchos procesos metabólicos importantes se echan a andar durante los primeros minutos del día. Por lo tanto, recomendaba Encendedores como este para alentar a las personas a levantarse con el pie derecho a nivel metabólico. Al ir avanzando en mi investigación, fui entendiendo mejor el verdadero funcionamiento de este Encendedor. Tiene que ver con la chispa y el metastato.

Al cabo de unos minutos de haber despertado, usted puede empezar a encender la chispa —y subir su metastato— mediante las señales que le envía. Hay seis claves sencillas que suben el metastato al máximo simplemente al enviarle un mensaje que dice, "Este va a ser un día activo y vigoroso". He aquí las claves.

1. Energía tranquila en lugar de estar apurado o tenso

2. Activarse al amanecer

3. Exposición a la luz brillante

4. Desayunar con poder proteínico

5. Regularse en lugar de controlarse

6. Pensar "con chispa" para establecer el uso rítmico de señales para su metastato a intervalos regulares a lo largo del día

Veamos cada una de estas claves por separado y analicemos la manera en que afectan su bienestar físico y su disposición mental.

1. ENERGÍA TRANQUILA EN LUGAR DE ESTAR APURADO O TENSO

Muchas personas tienen la idea equivocada de que necesitan ser muy activos en cuanto se despierten. La realidad es que esto es contraproducente. Si usted salta de la cama y de inmediato empieza a hacer todo a mil por hora, lo único que logra es aumentar su nivel de tensión y cansancio, lo que, a su vez, hace que el metastato funcione en sentido inverso. Recuerde que el metastato obedece una ley de sabiduría ancestral. Si usted gasta mucha energía en la mañana, engañará a su metastato y lo hará pensar que necesita conservar energía y proteger su grasa corporal durante todo el día.

Por ende, la clave del éxito matutino es mantener la calma. Deténgase un momento para pensar en el verdadero significado de esto.

¿Cómo son sus mañanas? La mayoría de las personas se sienten apuradas, incluso frenéticas. Esto es porque ponen la alarma de su despertador de modo que puedan dormir lo más posible, dejándoles poco tiempo para hacer las cosas con tranquilidad. En el momento en que suena la alarma y los despierta, encienden una luz tenue (¡nada de esa cegadora luz del día!). Se saltan el desayuno o se toman una o dos tazas de café de un solo trago, porque piensan que realmente no necesitan comer una buena comida hasta el mediodía o más tarde. La mayoría de las personas hacen muy poco ejercicio en la mañana.

Si esto describe su propia rutina matutina, entonces debe tener presente que estos hábitos le pueden hacer más daño que beneficio. Despertarse tarde, exponerse sólo a una luz muy tenue, no hacer ejercicio y desayunar poco son factores que se combinan para hacer que su metabolismo sea más lento y, por ende, que queme menos grasa y produzca menos energía.[1]

Una de las razones es esta: desde el momento en que se levanta de la cama, su cerebro le envía señales a su metabolismo que corresponden a las demandas físicas actuales y esperadas.[2] Si su ritual mañanero tiene lugar bajo una luz tenue y usted se mueve en cámara lenta, su cerebro recibirá una "señal" débil y tendrá poco incentivo para llevar al metabolismo a un ritmo mucho más elevado que el que se requiere para la hibernación.

Si usted prolonga este nivel de actividad tipo "sonambulista" durante la mañana —y se salta el desayuno en el proceso— sin saberlo, no activará este Encendedor quemador de grasa. Incluso puede llegar a estimular los procesos de conservación y almacenamiento de grasa en vez.[3]

Además, hay que tomar en cuenta el "factor tensión". La mayoría de nosotros estamos tan acostumbrados a sentirnos tensos cuando despertamos que ni siquiera notamos el estado en el que se encuentran nuestros nervios y músculos. Si usted puede saltar de la cama en lugar de que tengan que levantarlo con una grúa, quizá crea que está lleno de energía. Pero esta es energía tensa y tan pronto como se le gaste, usted se irá sintiendo cada vez más cansado.

Los músculos del cuerpo le envían una señal al cerebro para indicarle

ELEMENTO ENCENDEDOR

Un toque de tranquilidad

Este concepto pionero, explorado por un neurocirujano del Hospital General de Massachusetts, el Dr. Vernon H. Mark, y otros investigadores,[4] es una de las maneras más sencillas de desactivar la energía tensa y aumentar la energía tranquila. Le ayuda a mantenerse alerta y activo todo el día.

El principio es bastante simple. Haciendo presión suave con la punta de su dedo, usted puede lograr que algunos músculos clave de su cuerpo se relajen. Esos músculos, a su vez, provocan un efecto en "cascada" que rápidamente disuelve la tensión a lo largo de todo su cuerpo.

A continuación indico cómo hacerlo.

- Coloque las yemas de los dedos sobre las articulaciones de la mandíbula, justo enfrente de sus oídos.

- Inhale y al mismo tiempo tense los músculos de su quijada, juntando la mandíbula inferior y la superior. Sentirá como si estuviera apretando los dientes. Mantenga esta tensión durante varios segundos.

- Exhale y suelte completamente los músculos de su quijada, liberando toda la tensión. Deje caer su mandíbula inferior y relaje la lengua hasta que descanse sobre la parte inferior de su boca, con la punta de la lengua tocando ligeramente sus dientes.

Mientras esté haciendo esto, concéntrese en las sensaciones contrastantes de tensión y relajación. Luego repita el ejercicio, pero con

que hay tensión, pero esta señal se asemeja más a una onda aleatoria que a una oleada de energía. La señal se transmite durante un lapso breve, después del cual los sentidos cinéticos de los músculos dejan de sonar la alarma. La energía se va, pero la tensión se queda. Apenas la

menos fuerza. Tense los músculos de la quijada más o menos con la mitad de fuerza de lo que lo hizo la primera vez. De nuevo, sostenga la tensión durante varios segundos antes de soltar.

Usted puede repetir esto varias veces, disminuyendo la tensión cada vez que lo haga, hasta que le sea casi imposible notar la diferencia entre un estado tenso y uno relajado. Lo que está haciendo es crear una señal sensorial de relajación. Usted vincula la sensación que producen las yemas de los dedos haciendo presión contra los músculos de su quijada con una sensación altamente deseable de liberar tensión, de tal modo que el toque se convierte en un activador de la respuesta de relajación. Las yemas de los dedos envían una orden a su cerebro para que se relaje.

Una vez que haya aprendido a activar la respuesta de relajación, puede usarla de otro modo para obtener algo de alivio de los "deberías" que le agregan tensión a su vida. Usted probablemente ya conoce sus deberías: obligaciones, requerimientos y cargas emocionales que lo vuelven un saco de nervios. Cuando esté inhalando y tensando, y luego exhalando y relajando, aproveche la oportunidad para quitarse de encima esos "deberías".

Con un poco de práctica, usted podrá simplemente llevar las yemas de sus dedos a su quijada tensa y con un solo toque activar una "oleada" inmediata de relajación en toda esta área. Usted obtiene una recompensa instantánea porque induce una respuesta poderosa, tranquilizante y vigorizador por parte de su cerebro.[5] Es maravilloso hacer este ejercicio a primera hora de la mañana, pero también lo puede usar para relajarse a cualquier hora del día.

notamos. Esta es la razón por la que, para incrementar la energía tranquila, es tan importante que sintonice sus sentidos de modo que estén mucho más conscientes de la tensión, para que así luego pueda liberarla en el acto cada vez que se presente.

2. ACTIVARSE AL AMANECER

Según varias encuestas realizadas a nivel nacional, muchos de nosotros somos bastante sedentarios durante las primeras horas de la mañana y esto hace que el metabolismo se quede lento. Pero no es difícil acelerar su metabolismo matutino —ya sea antes o después del desayuno— si hace que la actividad física matutina forme parte de su rutina diaria.[6]

Durante la primera hora después de haberse despertado, necesita hacer por lo menos algún tipo de ejercicio breve e intenso. Esto se debe a que sus músculos necesitan el reto y a menudo, a que necesitan también aumentar su capacidad de quemar grasa y ayudarle a sentirse plenamente vivo. De otro modo, lo más probable es que también se salte el ejercicio durante el resto del día.

Como ya he mencionado, esto no significa saltar de un solo brinco de la cama y elevar su nivel de tensión. De hecho, lo mejor es levantarse lentamente de la cama y, durante más o menos la primera media hora, incrementar gradualmente su nivel de actividad. Pero después asegúrese de realizar alguna actividad que "suba" su metastato.

En lo personal, mi ejercicio matutino favorito son las planchas (lagartijas). Quizá esto lo intimide, pero hay muchas versiones modificadas de planchas que puede hacer. Por ejemplo, en lugar de tratar de subir y bajar todo su cuerpo, mantenga la parte inferior de sus piernas sobre el piso y sólo mueva su tronco. O haga planchas de pie contra una pared. Sólo coloque sus pies a una distancia de alrededor de 2 pies (60 cm) de la pared e inclínese hacia la pared con las manos al nivel de los hombros. Doble sus codos para inclinar su cuerpo hacia la pared, luego empújese de regreso con las manos.

Sea cual sea la plancha que haga, trate de ir aumentando gradualmente el número de repeticiones hasta que pueda hacer 20. Luego, conforme se va fortaleciendo, puede intentar hacer las planchas tradicionales. Para aumentar la resistencia o "carga" sobre sus músculos, puede poner los pies sobre una banca o sobre la orilla de un sofá.

Otra alternativa es subir y bajar las escaleras o hacer sentadillas (cuclillas) simples o modificadas. Remítase a la Tercera Parte de este libro, donde se incluyen docenas de opciones sencillas.

Iniciar temprano su día le dará recompensas cada vez que lo haga. Las personas que hacen ejercicio en la mañana tienen una probabilidad mucho más alta de hacerse el hábito del ejercicio que las personas que esperan a que sea más tarde para hacerlo. Esta fue una conclusión a la que se llegó en un estudio de investigación realizado en el Instituto de Salud del Suroeste en Phoenix.[7] Estos investigadores encontraron que tres de cada cuatro personas que realizaban algún tipo de actividad para tonificar sus músculos en la mañana seguían teniendo el hábito de hacer ejercicio un año más tarde. El equipo de investigadores comparó a estos ejercitadores matutinos con personas que esperaban hasta el mediodía para hacer ejercicio y aquellas que esperaban hasta la noche para realizar sus sesiones de ejercicio. Las diferencias que encontraron fueron significativas. Entre las personas que esperaban hasta el mediodía, sólo una de cada dos pudieron mantener el hábito de hacer ejercicio con regularidad y entre las que hacían ejercicio en la noche, sólo una de cada cuatro continuaron con su programa de ejercicio.

Yo creo que esto confirma lo que la mayoría de nosotros ya sabemos intuitivamente. Hacia la mitad o el final del día, es mucho más probable que encontremos excusas para no hacer ejercicio. Estamos demasiado ocupados, demasiado cansados o simplemente se nos acaba el tiempo.

¿Cuál es el mejor momento para realizar esta breve actividad para tonificar los músculos? Como mencioné anteriormente, puede hacerlo antes o después de desayunar. Pero hay pruebas que indican que es más probable que queme la grasa corporal excedente si se ejercita en la mañana antes de desayunar. En un estudio de investigación de corredores realizado por Anthony Wilcox, PhD, en la Universidad Estatal de Kansas, dos terceras partes de las calorías quemadas en las sesiones de ejercicio realizadas antes del desayuno provenían de la grasa. Por contraste, las calorías provenientes de la grasa que se quemaban durante las sesiones de la tarde sólo representaban menos de la mitad del total de calorías quemadas.[8] Después de pasar toda la noche durmiendo, los músculos tienen poco glucógeno (carbohidrato almacenado) que les sirva para producir energía. Por lo tanto, se usa más grasa como combustible.[9]

3. EXPOSICIÓN A LA LUZ BRILLANTE

El cerebro humano responde a muchas señales, pero pocas son más poderosas que la luz. "El cuerpo tiene cientos de ritmos bioquímicos y hormonales, todos los cuales siguen el ritmo de los ciclos de luz y oscuridad", sugiere el Dr. Michael Irwin, director médico de las Naciones Unidas.

A fines de los años 80, un equipo de médicos de la Universidad Harvard descubrió por qué el cerebro humano parece verse tan fuertemente afectado por la exposición a la luz brillante.[10] El profesor Richard Kronauer, PhD y el Dr. Charles Czeisler encabezaron un estudio de investigación de 3 años de duración realizado en la Universidad Harvard en el que experimentaron con el uso de la luz a una intensidad entre 7.000 y 12.000 lux, que es comparable a la luz del día que se ve justo después del amanecer. Ellos descubrieron un vínculo neurológico entre la retina del ojo y unas estructuras del cerebro conocidas como núcleos supraquiasmáticos, que se cree que desempeñan un papel clave en el enfoque de la atención y en la producción de energía.

ELEMENTO ENCENDEDOR

Hágase la luz

Este es un experimento que le permitirá apreciar el efecto inmediato de la luz brillante. En la mañana, al levantarse de la cama, ¿generalmente enciende sólo una lámpara? En vez, encienda tres o cuatro. ¿Qué es lo que siente? En el caso de muchas personas, la luz adicional les permite sentirse instantáneamente más alerta. Su fisiología inmediatamente pasa del nivel que tenía durante el sueño a un nivel de más energía y con el metabolismo más acelerado.[11]

Aunque la luz artificial puede ser bastante intensa, la luz del día generalmente es más brillante. Cuando se despierte, abra todas las cortinas. Si le es posible, salga de su casa unos cuantos minutos o salga a caminar un poco para que sus ojos se inunden con luz del día.

Otras investigaciones más recientes ofrecen pruebas adicionales que apoyan la influencia positiva que tiene la luz en el funcionamiento del metastato. Los científicos han identificado un tipo especial de fotorreceptor en el ojo que ayuda a sincronizar los ritmos circadianos y el metabolismo del cuerpo con la luz solar, incluso en personas funcionalmente ciegas. Estos fotorreceptores se encuentran en las células ganglionares de la retina, que son células nerviosas que codifican y transmiten información desde el ojo hasta el cerebro.[12]

En la mañana, es importante que le guarde respeto a esta poderosa señal metabólica. ¿Cómo puede hacerlo? Pasando de 5 a 10 minutos bajo la luz directa del Sol, si le es posible. O asegúrese de tener una luz brillante en su dormitorio (recámara), baño, cuarto de ejercicio, cocina o donde sea que pase tiempo a primera hora de la mañana. Usted necesita esta iluminación para que su reloj metastático interno se eche a andar a tiempo.

En las mañanas soleadas, ¿usted sale de su casa para respirar aire fresco e inundarse de luz? Muchos de nosotros hacemos esto cuando estamos de vacaciones, pero olvidamos hacerlo durante el resto del año. Hágase el propósito de hacerlo.

4. DESAYUNAR CON PODER PROTEÍNICO

En un estudio de investigación publicado en la *American Journal of Epidemiology* (Revista de Epidemiología de los Estados Unidos), se reportó que las personas que se saltan el desayuno tienen una probabilidad 4½ veces mayor de ser obesas que aquellas que sí comen en la mañana.[13] En vista de lo anterior, ¿por qué es que tantas personas relegan este ritual diario tan importante?

Creo que todos conocemos la respuesta a esta pregunta. Con demasiada frecuencia, pasamos nuestras mañanas corriendo de un lado para el otro en un estado de entumecimiento parcial. Pero si ese ha sido su patrón hasta ahora, definitivamente debe tratar de cambiarlo. ¡No se salte el desayuno! Es la comida más importante del día.[14]

Los estudios de investigación que se han realizado a lo largo de los últimos 30 años han demostrado consistentemente que el desayuno brinda muchos beneficios distintos, incluyendo los siguientes:[15]

- Mejor control del peso

- Mayor agudeza mental y energía

- Actitud más positiva y constructiva

- Mayor fuerza y resistencia

- Mejor desempeño en el trabajo y en los estudios

- Menor irritabilidad y fatiga

El desayuno le envía muchos mensajes importantes y sorprendentes a su metastato. Esta es la razón: supongamos que usted come un pequeño desayuno bajo en grasa y alto en fibra, tal vez un plato de copos de avena tradicionales con leche semidescremada o descremada, una pieza de fruta o una rebanada de pan 100 por ciento integral con queso crema sin grasa y mermelada de pura fruta. Se trata de sólo un desayuno pequeño y eso, por sí mismo, es suficiente para encender su poder para empezar a producir energía y quemar grasa.

Por otra parte, cuando se salta el desayuno, no sólo hace que los quemadores de grasa de su cuerpo se mantengan "apagados", sino que, en vez, enciende el proceso de producción de grasa. ¡Usted pierde en dos frentes distintos a la vez!

"No podemos hacer suficiente énfasis en la importancia del desayuno", dicen el Dr. Peter D. Vash, MPH, un endocrinólogo e internista del Centro Médico de la Universidad de California en Los Ángeles y las dietistas Cris Carlin y Victoria Zak. Según este trío de destacados profesionales de la salud, las personas que se saltan el desayuno pierden la posibilidad de comer alimentos que tienen un "potencial térmico". Es decir, se pierden la oportunidad de quemar grasa. "Cuando uno se despierta y empieza un nuevo día — concluyen—, es necesario desayunar para prender su encendedor térmico y hacer que de ese modo, el ritmo de su cuerpo pase de marea baja a marea alta".[16]

En efecto, aunque el desayuno es una comida que se hace en la mañana, la capacidad que tiene para reestablecer su metastato significa que usted gozará de sus beneficios a lo largo de todo el día. Según una investigación realizada en la Universidad Vanderbilt, la Universidad de Minnesota y la Facultad de Medicina de la Universidad de Ciencias de la Salud de Chicago, desayunar —particularmente alimentos ricos en fibra y bajos en grasa— en realidad disminuye el número total de calorías y el total de gramos de grasa que una persona ingiere durante el transcurso del día.[17] Según un estudio de investigación realizado por Sarah F. Leibowitz, PhD, una neurobióloga de la Universidad Rockefeller, la tarde y la noche son los períodos del día en los que las personas que no desayunan pagan las consecuencias, atiborrándose de alimentos altos en grasa y/o azúcar. Esto se debe a un aumento excesivo en el nivel del neuropéptido Y, una sustancia química del cerebro que se relaciona con el antojo incontrolable por comer ciertos alimentos.[18]

Otras investigaciones indican que, en general, las personas que sí desayunan son más delgadas y tienen la presión arterial más baja que las que se lo saltan.[19] Otra cosa que han demostrado los estudios de investigación es que si usted se hace el hábito de desayunar, tendrá menos dificultades para mantener un nivel equilibrado de azúcar en la sangre, sentirá más energía y le será más fácil tener una alimentación saludable y equilibrada.[20]

En un estudio de investigación, se dividió aleatoriamente en dos a un grupo de mujeres con sobrepeso moderado que se saltaban el desayuno con regularidad. Al primer grupo se le pidió que comiera un desayuno bajo en grasa cada mañana, mientras que al segundo se le pidió que siguiera saltándose el desayuno. Al cabo de 12 semanas, las mujeres que sí desayunaron perdieron significativamente más peso que las que se lo saltaron.[21]

Las personas que acostumbran saltarse el desayuno reportan una mejora mensurable en su nivel de energía durante el día cuando empiezan a desayunar. Como ya sabemos, este beneficio es el resultado del arranque que el desayuno le da al metastato.

Por supuesto, al igual que con cualquier otra comida, usted necesita hacer elecciones. Si desayuna huevos revueltos con salchicha, avena instantánea para horno de microondas con leche entera o pan blanco con mantequilla y mermelada, su nivel de azúcar en sangre puede subir hasta el doble. ¡Y esto se traduce en un aumento en los procesos de producción de grasa![22]

Las proteínas definitivamente son benéficas. De hecho, unos científicos suizos reportaron que un desayuno alto en proteínas (25 gramos o más) puede tener efectos positivos en el cerebro y el metabolismo durante todo

Disfrute un desayuno líquido

Los licuados (batidos) proteínicos —combinaciones de leche o agua, yogur bajo en grasa, proteínas de suero de leche en polvo, fruta fresca, hielo y otros ingredientes deliciosos— pueden servir como meriendas (refrigerios, tentempiés) potentes e incluso como sustitutos de comidas. Entre los muchos estudios científicos que apoyan esto, está uno de la Universidad de Tennessee, que encontró que las personas que agregaban tres raciones diarias de yogur a su alimentación perdían un 61 por ciento más grasa corporal y un 81 por ciento más grasa abdominal a lo largo de 12 semanas, en comparación con las personas que no lo hacían.

Toda mi familia disfruta frecuentemente un licuado proteínico en la mañana. Son ricos en nutrientes que le sirven de combustible al metastato durante todo el día. Esta es la receta básica. Para cada ración, necesitará:

- ½ taza de fruta congelada sin endulzar (puede elegir meloctones/duraznos, arándanos y/o fresas)

- ¼ de taza de *kefir* o yogur sin grasa, natural o ligeramente endulzado con sabor a vainilla

- ¼ de taza de leche descremada, leche de soya o jugo 100 por ciento de fruta

- 1 cuchara medidora de suero de leche, caseína o proteínas de soya en polvo

el día.[23] Pero un buen desayuno también le suministra una cantidad equilibrada de carbohidratos y fibra para echar a andar las hormonas y los neurotransmisores del cerebro y prepararlos para el día que está por venir.[24] En efecto, el tipo correcto de desayuno alto en proteínas, moderado en carbohidratos, alto en fibra y bajo en grasa le ayuda a establecer el ritmo al cual quemará grasa durante el resto del día.[25]

Cuando su desayuno incluye una cantidad moderada de proteínas potencializadoras del metabolismo (como un poco de leche descremada, requesón bajo en grasa, yogur sin grasa o queso crema bajo en grasa),

Procese los ingredientes en una licuadora (batidora) hasta que queden bien mezclados. Si puede usar fruta fresca en lugar de fruta congelada, agregue varios cubitos de hielo antes de licuar los ingredientes para que quede más espesa.

Estas son otras recetas favoritas. Son suficientes para preparar dos raciones; si sólo quiere una, divida las cantidades a la mitad.

De fresa: 1 taza de fresas congeladas; ½ taza de jugo de naranja (china), leche descremada o leche de soya baja en grasa; ½ taza de *kefir* o yogur sin grasa natural o con sabor a vainilla, 1 plátano amarillo (guineo, banana), 1 cuchara medidora de proteínas en polvo

De arándano: 1 taza de arándanos congelados, ½ taza de *kefir* o yogur sin grasa natural o con sabor a vainilla, 1 plátano amarillo (guineo, banana), ½ taza de jugo de naranja (china), 1 cuchara medidora de proteínas en polvo

De melocotón: 1 taza de melocotón (durazno) congelado en rebanadas, ½ taza de *kefir* o yogur sin grasa natural o con sabor a vainilla, 2 cucharadas de pacanas, ½ taza de leche descremada o leche de soya baja en grasa, 1 cuchara medidora de proteínas en polvo

De almendra: ½ taza de *kefir* o yogur sin grasa natural o con sabor a vainilla, un chorrito de extracto de vainilla, 1 plátano amarillo (guineo, banana), 1 cucharada de mantequilla de almendra o de almendras molidas, ½ taza de leche descremada o leche de soya baja en grasa, 1 cuchara medidora de proteínas en polvo, cubitos de hielo

cantidades abundantes de carbohidratos complejos ricos en fibra como cereales integrales, y una cantidad modesta de grasas buenas, los estudios indican que tendrá una menor probabilidad de comer en exceso o de comer alimentos altos en grasa durante el almuerzo.[26] Además, tendrá una menor tendencia a comer meriendas (refrigerios, tentempiés) altos en grasa de manera impulsiva. Desayunar puede ayudarle a bajar su apetito a lo largo de todo el día.

He aquí algunas sugerencias para desayunos que encenderán la chispa y activarán al metastato en cuanto se despierte.

ELEMENTO ENCENDEDOR

Pruebe otros platos

No hay motivo por el cual deba desayunar siempre lo mismo. Cuando se trata de encender la chispa, la clave está en expandir los horizontes de su paladar y probar alimentos que le den a usted la energía más duradera. A continuación le damos una muestra de las múltiples opciones saludables que tiene para elegir.

Salmón. Aunque a mis hijas sí les gusta comerlo a otras horas del día, nunca lo considerarían una opción para el desayuno. A mí me gusta desayunar unos cuantos bocados de salmón enlatado, el cual es muy alto en proteínas. (Mi favorito es el de la marca *Dave's Albacore*, que se puede ordenar por correo).

Fruta fresca. Por ejemplo, puede probar un cuarto de cantaloup (melón chino), una naranja (china) o un puñado de arándanos o fresas.

Yogur. Elija las variedades bajas en grasa o sin grasa.

Pan integral tostado. Es una buena opción si verdaderamente es integral. En mi casa, lo que más nos gusta para acompañar el pan incluye lo siguiente:

- ¼ de taza de requesón bajo en grasa o yogur natural bajo en grasa (sin endulzar)
- ½ taza de fruta fresca con frutos secos picados (para darle más sabor y agregarle más nutrientes)
- 1 rebanada de queso *Cheddar* o suizo reducido en grasa, derretido
- Salchicha de pechuga de pavo baja en grasa o tocino de pechuga de pavo
- Huevo revuelto, *Eggbeaters* o *tofu*

Coma rumbo al trabajo. Puede integrar su desayuno con su viaje diario al trabajo si trae alimentos "portátiles" —y saludables— consigo. Agregue unas cuantas bayas congeladas y un puñado de *granola* de avena integral sin grasa a una taza de yogur natural sin grasa. O tome un *bagel* integral fresco de trigo, centeno o *pumpernickel*, póngale unas cuantas rebanadas de pechuga de pavo y una capa delgada de queso crema sin grasa o bajo en grasa y. . . ¡listo! ¡Ya tiene un buen desayuno para llevar!

Desayune aunque crea no tener hambre. Las personas que se han formado el hábito de saltarse el desayuno a veces me dicen, "simplemente no me da hambre en la mañana". Si este es su caso, es bastante probable que se deba a que usted haya aprendido a pasar por alto los ritmos naturales de su cuerpo. Una vez que reestablezca su ritmo metabólico normal y saludable, empezará a sentir hambre cuando se levante en la mañana. Además, "se sentirá hambriento a las horas apropiadas durante el transcurso del día y dejará de sentir una urgencia por comer en exceso en las noches", dice el Dr. C. Wayne Callaway, un especialista en obesidad y anterior director de la Clínica de Nutrición y Lípidos de la Clínica Mayo.[27]

Desayune acompañado. Haga un pacto con su cónyuge, hijo, amigo o colega para desayunar siempre juntos. Haga que su primera comida del día sea más divertida e interesante. Si usted desayuna junto con sus hijos, pasará un tiempo de calidad con ellos y tendrá la oportunidad de enseñarles a elegir alimentos saludables para desayunar. Otra opción sería reunirse con un compañero de trabajo para desayunar. En los días de buen clima, pueden desayunar en un parque que quede cerca de su trabajo. O simplemente planeen desayunar en casa del otro alternadamente.

5. REGULARSE EN LUGAR DE CONTROLARSE

Como discutiremos con mayor detalle en el Capítulo 27, los últimos estudios de investigación neurocientífica subrayan una distinción clara entre el autocontrol y la autorregulación.[28] El autocontrol rara vez funciona a menos que todos los demás aspectos de su vida estén funcionando sin problemas. En el momento en que interviene el estrés o una tarea urgente, el autocontrol se desvanece y la persona casi nunca cumple con lo que tenía intención de hacer.

En el caso de la autorregulación, usted es capaz de visualizar claramente la nueva persona que está tomando forma mediante las prácticas para quemar más grasa y producir más energía que está incorporando a su estilo de vida. La imagen que se forma en su mente evoca una respuesta positiva y llena de significado de su parte: "Yo tengo una figura atractiva y *sexy*" o "Yo siento la fuerza y la energía que provienen de mi buena condición física". Al conjurar esta respuesta cada mañana, usted estará mucho más motivado a lo largo del día, lo cual le ayudará a sobreponerse a las distracciones y tentaciones que le pueden impedir que alcance su meta.

Por esto, el enfoque metastático se centra en la autorregulación más que en el autocontrol, en el desarrollo más que en el desempeño. Cuando usted avanza por el camino del desarrollo, puede fijarse metas, pero metas muy personales y también muy específicas. Según algunos investigadores, las personas que se fijan sus propias metas originales de maneras distintas y específicas tienen una probabilidad un 50 por ciento mayor de tomar medidas certeras para alcanzar esas metas, mientras que una tercera parte de estas personas presentan una mayor probabilidad de sentir que tienen el control cuando están bajo condiciones estresantes.[29]

Entonces, más o menos durante la primera media hora después de haberse despertado, hágase el propósito de pensar en los eventos que le esperan durante el día y de recordarse por qué necesita arrancar su metastato a intervalos regulares y consistentes. Concéntrese en las maneras específicas en que puede evitar desviarse de su propósito.

6. PENSAR "CON CHISPA"

Como he mencionado, el plan para encender la chispa y activar el metastato es distinto a cualquier régimen de dieta o salud porque no es una solución en la que *tenga* que hacer algo una vez al día o cada vez que come. En vez, es un proceso de autovigilancia y de desarrollo impulsado por los resultados. Usted enciende la chispa a través de distintas acciones y va logrando mantener sus avances al emplear la chispa a intervalos periódicos a lo largo del día. De tal modo, mantendrá el metastato activo y cumpliendo con su tarea natural de quemar calorías. Ahora bien, hacer esto requiere un modo de pensar distinto al que quizá ya esté acostumbrado.

Los estudios de investigación indican que es más probable perder grasa de manera permanente cuando las personas cambian su perspectiva de primera a tercera persona.[30] En esencia, en lugar de mirar sus acciones a través del lente del "yo" —"Yo voy a hacer una pausa y disfrutar un poco de la luz del Sol" o "Yo estoy fortaleciendo mis músculos en este momento"— *usted se observa a sí mismo* interactuando con la vida y haciendo elecciones. Es como si usted mismo estuviera sentado sobre su hombro, observando lo que hace.

Desde esta perspectiva, es más fácil identificar y darles un giro a las conductas derrotistas justo cuando están por ocurrir, en lugar de echar la mirada atrás al final del día y prometer hacerlo mejor mañana. Según unos investigadores de la Universidad Estatal de Ohio, la adopción de la perspectiva de una tercera persona permite el cambio porque usted puede comparar fácilmente las conductas pasadas y presentes y hacer los ajustes necesarios.[31]

Cada mañana, piense de dónde vendrán sus señales para incrementar su energía y perder grasa durante el día que le espera. Hágalo desde la perspectiva de una tercera persona para anticipar barreras e identificar las medidas que puede tomar para superarlas. Así, aunque se le presenten situaciones inesperadas, la estimulación de su metastato seguirá siendo una prioridad.

(*Nota*: si encuentra en este capítulo nombres de alimentos que no entiende o que jamás ha visto, favor de remitirse al glosario en la página 431).

CAPÍTULO 5

■ ■ ■

Encendedor Nº 2
Eche a andar su energía natural

Nuestra costumbre de permanecer sentados ya nos está causando problemas. . . muchos problemas. La creciente tendencia —no sólo en los Estados Unidos sino alrededor del mundo— es sentarse frente a una computadora la mayor parte del día y luego sentarse enfrente del televisor en la noche. Si bien es cierto que las computadoras pueden ser útiles y que la televisión puede ser entretenida, cuando estamos absortos en estas pantallas, nos dejamos de mover. Y ese es un error. La inactividad es un estado no natural en los seres humanos.

Diríjase al Diario: En el Diario del Éxito Metastático en la página 292, registre su nivel de energía y lleve la cuenta de sus "Minutos Metastáticos".

Cuando permanece inactivo durante más de 60 minutos aproximadamente, es probable que su cuerpo le envíe una señal a su cerebro para que deje de quemar tanta grasa y en vez, empiece a producirla en mayor cantidad. Entonces, ¿qué pasa cuando hace una sobremesa larguísima después de una gran comida y luego pasa horas sentado detrás de su escritorio o en el sofá? Es más probable que termine sintiéndose cansado y que almacene más calorías de su comida en la forma de grasa corporal. Y esto se debe a que no le está haciendo caso a la capacidad y necesidad innatas de moverse de su cuerpo.

Un estadounidense común pasa alrededor de 4 a 4½ horas cada día viendo la televisión. Y esto no incluye el tiempo que pasa viendo películas en DVD o jugando videojuegos. Cada vez hay más pruebas que sugieren que ver la televisión durante períodos prolongados desacelera el metabolismo y hace que las personas aumenten de peso.

La relación poco saludable que existe entre la televisión y el peso parece magnificarse cuando uno rebasa la marca de tres horas al día, sugiere Larry A. Tucker, PhD, profesor y director del fomento a la salud de la Universidad Brigham Young. En un estudio de investigación, el Dr. Tucker y su colega, el Dr. Glenn M. Friedman, llevaron un registro de más de 6.000 hombres trabajadores de 40 años de edad en promedio.[1] Los doctores descubrieron que aquellos hombres que pasaban más de tres a cuatro horas al día frente al televisor tenían el doble de probabilidad de ser obesos (es decir, personas en las que la grasa corporal excedente representa de un 20 a un 30 por ciento de su peso total) en comparación con aquellos que veían la televisión durante una hora o menos al día. También presentaban un mayor riesgo de volverse superobesos, es decir, llegar al estado en que la grasa corporal excedente comprende por lo menos el 31 por ciento del peso total. Los hombres que ven la televisión con mucha frecuencia corren un riesgo de más del doble de volverse superobesos.

Este hallazgo confirma los resultados de un estudio de investigación realizado con casi 800 adultos, publicado en la *Journal of the American Dietetic Association* (Revista de la Asociación Dietética de los Estados Unidos).[2] En este estudio se concluyó que la incidencia de obesidad era del 19,2 por ciento entre las personas que pasaban al menos cuatro horas al día viendo la televisión, en comparación con 4,5 por ciento para las personas que veían la televisión durante una hora o menos al día. ¡En efecto, el riesgo de volverse obeso se cuadruplica!

Según este estudio de investigación, ver la televisión tiene un efecto engordador, sin importar si las personas comen muchas meriendas (refrigerios, tentempiés) o no mientras la ven. Incluso después de tomar en cuenta el consumo de meriendas excesivas, estos investigadores encontraron que las personas que miraban la televisión con gran frecuencia acumulaban grasa corporal adicional a un ritmo acelerado. La conclusión: pasar períodos prolongados frente al televisor parece producir grasa corporal adicional por sí solo, quizá debido a una desaceleración del metabolismo.

NACIMOS PARA SER ACTIVOS

Por supuesto, la televisión no es la única culpable de que nosotros seamos sedentarios. El estilo de vida estadounidense típico parece fomentar la inercia. Conducimos en lugar de caminar. Nos sentamos en lugar de permanecer de pie. Trabajamos detrás de un escritorio en lugar de realizar alguna labor física. Este se ha convertido en un patrón predominante para casi la mitad de la población estadounidense, incluyendo a los niños.

Los padres y maestros a menudo dan instrucciones —aunque sin darse cuenta— que suprimen la energía natural de los niños: "Quédate sentado". "Estáte quieto". "Quédate ahí". "No te muevas". ¿Ha notado que muchos niños que tratan de cumplir con estas instrucciones simplemente no pueden? Esto también es cierto en el caso de los adultos. Necesitamos movernos. Ya sea que demos golpecitos con los dedos de los pies mientras estamos sentados en una silla o que "toquemos el tambor" sobre el escritorio con la goma (borrador) de un lápiz, tenemos la necesidad de expresar nuestra energía.

Incluso cuando estamos tranquilamente sentados, realmente no estamos tranquilos, por lo menos no durante mucho tiempo. Nuestra energía nos conecta con el mundo y nos impulsa para que entremos en él. Quedarnos sentados sin movernos en lo absoluto va en contra de nuestra naturaleza biológica inherente. Nosotros nacimos para movernos, para estar activos.

Por suerte, el mundo está lleno de muchas cosas interesantes que hacer. Sólo la falta de imaginación, o más comúnmente, la supresión de la energía, es lo que nos obstaculiza. De otro modo, cada uno de nosotros tendría la atención y el vigor para explorar más cabalmente nuestros talentos y pasiones. Desde mi punto de vista, nuestra manera de restringir nuestra energía nos priva de muchas oportunidades, por ejemplo, de la oportunidad de convertirnos en poetas, músicos, escritores, exploradores, astrónomos, jardineros, inventores, deportistas, voluntarios, profesores, científicos, artistas o coleccionistas.

Incluso aunque haga ejercicio con regularidad en el gimnasio, puede que no tenga mucha energía. Una razón por la cual sucede esto, como menciono repetidamente a lo largo de este libro, es porque uno debe activar continuamente su energía. Su metabolismo depende de la chispa que usted enciende. A menos que aprenda a encender la chispa, su vigor y vitalidad en general disminuirán notablemente y eventualmente pueden llegar casi a desaparecer.

Cuando usted activa su energía realizando algún movimiento físico a intervalos periódicos a lo largo del día, usted mantiene su metabolismo a un nivel constantemente elevado. Esto le genera una amplia gama de beneficios, incluyendo:

ELEMENTO ENCENDEDOR

Chicle para la chispa

Entre sus brotes periódicos de actividad física, hay cositas que puede agregarle a su rutina diaria para mantenerse en movimiento. Unos investigadores de la Universidad Harvard descubrieron que incluso los movimientos más simples le pueden brindar beneficios asombrosos. Por ejemplo, mascar chicle genera suficiente actividad muscular como para elevar la energía de manera mensurable.[3] Los movimientos repetitivos de la quijada pueden acelerar su metabolismo hasta en un 20 por ciento mientras mastica.[4]

El acto de mascar chicle en sí no hará que desaparezca la grasa corporal. Pero sí puede ayudarle a estar más alerta, lo cual es crucial para poder tomar decisiones con eficacia. Y cuando está tratando de encender la chispa con la mayor frecuencia posible durante el día, cada una de las decisiones que toma es importante.

- Quemar grasa al máximo en todo el cuerpo

- Nivel máximo de energía, con vigor físico e ímpetu mental

- Mejor capacidad de manejarse bajo presión

- Atención extraordinaria a las personas y a las labores

- Mayor seguridad en sí mismo e ingenio al enfrentar retos

- Mejor autorregulación del estado de ánimo

- Sueño y descanso más profundos

- Resistencia excepcional todo el día

MANTÉNGASE EN MOVIMIENTO

Cada uno de los sistemas de su cuerpo funciona mejor cuando logra que la actividad y el movimiento formen una parte integral de su rutina diaria. Sin estos, es probable que aumente de peso. Pero aparte de esta consecuencia evidente, también sufrirá daños ocultos. Los músculos se atrofian, interfiriendo con la capacidad que tiene su cuerpo para producir energía y quemar grasa. El sistema cardiovascular sufre. Y para empeorar las cosas, quienes se quedan sentados durante períodos prolongados presentan una mayor probabilidad de sentirse deprimidos y ansiosos que aquellos que hacen ejercicio con regularidad.[5]

En alguna época, los científicos creían que la frecuencia con que se realizaba la actividad física no tenía un impacto significativo. Pensaban que lo que más importaba era la duración de la sesión de ejercicio. Ciertos estudios de investigación habían demostrado que una sola sesión de ejercicio aeróbico prolongada —por ejemplo, correr o pedalear una bicicleta estacionaria durante 40 minutos sin parar— podía acelerar el metabolismo y mantenerlo elevado durante varios días después. Pero otros estudios mejores han demostrado que, después de una sesión de 30 minutos de ejercicio aeróbico, el metabolismo regresa a niveles casi normales al cabo de 30 a 60 minutos.[6] En otras palabras, el metastato se va apagando. Usted necesita seguirle echando leña, no sólo durante una sesión de ejercicio formal sino a lo largo de todo el día, todos los días.

ELEMENTO ENCENDEDOR

Haga bajar la comida

En muchos países de Latinoamérica, es una costumbre salir a dar un paseo después de la cena para "bajar la comida". Aún no se sabe si esto realmente "baja" la comida, pero las investigaciones indican que es una excelente costumbre para mantener su metastato quemando calorías y grasa.

Sucede lo siguiente: si no hay actividad muscular para quemar los carbohidratos que se consumieron al hacer comidas bajas en grasa o comer meriendas (refrigerios, tentiempiés) bajos en grasa o sin grasa, las sustancias químicas de su cerebro y cuerpo responden convirtiendo rápidamente los carbohidratos en grasa para almacenarlos.[7] Los estudios de investigación indican que el ritmo metabólico de su cuerpo se eleva en alrededor de un 10 por ciento después de una comida o merienda como resultado de los procesos químicos que se activan durante la digestión. Y existen pruebas de que este 10 por ciento se puede incrementar —y en algunos casos duplicar[8]— si la persona realiza de 5 a 20 minutos de alguna actividad física moderada (no vigorosa) como caminar durante las etapas más tempranas de la digestión.[9] De hecho, usted puede obtener hasta el doble de los beneficios usuales en términos del número de calorías que quema por cada minuto de actividad que realice después de comer o merendar (botanear).

Al realizar alguna actividad física antes de transcurrida media hora después de haber terminado de comer, usted en realidad jala oxígeno hacia su cuerpo, dice Bryant A. Stamford, PhD, fisiólogo del ejercicio y director del Centro de Fomento a la Salud de la Universidad de Louisville. El oxígeno es necesario para quemar grasa y producir energía. Si hay episodios breves de mayor actividad física, explica él, "se puede lograr que el cuerpo queme los alimentos con mayor intensidad, por así decirlo, para que queden menos calorías disponibles para el proceso de almacenar grasa".[10]

Como mencionaré en la Tercera Parte de este libro, sus músculos se benefician a largo plazo de las sesiones de ejercicios breves e intermitentes. Por ahora, lo importante es que sepa que siempre que forme tejido muscular nuevo y más fuerte, las fibras musculares actúan como un calefactor metabólico. Ese calefactor puede quemar grasa las 24 horas del día, mejorando su salud en general e incrementando su potencial para quemar grasa. Pero a menos que elija mantenerse en movimiento, pueden llegar a ganarle los impulsos sedentarios y no hay mejor forma de poner a su cuerpo a producir grasa que quedarse quieto.

En términos evolutivos, no fuimos diseñados para vegetar. De hecho, si usted pasa media hora sin moverse para nada, lo que en realidad estará logrando es cansarse más. La captación de oxígeno desciende a un nivel muy bajo. La sangre circula con más lentitud. Las hormonas se adaptan a la inactividad, favoreciendo el almacenamiento de grasa. Y si esa media hora se convierte en una hora o más, su cerebro empieza a recibir una multitud de señales diciéndole que conserve energía (y grasa) en lugar de quemarla. Su cuerpo entra en un tipo de estado similar a la hibernación, tal y como se lo dicta su programación ancestral.

Sólo recuerde cómo los osos engordan para el largo invierno que se avecina. Así es como empieza a responder la bioquímica de su cuerpo cuando se queda sentado detrás del escritorio o sobre el sofá, minuto tras minuto y hora tras hora. Para contrarrestar este efecto, necesita intercalar un poco de actividad intensa y breve a intervalos regulares de 30 minutos a lo largo de todo el día.

El problema está en que muchos de nosotros simplemente no parecemos estar programados para el movimiento. Según un estudio de investigación que apareció en *Science* (Ciencia), las personas con sobrepeso tienen una tendencia inherente a sentarse. En comparación, las personas delgadas se mueven, pasando un promedio de 152 minutos más haciendo alguna actividad física básica, como ir de aquí para allá en su propia casa.[11] "Esto no se trata de los movimientos que hace uno cuando está inquieto —advierte el Dr. James Levine, un endocrinólogo de la Clínica Mayo—. Se trata de levantarse de la silla y realmente ponerse en movimiento".[12]

APROVECHE EL TIEMPO QUE TENGA

El célebre escritor Mark Twain, autor de *Las aventuras de Tom Sawyer*, alguna vez dijo, "El ejercicio es detestable". Hoy en día, muchas personas probablemente estarían de acuerdo con él.

La verdad es que no necesita salir y hacer una sesión de ejercicio formal y a gran escala todos los días. No necesita inscribirse en un gimnasio, ya que esto probablemente le representaría más tiempo en el coche o yendo y viniendo del lugar. Tampoco necesita hacer hasta lo imposible por encontrar un par de horas en su agenda diaria para hacer ejercicio.

Yo sé que usted siempre está muy ocupado. Y que probablemente también se siente fuera de forma. O que le duelen sus rodillas, espalda, brazos, caderas o pies. O que, conforme han ido pasando los años, usted ha ido teniendo una vida más repleta de cosas, como responsabilidades ante sus hijos y sus padres, y si está avanzando profesionalmente, también en su carrera. Con todas estas restricciones y exigencias, probablemente se está preguntado a qué hora podría encontrar el tiempo para un régimen formal de ejercicio.

La respuesta: aproveche las oportunidades cada vez que se le presenten. En la Tercera Parte de este libro, hablaremos de las maneras de incrementar el número de "minutos activos" en su día, por ejemplo, haciendo ejercicios para tonificar los músculos mientras está formado en una fila, hablando por teléfono o atorado en el tráfico. También se le presentarán muchas otras oportunidades, como subir por las escaleras en lugar de tomar el elevador o caminar una cuadra más cuando vaya al trabajo. Estos podrían parecerle ajustes menores, pero el impacto que producen es enorme, ya que aceleran su metabolismo y le ayudan a neutralizar los antojos por comer alimentos altos en grasa y azúcar.[13]

¿Recuerda la analogía del horno que describí en el Capítulo 1? Con cada acción física que haga un uso significativo de los principales grupos de músculos, usted le sube una 'rayita' a su metastato, igual que subiría la temperatura de su horno en casa. Sin embargo, aquí cabe hacer una aclaración. El simple hecho de "estar ocupado" no necesariamente produce el mismo efecto, porque habitualmente hacemos movimientos musculares que requieren poca energía. Si está ocupado trabajando detrás de un escritorio o mostrador o conduciendo su carro, la pequeña cantidad de movimientos de baja energía que está realizando no hacen mucho por subir su metastato.

CÓMO UTILIZAR LOS ARRANQUES

Una de las ventajas de los brotes de actividad cortos pero frecuentes, particularmente si dicha actividad sirve para tonificar los músculos, es que impiden la acción de la lipoproteína lipasa, una enzima clave que almacena grasa. De tal modo, cada vez que usted se levanta y se mueve, está ayudando a su cuerpo a disminuir la grasa corporal excedente.[14]

Existe otra razón por la cual es bueno activarse durante unos cuantos minutos a intervalos frecuentes a lo largo del día. Tiene que ver con unas moléculas de grasa llamadas ácidos grasos libres, que son extremadamente pequeñas y móviles.

Los ácidos grasos libres están en constante movimiento. Por su pequeño tamaño, pasan fácilmente a través de las membranas semipermeables de las células. A veces se liberan desde las células adiposas; otras veces se depositan en estas mismas células. O bien, a veces pasan al interior de las células musculares para que puedan utilizarse para producir energía.

En el interior de las células adiposas, los ácidos grasos libres se van uniendo de tres en tres para formar otras moléculas llamadas triglicéridos. Conforme las células adiposas se van llenando, algunos de estos triglicéridos se van derramando hacia el torrente sanguíneo. Ya cuando están ahí, pueden irse acumulando sobre las paredes de las arterias coronarias, elevando el riesgo de sufrir un derrame cerebral, un ataque al corazón y la diabetes.

Cuando usted está activo, sus células musculares se aferran a estos ácidos grasos libres para usarlos como combustible. Por el contrario, las células musculares poco usadas o inactivas no necesitan energía, entonces devuelven sus ácidos grasos libres al torrente sanguíneo para que eventualmente lleguen a las células adiposas a depositarse. Con el tiempo, esto puede hacer que se eleven los niveles de triglicéridos. Al realizar brotes breves de actividad física a lo largo del día, usted puede impedir que los ácidos grasos libres encuentren la manera de llegar a sus células adiposas.

La acción de los ácidos grasos libres es similar a la de las enzimas que queman grasa. Estas enzimas actúan como catalizadores para metabolizar la grasa y convertirla en combustible en las células musculares. Pero sólo funcionan bien cuando son requeridas con regularidad.[15] De otro modo, se descomponen en aminoácidos (las unidades a partir de las cuales se construyen las proteínas) y no son capaces de cumplir con su función. Esta es otra razón por la cual los períodos sedentarios prolongados —como pasar un día entero o incluso varios días sin brotes frecuentes de actividad física y de movimientos para tonificar los músculos— hacen que la bioquímica de su cuerpo se centre en la formación y el almacenamiento de grasa, en vez de centrarse en quemarla.

LOS BENEFICIOS DEL EJERCICIO

Los estudios de investigación indican que la actividad física y el ejercicio, cuando se hace con regularidad, pueden generar una pérdida de grasa incluso sin que haya una restricción en el consumo de calorías.[16] De hecho, el ejercicio bien podría ser el factor más importante para mantener la pérdida de grasa.[17] En un estudio de investigación realizado en la Universidad de California, el 90 por ciento de las personas que alcanzaban y mantenían el peso que se habían fijado como meta hacían ejercicio con regularidad, en comparación con tan sólo el 34 por ciento de las personas que recayeron.[18]

Según Janet Walberg-Rankin, PhD, profesora adjunta de Fisiología del Ejercicio del Instituto Tecnológico de Virginia, usted puede perder 1 libra (0,45 kg) de grasa a la semana tan sólo al incrementar ligeramente su nivel de actividad.[19] A medida que vaya quemando la grasa corporal excedente lenta y constantemente y vaya mejorando su condición física en general, usted diminuye su riesgo de contraer afecciones serias, como enfermedades cardíacas, presión arterial alta, osteoporosis y cáncer de mama o de colon. Los beneficios del movimiento físico y la tonificación de músculos son tan profundos que, en las personas que han sido muy sedentarias, incluso un poco de ejercicio puede disminuir su riesgo de contraer enfermedades tanto como dejar de fumar, según Steven Blair, PED, anterior presidente del Colegio de Medicina del Deporte de los Estados Unidos.

Los beneficios psicológicos del ejercicio son igualmente impresionantes. Los estudios de investigación han mostrado que las personas que se mantienen físicamente activas exhiben menos reacciones exageradas, tanto psicológicas como fisiológicas, ante las situaciones estresantes.[20] Y los estudios de investigación realizados en la Facultad de Medicina del Instituto de Fisiología Circadiana de Harvard sugieren que cada vez que usted se levanta y se mueve —usando "actividad muscular" aunque sea durante un lapso breve— mejora su estado de alerta y su energía mental.[21]

La mejor noticia de todas bien podría ser que las personas que se convierten en personas físicamente activas —aunque ya sean de edad madura— tienden a vivir más tiempo que las que son sedentarias. Esa es la declaración más reciente pronunciada por un panel de expertos reunidos por los Centros para el Control y la Prevención de Enfermedades y el Colegio de Medicina del Deporte de los Estados Unidos, quienes reportan que "la impactante cantidad de un cuarto de millón de muertes al año se pueden atribuir a la inactividad física".[22]

Incluso aunque no quiera ser una persona más activa por su propio bien, quizá quiera hacerlo por sus hijos o nietos. Según una investigación presentada durante la Conferencia de Actividad Física y Obesidad de los Institutos Nacionales de Salud, cuando ambos padres son personas activas, es más probable que sus hijos también lo sean. En este mismo sentido, el Estudio de Niños de Framingham encontró que los niños cuyos ambos padres eran activos presentaban una probabilidad casi seis veces mayor de ser activos que los niños de padres inactivos.[23]

ATAJOS PARA ACTIVARSE

Es más fácil hacer ejercicio cuando lo hace en intervalos más sencillos y pequeños. No obstante, quizá le cueste algo de trabajo acostumbrarse a esto, especialmente si ha llevado un estilo de vida bastante sedentario. Una idea es rediseñar su entorno para que no lo aliente a quedarse sentado. A mí me encanta estar sentado tanto como a cualquiera, pero hago un esfuerzo consciente por evitar quedarme sentado durante más de media hora a la vez. Durante las pocas noches en que veo la televisión, me tomo "descansos de actividad" durante cada comercial. Siempre tengo unas ligas de resistencia a la mano para agarrarlas y hacer unos cuantos movimientos sencillos. Mi familia hace lo mismo. Nosotros usamos un sistema para alentarnos mutuamente: si cualquiera de nosotros se queda sentado durante más de media hora, otro miembro de la familia piensa en alguna actividad divertida para que todos nos levantemos un rato de la silla.

Otra idea es crearse su propio sistema de recordatorios. Puede ser tan sencillo como configurar el calendario de su computadora para que le envíe un mensaje cada 30 minutos indicándole que ya es hora de levantarse y moverse. No es nada del otro mundo. Si usted se envía recordatorios y les hace caso, se sentirá con más energía. Y además obtendrá el beneficio oculto adicional de quemar más grasa.

En cuanto a lo que debe hacer cada 30 minutos, ¡las posibilidades son infinitas! Para empezar, revise sus hábitos cotidianos. ¿En qué momento preciso de su rutina diaria puede intercalar unas cuantas actividades simples para tonificar sus músculos o echarse a andar que lo recompensen con un incremento considerable en la cantidad de grasa que quema? A continuación le ofreceré algunas ideas para activarse.

12 ejercicios que tonifican músculos al momento

- Abra y cierre lentamente una mano, tensando los músculos de la mano y el antebrazo. Repita lo mismo con la otra mano.

- Abra la mano y gire lentamente su muñeca en el sentido de las manecillas del reloj y luego en el sentido opuesto, mientras tensa los músculos de su mano y antebrazo. Repita lo mismo con la otra mano.

- Encoja lentamente los hombros, tensando los músculos. Luego déjelos caer, relajándolos completamente.

- Cierre el puño de una mano y lentamente haga un *curl* de bíceps, tensando los músculos de la mano y el brazo mientras lleva su puño hacia su hombro. Lentamente regrese a la posición inicial. Repita lo mismo con la otra mano.

- Cuando esté de pie, recargue todo su peso sobre una pierna. Tense los músculos de la pierna y eleve su talón de modo que todo su peso esté sobre la punta de su pie. Baje lentamente su talón hacia el piso. Recargue su peso sobre la otra pierna y repita el ejercicio. (Si esto le hace perder el equilibrio, apóyese contra una pared o sobre una silla).

- Mientras esté de pie, recargue su peso sobre una pierna. Lentamente doble y eleve la rodilla opuesta. Cambie de pierna y repita.

- Mientras esté de pie, tense los músculos de ambas piernas. Lentamente vaya bajando su cuerpo hasta que esté en la posición de sentadilla o cuclilla modificada. Regrese a la posición inicial.

- Junte las palmas de ambas manos de modo que los dedos apunten hacia afuera, lejos de su pecho y paralelos al piso. Tense los músculos de sus brazos, pecho y espalda. Sin cambiar la posición de las manos, presione uniformemente una palma contra la otra y luego cambie de mano para presionar con la otra.

- Párese a una distancia de aproximadamente 18 pulgadas (45 cm) de la pared y coloque los pies de modo que queden alineados con sus hombros. Ponga las palmas de las manos contra la pared, luego tense los músculos de sus brazos, pecho y espalda. Lentamente haga planchas (lagartijas), acercando su cuerpo hacia la pared y luego empujándose para alejarse de la misma.

- Mientras esté sentado, tense una pierna y lentamente extienda su pie lejos de la silla. Regrese lentamente a la posición inicial. Repita lo mismo con la otra pierna.

- Mientras esté sentado, tense los músculos inferiores de su pierna derecha. Al mismo tiempo, flexione los dedos de los pies y extiéndalos lo más que pueda, como cuando una bailarina de ballet hace *punta*. Relájese y luego repita lo mismo con la pierna izquierda.

- Sentado con los brazos a los lados, tense los músculos de sus hombros y lentamente eleve ambos brazos, manteniéndolos rectos. Lleve sus manos a la altura de los hombros y luego bájelas lentamente de nuevo.

28 sugerencias para echarse a andar

- Tres o cuatro veces al día, suba uno o más pisos por las escaleras en lugar de tomar el elevador. (Usted quema 10 veces más calorías al subir escaleras que cuando está descansando).

- Cuando vaya al centro comercial, *suba* por las escaleras eléctricas en lugar de que las escaleras lo lleven.

- En el aeropuerto, no se suba a la banda y en vez, camine al lado de la misma.

- Tense y flexione sus brazos mientras esté esperando a que el semáforo se ponga en verde o mientras esté en un embotellamiento (tranque, tapón).

- Aunque hayan lugares para estacionarse cerca de su trabajo o de la puerta del supermercado, estacione su carro lo más lejos que pueda.

- Si va a tomar un autobús (guagua, camión) o taxi, bájese una cuadra antes de su destino.

- Párese y camine un poco por su lugar mientras esté leyendo cartas o hablando por teléfono. Los estudios de investigación muestran que las personas queman hasta el doble de calorías por minuto cuando están paradas que cuando están sentadas.[24]

- Coloque el bote de basura lejos de su escritorio para que tenga que pararse y caminar cada vez que necesite tirar algo. (¡Y no se vale tirar los papeles hechos bolita para ver si los encesta!)

- Cuando necesite hablar con un compañero de trabajo, llámele antes para preguntarle si puede ir a su oficina.

- Cuando salga a almorzar, camine a algún lugar que quede cuando menos a 5 minutos de su oficina para que de regreso pueda disfrutar una caminata de 5 minutos.

- Durante su hora del almuerzo, planee ir a lugares a los que pueda ir caminando para ir tachando pendientes de su lista, como ir al correo, a comprar un regalo, etc.

- Manténgase en movimiento mientras esté formado en una fila. Párese sobre la punta de los pies o recargue el peso de su cuerpo sobre una pierna y luego sobre la otra.

- Camine mientras habla con su cónyuge, hijo o amigo.

- Encuentre un compañero para un juego rápido de *Frisbee*, ping-pong, baloncesto, fútbol o voleibol.

- Cuando salga con sus amistades, planee ir a lugares donde se realice alguna actividad física que le encante.

- Barra la acera (banqueta), el patio o el porche (portal) de su casa.

- Barra las hojas o arranque las hierbas de su jardín o lecho de flores.

- Salte la cuerda durante uno o dos minutos.

- Inscríbase a una clase de baile. O simplemente ponga su música favorita y mueva sus pies. (Incluso el simple hecho de mover los pies mientras está sentado le hace quemar más calorías que cuando se queda quieto).

- Planee un recorrido corto para salir a andar en bicicleta.

- Salga a pasear a su perro en lugar de dejarlo salir solo para que corra por su jardín trasero.

- Saque a pasear al perro de su *vecino*.

- Realice una sesión de ejercicio de 5 minutos para tonificar sus músculos mientras esté sentado.

- Siéntese en una mecedora y mézase mientras lee o ve la televisión.

- Póngase de pie y estírese durante los comerciales.

- Suba y baje las escaleras de su casa después de que termine cada programa de televisión.

- Pedalee su bicicleta estacionaria o utilice su máquina para remar mientras esté viendo un programa.

- Estírese en la ducha (regadera) encogiendo los hombros y doblándose hacia el frente con las piernas estiradas para tratar de tocarse los dedos de los pies.

(*Nota*: si encuentra en este capítulo nombres de alimentos que no entiende o que jamás ha visto, favor de remitirse al glosario en la página 431).

CAPÍTULO 6

■ ■ ■

Encendedor Nº 3

Alúmbrese para aumentar su nivel de energía

La luz natural nos llena de energía y nos sostiene, al mismo tiempo que nos ayuda a quemar la grasa corporal excedente. Cada vez hay más pruebas que sugieren que la pérdida de grasa puede verse significativamente afectada por la exposición —o falta de la misma— a la luz del Sol.

Esto intuitivamente tiene sentido si recordamos la manera en que vivían nuestros antepasados. La duración del día enviaba señales fuertes a su metabolismo. Los días más cortos les anunciaban la proximidad del invierno o un período de hambruna o inanición. Como resultado, su metabolismo se volvía más lento.

Para nuestros antepasados, este mecanismo para quemar menos calorías era esencial para su supervivencia. Ellos necesitaban almacenar cada caloría disponible en la forma de grasa

> **Diríjase al Diario:**
> En el Diario del Éxito Metastático en la página 292, anote bajo "Minutos Metastáticos" la manera en que usted se "ilumina" para elevar su nivel de energía.

ELEMENTO ENCENDEDOR

¡Deje de leer!

Cierre su libro y acérquese a la ventana más cercana. Si hace buen clima, abra la ventana y disfrute el aire fresco y la luz del Sol. Mejor aún, salga a caminar durante 15 minutos.

¿Está haciendo demasiado frío o está lloviendo o nevando? Quédese junto a la ventana durante 10 a 15 minutos. Aunque sea un día nublado, lo más probable es que junto a la ventana obtenga una dosis más intensa de luz que de una lámpara.

corporal excedente para aislarse del frío. Esta era su principal forma de protegerse del clima frío. El cuerpo humano aún conserva este mecanismo de protección. Conforme se va acercando el invierno y que los días se van haciendo más cortos, el ritmo al cual el cuerpo quema grasa como combustible para producir energía se va haciendo naturalmente más lento. Durante los meses de verano, la combinación de luz solar brillante y de días más largos le indica al metastato que acelere el metabolismo, queme la grasa excedente y se prepare para días activos.

Un cuarto iluminado con lámparas de luz intensa proporciona aproximadamente 500 luxes de luz (un lux es el equivalente científico de la luz que emana de una sola vela), comparado con 10.000 luxes de luz al amanecer y 100.000 al mediodía en un día soleado. Para nuestro metabolismo, pasar el día encerrados es casi lo mismo que pasarlo en total oscuridad, ya que esto estimula los procesos fisiológicos inherentes que se relacionan con el sueño y con el aumento de peso.[1]

Recuerde que, según los científicos, la biología y el metabolismo de los seres humanos casi no han evolucionado desde épocas ancestrales. Esta es la razón por la que la investigación finalmente está demostrando que la luz, especialmente los lapsos breves de exposición a la luz solar intensa, es la clave para perder grasa y producir energía.

Sin embargo, en la actualidad la mayoría de nosotros limitamos el tiempo que pasamos bajo la luz del Sol, adaptándonos en vez a niveles relativamente tenues de iluminación artificial. Incluso recibimos todavía menos luz cuando vemos la televisión o fijamos la mirada a la pantalla de nuestra computadora. Y esto es una lástima, cuando tomamos en cuenta que la exposición a la luz es una manera de encender el metastato que no requiere esfuerzo alguno.

LA CONEXIÓN HORMONAL

Para entender la manera en que el cuerpo responde a las diversas señales de luz, necesitamos analizar el papel que desempeña la hormona leptina en todo esto. Como se mencionó en el Capítulo 2, el cuerpo produce leptina en abundancia cuando el metabolismo está naturalmente acelerado y necesita quemar grasa. Los niveles de esta hormona descienden cada vez que el cuerpo siente que necesita conservar grasa o producir grasa adicional para protegerse.[2]

La leptina también produce otros efectos. Por ejemplo, los científicos han descubierto que esta hormona actúa en ciertas regiones del cerebro para estimular la producción de melanocortina, que es el mismo compuesto antioxidante que se fabrica en la piel en respuesta a la exposición a los rayos del Sol. Los estudios de investigación sugieren que la melanocortina que se produce en la piel circula por el torrente sanguíneo para eventualmente llegar al cerebro. Una vez ahí, suprime los centros del apetito, lo que a su vez causa que el cuerpo acelere el metabolismo y se deshaga de la grasa corporal excedente.[3] La melanocortina también actúa sobre la glándula tiroides para incrementar la producción y liberación de hormonas, acelerando aún más el metabolismo.[4]

Otra hormona, el agouti, compite con la melanocortina. Aunque el agouti está presente en las mismas regiones del cerebro en las que está presente la melanocortina,[5] produce el efecto opuesto en el cerebro. Específicamente, el agouti envía una señal no sólo para que el cuerpo queme grasa con mayor lentitud, sino también para que empiece a fabricarla en mayor cantidad.[6]

Cuando hay demasiado agouti y no hay suficiente melanocortina, le da hambre y empieza a conservar la grasa. Entonces se da lugar a una competencia hormonal, donde el agouti le indica "coma más, almacene grasa" mientras que la melanocortina le dice "coma menos, queme grasa".

ASOLÉESE PARA ABSORBER VITAMINA D

Un dato interesante es que la acción de ambas hormonas en las células adiposas parece guardar cierta relación con la vitamina D, la cual es sintetizada por las células de la piel en respuesta a la exposición a la luz del Sol. El Dr. Michael Holick, PhD, un profesor del Centro Médico de la Universidad de Boston y director del Laboratorio de Investigación de Vitamina D, Piel y Huesos de este mismo centro, ha recopilado pruebas científicas convincentes que indican que es posible que casi todas las personas tengan una deficiencia de vitamina D. Como resultado, no estamos obteniendo los beneficios completos de este nutriente, el cual necesitamos para tener una salud óptima.[7]

Por ejemplo, la vitamina D es esencial para la absorción de calcio. El calcio, por supuesto, es necesario para formar y mantener los huesos. Los bajos niveles de calcio también se relacionan con diversos riesgos de sufrir problemas de la salud. En particular, la insuficiencia de calcio provoca la liberación de calcitrol, que es la hormona responsable de apagar los mecanismos que descomponen y queman la grasa. El calcitrol también activa los mecanismos que fabrican la grasa corporal.[8]

El Dr. Holick es partidario de que las personas se expongan al sol de manera sensata y durante períodos breves, no sólo por la producción de vitamina D, sino por varias otras razones de salud. Esto no quiere decir que debemos pasar horas en la playa sin un filtro solar. De hecho, el Dr. Holick dice que no necesitamos mucho sol: no más de 5 a 10 minutos en la cara y los brazos o en los brazos y las piernas, dos o tres días a la semana. Él prefiere que dicha exposición al sol sea entre las 11:00 A.M. y las 2:00 P.M., porque este período es cuando la piel sintetiza la mayor cantidad de vitamina D.[9]

Al igual que con cualquier otro aspecto del plan para encender la chispa, el momento en que hacemos las cosas es un factor crucial. Unos cuantos minutos en el sol pueden acelerar el metabolismo y mejorar su salud en general. Pero si se expone durante más tiempo que eso, la luz solar le puede hacer más daño que beneficio, elevando su riesgo de padecer afecciones de la piel que pueden oscilar desde las arrugas prematuras hasta el cáncer de la piel.

Obviamente, la luz solar no es la única fuente de vitamina D, pero es probable que sea la más abundante y también la más confiable. Un suplemento multivitamínico común le suministra tan sólo 400 UI de vitamina D, mientras que la mayoría de los expertos recomiendan 1.000 UI al día, particularmente para las personas que no se exponen lo suficiente a la luz del Sol. En cuanto a las fuentes alimenticias de este nutriente, los productos lácteos fortificados son la mejor opción.

BUSQUE LA LUZ

Más de lo que imagina, la luz es un "encendedor" del cerebro y de los sentidos.[10] Acelera el metabolismo y le da un disparo de energía. Con esa energía, es más fácil mantenerse activo y aumentar la cantidad de grasa que quema.

Por lo tanto, conviértase en un cosechador de luz: busque la luz brillante con la mayor frecuencia que pueda a lo largo del día. Lo ideal es salir unos cuantos minutos para exponerse a la luz del Sol, pero en días nublados, puede obtener beneficios similares al exponerse a la luz artificial brillante.

Aunque ya hace mucho terminó la edad del oscurantismo, es muy fácil que no nos expongamos lo suficiente a la luz. Y eso es una pena, especialmente si consideramos que pese a ser tan valiosa, la luz es gratuita. Por muy difícil que nos parezca actualmente la vida que llevaban nuestros antepasados, lo cierto es que ellos nunca tuvieron que preocuparse por exponerse lo suficiente a la luz. Pasaban mucho tiempo al aire libre, cazando y recolectando lo que necesitaban para sobrevivir. Gracias a su estilo de vida "iluminado", continuamente su cuerpo producía grandes cantidades de energía y quemaba la grasa excedente para que ellos pudieran cumplir con las exigencias físicas de las temporadas activas.

Hoy en día, a veces tenemos que salir a "cazar" la luz del Sol, al igual que nuestros antepasados salían a cazar animales salvajes. La luz no vendrá a usted. Usted necesita salir a buscarla. La otra opción es vivir y trabajar bajo una luz tenue. Quizá le parezca más conveniente, pero lo que realmente estará logrando es apagar un parte importante de la capacidad que tiene su cuerpo para quemar grasa y producir energía.

CAPÍTULO 7

■   ■   ■

Encendedor Nº4
Obtenga más oxígeno

Así como respiramos, así es como vivimos. Pero como la respiración es algo natural, casi nadie le presta atención. Típicamente pasamos el día entero haciendo respiraciones cortas y poco profundas. ¿Y por qué no habríamos de hacerlo? Estas respiraciones son suficientes para mantenernos vivos. El problema está en que este patrón de apenas respirar limita el acceso que tenemos al oxígeno y esto sí es una desventaja importante.

El oxígeno es un ingrediente esencial para la producción de adenosina trifosfato (*ATP* por sus siglas en inglés). Como se mencionó en el Capítulo 1, la ATP es esencial para quemar grasa, así como para muchos otros procesos bioquímicos. La grasa simplemente no se quema si no hay suficiente oxígeno.[1]

Para asegurar que su suministro de oxígeno sea adecuado, probablemente tendrá que deshacerse del hábito de respirar poco y aprender una nueva técnica de respiración. En lugar de simplemente llenar su pecho de

> ***Diríjase al Diario:*** **Bajo "Minutos Metastáticos" anote el número de veces en que haya hecho una pausa para respirar de manera controlada y con atención. Ponga una marca en la Gráfica Diaria de Energía antes y después de cada una de estas pausas.**

aire, aprenderá a expandir sus costillas inferiores, con lo cual también logrará abrir su diafragma. Y cada vez que haga eso, le subirá una 'rayita' a la potencia de su metastato. Su respiración no sólo será más profunda, sino también más relajada, permitiéndole optimizar su consumo de oxígeno. Y como ventaja adicional, le ayudará a mantener el estrés bajo control.

LA FALTA DE OXÍGENO ENGORDA

Los investigadores ahora están reportando algo que yo había sospechado desde hace mucho tiempo: que la mayoría de las personas están suboxigenadas durante todo el día.[2] Si fuéramos peces, claro está, podríamos hacer alguna que otra peripecia con nuestras branquias y así conseguir todo el O_2 que necesitáramos. Pero como nosotros los humanos ya hemos evolucionado más allá de eso, ahora dependemos de un excelente trabajo pulmonar. La verdad es que necesitamos aprovechar todos nuestros poderes de respiración para poder sentirnos completamente vivos.

Las moléculas de oxígeno que obtenemos cada vez que respiramos son esenciales para el funcionamiento del cerebro. También "alimentan" a las mitocondrias, aquellos hornitos celulares que generan energía y queman grasa. Privar a las mitocondrias de oxígeno es como hacer que un auto camine con el tanque vacío.

El oxígeno es el combustible más importante para el metabolismo y la producción de energía. Cuando no obtiene suficiente oxígeno en cada respiración, su metabolismo automáticamente se hace más lento. Sus células se vuelven incapaces de quemar la grasa corporal excedente con eficacia o de resistirse a convertir las calorías nuevas en grasa almacenada.

La mala postura también ayuda a que su cuerpo se vea privado de oxígeno. Es bastante difícil inflar un globo si lo tiene apretado entre sus manos, pero ese es esencialmente el efecto que usted logra cuando se encorva. El "globo" es su diafragma, es decir, la amplia cavidad que está debajo de sus pulmones y que debería expandirse cada vez que inhala. Pero si está aplastado por su postura, simplemente no funcionará de manera eficiente.

Según un estudio de investigación, 9 de cada 10 adultos han perdido

Poder pulmonar

Tanya Streeter puede sumergirse a una profundidad de 525 pies (158 metros) bajo el agua con una sola respiración. Nadie lo puede hacer mejor que ella. Eso sí que es poder pulmonar —y valor— que, como dice Tanya, no es algo con que uno nace, sino que es algo para lo que uno se entrena.[3]

Tanya se ha entrenado durante mucho tiempo, acondicionando sus pulmones para que capten más oxígeno y le permitan sumergirse a profundidades cada vez mayores. Ella se entrena con un *monofin*, una sola aleta potente. Ella dice que a 400 pies (120 metros) bajo la superficie, la presión del agua hace que sus oídos se sientan como si se los estuvieran punzando con picahielos. "Yo me entreno aumentando gradualmente la profundidad a la que desciendo —comenta—. No supongo que entre más aguante, peor se va a poner. Podría ponerse más fácil".

Gracias a que Tanya no se excede en su entrenamiento sino que cuidadosamente expande los límites de su capacidad, ella ha ido a donde ningún ser humano ha estado antes. Ese es un ejemplo de los resultados que se pueden lograr con el poder de la concentración, el compromiso y la tenacidad de hacer un cambio pequeño a la vez.

la capacidad de hacer incluso una sola respiración profunda y completa de manera natural.[4] En vez, respiramos sólo lo suficiente para que nuestro cerebro siga funcionando. Respiramos sólo lo suficiente para no desmayarnos, pero no hacemos más que eso. Y no nos sentimos privados porque ya nos hemos acostumbrado a estar suboxigenados.

Necesitamos pararnos o sentarnos de formas que nos permitan respirar de la manera más natural. También necesitamos estar activos, porque cuando no lo estamos, no recibimos las señales neurológicas que nos exigen respirar profundamente y con frecuencia. La mayoría de nosotros tenemos mucha práctica en eso de estar sentados, pero no sabemos nada acerca de cómo respirar. El resultado es que nos autoprivamos de oxígeno. Cuando uno se acostumbra a respirar de manera poco profunda y privarse de oxígeno, en realidad está privando al cuerpo de un combustible crítico para los procesos metabólicos. ¡Con razón el metastato se vuelve tan lento! Sin el oxígeno suficiente, usted está tapando el paso de aire al motor que impulsa su cuerpo entero.

¡CAMBIE SU FORMA DE RESPIRAR AHORA MISMO!

Las pruebas muestran que el poder respiratorio aumenta a través del entrenamiento físico. Los músculos que necesitan la mayor atención son los del diafragma y los que se encuentran entre las costillas, que se conocen como músculos intercostales. Aunque usted sea muy atlético o haga ejercicio con regularidad, lo más probable es que nunca le haya prestado mucha atención a estos músculos. Pero si los descuida y no están en buena forma, se cansan fácilmente. En última instancia, pueden afectar tanto su desempeño como su nivel de energía.[5]

Los ejercicios de respiración aumentan el consumo de oxígeno y la circulación a lo largo de todo el cuerpo y esto estimula el metabolismo y la quema de grasa de tal modo que. . . ¡usted literalmente estará adelgazando cada vez que respire! Este ejercicio le ayuda a mejorar la elasticidad de su tórax[6] y su poder respiratorio. A continuación le explico cómo hacerlo.

1. Recuéstese boca arriba sobre una colchoneta o una alfombra.

2. Relaje su cuerpo y aplane su baja espalda, presionándola suavemente contra el piso y manteniendo, al mismo tiempo, la cabeza alineada con su columna. Permita que su cuello se alargue lo más posible. Meta la barbilla ligeramente hacia el pecho.

3. Coloque sus manos a ambos lados de su tórax, con las palmas de las manos y los dedos presionando ligeramente contra sus costillas.

4. Inhale lenta y profundamente a través de su nariz. Para asegurarse de que esté usando su diafragma, levante y expanda su pecho completamente mientras esté tratando de inhalar la mayor cantidad de aire que pueda.

5. Exhale lentamente a través de su nariz o su nariz y boca.

6. Descanse unos momentos, respirando normalmente.

7. Repita el ejercicio, nuevamente expandiendo su pecho contra la presión ligera que ejercen sus manos, pero esta vez levante sus costillas un poco más alto.

Algunas personas encuentran que este ejercicio es más eficaz cuando emplean una serie de inhalaciones cortas para expandir completamente el pecho. Pruebe ambas técnicas y vea cuál le funciona mejor.

UN APARATO QUE FORTALECE LOS PULMONES

Como un nadador de competencia a nivel nacional, yo creo firmemente en el poder pulmonar y su capacidad para mejorar la condición física y la energía. No obstante, he observado que la mayoría de las personas nunca desarrollan completamente su capacidad respiratoria. En vez, sus pulmones languidecen y su funcionamiento se va atrofiando lentamente año tras año hasta que apenas son capaces de respirar. Esto constantemente va mermando su energía, así como su capacidad de mantener su metastato activado.

Para quienes necesiten algo de ayuda para volver a entrenarse en los patrones naturales de respiración, yo recomiendo un dispositivo llamado *PowerLung*. Es un fortalecedor de los músculos pulmonares fácil de usar, portátil y de doble acción, que además incluye un nivel ajustable de resistencia a la inhalación y a la exhalación. Para mí, es como gradualmente ir frunciendo los labios cada vez más para restringir el flujo de aire que entra y sale de sus pulmones mientras respira. Este aparato le brinda resultados mensurables en tan poco como 90 segundos (más o menos 10 respiraciones) al día. Yo siempre guardo un *PowerLung* en mi escritorio y otro en mi maletín de viaje. Para mayor información acerca de este dispositivo, visite la página de *Internet* www.powerlung.com.

CAPÍTULO 8

■ ■ ■

Encendedor N°5

Consuma la cantidad ideal de líquidos

¿Se siente aletargado? ¿Tienen poca carga sus pilas? ¿No se siente motivado a levantarse y moverse, mucho menos a hacer ejercicio? Todo esto podría ser causado por una falta de agua, o para ser más preciso, por una falta de agua fría. Un estudio médico de investigación reciente mostró que tomar 500 mililitros (17 onzas) de agua helada a sorbos puede elevar el metabolismo en un 30 por ciento durante 90 minutos consecutivos.[1]

Más del 75 por ciento del cuerpo humano consiste en agua. El agua es el medio donde ocurren todas las reacciones enzimáticas y químicas, incluyendo aquellas que corresponden al metabolismo de las grasas. Desempeña un papel crucial en los procesos para quemar, formar y almacenar grasa. El agua también es un elemento clave para el tono y la fuerza muscular, así como para la salud de la piel. La piel bien hidratada se ve firme y joven.

Beber cantidades abundantes de agua y

> *Diríjase al Diario:* En el Diario del Éxito Metastático en la página 292, anote su consumo de líquidos a lo largo del día. Observe el efecto que produce en su nivel de energía.

otros líquidos ayuda a regular la temperatura corporal y a evacuar los intestinos con regularidad. También ayuda a aumentar la resistencia a las infecciones al nutrir el revestimiento mucoso del tracto respiratorio.

Los doctores rutinariamente aconsejan a cualquier paciente con edema o presión arterial alta que tome cantidades abundantes de agua y otros líquidos.[2] Esto podría parecer contrario a lo que nos dicta la intuición, ya que las personas con edema están reteniendo líquidos, pero la mejor manera de ayudar al cuerpo a deshacerse de los líquidos excedentes es tomando más líquidos, dice Kathy Stone, RD, presidenta de Strictly Nutrition. "Cuando una persona siente que está reteniendo líquidos y disminuye su consumo de agua para compensar esto, la respuesta del cuerpo es retener más líquidos", explica.[3]

Y por si todas estas razones no fueran suficientes para que usted se convenza de la importancia de llevar un registro de la cantidad de agua que toma, aquí le damos una más: el agua y otros líquidos tienen un impacto directo en su metabolismo. Su metastato depende del agua para funcionar a su nivel óptimo.

Debido a que muchos alimentos tienen un alto contenido de agua, es probable que usted consuma alrededor de 3½ tazas de agua en sus comidas y meriendas (refrigerios, tentempiés) durante el transcurso del día. El proceso metabólico es otra fuente de agua; a medida que su cuerpo use la energía, genera alrededor de ½ taza de agua como producto derivado. Pero aun así, su cuerpo sigue necesitando más líquidos de los que los alimentos y su metabolismo le pueden proporcionar.

En general, su meta debe ser tomar cuatro vasos de 8 a 12 onzas (240 a 360 ml) de agua cada día. Eso es todo lo que necesita para acelerar los procesos que queman grasa y producen energía. El apetito se mantiene bajo control, al igual que la fatiga. Los beneficios de hacer algo tan sencillo son simplemente asombrosos.

EL MUNDO NOS MANTIENE A SECAS

Los estudios de investigación indican que casi todos nosotros estamos crónicamente deshidratados. La deshidratación ocurre cuando no tomamos suficientes líquidos para reemplazar los que hemos perdido a través de sudar, respirar, orinar y otros procesos corporales.

Dietas que deshidratan

¿Ha estado siguiendo una dieta demasiado baja en carbohidratos? En caso afirmativo, es posible que necesite tomar más líquidos. La razón: las dietas muy bajas en carbohidratos pueden causar deshidratación.

Para ayudarle a su cuerpo a procesar y absorber agua, asegúrese de incluir carbohidratos complejos en cada comida y merienda (refrigerio, tentempié). "La única manera de evitar una pérdida de agua extrema es al consumir suficientes carbohidratos complejos para que se produzca suficiente glucosa para su cerebro y sus glóbulos rojos —dice el Dr. C. Wayne Callaway, anterior director de la Clínica de Nutrición y Lípidos de la Clínica Mayo—. Cuando su hígado se ve forzado a producir glucosa a partir del glucógeno almacenado o de las proteínas, la pérdida de agua se vuelve inevitable".[4]

Y no necesita tener un gran déficit de líquidos para empezar a tener problemas. Por ejemplo, una deshidratación de tan sólo 1 a 2 por ciento contribuye a la fatiga cardiovascular y acelera el agotamiento.[5] Si consume de 4 a 5 por ciento menos de la cantidad óptima de líquidos, podría presentar una caída del 20 al 30 por ciento en su desempeño cognitivo.[6]

Sin un consumo adecuado de líquidos, el cerebro parece atravesar por cambios físicos que pueden afectar la conducta. Según unos investigadores en Medicina del Deporte, Robert Goldman, DO, y Robert M. Hackman, PhD, "Un cuerpo que está tan sólo ligeramente deshidratado puede producir un encogimiento pequeño pero crítico del cerebro, afectando así la coordinación neuromuscular, la concentración y el pensamiento".[7] Un efecto es que será menos probable que le preste atención a estimular su metastato.

La disminución en el volumen de la sangre que se presenta incluso en casos de deshidratación leve impide el transporte de oxígeno y nutrientes a todo el cuerpo, agotando así su energía. La sangre más espesa y concentrada no sólo somete al corazón a un esfuerzo innecesario, sino que también interfiere con la eliminación de desechos celulares que se van acumulando.[8]

Cada día, una persona común pierde al menos 2 tazas de agua a través de la respiración, otras 2 tazas de agua a través de la transpiración invisible y 6 tazas de agua a través de la orina y la evacuación. Esto suma un total de 10 tazas de agua al día y no incluye los líquidos que se pierden a través de la transpiración con el ejercicio o el trabajo físico arduo.[9] Cuando el cuerpo se deshidrata a este grado, el funcionamiento del metastato desciende drásticamente.

Nuestro estilo de vida también contribuye a esta deficiencia de líquidos. Las casas y oficinas modernas y eficientes en energía constante e imperceptiblemente nos roban humedad. Lo mismo lo hace el estrés.

"La fatiga, los dolores de cabeza, la falta de concentración y el mareo que a veces padece al final de un día de trabajo podrían ser el resultado de no beber suficiente agua —explica Liz Applegate, PhD, una conferencista en Ciencias de la Nutrición de la Universidad de California en Davis—.[10] Nuestra deshidratación empieza cada día en cuanto nos despertamos. Cuando usted abre sus ojos en la mañana, su cuerpo ya está lidiando con un déficit de agua".

LOS LÍQUIDOS LIQUIDAN A LA GRASA

Nos hemos acostumbrado a sobrevivir con menos agua y otros líquidos que nuestro cuerpo necesita. Pero quizá no estemos conscientes de una de las consecuencias más insidiosas de esta falta continua: simplemente, nos hace acumular grasa. Cada vez hay más pruebas que indican que los esfuerzos por bajar de peso a menudo fracasan por un déficit de líquidos.[11]

Como indiqué anteriormente, usted necesita alrededor de cuatro vasos de 8 a 12 onzas (240 a 360 ml) de agua y otros líquidos al día para mantenerse bien hidratado. Cuando usted está activo durante el día, como lo sería después de aprender a encender la chispa, esta cantidad de líquidos es imprescindible. No le hará retener líquidos.

Al privarse de agua, su apetito aumenta. Lo que usted percibe como hambre en realidad podría ser una señal que le está enviando su cuerpo para que tome más líquidos. Además, cuando está hidratado, es menos probable que coma alimentos que engordan o que coma en exceso.

Según algunos reportes, la deshidratación también puede causar la

ELEMENTO ENCENDEDOR

Mantenga agua al alcance

Para cumplir los requerimientos de líquidos de su cuerpo y acelerar su metastato, yo le recomiendo que siempre tenga un vaso grande de agua helada a la mano y que se lo beba a sorbos con mucha frecuencia a lo largo del día. Aumente la frecuencia de los sorbos durante la actividad física y también al primer síntoma de una posible deshidratación, como resequedad en los ojos, en la nariz o en la boca.

Todos los miembros de mi familia siempre llevan consigo un *Nissan Thermos Insulated Water Bottle*. Se trata de una especie de termo con 16 onzas (480 ml) de capacidad. Está hecho de acero inoxidable y tiene una práctica forma ergonómica, una pajita (popote, absorbente, pitillo) que se levanta y una tapa que es fácil de abrir y de cerrar con una mano. Es maravilloso para que el agua (u otra bebida) se mantenga helada. Llénelo con agua fría de un bebedero y el agua se quedará fría durante horas. Beber agua fría probablemente le ayudará a quemar más calorías, ya que su metabolismo se acelerará para calentar el agua a la temperatura de su cuerpo.

Para más información acerca de este termo o para ordenar uno, visite el sitio de *Internet* www.thermosonline.com.

---

acumulación de depósitos de grasa.[12] Por el contrario, un mayor consumo de líquidos mejora el proceso bioquímico que libera los ácidos grasos de las células adiposas hacia el torrente sanguíneo, desde donde viajan hasta los músculos para ser usados como combustible.

"El agua bien podría ser una de las claves más sencillas y poderosas para la pérdida de grasa —afirma Ellington Darden, PhD, un científico del ejercicio y anterior director de investigación de Nautilus Sports/Medical Industries, una empresa fabricante de aparatos para hacer ejercicio y dispositivos médicos—. Si usted no bebe suficiente agua, la reacción de su cuerpo es retener el agua que sí tiene. Esto altera el funcionamiento renal y contribuye a la acumulación de productos de desecho. Entonces, su hígado entra en acción para depurar las impurezas, impidiéndole que lleve a cabo una de sus funciones principales, o sea, la de metabolizar la grasa almacenada para convertirla en energía utilizable".[13]

En un estudio de investigación realizado en Alemania se encontró que beber 2 litros de agua a sorbos cada día eleva el metabolismo y la quema de calorías por 100 calorías al día, que es aproximadamente el mismo aumento que obtendría si corriera durante 15 minutos.[14] Si bien no es un sustituto de la actividad física, el agua, por derecho propio, es un excelente impulsor del metastato.

Si su meta es quemar la grasa, lo mejor es que tome agua con mucho hielo. Usted "eleva la quema de calorías al máximo si mantiene el agua a una temperatura helada —explica el Dr. Darden—. Un galón (3,8 l) de agua helada (40°F o 4,5°C) requiere más de 200 calorías de energía calorífica para elevar su temperatura a la temperatura corporal basal (98,6°F o 37°C)."[15] Un galón es equivalente a 128 onzas (3.840 ml) u ocho vasos de 16 onzas (480 ml) de agua.

El agua permite que su sistema circulatorio transporte las hormonas a los lugares exactos donde trabajan para incinerar la grasa corporal de más. También ayuda a eliminar los desechos tóxicos de su organismo, para que su hígado se pueda concentrar en quemar grasa.

EL AGUA ACABA CON LOS ANTOJOS

A medida que vaya aumentando su consumo de líquidos, es probable que note otro beneficio adicional. Ya no tendrá la urgencia de comer ciertos alimentos en exceso, especialmente aquellos que son altos en grasa. La verdad es que su cuerpo probablemente ha estado necesitando líquidos todo este tiempo. Como se mencionó antes, es posible que usted esté malinterpretando la "sed" de su cuerpo como hambre. Esto le sucede a muchas personas.

Una buena manera de distinguir entre la sed y el hambre es beber un vaso de agua helada a sorbos antes de comer. Luego, espere de 5 a 10 minutos. Si aún tiene hambre, lo más probable es que sí sea un hambre genuina. Siéntase en libertad de servirse una merienda ligera, por ejemplo, cuatro galletas integrales con rebanadas delgadas de queso, media docena de almendras con ¼ de taza de yogur o requesón bajo en grasa o la mitad de una barra energética (*energy bar*) baja en carbohidratos.

"Beber cantidades generosas de agua es, por mucho, la mejor manera de controlar los antojos y reducir el apetito", dice el Dr. George Blackburn, profesor adjunto de la Facultad de Medicina de la Universidad Harvard.[16] Wayne C. Miller, PhD, anterior director de la Clínica para Bajar de Peso de la Universidad de Indiana, concuerda con esto. En estudios clínicos, el Dr. Miller y sus colegas han encontrado un vínculo entre un consumo elevado diario de agua y una pérdida de peso exitosa y duradera.[17] Por supuesto, esto tiene sentido: el agua ocupa espacio en el estómago, creando una sensación de satisfacción y disminuyendo el deseo de comer por estrés o por hábito.

Pero aumentar su consumo de líquidos no sólo mejora la quema de grasa, sino que también eleva su nivel de energía. "Debido a que la deficiencia de agua puede alterar la concentración de electrolitos como sodio, potasio y cloro, el agua tiene un efecto profundo en el funcionamiento del cerebro y el nivel de energía", observa el Dr. Vernon H. Mark, un neurocirujano y autor de *Brain Power: A Neurosurgeon's Complete Program to Maintain and Enhance Brain Fitness Throughout Your Life*[18] (El poder cerebral: el programa completo de un neurocirujano para mantener y mejorar la condición física del cerebro a lo largo de su vida).

Si usted ha pasado muchos años sin estar bien hidratado, probablemente notará mejoras en su apetito, energía y bienestar general tan pronto como aumente su consumo de líquidos. En este sentido, es como ajustar su patrón de respiración o practicar técnicas de relajación. Al principio, quizá pueda parecerle un esfuerzo innecesario tener que prestarle atención a la cantidad de líquidos que consume. Pero la recompensa le vendrá casi de inmediato a medida que su metastato se reestablezca al nivel exacto donde debe estar. No se sorprenda si se empieza a sentir diferente. Y una vez que la hidratación se convierta en un hábito, le será fácil mantenerse hidratado.

MÁS ALLÁ DEL AGUA

Investigaciones recientes confirman que hay varias maneras de reabastecerse de líquidos. Tenemos el agua pura, por supuesto, junto con algunas bebidas para deportistas y licuados (batidos) proteínicos

Bebidas que apoyarán sus esfuerzos

En términos de consumo de líquidos, el mínimo indispensable es beber cuatro vasos de 8 a 12 onzas (240 a 360 ml) al día. Al menos la mitad de ellos deben ser de agua. Si quiere un poco de sabor, pruebe agregarle el jugo de una rebanada de limón, limón verde o naranja (china). O póngale un poco de menta (hierbabuena), la cual puede estimular su metabolismo y hacer que usted se sienta más alerta.[19]

Trate de beber la mayor parte de esta cantidad antes de las 5:00 P.M. De ese modo, será menos probable que tenga que levantarse para ir al baño de madrugada.

A continuación le daré una lista breve de las bebidas que ayudan a encender la chispa al ayudar a satisfacer los requerimientos de líquidos de su cuerpo.

- Agua con jugo natural de limón, limón verde o naranja, o con saborizante con sabor a bayas sin endulzar

- Agua con unas gotitas de saborizante puro de menta

- Agua mineral carbonatada, con o sin saborizante

- Agua simple, pura

- Café *cappuccino* descafeinado con leche descremada

- Café cafeinado, caliente o helado (no más de dos tazas al día)

- Café descafeinado, caliente o helado

- Café descafeinado con leche descremada o semidescremada o un chorrito de crema *half-and-half*

bajos en carbohidratos.[23] Incluso el café, el té y las infusiones contribuyen a su consumo de líquidos, siempre y cuando los beba con moderación. Durante mucho tiempo se ha sabido que la cafeína que se encuentra en el café y el té y muchos refrescos (sodas) tiene un efecto diurético, lo que significa que causa la pérdida de líquidos. Pero ahora los investigadores dicen que puede consumir hasta 300 miligramos de cafeína en un período de dos horas antes de que empiece a tener un

- Té cafeinado, caliente o helado (no más de seis tazas al día)

- Té negro descafeinado y de sabor natural, caliente o helado (algunos de mis favoritos incluyen los de la marca *Republic of Tea*, sabores *Mango Ceylon, Ginger Peach, Blackberry Sage, Cinnamon Plum, Orange Ginger Mint, Lemon Winter Mint, Carob Cocoa Mint* y *Cardamom Cinnamon*)

- Té verde (mi marca favorita es *Republic of Tea*)

Una advertencia cuando esté eligiendo sus bebidas: tenga cuidado de que no contengan demasiados edulcorantes, ya sean "naturales" (como azúcar de mesa, sirope de maíz, fructosa o sucrosa) o artificiales (aspartame o sacarina). Estos pueden hacer que su apetito aumente y que su metabolismo se desacelere.

Mientras que los carbohidratos complejos ricos en fibra ayudan a disminuir la grasa corporal,[20] las grandes cantidades de carbohidratos refinados —incluyendo el azúcar y otros edulcorantes— pueden contribuir al sobrepeso y la obesidad.[21] Es mejor usar ocasionalmente un edulcorante sin calorías que consumir de 10 a 12 cucharadas de azúcar —la cantidad que típicamente contiene un refresco (soda)— de un solo jalón.

En cuanto a las bebidas alcohólicas, generalmente no cuentan como parte de su consumo diario de líquidos. De hecho, ciertas investigaciones sugieren que dos o más bebidas alcohólicas al día pueden elevar sus niveles de azúcar en sangre e insulina. Esto activa los procesos de formación de grasa en el cuerpo, lo que da por resultado un aumento de grasa corporal.[22]

efecto negativo.[24] Eso es el equivalente a dos tazas de café o hasta seis tazas de té.[25]

Una taza de té o café aporta suficiente cafeína para elevar el metabolismo. La cafeína incrementa la liberación de grasa por las células adiposas. También aumenta el consumo de oxígeno y la quema de grasa según las mediciones de los niveles de ácidos grasos libres en sangre en personas tanto delgadas como obesas.[26] Si usted puede tolerar el efecto de la cafeína, el café y el té le ofrecen otra opción para aumentar su consumo de líquidos y estimular su metastato.

Tome té verde para quemar grasa

Cuando esté considerando otras bebidas alternativas, asegúrese de tomar en cuenta el té verde, ya sea helado o caliente. Un estudio de investigación reciente realizado en la Universidad de Ginebra indica que el té verde puede acelerar el metabolismo y la quema de grasa hasta en un 35 por ciento.[27] Según este equipo de investigadores, el té verde o el extracto de té verde "tiene propiedades termogénicas y promueve la oxidación de la grasa más allá de lo que se puede explicar por su contenido de cafeína".[28]

La teoría que explica estas propiedades termogénicas es la siguiente: cada vez que su cuerpo libera grasa almacenada para producir energía, provoca una elevación correspondiente en la liberación de la hormona llamada norepinefrina. Pero el efecto quemador de grasa de la norepinefrina se esfuma al poco rato. Parece que el galato de epigalocatequina, una sustancia química que se encuentra en el té verde, ayuda a que la norepinefrina esté disponible en el torrente sanguíneo durante un período más prolongado, haciendo que el cuerpo queme grasa durante más tiempo.

En otro estudio de investigación publicado en la *American Journal of Clinical Nutrition*, (Revista Norteamericana de Nutrición Clínica), se encontró que el té verde mejora el gasto de energía (una medida del metabolismo), así como la oxidación de la grasa. En un inicio, los investigadores atribuyeron este efecto a la cafeína que contiene el té verde. Sin embargo, al profundizar su investigación, concluyeron que otros compuestos del té verde interactúan de cierto modo para producir los beneficios de acelerar el metabolismo y quemar grasa.

De hecho, con base en sus hallazgos, estos investigadores calcularon que el té verde puede elevar la termogénesis hasta en un 35 a un 43 por ciento. Este es un aumento significativo en términos del funcionamiento del metastato.

Yo me hago el propósito de beber té verde a sorbos —yo lo prefiero sin endulzar, a veces con un poco de limón o limón verde— a lo largo del día y especialmente en la tarde. Esa es la hora del día en que la temperatura fría y los principios activos del té se combinan para darle un arranque a mi metabolismo en un momento en que, de otro modo, se volvería más lento.

Provéase de proteínas líquidas

Yo soy un gran partidario de los licuados (batidos) proteínicos porque brindan un doble beneficio. No sólo reabastecen a uno de líquidos, sino que también son una fuente baja en grasa de aminoácidos, es decir, las unidades a partir de las cuales se sintetizan las proteínas.

Las proteínas son esenciales para la vida humana, ya que son los componentes estructurales básicos de las células y de los tejidos. También hacen que el cuerpo queme más grasa al provocar la producción de glucagones, es decir, hormonas que permiten que el cuerpo use grasa como combustible en lugar de almacenarla. Una comida o merienda (refrigerio, tentempié) alta en proteínas le hará quemar un 40 por ciento más de calorías que una comida o merienda alta en carbohidratos.[29] También eleva el consumo de oxígeno en un 200 a un 300 por ciento adicional. Y todo esto conduce, sin lugar a duda, a un pico en el ritmo metabólico.

Si usted se alimenta con proteínas de alta calidad, su cuerpo responderá al acelerar su metabolismo y al quemar más grasa. Cuando digo "alta calidad", me refiero a las proteínas que son bajas en grasa y de fácil absorción. (Hablaré más sobre las mejores fuentes de proteínas en el Capítulo 22). Lo que es maravilloso de los licuados proteínicos es que usted puede combinar proteínas nutritivas con otros ingredientes para crear su propio licuado perfecto. (He incluido algunas de las combinaciones favoritas de mi familia en la página 61).

Aunque me encantan estos licuados, sí recomiendo evitar ciertos licuados comerciales, ya que algunos contienen más de 1.000 calorías y 100 gramos de grasa. Algunos son altos en carbohidratos, ya que contienen azúcar y otros edulcorantes. Si usted prefiere un producto comercial, lea cuidadosamente la etiqueta y elija alguno que sea bajo en calorías, carbohidratos y grasa. Si encuentra un producto que cumpla con estos criterios pero no le agrada su sabor, puede licuarlo con un poco de fruta fresca.

Le sugiero que compre un termo o una pequeña hielera y paquetitos de hielo para que pueda llevar sus licuados proteínicos consigo. Así estará listo para darle un arranque a su metabolismo cada vez que se le presente la oportunidad. Los mejores momentos para tomar licuados proteínicos son antes y después de hacer ejercicio y como merienda nocturna.

Suminístrese sopa

La sopa es un alimento milagroso. Le ayuda a reabastecerse de líquidos vitales al mismo tiempo que controla su apetito y le ayuda a satisfacer las necesidades nutricionales de su cuerpo. Quizá porque a mí me encanta la sopa —la de verduras es mi favorita— no puedo imaginar por qué las personas no la piden con más frecuencia.

Yo recomiendo un tazón de sopa caliente para acompañar cualquier comida o por sí sola. Un estudio de investigación realizado en la Universidad Johns Hopkins confirmó que la sopa es mejor que otros alimentos en su capacidad de satisfacer. ¿La favorita? La sopa de tomate (jitomate). Hágase su sopa con leche descremada y agréguele una pizca de pimienta de Cayena, que por su picor, le ayudará a quemar unas cuantas calorías más.

CAPÍTULO 9

■ ■ ■

Encendedor N°6

Perfeccione su postura

Cuando usted se sienta o se reclina en una silla cómoda —quizá enfrente del televisor— probablemente siente que algo lo jala a quedarse donde está, en lugar de impulsarlo a levantarse y moverse. Supongo que eso le parece obvio. Lo que no es obvio es por qué alguien querría quedarse en esa posición durante períodos prolongados. Tan pronto como se "acomoda", su cuerpo le hace una invitación para empezar a picar y merendar (botanear) —generalmente los alimentos incorrectos— y le manda a una señal a su metabolismo para que se desacelere. Desde un punto de vista racional, ¿por qué querríamos siquiera arriesgarnos a que esto suceda?

Con la ayuda del escaneo con ultrasonido, unos gastroenterólogos australianos y otros científicos pudieron determinar que las personas definitivamente se quedan con más hambre cuando se reclinan o cuando están encorvadas que cuando están de pie o sentadas en la postura correcta. Según este estudio de investigación, la buena postura hace que se estiren los sensores del apetito que

> **Diríjase al Diario:** Cada vez que recuerde corregir su postura, anótelo bajo "Minutos Metastáticos" en su Diario del Éxito Metastático en la página 292. También ponga una marca para indicar su nivel de energía.

están en el estómago y apaga las señales falsas de apetito.[1] En efecto, pararse (o sentarse) con buena postura le puede ayudar a deshacerse de esas libritas de más.

Una de las razones por las que en los Estados Unidos vemos a tantas personas barrigonas es que dos de cada tres adultos estadounidenses tienen músculos oblicuos y abdominales débiles y estos son justamente los músculos que son esenciales para mantener una buena postura.[2] Además, si usted se encorva (aunque sea ligeramente), restringe su respiración y circulación, lo que a su vez provoca que el metabolismo se desacelere. De hecho, la mala postura puede reducir la capacidad pulmonar vital en un 30 por ciento o más.

Según investigaciones publicadas, la mala postura contribuye a toda una gama de problemas de salud, desde la fatiga y la mala concentración hasta los trastornos digestivos y los síndromes de dolor como los dolores de cabeza y los dolores musculares.[3] Por lo tanto, no es de sorprenderse que la mala postura es un factor que interviene en el 80 por ciento de todos los problemas de espalda. En comparación con sentarse o pararse erguido, encorvarse ejerce de 10 a 15 veces más presión en su baja espalda.[4] Con razón uno puede sentirse menos dispuesto a moverse y a encender el metastato.

Mantener una buena postura es una decisión que uno toma, minuto tras minuto. Independientemente de que la controle conscientemente o no, su postura genera cierto impulso negativo. Una vez que la gravedad se apodera de su cabeza inclinada u hombros caídos, su cuerpo se siente como una ola lenta desplazándose cuesta abajo. Los hombros gradualmente se van cayendo más hasta que la espalda se encorva y lo que antes era fácil ahora requiere un gran esfuerzo. Por fortuna, usted puede corregir la mala postura en cualquier momento de su vida. ¿Por qué no lo hace ahora?

LA IMPORTANCIA DE LA BUENA POSTURA

De los casi 700 músculos que hay en su cuerpo, usted necesita sólo cuatro o cinco para mantener la cabeza, el cuello, los hombros, el pecho y la espalda correctamente alineados. Aun así, muy pocas personas tienen una postura erguida y relajada. La mala postura —encorvado con la cabeza hacia adelante— se ha convertido en la norma.

Nuestra capacidad de pararnos en dos pies distingue a los humanos como especie. Es algo que debemos valorar. En general, las personas que se sientan o se paran erguidas tienen más gracia y proyectan más seguridad en sí mismas que los demás. Pero la buena postura no sólo tiene que ver con la apariencia. También tiene que ver con la quema de grasa y la producción de energía. Cada vez que se encorva, usted contribuye al aumento de grasa o a la fatiga. . . o quizá a ambos.

Hay muchas cosas en nuestra vida moderna que nos incitan a inclinarnos hacia adelante en un intento por verlas y comprenderlas con mayor claridad. Los estudios de investigación muestran que todas las actividades que nos hacen contorsionar el cuello —como ver la televisión, mirar el monitor de la computadora o trabajar en una línea de ensamble— nos inducen a adoptar una postura poco saludable. "Es sumamente difícil trabajar en una sociedad tecnológica y no estar siempre con la 'cabeza hacia adelante'", observa el Dr. René Cailliet, anterior director de Medicina de Rehabilitación de la Facultad de Medicina de la Universidad del Sur de California.[5]

En efecto, cualquier actividad que le requiera ver hacia abajo durante períodos prolongados —desde leer y coser hasta cocinar y limpiar— puede producir un estrés postural constante que contribuye a los problemas de la vista, los dolores de cabeza causados por tensión y los dolores de cuello y quijada.[6] Cuando nos levantamos a caminar un poco, el cuello y los hombros no regresan automáticamente a su posición natural.

Si usted pasaría la hora de su almuerzo observando a la gente caminar por una calle transitada, probablemente se daría cuenta que casi todas las personas siguen manteniendo la misma postura general que tienen cuando están sentadas detrás de su escritorio. El hecho de que estén parados y caminando no marca una gran diferencia. La posición en la que la cabeza está hacia adelante crea tensión en todas las partes del cuerpo, especialmente en el cuello, la columna y los hombros. Y eso no sólo disminuye su nivel de energía y su agudeza mental, sino que también interfiere con el funcionamiento del metastato.

Si bien no es saludable estar encorvado, tampoco lo es la postura absolutamente recta que muchos de nosotros asociamos con lo que creemos que es una "buena" postura. Tal vez usted recuerde a sus padres o maestros de educación física diciéndole que se enderezara. En respuesta, usted echaba para atrás los hombros, metía la barriga y echaba las caderas hacia adelante. Ese es el paradigma militar de la buena postura, pero es una posición que no se puede sostener durante mucho tiempo, ya que tiene que tensar los músculos y eso es muy extenuante, por no decir poco natural.

La verdad es que la buena postura no se puede forzar. Tampoco es instintiva ni automática. "No nacemos sabiendo cómo tener una buena postura —dice el Dr. Wilfred Barlow, director médico del Instituto Alexander en la Gran Bretaña—. No contamos con un sistema reflejo que nos indique cómo tener una buena postura. Es algo que tenemos que aprender".[7]

Al adquirir una postura erguida y relajada, su cabeza y columna se alinean naturalmente. Esto automáticamente causa que la respiración sea más profunda y que la circulación sea más libre.[8] También le manda una señal al metastato para que ponga a funcionar sus hornos productores de energía a todo lo que dan, con el fin de que el cuerpo esté listo para enfrentar lo que sea. Como resultado, usted se sentirá con más energía y como ventaja adicional, podrá quemar una mayor cantidad de grasa.

LA POSTURA Y EL ÁNIMO

Los beneficios de la buena postura no sólo ocurren al nivel del cuerpo. La manera en que se sienta y se queda parado puede ejercer una gran influencia en su estado emocional. Esto tiene sentido si consideramos que la mala postura restringe la respiración y la circulación,[9] inhibiendo a su vez el flujo de sangre vital al cerebro. Incluso el simple acto de redondear sus hombros hacia adelante puede disminuir el suministro de oxígeno al cerebro en un 30 por ciento.[10]

Los estudios de investigación indican que la mala postura disminuye el estado de alerta y hace que aumenten los errores mentales.[11] En comparación con las personas que mantienen una postura erguida y relajada, las que se encorvan presentan una mayor probabilidad no sólo de sentir impotencia y frustración mientras completan sus labores, sino que también se perciben bajo mayor estrés.[12] En términos más generales, los investigadores han vinculado la mala postura con sentimientos más intensos de pánico y, en algunos casos, depresión.[13]

"La postura no sólo es la manifestación del equilibrio físico —escribe el especialista en medicina ocupacional, el Dr. David Imrie—. También es una expresión del equilibrio mental. Acuérdese de cómo se para cuando está deprimido o cansado, con los hombros redondeados y caídos. El cuerpo refleja las emociones rindiéndose en la lucha contra la gravedad y cayendo tan bajo como su estado de ánimo".[14]

Al levantar y relajar su cuerpo para que se alinee naturalmente, usted en realidad está ayudando a retardar o revertir el proceso del envejecimiento, tanto a nivel funcional como a nivel estético, según el Dr. Cailliet.[15] Por el contrario, la mala postura no sólo lo hace verse, sino también sentirse, más viejo.[16]

PRACTIQUE PARA PERFECCIONAR SU POSTURA

Para dominar la buena postura, debe aprender a pararse y moverse con gracia y vigor. Además de alimentos, agua y oxígeno, su cuerpo depende de la movilidad para conservar sus funciones naturales. Con el tiempo, un cuerpo en movimiento se va aprendiendo los patrones que le graba en la memoria cada vez que se sienta, se para, se dobla, se voltea y camina.

A lo largo del resto de este capítulo, usted aprenderá unas técnicas sencillas para fortalecer y controlar los músculos que posicionan y soportan su cuerpo, ya sea en reposo o en movimiento. De esta forma, usted puede establecer y mantener los hábitos que fomentan una postura buena y saludable. A medida que vaya ajustando la posición de su cuerpo y se mueva con más facilidad, se sentirá más motivado y con más energía para aprovechar los beneficios de otros Encendedores.

Cómo centrar su cabeza

Su cabeza pesa entre 10 y 15 libras (5 y 7 kg). Para no someter su cuello, hombros y columna a un estrés innecesario, la cabeza debe mantenerse en una posición cómoda y centrada. Esto es importante para el ajuste fino de su metastato. La verdad es que su metabolismo —y su nivel de energía— se ven afectados por la manera en que sostiene la cabeza. A continuación le explicaré cómo estar más consciente de la colocación ideal de su cabeza.

1. Siéntese cómodamente sobre un banco, banquillo o silla, sin recargar la espalda. Respire naturalmente.

2. Alargue su cuello y deje que su cabeza se mueva hacia arriba, con la barbilla ligeramente metida, los hombros ensanchados y la baja espalda plana.

ELEMENTO ENCENDEDOR

Concéntrese en su cabeza

La batalla contra la mala postura literalmente se gana del cuello para arriba. La buena postura mientras está sentado o de pie empieza por su cabeza y cuello. Una vez que estén en una posición natural y cómoda, sus hombros, pecho y espalda seguirán su ejemplo y se alinearán.

En la cresta de su columna se encuentra un pequeño músculo llamado el recto anterior de la cabeza.[17] Este músculo es el responsable de flexionar y girar su cabeza. Usted puede tonificar el recto anterior de la cabeza con un ejercicio suave en el que debe moverla como si estuviera diciendo que sí con la cabeza. Puede practicar este ejercicio mientras está sentado o parado.

1. Después de ponerse cómodo, coloque sus manos sobre la base de su cráneo, justo por detrás y por arriba de los lóbulos de sus oídos. Sus pulgares deberán apuntar hacia su columna, sobre la parte trasera de su cuello.

2. Deje que su cuello se alargue, extendiéndolo suavemente hacia arriba como si lo estuvieran jalando hacia arriba con un hilo imaginario que sale de la parte superior de su cráneo.

3. Cuando el cuello se encuentre en esa posición ligeramente elevada, diga que sí con la cabeza, llevando su frente un poco hacia adelante y metiendo ligeramente la barbilla.

Repita este ejercicio más o menos 12 veces al día.

3. Suavemente incline la cabeza hacia la izquierda y luego regrésela al centro, encontrando el punto de mayor equilibrio. Repita lo mismo hacia la derecha, para luego regresar la cabeza a ese punto de equilibrio vertical en el centro.

4. Mueva su cabeza ligeramente hacia adelante y luego regrésela al centro. Repita lo mismo pero esta vez moviendo la cabeza ligeramente hacia atrás.

Con este simple ejercicio breve, usted ha hecho un descubrimiento sutil pero importante. Al inclinar la cabeza hacia la izquierda y hacia la derecha, y luego hacia adelante y hacia atrás, ha encontrado la posición en la que puede sostener la cabeza con *el mínimo esfuerzo*. Lejos de sentirse poco natural, esta posición es cómoda porque es la que menos tensión genera en todos sus músculos.

Cuando esté haciendo este ejercicio, puede visualizar una imagen que le será de ayuda. Visualice una pesa de 5 libras (3 kg) sobre su cabeza, como si estuviera cargando una canasta. Si se inclina demasiado hacia un lado u otro, se le puede caer la pesa, por lo que tendrá que empujar hacia arriba en contra de la resistencia. Esta imagen estimula sus sentidos con señales que le ayudan a estabilizar su cabeza y cuello.[18] Su postura mejorará automáticamente.

Le recomiendo que haga este ejercicio varias veces al día y que una vez que se aprenda los pasos, lo haga con los ojos cerrados. Si usted pasa sus días detrás de un escritorio o mostrador, sólo tómese un momento para "encontrar su centro" antes de seguir trabajando. Así puede determinar rápida y concienzudamente la posición en la que puede sostener su cabeza con el menor esfuerzo. No tendrá que pasar mucho tiempo antes de que este ejercicio consciente se convierta en un hábito subconsciente y confiable.

Déjelo flotar

También hay otra técnica con la que puede entrenar su cuerpo para que tenga una buena postura. Yo le he puesto el nombre de "dejarlo flotar". Cuando esté sentado, de pie o caminando, alargue su cuello para permitir que su cabeza "flote" hacia arriba. No impulse la cabeza ni haga un esfuerzo especial; simplemente coloque su cabeza de modo que esté sobre sus hombros y meta ligeramente la barbilla. Sentirá la diferencia y esta diferencia es un buen indicador de que está estimulando su metastato. Hágalo frente al espejo y también podrá *ver* la diferencia. Como notará, su cabeza no sólo está ahí adherida a su cuello. Cuando está en una posición cómoda, prácticamente flota ahí.

En general, trate de estar más consciente de la posición de su cabeza cuando su cuerpo entero esté en movimiento. Siempre que sea posible, su cabeza debe guiar el movimiento, pero no moviéndose hacia adelante, sino hacia arriba y lejos del resto de su cuerpo. Alargue su cuerpo siguiendo el movimiento hacia arriba de su cabeza.[19] Así iniciará el proceso de aprender un nuevo patrón para mover su cuerpo con gracia y facilidad.

Siéntese de manera sensata

Para lograr un funcionamiento óptimo del metastato, su meta debe ser sentarse menos y moverse más. Si es necesario que permanezca sentado durante períodos prolongados e ininterrumpidos, asegúrese de hacerlo en la silla correcta. Para que una silla le brinde el soporte y la comodidad óptimos, debe ajustarse a la longitud, el tamaño y los contornos de su cuerpo. La altura del asiento debe corresponder a la posición del mostrador, escritorio o estación de trabajo que esté usando. También es importante que tenga los descansabrazos en la posición correcta, ya que estos pueden aliviar alrededor del 25 por ciento de la carga a la que se somete su baja espalda[20] y puede brindarle estabilidad y soporte cuando esté cambiando de posición.

Si usted se sienta en varias sillas a lo largo del día o si otra persona a menudo se sienta en su silla, asegúrese de ajustarla cada vez que regrese a sentarse en ella. Esto debe volverse un hábito tan automático como ajustar el asiento, el volante y los espejos de su auto después de que otra persona lo haya conducido.

Evite sentarse sobre su billetera, chequera, pluma, peine o llaves. En particular, las billeteras gruesas de hombre no sólo afectan la postura sino que también pueden contribuir al dolor de espalda. La *New England Journal of Medicine* (Revista de Medicina de Nueva Inglaterra) publicó un estudio de investigación en que varios pacientes masculinos reportaron un alivio completo del dolor de espalda crónico una vez que dejaron de portar billeteras gruesas en la bolsa trasera de su pantalón.[21]

Cuando se siente, haga una pausa breve y elija la posición más equilibrada y cómoda. En primer lugar, siéntese con la espalda recta. No se jorobe. Centre su baja espalda y trasero lo más atrás que pueda sobre el asiento. Recargarse hacia un lado o sentarse fuera del centro hace que su cuerpo pierda la línea de gravedad, causando tensión e impidiendo la circulación.

Deje que sus hombros y pecho vayan hacia adelante. Sus muslos deben quedar a ángulos rectos con respecto a su columna, con el doblez en la articulación de la cadera y no en la parte inferior de la columna.

Mueva suavemente su tronco hacia el respaldo, nuevamente usando la articulación de la cadera y no la columna inferior como "bisagra" para realizar este movimiento. Siempre que sea posible, ponga los pies planos sobre el piso. Otra buena opción es descansar un pie sobre el travesaño de la silla, o bien, ligeramente más adelante que el otro pie sobre un banquillo pequeño.[22]

Si tiene que cruzar las piernas, hágalo al nivel de los tobillos. Cruzar las piernas al nivel de las rodillas hace que la pelvis pierda su alineación y puede conducir a tensión y dolor en la espalda, particularmente si mantiene la misma posición durante mucho tiempo.

Una vez que esté correctamente sentado, equilibre su cuello. Con los ojos cerrados, haga el ejercicio para centrar su cabeza descrito en la página 108. Cuando ya se sienta cómodo, incline su cabeza hacia la izquierda y regrésela al centro, luego inclínela hacia la derecha y regrese al centro. Repita moviendo la cabeza hacia adelante y hacia atrás, para que su cabeza termine en el centro exacto de su cuerpo.

Incluso aunque tenga la silla más cómoda imaginable, hágase el propósito de levantarse de ella a intervalos frecuentes a lo largo del día. Permanecer sentado durante horas y horas es estresante, sin importar lo ideal que sea su silla o el diseño de su espacio de trabajo. Tómese un descanso y póngase de pie durante por lo menos uno o dos minutos, cuando menos cada media hora.

Cuando esté leyendo —ya sea en su escritorio o mientras viaja en tren o en avión— levante su material de lectura de modo que quede dentro de su campo visual. Esto disminuye la tensión en el cuello y los hombros que puede ser causada por bajar la cabeza. Quizá sería una buena idea invertir en un atril para libros que sostenga los libros con cierta inclinación cerca del nivel de sus ojos. También considere comprar una de esas pequeñas lámparas de lectura que se colocan con un *clip* en los libros. Ambos artículos están disponibles en línea y en muchas librerías.

Camine con conciencia

El acto de caminar es una técnica para liberar la tensión paso a paso, mejorar la postura y subir la potencia de su metastato. Sostenga su cabeza en alto, con el cuello y los hombros relajados y la baja espalda plana. Al concentrarse en los pasos que va dando, usted no sólo mejora su postura sino también el grado de relajación que va sintiendo conforme camina.

Con cada paso, deje que su talón golpee ligeramente el piso. Vaya transfiriendo el peso de su cuerpo a lo largo de la planta de su pie, impulsándose suavemente del piso con los dedos de los pies. Muchas personas cometen el error de dejar que sus pies apunten hacia afuera o hacia adentro. Deben apuntar hacia el frente. También tenga cuidado de no trabar las rodillas, incluso cuando extienda las piernas. Este fenómeno, llamado hiperextensión, puede conducir no sólo a lesiones en las rodillas sino también a mayor tensión muscular.

A medida que esté desplazándose hacia adelante, practique lo que se conoce como el patrón heterolateral para caminar. En otras palabras, su brazo izquierdo debe columpiarse hacia adelante en sincronía con su pierna derecha y su brazo derecho debe moverse junto con su pierna izquierda. Esta es la forma natural de caminar y le ayuda a mantener el equilibrio.

Por supuesto, no siempre que camina lo hace al paso de una caminata al atardecer. Pero sí hay una regla cardinal que debe observar cada vez que camine: siempre que vaya a estirarse para alcanzar algo, darse la media vuelta o doblar por una esquina, tome un paso en esa dirección. Esto ayuda a concentrar su fuerza al mismo tiempo que coordina las diversas partes del cuerpo que se están moviendo, aliviando el esfuerzo al que se someten los músculos de la espalda al usar el tronco y las piernas. Como siempre, deje que su cabeza guíe el movimiento y que el resto de su cuerpo siga el movimiento.

PRÉSTELE ATENCIÓN A LA TENSIÓN

El estrés y la presión son realidades de la vida moderna. Si los ignoramos o hacemos de cuenta que no existen, se pueden manifestar como tensión física. Esta tensión puede influenciar no sólo nuestra postura sino también nuestras actitudes y comportamientos, así como nuestros pensamientos y estados de ánimo. Cargan artificialmente nuestro metastato, produciendo energía tensa en lugar de energía tranquila.

La energía tensa se ha vuelto tan común que ya hasta parece algo normal. Pero no es inevitable. La clave está en desarrollar las habilidades adecuadas y adquirir los conocimientos necesarios para aniquilar el estrés en el momento mismo en que se presenta.

Cuando un músculo se queda tenso, usted cada vez se percata menos del mismo conforme pasa el tiempo. Con esta consciencia decreciente, es más probable que se quede "atorada" la tensión. Por lo tanto, siempre que note que su cuerpo se está entiesando o poniendo rígido —generalmente a causa del estrés— tome medidas inmediatas para relajarse. A menudo, esto puede ser tan sencillo como sacudir los músculos, cambiar la posición de su cuerpo y respirar profundamente varias veces. (Para más ideas al respecto, vea el Capítulo 13).

CAPÍTULO 10

■ ■ ■

Encendedor Nº7
Reduzca el calor y aumente su vigor

Una de las claves para quemar grasa y producir energía a niveles óptimos es mantenerse fresco. Cuando usted está en un ambiente fresco, la temperatura ambiente le envía una señal poderosa a su metastato que le da instrucciones a su cuerpo para que eche a andar su calefactor interno. El cuerpo necesita quemar grasa para aclimatarse a su entorno.[1]

Por el contrario, un ambiente cálido provoca una reacción física muy distinta. Cuando sudamos, nuestro cuerpo naturalmente provoca que el ritmo metabólico se haga más lento. Es como si nos estuviera diciendo que nos tomemos un descanso para reposar y recuperarnos antes de que nos sobrecalentemos.

> **Diríjase al Diario:**
> Compare sus Gráficas Diarias de Energía para un día muy cálido y para un día muy frío.

El calentamiento y el enfriamiento son mecanismos básicos de supervivencia que evolucionaron a lo largo de miles de años. Entre nuestros antepasados, los que sobrevivían lo hacían gracias a un metabolismo

ELEMENTO ENCENDEDOR

Favorezca la frescura

En este mismo momento, busque un lugar más fresco. Podría ser algún otro lugar del cuarto donde se encuentra, quizá más cerca de una puerta o ventana. De otro modo, quizá tenga que salirse un rato de donde esté.

Una vez que haya encontrado el lugar adecuado, respire profundamente. Deje que el aire frío lo llene de vigor. Cada momento que pasa en una temperatura más fría es una señal que acelera su metabolismo y por lo tanto, ¡estará produciendo más energía y quemando más grasa!

finamente ajustado que se adaptaba naturalmente a los ambientes fríos y cálidos. Ellos no se escondían debajo de capa tras capa de ropa y cobijas (colchas, frazadas, frisas) que contribuyen al sobrecalentamiento y por tanto, causan que el metabolismo se vuelva más lento.[2]

Según un estudio de investigación publicado en la *Journal of Physiology* (Revista de Fisiología), entre más frío este el cuerpo, más frío estará el cerebro. Eso es importante porque, aparentemente, el calor excesivo no sólo merma el vigor físico sino también el funcionamiento del cerebro. Esto quiere decir —al menos hasta cierto punto— que un cerebro frío es un cerebro sano. Y un cerebro sano es crucial para producir y mantener la energía, la fuerza y la buena salud, por no mencionar para quemar más grasa.[3]

QUÍTESE UNAS CUANTAS CAPAS

Por supuesto, no le estoy sugiriendo que se arriesgue a presentar un caso de hipotermia con el fin de estimular su metabolismo. Usted tiene muchas opciones para refrescarse y seguir estando cómodo. Por ejemplo, puede quitarse una capa o dos de ropa. Si tiene el hábito de usar un suéter en su oficina, pruebe quitárselo. En casa, cambie su pijama de franela por una de algodón.

ELEMENTO ENCENDEDOR

Controle el calor

Cuando haga ejercicio bajo techo, encienda un pequeño ventilador y mantenga el cuarto a una temperatura un poco fría. Según algunas nuevas pruebas sorprendentes,[4] el aburrimiento mental que a veces se presenta mientras uno hace ejercicio podría estar vinculado con el sobrecalentamiento del cuerpo y una brisa fresca ayuda a solucionar este problema.

Ya que tocamos el tema, los investigadores hacen mucho hincapié en la importancia de estar fresco mientras duerme. Cuando usted se arropa y se tapa con cobijas y edredones para aislarse del frío, su cuerpo se calienta demasiado y como resultado, su metabolismo se vuelve más lento. Trate de dormir con una cobija menos, incluso en el invierno, y olvídese por completo del edredón.

A medida que su cuerpo se vaya ajustando a cada cambio, agréguele otro. Gradualmente, la temperatura más fría le irá pareciendo normal. Esto le brindará muchas recompensas a su metastato, ya que elevará el poder de su metabolismo para quemar grasa y producir energía.

CAPÍTULO 11

■　■　■

Encendedor Nº8

Mejore su equilibrio hormonal, hora tras hora

A lo largo de la evolución de los seres humanos, las hormonas han desempeñado un papel crucial en asegurar nuestra supervivencia. Hoy en día, la alimentación inadecuada, la inactividad, la falta de exposición al sol y otras desventajas de la vida moderna están conspirando en nuestra contra para minar nuestros niveles hormonales óptimos.[1]

Según un endocrinólogo, el Dr. Scott Isaacs, autor de *Hormonal Power* (Poder hormonal), cualquiera que tenga un alto porcentaje de grasa corporal —aunque no parezca tener sobrepeso— probablemente tenga algún tipo de desequilibrio hormonal. Por desgracia, los doctores rutinariamente pasan por alto los trastornos hormonales como una causa del aumento de peso.[2]

> *Diríjase al Diario:* **Repase varios Diarios y observe el punto más alto en la Gráfica Diaria de Energía en cada uno. Fíjese si este punto se correlaciona con momentos en que estuvo haciendo algo para activar su metastato.**

En el Capítulo 2, hablé de diversas hormonas y los efectos que tienen, tanto positivos como negativos, en el funcionamiento del metastato. Aquí exploraremos con mayor detalle diversas hormonas clave, además de algunas estrategias prácticas que pueden apoyar el equilibrio hormonal y mantener su metastato operando a su eficiencia máxima. Las investigaciones más recientes comprueban que tenemos mucho más control sobre nuestras hormonas de lo que pensamos.

INSULINA: ESTABILIDAD PARA EL METASTATO

¿Alguna vez ha visto a un luchador de sumo? Es difícil no verlos. Algunos de estos gigantes japoneses llegan a pesar cerca de 500 libras (224 kg), lo cual puede ser una verdadera ventaja para derrotar a su contricante. Uno de sus secretos para engordar es que se saltan el desayuno.[3] En cuanto se despiertan se ponen a practicar y luego se sientan a comer un almuerzo enorme. Luego, duermen durante varias horas. El metabolismo naturalmente se vuelve más lento después de comer mucho y una siesta larga lo desacelera aún más.

Aunque son muy fuertes, los luchadores de sumo están extremadamente obesos. Rutinariamente desarrollan problemas serios de salud después de retirarse. Aunque pocos de nosotros los estadounidenses deseamos convertirnos en luchadores de sumo, muchos sí adoptamos los hábitos alimenticios de quienes se dedican a este deporte. Específicamente, tendemos a saltarnos el desayuno, luego comemos un gran almuerzo y posiblemente una cena aún más abundante. Estamos tan llenos para cuando nos vamos a la cama que no nos da hambre cuando despertamos a la mañana siguiente. Y así continúa el ciclo.

El desayuno es un factor crítico para el equilibrio hormonal —y para el funcionamiento del metastato— porque impide que se liberen grandes cantidades de insulina, como ocurre cuando comemos mucho y luego no comemos nada, y luego comemos mucho otra vez. La secreción de insulina funciona al compás de su reloj biológico. La sensibilidad a la insulina —es decir, la capacidad que tiene su cuerpo de equilibrar a la perfección el nivel de azúcar en su sangre y mantener la insulina trabajando a favor, y no en contra, de la quema calórica y la producción de energía— se encuentra a su nivel más elevado a primeras horas de la mañana. Comienza a decaer alrededor de las 6:00 P.M. Esta es la razón por la cual su cuerpo tiene una menor capacidad de procesar carbohidratos, especialmente azúcares simples, durante la noche.

Entonces, para prevenir picos en los niveles de azúcar en sangre e insulina, usted necesita comer los alimentos correctos en las combinaciones adecuadas y en los momentos indicados durante el día. El plan alimenticio para encender la chispa en la Cuarta Parte le brindará el marco que necesita para planear sus menús diarios de comidas y meriendas (refrigerios, tentempiés) que apoyen el equilibrio hormonal general. Específicamente en lo que se refiere a la insulina, esto es lo que necesita saber.

Empiece el día con proteínas. Como explicaré más adelante en el Capítulo 22, usted debe incluir proteínas magras en sus comidas y meriendas a lo largo del día. Pero es especialmente importante que las proteínas formen parte de su desayuno. Los estudios de investigación indican que las proteínas no sólo controlan el hambre sino que también suministran energía. Y lo hacen sin causar ascensos y descensos drásticos en los niveles de azúcar en sangre e insulina.[4]

Consuma féculas *antes* **de cenar.** Debido a que la sensibilidad a la insulina desciende en la noche, lo mejor es que los carbohidratos feculentos que consuma —pan integral, copos de avena, arroz integral— los ingiera a horas más tempranas del día. Para la cena, elija carbohidratos ricos en agua, como tomates (jitomates), pimientos (ajíes, pimientos morrones), espinacas, lechuga y brócoli. El agua puede retener algunas calorías para evitar que se almacenen como grasa.

Cómase una merienda por la noche. En muchos países europeos, las personas tienen la tradición de comer un poco de fruta fresca después de la cena, saboreando cada bocado. Esto es una buena idea, porque ayuda a estabilizar el nivel de azúcar en sangre. Así, su cuerpo no necesitará secretar tanta insulina para que cumpla con este trabajo.[5]

En aquellas ocasiones en que elija una merienda nocturna alta en azúcar refinada, asegúrese de comérsela lentamente. Esto disminuye el impacto en sus niveles de azúcar en sangre e insulina y, por lo tanto, impide el funcionamiento del metastato.

Evite las bebidas deportivas. A menos que usted sea un atleta de competencia que se esté entrenando para un evento de alta resistencia, las bebidas deportivas de alto impacto glucémico probablemente no son la mejor opción para usted. Pueden interferir con el equilibrio de la insulina, contribuyendo al mismo tiempo al aumento de grasa corporal. Estas bebidas son más eficaces durante o después, pero no antes, de períodos de actividad física muy intensa. Si usted realiza alguna actividad de intensidad más moderada, como en el caso de los ejercicios que encienden la chispa, lo más probable es que no necesite tomar bebidas deportivas en lo absoluto.

LEPTINA Y ADIPONECTINA: QUEMAN GRASA EN COMBINACIÓN

Una de las estrategias más inteligentes para acabar con los antojos y quemar más grasa es lograr que la leptina y la adiponectina se pongan a trabajar. En conjunto, estas dos hormonas —que son secretadas por las células adiposas— pueden reducir el tamaño de estas células y al mismo tiempo incrementar la pérdida de grasa.

En su cerebro y su cuerpo, la leptina y la adiponectina ayudan a regular la intensidad de su apetito y tienen influencia sobre la velocidad a la cual su cuerpo quema grasa. Los niveles de ambas hormonas declinan cada vez que su cuerpo piensa que usted necesita conservar la grasa corporal existente o producir grasa adicional para sobrevivir.[6] Usted puede elevar al máximo ambas hormonas naturalmente, simplemente al seguir estos consejos.

Coma bien. Según los estudios de investigación, una alimentación baja en grasa, moderada en carbohidratos y proteínas y rica en alimentos de origen vegetal, ayuda a que la leptina se mantenga a su nivel óptimo. (Por lo tanto, no es por casualidad que este tipo de alimentación sea la base del plan alimenticio para encender la chispa, el cual se describe en detalle en la Cuarta Parte de este libro). Mientras que los alimentos altos en grasa y altos en azúcar suprimen la producción de leptina,[7] los alimentos bajos en grasa en realidad incrementan los niveles de esta hormona. También mejoran su eficacia, ayudando a que cada molécula de leptina se adhiera a las células y empiecen a quemar más grasa.[8]

El aceite de pescado, es que una fuente excelente de grasas saludables, tiene un efecto particularmente benéfico sobre la leptina. Cuando usted come pescado, el aceite no sólo mejora la eficiencia de la leptina, sino que también provoca que se produzca una mayor cantidad de esta hormona.[9]

Coma con frecuencia. Armar sus menús con una mezcla de alimentos nutritivos es un componente importante de cualquier alimentación saludable. Pero usted necesita prestar atención no sólo a lo que come, sino también a la frecuencia con la que come. Siempre que se salta comidas o meriendas, su estómago secreta grelina, que es la hormona responsable de provocarle un apetito voraz. En otras palabras, cuando llega la grelina, usted come en exceso.

La presencia de grelina ocasiona un descenso en el nivel de leptina, lo que a su vez conduce a que el metabolismo se desacelere. Su cuerpo trata de conservar energía convirtiendo cualquier caloría adicional en grasa y "cerrando con llave" cualquier célula adiposa que ya tenga. Mientras tanto, la grelina excedente lo deja sintiéndose constantemente hambriento. Usted termina comiendo más pero quema menos grasa.

La grelina se puede mantener bajo control si usted come y meriende (botanee) a intervalos regulares y frecuentes a lo largo del día. Así, la leptina podrá hacer su trabajo de estimular la pérdida de grasa. (Hablaré con más detalle acerca de la frecuencia de las comidas en el Capítulo 21).

Manténgase activo. Para aprovechar el poder total de las "hormonas adelgazadoras", usted necesita mantener el nivel de actividad que recomiendo en los ejercicios que encienden la chispa, que encontrará en la Tercera Parte de este libro. En un estudio de investigación realizado en la Universidad Harvard, se encontró que hacer ejercicio con regularidad puede causar un aumento dramático en los niveles de leptina.[10] Otros estudios de investigación han confirmado que los niveles de adiponectina se elevan a medida que el cuerpo queme grasa a través del ejercicio con regularidad.[11]

Incluso las sesiones breves de ejercicio cardiovascular o para tonificar los músculos de 15 a 20 minutos de duración pueden tener un efecto significativo en el nivel de leptina y quizá también en el de adiponectina. Esta es sólo una razón más para levantarse y moverse. . . ¡con frecuencia!

Expóngase a la luz. Como podrá recordar del Capítulo 2, la leptina provoca la producción de melanocortina, un antioxidante que apoya la pérdida de grasa al suprimir los centros de apetito en el cerebro.[12] Los niveles de melanocortina también se elevan con la exposición al sol. De hecho, los estudios de investigación sugieren que la melanocortina secretada por la piel en respuesta a la luz del Sol puede circular por el torrente sanguíneo hasta llegar al cerebro, donde puede influenciar el metabolismo.[13]

Recuerde también que mientras la melanocortina suprime el apetito, la hormona agouti lo estimula. Ambas hormonas están presentes en las mismas regiones del cerebro.[14] La clave está en mantener el equilibrio adecuado entre ambas, es decir, la melanocortina debe estar presente en cantidades suficientes y el agouti no debe estar presente en cantidades excesivas. Cuando los niveles de agouti se elevan, usted se siente hambriento y quema menos grasa.

HORMONA DEL CRECIMIENTO HUMANO: ¿LA FUENTE DE LA JUVENTUD?

La hormona del crecimiento humano (HCH) es la sustancia revitalizante más potente del cuerpo. Con un nivel óptimo de HCH, usted se siente más joven, más fuerte y más vigoroso. Aunque esta hormona está presente en su cuerpo a lo largo de toda su vida, naturalmente va disminuyendo con la edad.

La HCH es producida en la parte anterior de la glándula pituitaria. A partir de lo que los científicos han descubierto acerca de esta hormona extraordinariamente poderosa, parece que se secreta a pulsos breves a lo largo del día. Ocurren alrededor de 6 a 12 pulsos discretos durante un período típico de 24 horas. Los pulsos más grandes tienen lugar aproximadamente una hora después de que se concilia el sueño. Por ejemplo, si usted se duerme a las 11:00 P.M., la secreción óptima de HCH tiene lugar más o menos a la medianoche.

Una de las funciones más importantes de la HCH es liberar la grasa almacenada, la cual es quemada por su cuerpo para producir energía. De algún modo, esta hormona encuentra la manera de entrar a cada una de las 25 a 30 miles de millones de células adiposas (donde se almacena

Cuídese de la grasa abdominal

Es cierto que esos hoyuelos de grasa que salen en las caderas o muslos pueden ser poco atractivos, pero son relativamente inofensivos en comparación con la grasa que se acumula en la región del abdomen.[15]

Las células adiposas que rodean a los órganos internos son más sensibles a la regulación hormonal. Por lo tanto, un estado de desequilibrio hormonal —demasiada insulina y cortisol o muy poca hormona del crecimiento humano— en realidad promoverá la acumulación de grasa abdominal.

Para contrarrestar este "contratiempo" hormonal y empezar a quemar grasa abdominal (o visceral), asegúrese de consumir más proteínas y menos carbohidratos y sólo elija alimentos con carbohidratos complejos. Esta mezcla de nutrientes puede ayudar a prevenir los ascensos y descensos pronunciados en los niveles hormonales que favorecen la acumulación de grasa en la región abdominal.

Asimismo, trate de moverse cada vez que se le presente la oportunidad de hacerlo, especialmente en la noche, cuando el metabolismo se empieza a desacelerar. El entrenamiento de fuerza, en particular, hace crecer los músculos. Y entre más músculo tenga, más calorías y grasa quemará.

Por último, préstele atención al estrés, ya que el estrés provoca la liberación de cortisol, el cual puede revertir ciertos efectos positivos del ejercicio.[16] También parece aumentar la predisposición de una persona a acumular grasa en el abdomen.

la grasa) del cuerpo. Después de adherirse a receptores especializados que se encuentran en esas células, prepara la señal que eventualmente inducirá a estas a liberar la grasa que almacenan. La HCH también estimula el crecimiento del tejido muscular.

Existe toda una variedad de hormonas de crecimiento que simulan los efectos de la HCH; prácticamente todas están disponibles con receta médica. Pero en mi opinión, una alternativa mucho mejor es estimular la producción natural de HCH en su propio cuerpo, sin medicamentos.

Usted puede hacer esto sin importar su edad. A continuación le explicaré cómo lograrlo.

Descanse profundamente a las horas indicadas. Cuando usted no duerme lo suficiente o no tiene un sueño de calidad, la respuesta de su cuerpo es aumentar la producción de cortisol. Como se discutió en el Capítulo 2, el cortisol ayuda a regular el apetito y el metabolismo, al mismo tiempo que menoscaba la cantidad de grasa que quema y de energía que produce.[17] Pero el cortisol y la HCH tienen una relación inversa. Es decir, conforme se eleva el nivel de cortisol, disminuye el nivel de HCH, y por lo tanto, su metabolismo y la cantidad de grasa que quema también descienden.

Para mantener la producción de cortisol bajo control, usted necesita asegurarse de que su sueño sea profundo y restaurador entre la medianoche y las 3:00 A.M., que es el período que los expertos llaman el período crítico de curación. Esta es la ventana de oportunidad en la que el sueño puede tener el mayor impacto positivo en su metabolismo y salud en general.

En el Capítulo 15, hablaré más acerca de cómo crear el ambiente ideal para dormir. Por ahora, los lineamientos más importantes que debe seguir son estos: necesita un cuarto fresco, oscuro y silencioso para dormir, así como suficiente tiempo para tener un sueño de buena calidad. Y hágase el propósito de despertarse aproximadamente a la misma hora todos los días.

Tonifíquese los músculos regularmente. Cada vez que ejercita intensamente sus músculos, usted estimula la producción de HCH en su cuerpo. Yo recomiendo por lo menos 10 minutos de entrenamiento de resistencia una o dos veces al día. Esto es suficiente para elevar significativamente los niveles de HCH, no sólo a corto plazo sino a lo largo de un período de 24 horas.[18]

Coma alimentos que favorezcan la producción de HCH. Los estudios de investigación confirman que todos necesitamos un consumo adecuado de proteínas para alcanzar el nivel óptimo de producción y secreción de HCH.[19] El consumo de alimentos o bebidas ricos en proteínas después de hacer ejercicio también parece mejorar la secreción de HCH.[20] Algunos científicos recomiendan ingerir de 15 a 25 gramos de proteínas —por ejemplo, un licuado (batido) o barra de proteínas, pechuga de pavo o de pollo o un huevo— después de hacer ejercicio.[21]

Algunos alimentos pueden restringir la producción de HCH. Por ejemplo, los alimentos azucarados (como refrescos/sodas y las meriendas que consisten en carbohidratos refinados), agotan los niveles de HCH al elevar el nivel de azúcar en sangre.[22] Los alimentos grasosos pueden tener un efecto similar cuando se consumen antes de hacer ejercicio.[23] Por esta razón, asegúrese de mantenerse alejado de las meriendas altas en grasa durante al menos 60 minutos antes de una sesión de ejercicio intenso.

TRIYODOTIRONINA: ESENCIAL PARA EL METABOLISMO

La glándula tiroides es el regulador maestro de su metastato, ya que fija el ritmo al cual su cuerpo quema grasa.

De todas las hormonas tiroideas, la triyodotironina (T3) es por mucho la más activa. Un nivel bajo de T3 puede desacelerar el metabolismo y causar aumento de peso.[24] Su cuerpo es capaz de producir su propio abasto de T3 a partir de una enzima llamada 5-deyodinasa. Sin embargo, para hacerlo, necesita selenio. Por desgracia, la gran mayoría de los estadounidenses no consumen suficiente selenio en su alimentación.[25]

El selenio es un mineral que proviene del suelo y la cantidad que usted obtiene a partir de los alimentos depende en gran medida del lugar donde se hayan cultivado. Los cereales, las frutas y las verduras tienden a ser las mejores fuentes, pero el contenido de selenio puede variar mucho incluso dentro de un mismo grupo de alimentos. Para asegurarse de obtener una cantidad suficiente de este nutriente, puede considerar tomar un suplemento multivitamínico y de minerales de amplio espectro que contenga selenio.

Para que una tiroides saludable le dé el estímulo más fuerte que pueda a su metastato, vigile su consumo de bociógenos, que son una clase de alimentos crudos que pueden interferir con el funcionamiento de la tiroides y la producción de T3. Entre estos alimentos encontramos los siguientes: repollo (col), repollitos (coles) de Bruselas, nabos, rutabaga, rábanos, colinabo, col rizada y coliflor. Tenga presente que causan problemas sólo cuando se comen crudos y en grandes cantidades.

COLECISTOQUININA Y GALANINA: FUERZAS OPOSITORAS EN LA LUCHA CONTRA LA GRASA

Desde la perspectiva global del equilibrio hormonal, la colecisto-quinina (*CCK* por sus siglas en inglés) y la galanina parecen estar trabajando para lograr propósitos contrarios. La galanina genera sensaciones de fatiga, confusión y vulnerabilidad, junto con antojos por comer alimentos altos en grasa y muy endulzados.[26] También tiene influencia en la activación de otras hormonas, prácticamente asegurando que cualquier cantidad de grasa dietética excedente se almacene en la forma de grasa corporal.[27]

Por otra parte, la CCK trabaja para mantener el hambre bajo control.[28] Parece ser especialmente sensible a cantidades incluso pequeñas de péptidos proteínicos especializados llamados glucomacropéptidos, que se obtienen de las proteínas de alta calidad.

Para elevar al máximo la CCK y al mismo tiempo disminuir al mínimo la galanina, opte por comidas y meriendas que combinen proteínas magras con carbohidratos complejos ricos en fibra: por ejemplo, yogur natural bajo en grasa con fruta rebanada o galletas integrales con queso. Limite su consumo de postres grasosos y azucarados y de refrescos (sodas), especialmente en la noche, cuando la galanina llega a su máximo nivel. Alimentos como frituras (*chips*), las galletitas dulces y el helado estimulan la producción de galanina.

CALCITROL: MENOS ES MEJOR

Probablemente ya ha visto reportajes noticiosos que hablan acerca de los efectos adelgazadores del calcio, a saber, porque estimula la producción de hormonas que mejoran el metabolismo e inhiben el almacenamiento de grasa.[29] Pero la deficiencia de calcio puede elevar los niveles de una hormona en particular que se llama calcitrol. Esta hormona produce toda una gama de efectos en el cuerpo, el más problemático de los cuales es la manera en que apaga ciertos mecanismos que apoyan la quema de grasa al mismo tiempo que activa otros que sirven para producirla.[30]

Cada vez hay más pruebas que indican que las personas que consumen productos lácteos bajos en grasa o sin grasa obtienen beneficios directos por su mayor consumo de calcio dietético. Por ejemplo, en un estudio de investigación recientemente realizado en la Universidad de Tennessee, se encontró que los hombres que agregaron tres raciones de yogur a su alimentación diaria perdieron un 61 por ciento más de grasa corporal y un 81 por ciento más de grasa abdominal a lo largo de 12 semanas que los hombres que no lo hicieron. Al comentar sus hallazgos, el autor de este estudio de investigación, Michael Zemel, PhD, concluyó, "El calcio ayuda al cuerpo a quemar más grasa y limita la cantidad de grasa nueva que el cuerpo puede producir".[31]

CORTISOL: UN DERIVADO DEL ESTRÉS

El cortisol, que es la principal hormona que secretan las glándulas suprarrenales, desempeña un papel protagónico en la cantidad y distribución de la grasa corporal.[32] No sólo estimula el apetito, sino que también promueve la acumulación de grasa en el área abdominal.[33]

Cuando los niveles de cortisol se elevan demasiado, se descompone una gran cantidad de tejido muscular, minando el funcionamiento del metastato en el proceso. El exceso de cortisol también estimula receptores específicos que contribuyen a la retención de líquidos y el abotagamiento.

La estrategia más importante para estabilizar los niveles de cortisol es la de reducir el estrés lo más posible. A veces, parece más fácil decir esto que hacerlo. Pero yo le presentaré algunas técnicas a prueba de fallas en los Capítulos 12 y 13. Recuerde también que los episodios breves de actividad física —como los movimientos cotidianos que se describen en el Capítulo 5— pueden ayudarle a quemar el cortisol excedente.

CAPÍTULO 12

■ ■ ■

Encendedor N<u>o</u> 9

Conserve la calma en un mundo estresante

C uando hablamos de la tensión en el contexto de encender la chispa, tenemos que reconocer que la primera toma dos formas distintas. Existe la tensión muscular natural y sana que aumenta conforme uno va adquiriendo un buen tono muscular y, por el otro lado, está la tensión física y emocional más general que se deriva del estrés, la mala postura y otros factores de la vida moderna. El primer tipo de tensión estimula al metabolismo, lo que conduce a lograr un nivel óptimo de producción de energía y quema de grasa. El segundo tipo de tensión hace que la bioquímica de su cuerpo se disponga hacia los cambios de humor, la fatiga y una urgencia por comer en exceso.[1]

> **Diríjase al Diario:**
> Al relajarse con Minutos Meta-státicos, anote su nivel de energía en la Gráfica Diaria de Energía.

Si no tiene cuidado, la tensión causada por su estilo de vida puede sabotear su tensión muscular. Usted probablemente podrá recordar alguna situación en la que se saltó una sesión de ejercicio porque tenía que cum-

128

plir con una fecha límite en el trabajo o porque estaba lidiando con una crisis en casa. Estos son ejemplos de momentos en que gana la tensión causada por su estilo de vida.

A lo largo de los años, algunas personas han sugerido que la tensión crónica quema calorías. Esto no es verdad. En vez, estimula la producción de hormonas que nos hacen engordar.[2] Esta es la razón por la cual es tan importante disminuir el estrés para quemar grasa y, desde un punto de vista más general, para el funcionamiento óptimo del metastato.

La buena noticia es que usted puede aprender a vigilar sus niveles de tensión y a reemplazar la energía tensa con energía tranquila. Este proceso consiste en tres pasos: conscientizar, controlar y soltar. Veamos cada uno de estos por separado.

HÁGASE UNA "REVISION DE TENSIÓN"

Antes de que pueda soltar la tensión, necesita estar consciente de ella. Eso no siempre es fácil, dado que la tensión se puede ocultar de muchas formas distintas. Pero usted necesita liberarla porque, de otro modo, tiende a volverse crónica. Entonces se convierte en un problema todavía más grande porque es probable que ni siquiera se dé cuenta que está tenso. Simplemente se siente "normal".

Para estar más consciente de la tensión, yo recomiendo hacer una "revisión rápida de tensión". Empiece por tensar y relajar sus hombros. Luego, fije su atención en otras partes de su cuerpo siguiendo esta secuencia: tense y relaje su quijada, cuello, espalda, brazos y así sucesivamente, hasta que llegue a las puntas de los dedos de sus pies. ¡Hasta su lengua puede estar cargando una tensión excedente, esté o no hablando!

RECURRA A RECESOS REGULARES

La energía humana tiene una conexión poderosa con la biología del tiempo. Los investigadores que se dedican al intrigante campo de la exploración científica llamado cronobiología han estado descifrando y representando gráficamente el ascenso y descenso que naturalmente experimentamos en nuestro nivel de energía a lo largo del día.[3] Cada ascenso o descenso corresponde a subirle o bajarle una "rayita" a la potencia de su metastato.

Más o menos cada media hora, tenemos una necesidad biológica innata de cambiar nuestro ritmo, ver algo diferente y revitalizar nuestra energía, porque nuestro metastato nos pregunta si en ese momento queremos conservar nuestros recursos o sentirnos completamente vivos. Independientemente de que nos demos o no cuenta, le respondemos a nuestro metastato enviando señales que le dicen que aumente o disminuya la producción de energía y la quema de grasa.

Esta comunicación entre nosotros y nuestros metastatos se arquea y se ve influenciada por lo que los científicos llaman los ritmos ultradianos, que son los ascensos y descensos regulares que ocurren en nuestro nivel de energía cada 90 a 180 minutos. Los ritmos ultradianos son más frecuentes que los ritmos circadianos, los cuales comprenden un ciclo de 24 horas e incluyen los períodos de vigilia y sueño. El entendimiento actual de los ritmos ultradianos viene de cientos de estudios biológicos y conductuales llevados a cabo en muchos laboratorios alrededor del mundo.

Los ritmos ultradianos son el producto final de un patrón complejo de comunicación entre mensajeros químicos que tiene lugar en muchas partes del cuerpo, incluyendo el sistema circulatorio y el cerebro. Estos mensajeros químicos nos ayudan a regular nuestros niveles de energía. Dentro de los ritmos ultradianos, existe una caída natural. La naturaleza nos ha equipado con una serie de señales que nos obligan a tomarnos unos cuantos minutos cruciales para rejuvenecernos en medio de los retos y presiones continuamente cambiantes de la vida cotidiana.

Pero el problema está en que pocos de nosotros aprovechamos la oportunidad de recargar las pilas durante esa caída en nuestro ritmo ultradiano. En vez, tendemos a ignorar estas señales y a seguir adelante con lo que estamos haciendo. Por supuesto, en el ajetreo de la vida moderna, cada vez es más difícil escuchar —y hacerle caso— a lo que nuestros mensajeros químicos nos están tratando de decir. No obstante, pagamos un alto precio por nuestra negligencia, porque lo único que logramos es agotar con mayor rapidez nuestras reservas de energía.

Nuestro cuerpo responde a este estado estresado inundándonos de hormonas, entre las cuales encontramos la epinefrina y el cortisol. Tal vez nos sintamos como si hubiéramos recobrado nuestras energías, pero esto sólo es una ilusión generada por los estímulos hormonales. ¿Entonces qué hacemos? Nos volvemos a dedicar en cuerpo y alma a la tarea que estábamos realizando. Con toda esta actividad frenética, agotamos nuestro abasto de mensajeros químicos sumamente importantes, es decir, aquellos que activan y coordinan la memoria, la percepción y la interacción con el mundo. ¡Con razón tan a menudo nos sentimos agotados y desorientados al final del día!

Deténgase y descanse

Como podrá ver, es vital que se sintonice con sus ritmos ultradianos y que les haga caso a las señales que estos ritmos le envían para que se tome un breve descanso rejuvenecedor más o menos cada 30 minutos a lo largo del día. Su cuerpo le dirá cuándo necesita tomarse estos descansos, pero necesita prestarle atención. A continuación están las señales en las que debe fijarse.

- Siente la necesidad de estirarse o moverse
- Está bostezando o suspirando
- No puede concentrarse
- Siente una tensión o fatiga cada vez mayor
- Le dan punzadas de hambre
- Se siente ansioso o frustrado
- Comete errores de juicio
- Empieza a realizar tareas básicas como teclear o contar con mayor lentitud
- Por más que trata, no puede prestar atención[4]

Entre más nos presionamos y hacemos un esfuerzo por seguir trabajando, más propensos nos volvemos a no ser capaces de detectar esas señales. Esto se debe a que entre más nos vemos impulsados por presiones internas y externas, menor es la cantidad de energía —y, por lo tanto, de agudeza mental y consciencia— que tenemos. Si no aprendemos a tomarnos nuestro tiempo, terminaremos distrayéndonos y experimentaremos momentos en que estemos "fuera del aire". Estos momentos también se conocen como "microsiestas" y ocurrirán sin importar cuanto esfuerzo hagamos por mantenernos a la par. De hecho, muchos accidentes en automóviles o aviones se atribuyen a estos momentos breves y evitables de inatención.[5]

Según el Dr. William C. Dement, PhD, profesor de la Facultad de Medicina de Stanford, "El estado de alerta deteriorado es uno de los peligros potenciales más grandes de la vida contemporánea".[6] Cuando pasamos más de 20 ó 30 minutos realizando una sola tarea, el tiempo que tardamos en resolver un problema aumenta hasta en un 500 por ciento.[7] Por lo tanto, tiene sentido hacer pausas, tomar descansos y virar nuestra atención con tanta frecuencia como sea necesario hacerlo. Pero hay tantas personas a nuestro alrededor que no paran ni un momento que llegamos a creer que nosotros tampoco debemos hacerlo.

Si queremos observar un ritmo más natural de vida, sólo tenemos que ver cómo muchos niños instintivamente hacen pausas a lo largo del día, tanto en casa como en la escuela. Por supuesto, nosotros los adultos los regañamos por esta conducta, diciéndoles que se queden quietos y presten atención. Cuando susurran y se ríen, les decimos que le paren. Y si piden algo de comer o tomar, les decimos que se esperen hasta que sea la hora de comer. Sin embargo, ellos simplemente están respondiendo a las señales naturales de su cuerpo, así como nosotros deberíamos hacerlo.

Si lo analizamos un poco, ¿por qué habríamos de esperar que cualquiera —adulto o niño— se quedara quieto y fingiera estar prestando atención? Quizá nos felicitemos por nuestra autodisciplina, ¿pero cuál es el precio que pagamos en términos de nuestra energía?

La pausa estratégica

Entre las técnicas más sencillas para establecer el hábito de tomarse descansos regulares y rejuvenecedores a lo largo del día está la que yo llamo "la pausa estratégica". A cambio de tan sólo 30 segundos de su tiempo, usted puede ganar 30 minutos de metabolismo acelerado.

La pausa estratégica consiste en seis pasos breves. Cada uno de ellos es importante, aunque puede ajustarlos dependiendo de las circunstancias. En total, sólo tardará 30 segundos en realizarlos.

1. Respire.

2. Levántese y muévase.

3. Mire.

4. Ríase.

5. Encuentre la luz.

6. Tome líquidos.

1. Respire: hágalo de manera más profunda y relajada. El oxígeno es vital para el metabolismo y la energía. Según el Dr. Sheldon Saul Hendler, PhD, un catedrático de la Facultad de Medicina de la Universidad de California en San Diego, "Hay más de 75 miles de millones de células en su cuerpo y todas están —o deberían estar— respirando. Esta es la respiración interna de las células que nos permite producir energía biológica".[8]

La manera de vigilar su respiración tiene mucho qué ver con cuánta energía puede generar y sostener a lo largo del día. La interrupción de oxígeno —lapsos breves y frecuentes en que la respiración se detiene o una deficiencia crónica en la respiración— es un factor común que contribuye a generar tensión y cansancio. Por el contrario, cada oportunidad que tiene para respirar más profundamente puede mejorar su tranquilidad y vigor.[9]

El oxígeno es esencial para la producción del combustible celular conocido como adenosina trifosfato (*ATP* por sus siglas en inglés). Necesitamos ATP para tener energía y para vivir. Como señala el Dr. Hendler, "El cuerpo y el cerebro son sensibles a disminuciones incluso muy pequeñas en la producción de ATP. Esta sensibilidad se manifiesta en la forma de fatiga intermitente y muchos otros síntomas. (. . .) La respiración es el primer factor, y no el último, al que debemos prestar atención siempre que se presenta la fatiga u otros síntomas de trastornos en la energía".[10]

Esta es la razón por la cual la pausa estratégica empieza con la respiración. Con la práctica, usted puede lograr estar consciente de su respiración a lo largo de todo el día.

Dondequiera que esté y sin importar lo que esté haciendo, observe su respiración cuando deje de realizar la tarea que esté haciendo. Conscientemente respire de manera más profunda y relajada. Esta simple acción recargará su metabolismo y reestablecerá su metastato. Usted verdaderamente podrá sentir cómo se aligera la tensión acumulada a medida que vaya aumentando gradualmente la potencia de su metastato.

2. Levántese y muévase: equilibre su cabeza y hombros para estimular la circulación. La mala postura —incluso un ligero redondeo de los hombros— disminuye la capacidad pulmonar hasta en un 30 por ciento.[11] Según el Dr. René Cailliet, anterior director de Medicina de Rehabilitación de la Facultad de Medicina de la Universidad del Sur de California, "La mala postura no sólo lo hace verse viejo, sino que lo hace funcionar como viejo. De muchas formas que probablemente ni siquiera sospecha, la mala postura puede disminuir enormemente su capacidad vital".[12]

Otro de los principales factores que agotan la energía es la inactividad sostenida. Entre más tiempo nos quedamos quietos, menos energía tenemos para levantarnos y echarnos a andar. Por desgracia, en nuestra búsqueda por innovar y alcanzar el éxito, nos hemos condicionado a permanecer inmóviles todo el día. Desde un punto de vista biológico, esto no tiene sentido, porque agota nuestra energía —y nuestro metastato— en lugar de renovarlos.

ELEMENTO ENCENDEDOR

Tome conciencia de su cuello

Según unos investigadores, la clave para la buena postura es revisar frecuentemente la posición de su cuello. La meta es mantener la barbilla metida y la cabeza en alto. Es una sensación muy relajada de sentirse más alto. Imagine que trae un muñeco relleno de frijolitos sobre la cabeza; suavemente estire sus músculos como si quisiera que el muñeco llegara hasta el techo. Haga un movimiento suave como si quisiera decir que "sí" con la cabeza. Esto estimula la tonificación del músculo recto anterior de la cabeza, el cual es un músculo pequeño pero importante que le ayuda a sostener su cabeza sin esfuerzo encima de su cuello. Luego, suelte y vuelva a alinear sus hombros de modo que estén lo más relajados y anchos posible. Esto aumenta instantáneamente el flujo de oxígeno al cerebro y los sentidos.

La pausa estratégica nos ayuda a cambiar eso. Póngase de pie —erguido y relajado, sin estar rígido— y luego estírese o muévase un poco. Si permanece sentado durante períodos prolongados, el simple hecho de ponerse de pie más o menos cada media hora puede hacer que su energía y estado de alerta aumenten hasta en un 30 por ciento.[13]

3. Mire: revitalícese al instante virando su mirada. La mayoría de las personas se sorprenden cuando se percatan de que lo que hacen con sus ojos puede tener un impacto tremendo en la cantidad de energía que tienen. Día tras día, los pequeños músculos del ojo humano usan más energía que cualquier otra fibra muscular del cuerpo. Si no les da un descanso más o menos cada media hora, se cansan fácilmente, contribuyendo a la fatiga, los dolores de cabeza y la tensión en el cuello y los hombros. En un estudio de investigación de 2.330 personas provenientes de 15 regiones distintas del país, el 77 por ciento de los usuarios de computadora y el 56 por ciento de todas las demás personas reportaron problemas de vista cansada.[14]

Simplemente al mirar hacia otro lado, usted provoca un cambio rápido en las neuronas que conectan sus ojos con su cerebro. Su metastato se reestablece y su nivel de energía se eleva.

Como parte de la pausa estratégica, usted tomará medidas para revitalizar su vista. Si ha estado realizando un trabajo en el que necesita mantener enfocada la vista, pase unos momentos parpadeando los ojos y mirando objetos más distantes. Enfoque su mirada en un cuadro o póster (cartel) que esté en la pared o mire el paisaje por la ventana. Si lo que ha estado haciendo durante algún tiempo es mirar el paisaje lejano, centre su atención en un objeto cercano. Estas simples acciones le dan un descanso breve y vital a la mayoría de los músculos de sus ojos, fomentando un sano intercambio de líquidos en los ojos y suministrándoles oxígeno y otros nutrientes vitales.

4. Ríase: disfrute una breve dosis de humor. Uno de los factores más comunes que impiden que el metabolismo y la producción de energía funcionen a su nivel óptimo es la seriedad. . . ¡y no estoy bromeando![15]

Esforzarnos sin parar afecta nuestro estado de ánimo. Debido a que invertimos toda nuestra energía física y mental en la tarea que estamos realizando, nos perdemos los pequeños placeres y maravillas momentáneas de la vida. Sin estos, perdemos la vista integral de la vida.

Entre las personas que yo considero como aquellas que les va mejor en la vida y en el trabajo, sobresale una característica en particular: todas saben reír. De hecho, su sentido del humor está más "encendido" que "apagado", incluso cuando están bajo condiciones extremadamente estresantes. Esa es una de las razones por las cuales son capaces de lograr tanto con un esfuerzo aparentemente tan pequeño.[16]

Usted probablemente no esperaría que una buena broma le echara a andar su metastato, pero lo cierto es que sí puede hacerlo. Todavía nos queda mucho por aprender acerca de la naturaleza exacta del proceso, pero sí sabemos que cada vez que una persona se ríe a carcajadas, este evento provoca toda una cascada de eventos bioquímicos. La energía aumenta, la actividad de las ondas cerebrales cambia, la producción de hormonas se vuelve a equilibrar y el corazón responde positivamente.

Durante su pausa estratégica, note o recuerde algo que lo haya hecho reírse. ¡Y luego ríase! Si está demasiado agobiado como para encontrar su sentido del humor, busque a alguien que pueda ayudarle a encontrarlo. Un amigo o compañero de trabajo cómico le puede hacer sonreír, aun cuando usted sienta que no puede.

5. Encuentre la luz: use el brillo para vigorizar sus sentidos. Más de la mitad de los receptores sensoriales de su cuerpo están aglomerados en sus ojos.[17] Actúan como cosechadores de luz, disparando impulsos neurológicos en un flujo directo hacia la glándula pineal y los centros superiores de su cerebro. Este proceso tiene una fuerte influencia sobre sus ciclos biológicos de vigilia y sueño y, según las investigaciones, puede producir efectos antidepresivos vigorizantes.[18]

El problema está en que estos receptores sensoriales necesitan estímulos para hacer su trabajo.[19] No obstante, muchos de nosotros pasamos todo el día bajo una luz tenue.

Durante cada pausa estratégica, tómese unos momentos para "alumbrarse". Párese junto a una ventana o encienda una o dos lámparas más. Muchas personas reportan una fuerte sensación de tranquilidad seguida de una oleada de energía cuando se exponen a la luz brillante del Sol o a luz artificial más intensa, incluso al nivel de intensidad de las lámparas estándares.[20]

6. Tome líquidos: eleve su energía con cada trago. Este tema ya lo discutí a profundidad en el Capítulo 8, pero vale la pena repetirlo: la producción de energía y la quema de grasa dependen de la hidratación. En estudios de investigación realizados en Alemania, se encontró que el acto de beber a sorbos medio litro de agua aceleraba el metabolismo en un 30 por ciento durante 90 minutos consecutivos.[21] Cuando usted está completamente hidratado, mejoran los procesos fisiológicos que se encargan de liberar ácidos grasos de las células adiposas al torrente sanguíneo, por donde viajan a los músculos para ser usados para producir energía.

Según algunos reportes,[22] una disminución en el consumo de agua puede causar un aumento en los depósitos de grasa en todo el cuerpo. Lo contrario también es cierto: entre más agua haya, menos depósitos de grasa habrá. La hidratación adecuada también produce muchos otros beneficios para la salud. Por ejemplo, ayuda a regular la temperatura corporal, nutre la piel y permite evacuar heces blandas con regularidad. Cuando usted bebe una cantidad adecuada de líquidos a lo largo del día, mejora su resistencia a las infecciones al hidratar el revestimiento mucoso de su tracto respiratorio. El consumo adecuado de líquidos también previene la fatiga, las infecciones de vías urinarias, los cálculos renales, la presión arterial alta e incluso la retención de líquidos.[23]

Por otra parte, incluso la deshidratación leve —aquella que no es suficiente siquiera para provocarle sed— puede disminuir su nivel de energía de manera mensurable. Durante cada pausa estratégica, asegúrese de beber unos cuantos sorbos de agua u otro líquido. (Si desea consultar una lista de opciones, vea la página 98). Al beber sorbos de algún líquido cada 30 minutos durante el día, no sólo mejorará su salud en general y su resistencia a las enfermedades, sino que también le estará enviando una señal periódica a su metastato para que mantenga su nivel de energía y su estado de alerta. Y recuerde, una bebida helada le da un impulsito extra a su metabolismo.

Recesos esenciales

Es una ironía de la vida moderna: debido a que constantemente estamos haciendo cosas, creemos que estamos adquiriendo una buena forma física y vigor por toda esa actividad. En vez, estamos aumentando de peso y nos estamos agotando. En nuestra desesperación, nos esforzamos aún más, usando nuestra fuerza de voluntad para meter aún más actividad en nuestra agenda ya repleta de cosas por hacer. Esto podría parecer la solución, pero nunca lo es.

En lugar de hacer más, deberíamos estar haciendo menos. La inclusión de recesos cortos en su rutina diaria en realidad acelera los resultados. Usted logra más durante el transcurso del día. Y como recompensa adicional, produce más energía y quema más grasa.[24]

Cuando usted se toma recesos más largos de 2 a 5 minutos de duración a media mañana y a media tarde, se presentan "ondas" bioquímicas naturales y poderosas que generan un flujo continuo de energía, el cual puede llegar a durar hasta 3 horas.[25] Si se salta incluso uno solo de estos recesos, su metastato retrocede.[26]

Un receso esencial incluye los siguientes pasos.

1. Dése un respiro.

2. Dedíquese a tonificar sus músculos.

3. Agarre un poco de agua y una merienda vigorizante.

4. Busque la inspiración.

1. Dése un respiro. Al cambiar su ritmo mental, usted inmediatamente genera una medida de restauración y renovación internas.[27] Sin embargo, para que esto funcione, necesita olvidarse de su trabajo y quizá hasta salirse del área donde está trabajando, aunque sea durante poco tiempo.

"Un período breve —incluso de unos cuantos minutos— lejos del influjo normal de trabajo e información mental permitirá que su cerebro archive lo necesario para aguzar su memoria —explica Michael D. Chafetz, PhD, un neurosicólogo y autor de *Smart for Life* (Inteligente para toda la vida) —. Cualquier cosa que pare el flujo normal y deje que su cerebro se vuelva a orientar es algo que vale la pena hacer".[28]

2. Dedíquese a tonificar sus músculos. Una sesión formal de entrenamiento de fuerza no es suficiente para mantener el funcionamiento óptimo del metastato. La media mañana, la hora del almuerzo y la media tarde son los momentos ideales para usar sus músculos con el propósito de enviarle señales potentes a su metastato para que produzca más energía y queme más grasa.

Cuando usted se mantiene activo tonificando sus músculos a intervalos regulares a lo largo del día, sus células musculares adquieren una mayor capacidad de usar ácidos grasos como combustible en vez de

ELEMENTO ENCENDEDOR

Técnicas para tonificarse dondequiera

Para una tonificación instantánea de músculos, pruebe uno o más de los siguientes ejercicios.

- En este mismo momento, agarre este libro con su mano derecha y extienda su brazo al lado de su cuerpo. Levante lentamente el libro hasta que llegue a la altura de su hombro, tensando los músculos de su mano, brazo y hombro al mismo tiempo. Mantenga esta tensión y vaya bajando lentamente el libro. Cambie el libro de manos y repita el ejercicio.

- Siéntese en una silla y respire de manera uniforme. Tense los músculos abdominales e inclínese lentamente hacia adelante para hacer un abdominal sentado. Regrese lentamente a la posición inicial.

- Mientras esté sentado, extienda una pierna hacia el frente. Tense los músculos y gire lentamente su pie desde el tobillo, tanto en sentido de las manecillas del reloj como en sentido inverso. Repita lo mismo con la otra pierna.

- Para hacer otra versión del ejercicio anterior, eleve lentamente la pierna extendida hasta que quede frente a usted y paralela al piso. Mantenga la tensión en los músculos de su pierna y lentamente baje su pie al piso. Repita lo mismo con la otra pierna.

- Siéntese con los pies bien apoyados sobre el piso y las manos sobre los descansabrazos o el asiento de la silla. Levante lentamente su cuerpo de la silla, elevando ligeramente su trasero hasta que quede a una distancia de aproximadamente 1 pulgada (2,5 cm) del asiento. Mantenga la tensión en los músculos de su baja espalda y piernas y regrese lentamente a la posición inicial.

liberarlos nuevamente al torrente sanguíneo, donde serían transportados a los lugares donde son almacenados. De esta forma, los ejercicios tonificantes pueden ayudar a reducir las reservas de grasa de su cuerpo.

De manera similar, las enzimas que queman grasa —es decir, las que sirven como catalizadores para metabolizar la grasa en las células musculares— sólo funcionan bien si se les llama a trabajar con regularidad.[29] De otro modo, se descomponen en los aminoácidos que las conforman. Esta es otra manera en la que los períodos largos que no incluyen períodos frecuentes para la tonificación de músculos y otras actividades moderadas cambian la bioquímica del cuerpo, haciendo que la energía se agote en vez de que aumente y que la grasa se produzca en lugar de que se queme.

Los estudios de investigación realizados en la Facultad de Medicina del Instituto de Fisiología Circadiana de la Universidad Harvard sugieren que cada vez que usted tonifica sus músculos, *aunque sea durante un minuto*, usted eleva su energía y se siente más alerta.[30] Por lo tanto, un minuto aquí y allá le da un arranque metabólico.

Como ventaja adicional, cada minuto en que usted tonifica sus músculos acondiciona su cuerpo y cerebro para lidiar mejor con el estrés. Se disparan procesos bioquímicos, como la producción de catecolaminas, que son potentes neurotransmisores que elevan la energía y la capacidad de respuesta ante situaciones estresantes. A través de la tonificación de músculos, las catecolaminas ayudan a que el cuerpo se vuelva más resistente y aguantador ante el estrés.[31] (Si desea consultar ejercicios para tonificar los músculos que puede hacer en este mismo momento, vea "Técnicas para tonificarse dondequiera" en la página 139).

3. **Agarre un poco de agua y una merienda vigorizante.** Cada receso esencial debe incluir alimentos tanto líquidos como sólidos. Como mencioné anteriormente, la deshidratación leve pero persistente puede minar su energía y obstaculizar su capacidad para quemar grasa. Usted puede evitar esto sencillamente al tener agua u otra bebida sin calorías o muy baja en calorías a la mano y lista para tomar.

También mantenga una merienda (refrigerio, tentiempié) a la mano. Muchos estadounidenses han dejado de comer meriendas para ayudarse a controlar su peso. No funciona. Cuando usted pasa 4 ó 5 horas sin comer, baja su nivel de azúcar en sangre, lo cual en realidad estimula su apetito. Hasta que coma algo, es posible que necesite una fuerte dosis de fuerza de voluntad sólo para levantarse de su silla, y ni hablar de realizar alguna actividad física más intensa. Un nivel bajo de azúcar en sangre contribuye a la fatiga y la tensión.[32] Si su metastato fuera un medidor, usted vería como baja y baja y baja la aguja.

Por otra parte, comer entre comidas en realidad acelera el metabolismo a través de un proceso que los científicos llaman el efecto térmico de los alimentos. (*Térmico* es un término que se usa para describir cosas que producen calor, elevan la energía y queman calorías). También impide los picos pronunciados en el nivel de azúcar en sangre que pueden ocasionar que una persona coma en exceso.[33]

Los estudios de investigación publicados en la *New England Journal of Medicine*[34] (Revista de Medicina de Nueva Inglaterra) y en la *American Journal of Clinical Nutrition*[35] (Revista Norteamericana de Nutrición Clínica) confirman los beneficios de dividir su consumo de alimentos de modo que coma menos en una sola sentada pero que coma con más frecuencia. La combinación de comidas moderadas en cantidad y meriendas entre comidas ayuda a sostener el metabolismo, ayudándolo a sentirse vigorizado y alerta (y también a quemar grasa).[36]

A medida que vaya avanzando el día, va siendo cada vez más importante lo que come porque la actividad metabólica empieza a declinar gradualmente. Para cuando llega la media tarde o cuando ya va entrando la noche, el cerebro tiene una fuerte tendencia a crear antojos por alimentos grasosos y azucarados para compensar la caída en los niveles de energía.[37] Este es el momento en que una buena planeación puede marcar todo un mundo de diferencia. Tenga siempre consigo una selección de meriendas bajas en grasa y que contengan proteínas magras y carbohidratos complejos para sus recesos esenciales. Algunas sugerencias: una manzana y un pequeño puñado de frutos secos; yogur natural bajo en grasa con un puñado de arándanos secos o galletas integrales y una ración pequeña de atún. (Para más sugerencias, vea la página 244).

Quizá también sería buena idea que considerara llevar una barra proteínica en su cartera (bolsa), portafolios (maletín) o mochila. Sólo tenga cuidado al elegir el tipo de barra. Lea la información nutricional que aparece en la etiqueta para asegurarse que no sea una barra de confitura alta en carbohidratos disfrazada de barra proteínica. Debe contener una cantidad baja a moderada de carbohidratos, y no debe contener azúcar, fructosa ni sirope de maíz alta en fructosa.

4. Busque la inspiración. Durante un viaje a Irlanda, salí a caminar una noche y un hombre mayor de edad me detuvo para saludarme. Él me preguntó si había encontrado mi "pedacito de inspiración" aquí y allá a lo largo del día. "No puede esperarse a que le llegue toda de una sola vez", señaló, con ese brillo en los ojos que sólo da toda una vida de sabiduría.

Desde entonces, a menudo he reflexionado en sus palabras. Él tenía razón: regularmente necesitamos una pizca de inspiración, un pensamiento o sentimiento que nos levante y nos impulse a ser lo mejor que podemos ser. Como ya han ido descubriendo los neurocientíficos, la mente y el corazón son generadores maravillosos de energía humana.

Por lo tanto, termine cada receso esencial tomándose unos cuantos momentos para saborear uno de sus sueños. Échele un vistazo a su futuro. Recuerde a alguien que haya tenido una gran influencia en su formación. Recuerde una nota o comentario de otra persona que lo haya hecho sentirse apoyado. O deténgase a mirar una de sus fotos favoritas de sus seres queridos, para quienes puede contar más su nivel sostenido de energía.

EL PROBLEMA DE LOS "PUNTOS PROVOCADORES"

Contrario a la sabiduría convencional, la tensión está presente no en músculos enteros sino en partes de estos. Si no se atienden, los llamados "puntos provocadores" se alimentan uno del otro. Un poco de tensión rápidamente se convierte en mucha. Al poco rato, los procesos que normalmente activarían la producción de energía y la quema de grasa se desvían para atender la tensión y la mala circulación correspondiente en las áreas afectadas del cuerpo.

Muchas personas se quejan de rigidez y dolores a medida que van envejeciendo. Lo más probable es que estos síntomas no tengan nada que ver con el envejecimiento. En vez, probablemente son el resultado de tensión crónica no aliviada en los puntos provocadores. Según los expertos, prácticamente cualquiera de los cientos de músculos de su cuerpo puede desarrollar puntos provocadores.

ELEMENTO ENCENDEDOR

Cómo encontrar los puntos provocadores

Antes de comenzar la terapia de presión, necesita encontrar sus puntos provocadores. Cuando vaya a hacer esto, sus músculos deberían estar calientes y relajados. De otro modo, le será difícil distinguir entre los músculos que están tensos —que son aquellos donde generalmente se encuentran los puntos provocadores— y los músculos holgados adyacentes.

Recuerde que los puntos provocadores pueden afectar cualquiera de los principales grupos de músculos, incluyendo el grupo de músculos de la parte trasera de la cabeza, cuello y mandíbula; el de los hombros, brazos, manos y espalda superior y el de la baja espalda, caderas, trasero, piernas, tobillos y pies. Si siente tensión o incomodidad en cualquiera de estas áreas, tómese unos cuantos momentos para ver si tiene puntos provocadores. Es sencillo hacerlo. Primero encuentre cualquier banda o cuerda tensa de fibras musculares. Luego presione o apriete el músculo con una fuerza ligera a moderada hasta que encuentre el punto donde sienta la máxima sensibilidad con la mínima presión. Ese es el punto provocador.

En casi todas las áreas del cuerpo, usted puede presionar el músculo contra el hueso subyacente usando las yemas de los dedos o el pulgar. Para encontrar puntos en su espalda, tal vez tenga que solicitar la ayuda de otra persona, o bien, puede usar una pelota de tenis para hacerse un diagnóstico rápido. Para hacer esto, siéntese en una silla firme con un buen respaldo, ponga la pelota detrás de su espalda y luego muévase y presione su cuerpo contra la pelota.

Con la práctica, usted se empezará a dar cuenta cuando esté haciendo cosas para agravar los puntos provocadores, por ejemplo, cuando sus músculos se estén tensando por una mala postura o por estar sentado en una posición incómoda. Así podrá tomar medidas de inmediato para relajar el área afectada ajustando su postura y soltando los músculos tensos. Si es necesario, aplique presión simple y directa sobre los puntos provocadores. Si tiene un dolor repentino, severo o persistente, consulte a un médico de inmediato.

Los investigadores han identificado dos tipos de puntos provocadores: activos y latentes. Los activos pueden causar un dolor debilitante, a veces incapacitante. Los puntos latentes causan rigidez y restringen el movimiento, pero en general no duelen salvo cuando se les aplica presión.

En algunos casos, los síntomas de un punto provocador ocurren en otra parte distinta al lugar donde se encuentra el punto en sí. Por ejemplo, un punto provocador en los músculos de los hombros puede contribuir a generar un dolor de cabeza o rigidez en el cuello. Este fenómeno se conoce como dolor referido.

"Los puntos provocadores son extremadamente comunes y se convierten en un factor que genera angustia en casi todas las personas, en alguno u otro momento de su vida", escriben la Dra. Janet G. Travell y el Dr. David G. Simons, coautores de *Myofascial Pain and Dysfunction: The Trigger Point Manual* (Dolor y disfunción miofascial: el manual de los puntos provocadores).[38] (*Mio*- significa músculo; -*fascial* se refiere al tejido protector que envuelve a los músculos). En un estudio de investigación se encontraron puntos provocadores latentes en los músculos de los hombros en el 54 por ciento de las mujeres y el 45 por ciento de los hombres.[39] Otro equipo de investigadores determinó que las personas entre los 31 y 50 años de edad tienen el mayor número de puntos provocadores.[40]

"Personas de ambos sexos y de cualquier edad pueden desarrollar puntos provocadores —señalan los autores—. En nuestra opinión, la probabilidad de desarrollar puntos provocadores activos que producen dolor aumenta con la edad hacia los años más activos de la edad madura. A medida que la actividad se vaya tornando menos intensa en años posteriores, las personas tienden a presentar principalmente la rigidez y el movimiento restringido que causan los puntos provocadores latentes".[41]

¿Cuál es la causa de los puntos provocadores? Sin duda las lesiones son una de las causas. Todos estamos familiarizados con los chichones, moretones (cardenales) y las distintas versiones de estos que pueden causar una incomodidad duradera. Pero los investigadores también han identificado otras causas más sutiles. Estas incluyen la mala postura, músculos crónicamente tensos, la fatiga ocasionada por el exceso de trabajo, las dificultades emocionales y la falta de sueño.

La irritabilidad de los puntos provocadores varía hora por hora y día por día. Pero una vez que se forman, tienden a quedarse ahí a menos que uno tome pasos para tratarlos y liberarlos. Esto se debe al hecho que, a diferencia de la mayoría de los demás tejidos del cuerpo que sanan, el tejido muscular se *adapta* al dolor. Es decir, uno aprende a proteger sus músculos limitando su movimiento.

Además de causar dolor y rigidez, los puntos provocadores pueden restringir la circulación y debilitar los músculos afectados. Esto puede dar por resultado mareos y pérdida de la coordinación.

Presione los puntos

Según dicen los investigadores, muchos o incluso la mayoría de los problemas causados por los puntos provocadores responden a la terapia. El problema está en que pocos profesionales de la salud han recibido el entrenamiento apropiado como para detectar los puntos provocadores, mucho menos tratarlos. El costo total de esta omisión "es elevadísimo —dice un equipo de investigadores médicos—. Cuando los pacientes equivocadamente creen que deben 'vivir con' el dolor de un punto provocador porque creen que se debe a artritis o un nervio comprimido que no se puede reparar con cirugía, entonces restringen su actividad para evitar el dolor. Dichos pacientes deben aprender que el dolor viene de los músculos, no de un daño neuronal ni de cambios artríticos permanentes en los huesos. Más importante aún, deben saber que es una afección que sí responde al tratamiento".[42]

Por fortuna, en muchos casos uno puede aprender a localizar y a aliviar el dolor que causa un punto provocador por su propia cuenta, sin intervención médica alguna. Mi esposa Leslie y yo hemos usado diversos métodos para liberar puntos provocadores y fomentar una mejor postura y más energía. A lo largo de los años, hemos compartido estas técnicas con nuestros hijos. Los resultados han sido maravillosos.

Una técnica sencilla que no requiere de medicamentos para tratar el dolor y otros síntomas es una forma de digitopuntura. Aunque esta terapia se conoce por muchos nombres, yo la llamo terapia de presión directa (TPD). Sus principios se basan en investigaciones médicas y científicas.[43]

La técnica básica es bastante simple. Una vez que ha localizado un punto provocador, aplique presión que sea lo suficiente leve para crear sólo una incomodidad leve. Sólo use la almohadilla de la punta de su dedo índice, usando su dedo medio para aplicar más presión. Mantenga esta posición durante 6 a 10 segundos, luego suelte. Repita la técnica con otros puntos provocadores, según sea necesario.

Si no está seguro de la ubicación exacta de un punto provocador, puede ir aplicando presión en espiral para encontrarlo. Simplemente mueva su dedo dibujando un círculo pequeño, presionando puntos conforme avanza. Usted sabrá que ha llegado a un punto provocador cuando ese punto se sienta más sensible que el área que lo rodea y se vuelva aún más sensible cuando lo presione. Para tratarlo, aplique presión constante durante 6 a 10 segundos y luego suelte.

La mayoría de los puntos provocadores responden bien en 6 a 10 segundos. Para aquellos que no respondan, puede probar una versión modificada de la TPD que algunos profesionales llaman compresión directa.[44] Esta técnica consiste en incrementar gradualmente la presión directa sobre un punto provocador durante 30 a 60 segundos. Con la práctica y con una mayor consciencia de la ubicación de sus puntos provocadores y sus patrones de guardar tensión, usted podrá determinar con bastante facilidad cuáles son los puntos que responden a la TPD y cuáles requieren compresión directa.

Para mantener los resultados logrados con cualquiera de ambas técnicas, siga con unos cuantos ejercicios suaves de rango de movimiento dirigidos hacia el área afectada. Además, mantenga el área caliente después del tratamiento.[45]

En efecto, cosas pequeñas como los puntos provocadores ocultos pueden marcar una gran diferencia en su nivel de energía. Preste atención para descubrir qué es lo que activa los puntos provocadores en su cuerpo. Luego, siempre que note las primeras señales de tensión, atiéndalas en el momento. Asimismo, asegúrese de averiguar la causa. De otro modo, la tensión seguirá aumentando y cada vez le será más difícil encontrar la energía.

CAPÍTULO 13

■　■　■

Encendedor Nº10

Detenga la respuesta del estrés

A lo largo de miles de años de evolución, el cuerpo humano ha desarrollado un sistema exquisitamente sensible que le ayuda a lidiar con el estrés. Este sistema ha sido un elemento crucial para nuestra supervivencia como especie. El metastato desempeña un papel clave en este sistema, siempre listo para avivar el metabolismo con el fin de producir más energía y quemar grasa que el cuerpo puede requerir cuando se presentan situaciones estresantes.

El problema está en que la respuesta del estrés no fue diseñada para estar "encendida" todo el tiempo. No obstante, eso es exactamente lo que está ocurriendo en la vida moderna, conforme nos bombardean constantemente con toda una variedad de factores estresantes en el transcurso normal de nuestra rutina diaria. Estos factores provocan la liberación de sustancias químicas del cerebro y hormonas que inundan al cuerpo, poniendo en marcha toda una cascada de cambios bioquímicos que con el tiempo nos dejan exhaustos de cuerpo, mente y espíritu. Además de todo esto, estos factores también hacen que el metastato se vuelva más lento.

> *Diríjase al Diario:*
> **Cada vez que use un "Minuto Metastático" para apagar el estrés y restaurar la calma, anote su nivel de energía en la Gráfica Diaria de Energía.**

ELEMENTO ENCENDEDOR

Respire hondo para relajarse

Ahora mismo, respire lento, profundo y de manera uniforme. Sostenga la respiración un momento y luego exhale contando desde cinco hacia atrás al mismo tiempo. Imagine que toda la tensión excedente sale de su cuerpo con el aire.

Los investigadores reportan que incluso una sola respiración profunda puede aliviar el estrés y fomentar una sensación de calma y control.[1] Siempre que note algún indicio de estrés —como una frecuencia cardíaca acelerada o mayor tensión muscular— puede recobrar y mantener la relajación simplemente al cambiar la manera en que está respirando.

Aunque no podamos controlar las circunstancias que generan estrés, sí podemos controlar nuestra propia respuesta ante las mismas. Algunas personas consideran el estrés como un reto para crecer y desarrollarse. Para otras, el estrés se convierte en estrés negativo (es decir, el disgusto), aumentándoles la frecuencia cardíaca, la presión arterial, la tensión muscular, la fatiga, la ansiedad y la distracción mental. El cuerpo simplemente no puede funcionar bajo estas condiciones durante períodos prolongados. Para apagar esta respuesta, primero debemos aprender a reconocer el estrés y luego pararlo en seco, ya sea confrontándolo, dándole la vuelta o convirtiéndolo en algo positivo.

LA CONEXIÓN ENTRE EL ESTRÉS Y
LA GRASA CORPORAL

Cada vez que está en una situación estresante, sus glándulas suprarrenales liberan epinefrina y cortisol hacia el torrente sanguíneo. Estas llamadas hormonas del estrés lo preparan para enfrentarse a la situación, o bien, para escaparse de la misma. Los científicos se refieren a esto como la respuesta de luchar o huir.

Como parte de esta respuesta, el cuerpo utiliza sus reservas de grasa, liberando moléculas de grasa hacia el torrente sanguíneo, a través del cual viajan a los músculos, los cuales las pueden quemar para producir energía.[2] Pero dada la naturaleza de los factores estresantes modernos —fechas límites, embotellamientos, conflictos familiares— los músculos generalmente no necesitan ese combustible adicional. Somos más dados a agobiarnos o quedarnos refunfuñando que a salir corriendo cuando tenemos problemas. Por lo tanto, las moléculas de grasa se quedan flotando en el torrente sanguíneo sin un lugar adonde ir.

Al poco rato, el cerebro empieza a enviar señales para que las hormonas del estrés limpien esas moléculas de grasa y las hormonas se encargan de hacerlo, sólo que en vez de regresar a las células adiposas, la mayor parte de estas moléculas de grasa terminan almacenándose en un sólo lugar: el área abdominal.[3] Se sabe que la grasa abdominal excedente es un factor de riesgo para diversas afecciones, incluyendo enfermedades cardíacas, presión arterial alta y diabetes.[4]

Los estudios de investigación realizados en la Universidad Yale han mostrado que las mujeres con sobrepeso que tienen la mayor parte de su grasa en la región abdominal producen más cortisol que aquellas que no pertenecen a este grupo. "Hemos podido demostrar que el estrés no controlado en las ratas no sólo provoca un aumento en la cantidad de cortisol que producen sino que también parece favorecer la redistribución de grasa hacia la región abdominal", confirma Marielle Rebuffe-Scrive, PhD, del departamento de sicología de Yale.[5]

En otro estudio de investigación, unos investigadores de la Universidad Wake Forest determinaron que los monos (changos, micos) machos estresados tenían más grasa intraabdominal que sus homólogos no estresados.[6] Esto también resultó cierto independientemente de que los monos fueran activos o sedentarios. Al revisar sus hallazgos, el equipo de investigación concluyó que la excitación crónica inducida por el estrés es un factor determinante para la distribución de la grasa abdominal.[7]

En efecto, entre mayor sea el estrés al que usted esté sometido durante el transcurso del día, mayor será la probabilidad de que aumente de peso en lugar de perderlo. Además, los estudios de investigación muestran que el estrés alimenta los hábitos que contribuyen al sobrepeso y la obesidad,[8] como las malas elecciones de alimentos (especialmente alimentos grasosos y azucarados, que se le antojan más cuando está bajo estrés[9]), el hábito de comer en exceso y saltarse sus sesiones de ejercicio. Simplemente no estará tan atento a las señales que normalmente lo llevarían a seguir una alimentación sana. Según algunos estudios, el estrés puede disparar la respuesta de inanición, que es un mecanismo de protección que inhibe al metastato y hace que se produzca[10] y se almacene más grasa.[11]

Por el contrario, entre menos se aferre al estrés, mayor podrá ser su poder metabólico.[12] Esto se debe a que las personas que están ansiosas o enojadas metabolizan la grasa con mayor lentitud que otras. "Quedarse enojado y no hacer nada al respecto simplemente no funciona",[13] señala la sicóloga Catherine Stoney, PhD, de la Universidad Brown. Si puede encontrar maneras de sobreponerse al estrés y a las emociones negativas, su metastato se autocorregirá.

DETÉNGALO Y DESACTÍVELO

Entonces, para que su metastato se mantenga funcionando de manera óptima, usted necesita lidiar con el estrés. Le parecerá todo un reto pero a fin de cuentas, se dará cuenta que es más fácil de lo que piensa. La clave está en convertirse en un detective del estrés, es decir, desarrollar las habilidades que necesita tanto para detectarlo como para desactivarlo. En cuanto domine nuestras "técnicas terminatensiones", estas se convertirán en catalizadores que le ayudarán a quemar grasa y producir energía de manera óptima, incluso bajo las circunstancias más estresantes.

La gran ventaja de las "técnicas terminatensiones" que le damos en este capítulo es su absoluta simplicidad. Las puede emplear prácticamente en cualquier lugar y cualquier momento en que las necesite. Aunque requieren muy poco tiempo y esfuerzo, realmente producen resultados asombrosos. Y eso es crucial, según los expertos en manejo del estrés Ronald G. Nathan, PhD, Thomas E. Staats, PhD, y Paul J. Rosch, MD. "La respuesta del estrés empieza en segundos —advierten—. Demasiados minutos estresantes pueden acabar por sumar un día totalmente agotador. Es importante aliviar instantáneamente el estrés porque así puede evitar que el estrés "bueno" y el estrés "malo" o disgusto se acumulen y acaben por dejarlo absolutamente agobiado".[14]

Actívese para ahuyentar el estrés

Unos estudios de investigación realizados en la Facultad de Medicina de la Universidad de Pensilvania muestran que la actividad física tiene un efecto directo en su capacidad de lidiar con el estrés cotidiano.[15] Cuando está activo, es menos probable que se altere emocionalmente en situaciones estresantes. Como ventaja adicional, usted rebota con mayor rapidez, gracias a que su metastato se asienta en un patrón de subidas y bajadas moderadas en lugar de presentar picos y caídas drásticos.

Otro estudio de investigación confirma que hacer ejercicio con regularidad disminuye el estrés y mejora el estado de ánimo.[16] En un estudio de investigación realizado en la Universidad Stanford, unos investigadores llevaron un registro de los efectos sicológicos de la actividad física en adultos de 50 a 65 años de edad.[17] Independientemente de su actividad o entorno (en casa o en un grupo conducido por un instructor de acondicionamiento físico), todas las personas que hicieron ejercicio mostraron una reducción en sus niveles de estrés y ansiedad, mientras que las que realizaban sesiones de ejercicio fueron las que reportaron la mejoría más notoria.

La actividad física puede brindar otros beneficios a largo plazo en lo que se refiere al manejo del estrés. En unos estudios de investigación

---

ELEMENTO ENCENDEDOR

Anote los causantes del estrés

Durante más o menos toda la próxima semana, anote todos los factores estresantes que se le vayan presentando. ¿Qué tipo de situaciones lo irritan o molestan constantemente? ¿Cuáles personas hacen lo mismo? Elija un factor estresante y préstele atención. ¿Con cuánta frecuencia se presenta? ¿Cómo lo hace sentir?

También tome note de cualquier técnica que le ayude a superar esos factores estresantes. Preste atención a lo que sí funciona y a lo que no. De este modo, podrá ir dándole forma a su propio arsenal de bloqueadores instantáneos del estrés.

realizados en la Universidad de Nebraska, el sicólogo de la salud Richard Dienstbier, PhD, encontró que hacer ejercicio con regularidad ayuda a generar cambios en el "sistema de excitación" pituitario-adrenal-cortical, mejorando la capacidad de lidiar con situaciones estresantes.[18]

Incluso los brotes breves de ejercicio cardiovascular o para tonificar los músculos —uno o dos minutos a la vez a lo largo del día— entrenan a su cuerpo para que libere menos cortisol cuando está bajo estrés. De tal modo, en lugar de almacenar grasa, usted la sigue quemando. De esta forma, la actividad física sirve para "vacunarlo" contra los efectos nocivos a la salud del estrés.

Sólo tenga cuidado de no exagerar. Los estudios de investigación sugieren que si bien la actividad física moderada eleva el nivel de energía, las sesiones de ejercicio más intensas pueden aumentar la tensión en algunas personas. Sin embargo, ambas le levantan el ánimo y mejoran su apetito.[19]

Entonces, cuando sienta que se está empezando a estresar, salga a caminar alrededor de la cuadra. O si tiene acceso a máquinas para hacer ejercicio, móntese durante unos cuantos minutos sobre una estera mecánica, una máquina escaladora o una bicicleta estacionaria. Todo esto ayudará a sacar grasa del torrente sanguíneo antes de que sea almacenada. Además, su metabolismo permanecerá a un nivel en el que produce un suministro constante de energía tranquila, en lugar de una sobreabundancia de energía tensa.

Aprenda a desprenderse de los demás

Mucho del estrés que padecemos no es nuestro. En vez, proviene de las personas que nos rodean, de su tensión, sus preocupaciones, su enojo. Y se nos pega como chicle. Por desgracia, es posible que usted no lo reconozca por lo que es o que no sepa ni de dónde proviene. Sólo lo siente.

Una de las reglas cardinales del manejo del estrés es esta: entienda y acepte que usted no es responsable de "arreglar" la vida de todos los demás. ¡De cualquier modo no podrá! Incluso los niños necesitan ir aprendiendo a resolver sus propios problemas, aunque es cierto que necesitan la guía de sus padres. Asimismo, los adultos deben estar dispuestos a manejar sus propios problemas y presiones en lugar de pasarles su carga a otros.[20]

Para soportar los efectos del estrés "compartido", usted necesita cultivar su paz interna. Con esto quiero decir que necesita crear un santuario en su interior, un lugar que sea tan sereno y placentero que poco o nada pueda afectarlo cuando está ahí. Con la práctica, usted puede resguardarse en este santuario —aunque no físicamente, puede hacerlo mentalmente— cada vez que sea necesario.

El primer paso es entrenarse en reconocer cuando alguien está a punto de descargar su propio estrés en usted. Por ejemplo, usted necesita sacar sus antenas cuando una persona le diga algo similar a esto: "No te quiero alterar, pero . . . " o "Probablemente no te agrade escuchar esto, pero. . . "

Luego, necesita hacerse estas dos preguntas.

1. ¿Con cuánta rapidez puedo desprenderme? La meta aquí es encontrar una manera de disolver instantáneamente el estrés que trate de ocupar su mente o su corazón. Entre mayor sea la rapidez con la que se desprenda, mayor será la eficacia con la que podrá interrumpir el proceso antes de que adquiera su propia inercia y usted se tense por completo. Recuerde, el estrés engorda y fatiga. Acelera drásticamente su metabolismo, lo que da por resultado una sacudida poco saludable para su metastato. Si usted llega a dominar su capacidad de dar medio paso hacia atrás cuando está en una situación tal, podrá evaluarla en lugar de hacerla suya de inmediato.

2. ¿Qué tan calmado puedo estar? Para ayudarse a encontrar la respuesta a esta pregunta, su tarea es crear instantáneamente una sensación de relajación profunda. Siga respirando profundamente y vaya liberando cada gramo de tensión muscular innecesaria. Concéntrese en permanecer calmado pero alerta. Si es necesario, retírese físicamente de la situación estresante. Al desprenderse física y mentalmente, podrá impedir la liberación de hormonas del estrés.

El valor del humor

Existen pruebas científicas contundentes que sugieren que las personas que ríen con facilidad —especialmente de ellas mismas— son más energéticas y más capaces de salir bien de las situaciones estresantes que aquellas a las que les cuesta trabajo reír.[21] También presentan una menor probabilidad de comer en exceso por estrés y de evitar hacer ejercicio.[22]

En realidad, el buen humor tiene muy poco que ver con contar chistes. En vez, tiene que ver con percibir los detalles absurdos de la vida cotidiana y con ser capaz de encontrarle el lado divertido a las cosas pequeñas. Desde los inconvenientes hasta los conflictos emocionales y las épocas difíciles, siempre nos veremos beneficiados de tomar las cosas más a la ligera incluso cuando estamos bajo circunstancias graves.

Para aprovechar al máximo los beneficios del buen humor, la mayoría de nosotros podríamos reírnos más fuerte y con más frecuencia de lo que normalmente lo hacemos. Los pensamientos humorísticos y, en particular, la risa alegre, obran maravillas, inicialmente al excitar y distraer la mente, luego al relajarnos y crear la percepción de control en nuestra vida.[23] Aquí le damos varias ideas para alivianarse.

Encuentre razones para reírse en lo cotidiano. La risa más saludable ocurre de manera natural como respuesta a eventos ordinarios. Trate de encontrar detalles absurdos en lo que está pasando a su alrededor y compártalos con otros. Invente historias centradas en las cosas más chistosas que vea o escuche para darle vida a una conversación con su cónyuge o algún familiar al final del día.

Comience su propia biblioteca humorística. ¿Qué es lo que lo hace reír? Ya sean caricaturas (muñequitos), comedias en televisión, enciclopedias de chistes o cartas de un viejo amigo, trate siempre de ampliar su colección. Deje un lugar en su repisa para guardar libros que lo diviertan. Haga una colección de cassettes y discos compactos que pueda escuchar mientras va al trabajo en la mañana. Preste atención a cualquier tipo de humor inofensivo que le haga reír y hágase el propósito de rodearse cada vez más de él.

Cuando todo lo demás falle, pregúntese: "¿Vale la pena morir por esto?" Dado que hace que su metastato funcione más lento, una respuesta al estrés fuera de control no sólo afecta su figura, sino también su salud en general. Durante años, los investigadores han sabido que el enojo y la hostilidad mal manejados pueden elevar el riesgo de padecer presión arterial alta y muerte cardíaca repentina, es decir, un ataque al corazón inesperado y mortal.[24] Algunos ahora han observado un vínculo posible entre el enojo o la desesperanza y ciertos tipos de cáncer.[25]

El Dr. Robert S. Eliot, autor de un libro sobre cómo controlar el estrés,[26] recomienda que en esas situaciones en las que nada parezca estar funcionando, se pregunte, "¿Vale la pena morir por esto?" La respuesta puede ayudarle a mirar la situación desde otra perspectiva y puede ayudarle a soltar la tensión y enojo innecesarios con más facilidad.

Pasos para la Paz Interior

Su habilidad para manejar los elementos estresantes de la vida cotidiana —retrasos, interrupciones, decepciones— es un factor importante que determina no sólo la eficacia con la que usted enfrenta retos importantes, sino también su resistencia física y sicológica en general.[27] Recuerde que si no alivia el estrés desde que está empezando, las hormonas del estrés pueden permanecer flotando en el torrente sanguíneo durante muchas horas después de que el elemento estresante ya ha desaparecido.[28] Con los cambios en los niveles de estas hormonas, las fluctuaciones en el metastato se vuelven más severas.

Cuando usted conserva la calma bajo situaciones estresantes, puede usar sus recursos internos con más inteligencia. Como resultado, usted se siente más en control de la situación. Una de mis técnicas favoritas para apagar la respuesta del estrés del cuerpo es una técnica que se llama "Pasos para la Paz Interior" (PPI) que yo mismo desarrollé hace más de una década. Debido a que esta técnica se lleva a cabo en completo estado de alerta y con los ojos abiertos, la puede emplear discretamente en un sinfín de circunstancias.

Al usar los PPI al inicio de una situación estresante, se crea una especie de brecha entre el estímulo y su respuesta. Usted puede agrandar esa brecha para identificar soluciones nuevas al reto que está enfrentando, concentrándose en lo que sí esta bajo su control en lugar de enfocarse en aquello sobre lo cual no tiene control alguno. Esto le permite pensar antes de actuar.

Aprender los PPI lleva algo de práctica, pero con el tiempo, podrá hacerlo de manera automática. Hay cinco PPI:

1. Siga respirando.

2. Cambie su mirada.

3. Ajuste su postura.

4. Reconozca la realidad.

5. Movilice lo mejor de sí mismo.

1. Siga respirando. Al momento en que nos encontramos con algo que nos estresa, la mayoría de nosotros dejamos de respirar durante varios segundos. Esto impide que el oxígeno llegue al cerebro, el cual es muy sensible a disminuciones incluso pequeñas en el nivel de oxígeno.[29] Este descenso lo lleva a sentir el estrés negativo (o disgusto) a medida que vaya sintiendo emociones más intensas como ansiedad, frustración, pánico o enojo.[30]

Hágase el propósito de seguir respirando profunda y uniformemente. No importa que esté inhalando o exhalando en el momento en que detecte la primera señal que indica la posible presencia de un factor estresante. Complete la inhalación o exhalación y luego continúe con su ciclo de respiración.

2. Cambie su mirada. Los músculos de su rostro no sólo muestran sus emociones, sino que también determinan su estado de ánimo. Por ejemplo, cualquier tensión que haya en sus cejas o quijada se difundirá por todo su cuerpo.

Al inicio de una situación estresante, suavice la intensidad de su mirada. Esto quiere decir que su mirada debe estar relajada pero al mismo tiempo despierta y consciente. Imagine la mirada de alguien que está escuchando música o disfrutando un momento de silencio rodeado de la naturaleza. Al mismo tiempo, mantenga una expresión facial neutra, o mejor aún, relaje su rostro hasta que le salga una sonrisa. Puede que esta no sea su reacción instintiva, pero es la reacción correcta. El simple cambio en su expresión externa puede marcar un mundo de diferencia en su respuesta interna ante una situación estresante.[31]

La tensión positiva en los músculos faciales hace que aumente el flujo de sangre hacia el cerebro. Estos músculos también transmiten impulsos nerviosos desde el rostro y los ojos hasta el sistema límbico, el cual gobierna sus reacciones inmediatas. Al suavizar la mirada y sonreír, aunque sea una sonrisa muy leve, la química de su cerebro cambia para apoyar emociones más positivas y acciones más constructivas.

3. Ajuste su postura. He aquí un pequeño experimento para usted. Párese de frente a un espejo de cuerpo completo y joróbese. Luego diga algo. ¿Su voz suena natural? ¿O suena débil o forzada? Lo más probable es que suene débil o forzada. Siempre que reacciona a una situación estresante encorvando la postura, usted empeora las sensaciones de pánico e impotencia.[32]

Ahora adopte una postura erguida y neutra. Empiece a hablar de nuevo. ¿Nota alguna diferencia?

El acto de destrabar la postura es una de las maneras más fáciles de sobreponerse a lo que se conoce como retracción somática, que es una respuesta común y debilitante ante el estrés. La retracción somática consiste en una posición ligeramente encorvada del cuerpo, junto con tensión o colapso del pecho; redondeo de hombros hacia adelante y tensión en el cuello, abdomen y espalda. El simple hecho de pensar en una situación estresante puede hacer que su cuerpo adopte esta postura.

Al cambiar la posición de su cuerpo y pararse erguido, usted envía señales a las áreas del cerebro que tienen una mayor probabilidad de reaccionar de manera rápida y positiva. Así, logra calmarse con más eficacia.

4. Reconozca la realidad. Algo que ocurre con demasiada frecuencia es que nos estancamos al quejarnos de todos los problemas que se nos presentan: "¡*Otro* problema más! ¿Por qué siempre me pasa esto?" Esta actitud de "autocompasión" puede avivar un incendio bioquímico que a fin de cuentas lo dejará sintiéndose como una víctima, abrumado por la ansiedad y la frustración.

Un momento aislado de estrés no debe alterar su día entero. Al seguir los PPI, usted puede romper este patrón.

Recuerde algunos de los errores que pueden suceder cuando se empieza a ahogar en un vaso de agua. Una de las maneras más fáciles de caer en un viejo patrón negativo es vinculando subconscientemente un problema nuevo con una situación estresante pasada. Si usted se encuentra diciendo "¡Otra vez no!", es posible que esté cediendo a un patrón viejo.

En este paso de los PPI, usted se toma un momento para detectar las diferencias que existen entre la situación actual y sus experiencias pasadas al identificar sus características únicas. Identifique cosas que la hagan diferente de cualquier otra situación con la que haya lidiado en el pasado.[33] Asimismo, si el comportamiento de alguna persona es el factor estresante, considere lo que es diferente ahora en comparación con las circunstancias pasadas. Haga una pausa breve y sienta empatía por la persona. ¿Acaba él o ella de salir de una reunión (junta) con su jefe? ¿Tuvo que manejar mucho tiempo para llegar a casa?

Al tratar de encontrar las características únicas y distintivas de cada situación, usted le da la vuelta a la tendencia innata y sumamente veloz que tiene el cerebro de magnificar las suposiciones negativas que hace acerca de personas y situaciones. Conforme separa el pasado del presente, puede considerar soluciones específicas al problema en cuestión.

5. Movilice lo mejor de sí mismo. En vez de prepararnos para estar a la defensiva cada vez que se nos presenta una situación estresante, una respuesta más saludable es aceptar que cada reto que se nos presenta es una oportunidad para crecer. Para llevar a cabo este paso, yo recomiendo repetir una afirmación: "Lo que está sucediendo es real y estoy haciendo uso de lo mejor que hay en mí en este momento" o "Estoy a punto de ser la persona que quiero ser; lo mejor que puedo ser".

Recuerde que los PPI son una secuencia natural de pasos que fluye libremente. Se liberan, no se fuerzan. Practique la secuencia a lo largo del día, usando diferentes señales de estrés e imágenes mentales cada vez más vívidas para acelerar la respuesta de los PPI.

Si se le dificultan mucho cualesquiera de los pasos, practíquelos uno a la vez hasta que pueda hacerlos con comodidad. Si empieza a llevar a cabo los pasos pero a la mitad del camino empieza a sentir que está perdiendo el control, retroceda en la secuencia y proceda con más lentitud. Recuerde que está entrenando su cuerpo y su cerebro para que activen los PPI al primer indicio de estrés o de tensión.

Tácticas para neutralizar el estrés en un dos por tres

Además de las técnicas anteriores, las siguientes sugerencias le serán muy útiles para apagar instantáneamente la respuesta del estrés de su cuerpo cada vez que lo necesite.

Respire profundo. La mayoría de nosotros presuponemos que obtenemos suficiente oxígeno. Y deberíamos hacerlo, ya que inhalamos y exhalamos alrededor de 20.000 veces al día. Pero la verdad es que la mayoría respiramos sólo lo suficiente para no desmayarnos. Los neurocientíficos han reportado que aunque nos estamos manteniendo vivos, no le estamos suministrando la cantidad óptima de oxígeno a nuestro cerebro.[34]

Parte del problema es que la capacidad pulmonar vital se reduce por alrededor de un 5 por ciento por cada década de vida. En gran medida, dicha disminución se atribuye a una pérdida de elasticidad del tejido pulmonar.[35] Usted puede compensar este cambio fisiológico, pero esto requiere una combinación de tres cosas: tener una técnica respiratoria

La respiración y la circulación

La sangre fluye constantemente a través de pequeños vasos capilares que están en sus pulmones. A medida que lo haga, se enriquece de oxígeno vital para su salud. Pero esto es lo más sorprendente: el flujo de sangre es mucho mayor en la parte inferior de los pulmones que en la parte superior de los mismos.[36] Por lo tanto, si usted acostumbra a hacer respiraciones cortas, lo más probable es que su sangre no esté bien oxigenada. Esto puede interferir con los procesos para quemar grasa y producir energía de su cuerpo.[37]

Al respirar profundamente desde el diafragma, usted lleva aire a las regiones media e inferior de los pulmones y así el oxígeno llega a las áreas donde hay más sangre. ¡Con razón es tan vigorizante! La respiración diafragmática tiene una enorme importancia no sólo para lidiar con el estrés sino también para mantenerse saludable.

apropiada, tener una buena postura y hacer ejercicio aeróbico con regularidad.

Usted puede cultivar la respiración profunda o diafragmática simplemente al estar más consciente de su respiración. Por ejemplo, siéntese o párese con buena postura, es decir, con la cabeza en alto, el cuello alargado, la barbilla ligeramente metida, los hombros anchos y sueltos y la espalda recta. Coloque sus manos alrededor de los lados de las costillas inferiores, con los pulgares hacia su espalda y las yemas de los dedos hacia su ombligo. Inhale lentamente por la nariz. Debe sentir cómo se mueven sus costillas hacia afuera conforme su abdomen se expande ligeramente hacia adelante y hacia abajo. Cuando esté terminando de inhalar, debe sentir que su pecho se expande cómodamente. Luego exhale lentamente por la boca, sintiendo una onda de relajación que inunda su abdomen, pecho, garganta y rostro.

Al tocar la parte externa de sus costillas inferiores, usted establece un círculo de retroalimentación táctil con su cerebro. Conforme va practicando este ejercicio, cada vez estará más consciente de cómo se siente cuando respira correctamente. Así, se volverá automático.

Concéntrese en este patrón de respiración siempre que sienta que el estrés lo esté invadiendo. Al respirar correctamente, aumenta la cantidad de oxígeno que hay en el torrente sanguíneo, lo cual puede contrarrestar la respuesta del estrés del cuerpo.[38] Esta es la manera en que puede recuperar una sensación de calma.

Utilice una "palabra de escape mental". Puede emplear palabras de escape mental para evocar instantáneamente una sensación de paz y tranquilidad. Elija una palabra o frase corta que le sea placentera. Podría ser un tipo de recordatorio mental, como "descansa" o "relájate". O podría inducir una imagen mental en particular, como "playa" o "mar".

¿Cómo se conecta una palabra con una respuesta automática de relajación? Es muy sencillo.

1. Siéntese en un lugar cómodo y respire lenta y profundamente.

2. Dése permiso de dejar ir todos los pensamientos de ansiedad por unos cuantos minutos.

3. Centre su atención en su respiración, concentrándose en el aire conforme va entrando y saliendo suavemente por su nariz hacia su pecho y de regreso.

4. Observe las sensaciones de su cuerpo, por ejemplo, cómo se siente el aire o la ropa sobre su piel, el peso de sus hombros y brazos, la textura y soporte de la superficie sobre la cual está sentado.

5. Imagínese vívidamente pensando, sintiendo, luciendo, sonando y desempeñándose de manera completamente relajada bajo alguna circunstancia pasada específica; puede ser una ocasión en la que realmente se haya sentido satisfecho consigo mismo y con la vida.

6. Cuando la imagen sea lo más clara posible, piense en una palabra que se relacione con la imagen. Esta se convertirá entonces en su "palabra de escape mental".

A medida que vaya practicando esta técnica, puede ir refinando aún más su imagen mental. ¿Está al aire libre o bajo techo? ¿El clima es cálido o frío, soleado o lluvioso? ¿Qué ve a su alrededor? ¿Qué sonidos escucha? ¿Puede oler o saborear algo? ¿De qué maneras específicas se siente conectado con la naturaleza y el mundo que lo rodea? Las sensaciones se irán haciendo más fuertes conforme va detectando y reconociendo cada aspecto de la imagen.[39]

Siempre que se le presente una situación estresante, puede pensar —o incluso decir en voz alta— su "palabra de escape mental". En un instante, experimentará una sensación profunda de relajación y control. También puede usar su "palabra de escape mental" cuando prevea una respuesta de estrés. Por ejemplo, antes de descolgar el teléfono para contestar una llamada importante, puede pensar o decir su palabra. Usted sentirá cómo se va calmando y se va sintiendo más seguro de sí mismo. Estas sensaciones también se manifestarán en su voz.

Desvíe su atención. Según Frank Ghinassi, PhD, instructor de Siquiatría de la Facultad de Medicina de Harvard, "Cambiar sus pensamientos le puede dar un control inmediato sobre la manera en que responde al estrés".[40] Lo que pasa por su mente durante los momentos iniciales de una situación estresante determina en gran medida el resultado final.

Si usted recordara las veces en que se ha sentido tenso o ansioso, probablemente podría reconocer cómo podría haber elegido una respuesta más eficaz si hubiera conservado la calma desde el principio. Hubiera podido pensar con más claridad, lo cual hubiera podido ayudarle a elegir un curso de acción distinto.

Aprender a evocar un estado tranquilo y de alerta al inicio de una situación estresante es un factor clave para el alivio rápido del estrés. No se dejará arrebatar por pensamientos y sentimientos impulsivos que pueden afectar su respuesta. En vez, podrá enfocarse en lo que sí puede controlar en vez de concentrarse en lo que está fuera de su control.

Apague la tele. En un estudio de investigación que duró 13 años, en el que participaron más de 1.200 personas y que se realizó con el apoyo de los Institutos Nacionales de Salud Mental, se concluyó que ver la televisión durante períodos prolongados —más de dos horas a la vez— generalmente hace que empeore el humor.[41] Y el mal humor afecta su capacidad de lidiar con el estrés. De hecho, encender la televisión para escaparse de una situación estresante puede ser contraproducente, dado que el estrés se intensifica en lugar de disminuirse.

Otro estudio de investigación sugiere que el hábito de ver la televisión también podría afectar su metabolismo. Cuando unos investigadores de la Universidad Estatal de Memphis vigilaron a niñas jóvenes que estaban mirando una comedia por televisión, encontraron que su ritmo metabólico disminuyó hasta en un 16 por ciento por debajo de

Más tácticas para mantenerlo a raya

Siempre que tenga uno o dos minutos de sobra, aproveche estas medidas para combatir el estrés.

- Estire los hombros y suelte el cuello y la mandíbula.

- Quítese los zapatos y ponga los pies en alto.

- Beba algún té helado o caliente, concentrándose en su sabor.

- Cierre los ojos y visualice vívidamente una de sus mayores bendiciones en la vida.

- Recuerde el momento más romántico de su vida.

- Haga una lista de siete cosas que haya gozado especialmente durante la última semana o mes. (Guarde la lista).

- Disfrute la naturaleza de cerca: una flor que está floreciendo, un árbol que se mueve con el viento, los rayos del Sol sobre su rostro.

su nivel normal.[42] En otras palabras, ellas quemaron menos calorías de las que quemarían si sólo se hubieran quedado sentadas.

Aunque aún no se sabe si la televisión tiene el mismo impacto en el metabolismo de una persona adulta, parece que lo más saludable es que limite el tiempo que pasa frente al televisor. Y cuando sí vea la televisión, trate de permanecer activo, incluso aunque sólo esté tejiendo o doblando ropa recién lavada.

Llame a alguien. Tomarse unos cuantos momentos para llamarle a un amigo o familiar es suficiente para retirarse de una situación estresante. Por supuesto, escuchar la voz de una persona amigable que lo apoye puede ser increíblemente tranquilizante también.

"Si vemos los factores que predicen una pérdida de peso exitosa y permanente, encontramos que el apoyo social aparece entre los primeros lugares de la lista —dice John Foreyt, PhD, coautor de *Living without Dieting* (Vivir sin hacer dietas) y director de la Clínica de Investigación en Nutrición de la Universidad de Medicina Baylor—. Yo incluso me atrevería a decir que es un factor absolutamente crucial".[43]

Hable solo, pero de manera positiva. El diálogo mental que se conoce como diálogo interno es algo que está presente, prácticamente de forma ininterrumpida, durante todo el día y todos los días de nuestra vida. Por desgracia, en este diálogo tendemos a hacer énfasis en los mensajes negativos más que en los positivos. Y esas molestas vocecitas de la mente subconsciente tienen un poder considerable para hacer daño, especialmente cuando lo dejan atrapado en viejos hábitos y conductas nocivas.[44]

Cuando su diálogo interno parezca estar fuera de control, dése un momento para detener la reproducción de mensajes negativos. Sintonícese en una estación más positiva, ya sea afirmando sus cualidades o reconociendo sus logros. Es mucho más fácil manejar el estrés con la actitud mental correcta. ¡Usted necesita estar de su lado!

CAPÍTULO 14

■ ■ ■

Encendedor Nº 11
De noche, suba el metastato

Según el reloj interno del cuerpo —ese que se ha ido autoajustando en el transcurso de la existencia humana— el metabolismo tiende a hacerse más lento a partir de las últimas horas de la tarde y hacia la noche. Este es precisamente el momento del día en el que el estrés nos pega especialmente duro en la forma de trabajos por entregar al final del día, embotellamientos (tranques, tapones) en las horas pico de tráfico, mandados que hay que hacer y toda una serie de presiones adicionales. También es cuando la mayoría de nosotros nos sentamos a comer la comida más abundante del día. Para entonces, ya estamos demasiado agotados para hacer algo más que comer. Preferiríamos por mucho sentarnos en nuestra silla o sofá favorito para relajarnos y descansar hasta que sea la hora de irnos a la cama.

Diríjase al Diario:
Anote las comidas, meriendas (refrigerios, tentempiés), consumo de líquidos y actividades de la noche.

En otras palabras, la rutina diaria típica empieza a hacerse más apacible justo en el momento en que los procesos para producir y almacenar grasa del cuerpo llegan a su máximo nivel. Al cabo de unas cuantas horas, podemos deshacer todo lo que hemos hecho para echarle leña al fuego de nuestro metastato a lo largo del día.

Pero yo estoy convencido de que existe una mejor manera de hacer las cosas.

Al igual que nuestro patrón metabólico entra al período de transición de las últimas horas de la tarde, también nosotros debemos reducir la intensidad de nuestro día de trabajo. La manera en que abordemos esta transición determinará cuánta energía tendremos —para nosotros y para nuestras familias— a lo largo de las horas de la noche.

Con unos cuantos minutos de actividad a intervalos regulares para mantener su metastato andando, usted aumenta su capacidad de mantener un nivel constante de energía durante el período que va de la mitad al final de la tarde. Usted es capaz de navegar por lo que los cronobiólogos llaman el punto de quiebre, que es el período crítico entre las 3:30 ó 4:00 P.M. y las 6:00 ó 6:30 P.M. cuando aumentan drásticamente la tensión y el cansancio.[1] Sin embargo, una vez que sale del trabajo, la fuerza de la costumbre se hace cargo y puede arrastrar su metastato consigo. Puede que usted ya no sienta la necesidad de estar "encendido". No obstante, está frente a un gran número de elecciones cruciales que podrían afectar su metastato para bien o para mal. En este momento, incluso más que a horas más tempranas del día, necesita tomar medidas para subir su metastato y contrarrestar su tendencia innata a disminuir su potencia para producir energía y quemar grasa.

UNA RUTINA PARA RECOBRAR ENERGÍA

A lo largo de los años, he encontrado diversas maneras sencillas y prácticas que nos ayudan a cobrar nuevas fuerzas hacia finales del día. Quizá quiera incorporar estas estrategias en su rutina posterior al trabajo, para ayudar a que su metastato siga operando a un nivel constante, incluso mientras su reloj biológico le esté enviando mensajes para que vaya disminuyendo su potencia.

Desacelérese antes de irse a casa

Después de un largo día de trabajo —ya sea que trabaje en casa o que tenga que salir a trabajar— "irse a casa" requiere un cambio sicológico que usted mismo debe guiar con cuidado. Tiene sentido permitirse un breve "período de descompresión" antes de que sea la hora de salir.

ELEMENTO ENCENDEDOR

Alúmbrese al final del día

Mire a su alrededor ahora mismo. ¿Cuánta luz hay en el lugar donde se encuentra? ¿Puede ver el sol? En caso afirmativo, ¿cuánta luz del Sol está llegando al lugar donde está leyendo este libro? ¿Cuántas lámparas están encendidas? ¿Una o dos? ¿Qué tan brillantes son?

Unos investigadores de la Facultad de Medicina de Harvard descubrieron que una de las maneras más rápidas y sin duda más sencillas de mejorar su estado de alerta y vigor en general, es obtener más luz. Si bien esto es importante para todo el mundo, es crucial para quienes viven y trabajan en regiones climáticas del norte, donde hay tanta privación de luz durante los meses de invierno.

Mañana, cuando ya esté terminando su día de trabajo, encienda unas cuantas lámparas más o, si le es posible, sálgase uno o dos minutos para aprovechar la luz del Sol al final del día. Sea natural o artificial, la luz puede elevar su nivel de energía y estado de ánimo al final del día justo cuando se están preparando para empezar a caer.[2] Es una estrategia sencilla que puede ayudar a reestablecer su metastato para el resto de la noche.

Haga un plan para dedicar los últimos minutos de su día de trabajo a las tareas menos demandantes, como devolver ciertas llamadas telefónicas selectas —es decir, sólo aquellas que tengan la mayor probabilidad de no producirle estrés— u ordenar su área de trabajo. Al bajarle al ritmo, usted le envía señales a su cuerpo y mente que le permitirán seguir desacelerándose en su camino a casa.

Cuando ya esté listo para físicamente salir de su espacio de trabajo, usted puede reajustar su metastato con un simple ejercicio de visualización. Imagínese ya en casa, haciendo cualquier cosa que lo relaje y le dé placer en sus horas libres, ya sea sentarse a cenar, disfrutar la compañía de su familia, salir a caminar un rato u otra cosa. Esta liberación física y mental puede ser tan poderosa que en cuestión de unos instantes, usted puede sentir como su ritmo se va haciendo más lento para asemejarse cada vez al ritmo de su vida en casa.[3] Con esta preparación, se sentirá menos apresurado tanto cuando vaya en camino a casa como a su llegada.

En algún momento después de salir del trabajo y antes de llegar a casa, pase unos cuantos minutos mirando algo hermoso de la naturaleza, por ejemplo, una flor, unos árboles o las formas que dibujan las nubes en el cielo. Yo le recomiendo que haga esto incluso aunque trabaje en casa, para que pueda ayudarse a hacer la transición a estar "en casa". Según un estudio de investigación realizado en la Universidad de Michigan y dirigido por Rachel Kaplan, PhD, incluso la exposición breve a una escena de la naturaleza puede ser un antídoto potente contra la fatiga mental, mejorando su nivel de energía, estado de ánimo y salud en general,[4] y esto es justo lo que necesita para que su metastato se mantenga operando a su máxima potencia.

Descanse antes de descargar

Al igual que en mi familia, es posible que en su propia familia ya se haya creado la costumbre de pasar los primeros minutos después de llegar a casa contando lo que nos ocurrió durante el día. No nos damos cuenta que al llegar a descargar todos nuestros problemas en los demás, estamos creando el marco para tener discusiones causadas por el cansancio que sentimos al final del día.[5] Lo que está faltando es una breve zona de descanso para sacudirnos el estrés y la tensión y volvernos a enfocar en aprovechar al máximo la noche, en términos del metastato.[6]

Mi consejo: negocie con sus familiares para establecer un ritual diferente en el que cada persona exprese de manera cálida y afectuosa su alegría de ver otra vez a todos los demás. Limite su saludo inicial a una frase de aproximadamente 25 palabras o menos, como "¡Qué día tan ajetreado! Es maravilloso estar de regreso en casa" o "Fue un día pesado en el trabajo, ¡pero me da un gusto enorme verte!" Luego, sin que se ignoren, simplemente pospongan cualquier conversación acerca de los sucesos del día para más tarde. En vez, use el tiempo que tiene inmediatamente después que llega a casa para ducharse, cambiarse de ropa, hacer unos cuantos estiramientos o cualquier cosa que le dé un breve interludio relativamente tranquilo para que pueda mirar tanto su día de trabajo como su vida en casa desde la perspectiva correcta.

Si tiene niños pequeños en casa, quizás usted y su cónyuge deberían considerar contratar a una niñera durante más o menos una media hora

ELEMENTO ENCENDEDOR

Aproveche los "momentos musculares"

¿Por qué tantos de nosotros terminamos el día de trabajo encorvados y nos quedamos así el resto de la noche? No hay razón alguna. De hecho, me sorprende que no nos tomemos unos cuantos momentos para estirar nuestros músculos. Si lo hiciéramos, nos sentiríamos mucho mejor. Al estirar los músculos, también estiramos nuestra mente. Asimismo, erguir la postura puede levantarnos el ánimo.

Los movimientos físicos suaves como girar el cuello, encoger los hombros y dejarlos caer, hacer círculos con las muñecas, girar el torso y hacer sentadillas (cuclillas), mejoran el flujo de sangre por todo el cuerpo, aliviando la tensión. Haga una pausa y pregúntese: ¿Dónde siento tensión? Luego relaje estas áreas de manera uniforme y lenta, siguiendo un patrón circular o de adelante hacia atrás y de lado a lado.

También preste atención a su postura, asegurándose de extenderse hacia arriba en lugar de encorvarse hacia adelante. Esto realmente marca una enorme diferencia. Terminará su día de trabajo sintiéndose como si fuera la hora de comenzar de nuevo en lugar de sentirse como si estuviera a punto del colapso.

después de que llegan a casa. Así podrán dejar a un lado sus obligaciones familiares y salir a caminar, escuchar música o sentarse en el porche de su casa y beber una taza de té, disfrutando mutuamente de su compañía pero sin hablar y quejarse de los eventos del día. De esta forma, ambos pueden subirle una o dos "rayitas" a su metastato.

Cuente con las carcajadas

En los capítulos que hablan de otros Encendedores, hemos discutido el poder del buen humor para encender la chispa y subir el metastato. Una abundante dosis de buen humor es una excelente manera de ayudar a su cerebro a poner su atención en la noche que está por venir.[7] Es probable que le haya sucedido al menos una cosa chistosa en su trabajo que pueda contar. Si no, cuando llegue del trabajo, fíjese a ver si se presenta algún detalle gracioso, como la payasada de un mascota.

En un estudio de investigación de 50 matrimonios, el sentido del humor tenía un peso considerable en la felicidad del matrimonio, llegando a tener un peso de hasta un 70 por ciento entre todos los factores considerados, según los sicólogos que condujeron el estudio.[8] En este mismo sentido, los matrimonios felices tienen una mayor probabilidad de contar con las habilidades necesarias para crear y sostener una relación.

Tener sentido del humor no significa ser capaz de contar chistes como un comediante profesional. Es la capacidad de alivianarse cuando siente que trae cargando el mundo en sus hombros, e igualmente importante, ayudar a aquellos que lo rodean a hacer lo mismo.

Cómase una merienda antes de cenar

Si bien es cierto que necesita desacelerarse después del trabajo, tenga cuidado de no parar por completo. Mantenerse activo, aunque sea durante unos cuantos minutos a la vez, le da un arranque esencial de energía a su metastato. Además, le ayuda a prevenir la caída en su nivel de energía que generalmente ocurre a finales del día y que puede llevarlo a quedarse sentado y eventualmente, dormido. Otra cosa que le ayuda a lograr esto es comerse una merienda (refrigerio, tentempié) antes de cenar, de preferencia algo bajo en grasa pero rico en sabor.

Diversos estudios han mostrado que comerse una merienda con la composición nutricional correcta antes de cenar estimula la producción de catecolaminas.[9] Estos neurotransmisores (o mensajeros químicos) estimulan al cerebro para que se mantenga alerta y vigorizado durante hasta tres horas después de una comida.

Según el Dr. William Nagler, un siquiatra de la Facultad de Medicina de la Universidad de California en Los Ángeles, las pruebas indican que los niveles bajos de azúcar en la sangre y la simple tensión relacionada con el hambre pueden contribuir a las emociones negativas y a las discusiones a finales del día.[10] Una merienda antes de cenar le acallará el hambre y al mismo tiempo equilibrará su nivel de azúcar en sangre. Como ventaja adicional, será menos probable que coma en exceso durante la cena y por lo tanto, que almacene grasa.

Rompa su rutina vespertina

Si su meta fuera aumentar de peso lo más posible y de la manera más eficiente posible —y elevar su riesgo de sufrir un ataque al corazón en el proceso[11]— entonces tendría que hacer la comida más grande del día

ELEMENTO ENCENDEDOR

Opte por un alimento que arranque

Es muy importante que la merienda (refrigerio, tentempié) que se coma antes de cenar sea ligera y deliciosa. Evite los alimentos que aceleren los procesos de formación y almacenamiento de grasa de su cuerpo. En vez, elija alimentos que hagan exactamente lo contrario, calmando su apetito y arrancando su metabolismo para que queme grasa y produzca energía.

La mejor alternativa es un entremés bajo en grasa y rico en fibra y proteínas magras. Algunas buenas opciones son:

- Verduras frescas con requesón bajo en grasa o sin grasa o con *dip* de frijoles (habichuelas)
- Galletas integrales untadas con crema de cacahuate (maní) o de mantequilla de almendras orgánicas
- Un palito de queso *mozzarella* reducido en grasa con media manzana
- Un puñado de frutos secos
- Un pequeño licuado (batido) proteínico con fruta congelada y leche descremada o agua

Es interesante notar que las meriendas altas en grasa y carbohidratos que las personas suelen elegir también tienden a ser las que menos satisfacen. Por ejemplo, en lugar de la tradicional merienda de queso y galletas, le iría mejor si se tomara una taza de sopa. En estudios de investigación, se ha encontrado que la sopa disminuye el consumo de calorías durante la comida siguiente por un 25 por ciento adicional en comparación con el queso y las galletas.

en la noche y asegurarse de cargarla de grasas y de carbohidratos refinados. Como estrategia adicional, se tendría que quedar sentado comiendo golosinas altas en grasas y carbohidratos hasta que fuera la hora de irse a acostar.

Por supuesto, nadie se fija una meta como esta. Sin embargo, la mayoría de los estadounidenses van que vuelan a alcanzarla como consecuencia de sus hábitos alimenticios. Más allá de hacer que aumente la medida de su cintura, comer grandes cantidades de alimentos altos en grasa y en carbohidratos refinados a altas horas del día acaba con su energía y mina su estado de ánimo, dos cosas que pueden dificultar las relaciones familiares.

El problema está en que el cuerpo parece volverse más eficiente para almacenar grasa en la noche.[12] Como se mencionó antes, esto tiene que ver con el reloj interno del cuerpo, el cual desacelera el metabolismo a partir de la media tarde y antes de que comience la noche, tal y como la evolución lo diseñó. La buena noticia es que usted puede revertir esta desaceleración natural, retrasándola a una hora más cercana a aquella en la que normalmente se vaya a dormir. Como resultado, estabilizará su metastato para que siga quemando grasa en lugar de almacenarla. Además, físicamente se sentirá más vigorizado y mentalmente estará más alerta.

Para obtener estos beneficios, necesitará avivar un poco su rutina nocturna. Aquí le doy una estrategia de seis pasos que le ayudará.

1. Coma temprano.

2. Asegúrese de que su cena sea ligera pero sabrosa.

3. Tómese su tiempo con el tenedor.

4. Comience con una comida rica en proteínas.

5. Posponga el postre.

6. Inhiba la inercia.

Veamos cada paso, uno por uno.

1. Coma temprano. En pocas palabras, comer tarde engorda. De hecho, por cada hora más allá de las 6:00 ó 6:30 P.M., usted debe disminuir su ingesta calórica por 100 calorías simplemente porque su cuerpo no quema tantas calorías en la noche. Por lo tanto, aunque parezca mentira, una cena a las 9:00 P.M. en punto debe contener alrededor de 300 calorías menos que una cena a las 6:00 P.M. en punto y, por lo tanto, tendría que parecerse más a una merienda que a una cena.

Según algunos investigadores, una de las razones por las cuales los franceses presentan una incidencia mucho más baja de enfermedades cardíacas que los estadounidenses es que los franceses hacen la comida principal del día más temprano y esta comida va seguida de actividad física.[13] También se adhieren a la costumbre galesa de comer más frutas, verduras y cereales integrales ricos en fibra y menos carne. Pero la hora a la que hacen su comida principal es un factor crucial.

Al observar los patrones diarios de la cultura francesa, el Dr. R. Curtis Ellison, un científico de la Facultad de Medicina de la Universidad de Boston, encontró que la mayoría de las familias francesas consumen el 57 por ciento de su ingesta calórica diaria antes de las 2:00 P.M. Después, generalmente permanecen activos —usualmente realizando alguno u otro tipo de labor física— hasta que llega la noche. En comparación, nosotros los estadounidenses ingerimos sólo el 38 por ciento de nuestras calorías diarias antes de las 2:00 P.M. Y presentamos una probabilidad mucho mayor de pasar el resto del día realizando tareas sedentarias, como ver la televisión.

En un estudio de investigación realizado en la Universidad de Minnesota en el que todos los participantes siguieron una dieta de 2.000 calorías al día,[14] aquellos que consumieron la mayoría de las calorías a horas tempranas del día bajaron de peso —2 libras (1 kg) por semana en promedio— mientras que los que comieron más tarde aumentaron de peso. Además de activar los procesos de formación y almacenamiento de grasa del cuerpo, comer tarde puede hacer que los niveles de azúcar en sangre se mantengan elevados hasta el desayuno y el almuerzo del día siguiente.[15] Esto es cierto incluso aunque desayune. Los estudios de investigación muestran que es más probable que las personas que cenan tarde en la noche se salten el desayuno a la mañana siguiente.[16]

Para que su metastato obtenga el máximo beneficio, cene lo más temprano que pueda. Idealmente, debería ser antes de las 5:30 ó 6:00 P.M.; también puede cenar a las 6:30 ó 7:00 P.M. sin problemas, al menos ocasionalmente. Si usted regularmente come después de las 7:00 P.M., asegúrese de disminuir su consumo de calorías y de comer principalmente frutas y verduras frescas, cereales integrales y alimentos con proteínas magras (como pollo, por ejemplo).

En los fines de semana, trate de hacer la comida principal al mediodía. Si no le es posible, procure que su comida principal sea antes de las 5:30 ó 6:00 P.M.

2. Asegúrese de que su cena sea ligera pero sabrosa. Piense en la cena no como el festín de un escalador de montañas sino como otro elemento de una serie continua de señales vitales que le envía a su metastato. Los estudios de investigación muestran que si usted quiere quemar grasa excedente durante las horas de la noche, es posible que tenga que rediseñar sus cenas de modo que sean casi exactamente opuestas a lo que ya se ha acostumbrado. Específicamente, debe asegurar que la comida que haga en la noche no contenga más de 600 calorías cuando máximo, además

---

ELEMENTO ENCENDEDOR

Anote sus alimentos

Las encuestas muestran que la mayoría de nosotros sorprendentemente no tenemos consciencia de qué y cuánto comemos a partir de las 5:00 P.M. en adelante. Según Albert F. Smith, PhD, un sicólogo cognitivo que estudia la memoria en la Universidad Estatal de Nueva York en Binghamton, casi todas las personas tienen dificultades para acordarse de los alimentos que consumen.[17] Pero hay una solución, sugiere Kelly D. Brownell, PhD, codirector de la Clínica de Trastornos de la Alimentación y el Peso de la Universidad Yale.[18] "La primera y quizá la más importante estrategia es llevar un registro por escrito", dice.

Un estudio de investigación publicado en la *Journal of the American Dietetic Association* (Revista de la Asociación Dietética de los Estados Unidos) confirma el vínculo que existe entre llevar registros por escrito y el éxito en los esfuerzos por quemar grasa. Aquellos que documentaron su consumo de alimentos con la mayor precisión también fueron los que más peso perdieron en promedio.[19]

---

de asegurarse que esas calorías provengan de fuentes satisfacientes bajas en grasa y ricas en carbohidratos complejos y proteínas magras.

Si esto no le parece mucho, recuerde que también va a comer meriendas antes y después de la cena. Por lo tanto, es poco probable que muera de hambre. (Aprenderá más sobre esto en la Cuarta Parte del libro, donde se habla de los alimentos que encienden la chispa).

3. Tómese su tiempo con el tenedor. Las personas que tienen sobrepeso casi siempre comen demasiado aprisa, pasando por alto las señales de saciedad que les envía su cuerpo. Saborear cada bocado no sólo le ayuda a ahorrar calorías, sino que también le permite disfrutar más la comida. En muchas culturas hacen todo un evento de la hora de la comida, concentrándose en los alimentos y saboreando al máximo cada bocado. Al comer de esta manera, usted ayuda a equilibrar las hormonas de su cuerpo, dado que así ya no reaccionarán exageradamente al consumo masivo de alimentos en un tiempo relativamente corto. Este ritmo más lento para comer también permite que su cuerpo empiece a enviar señales de saciedad —esas que le indican que ya está "lleno"— con la ayuda de la hormona colecistoquinina.

4. Comience con una comida rica en proteínas. Piénselo: una de las razones principales por las cuales cenamos es para tener energía para disfrutar la noche. No obstante, los alimentos ricos en grasas y carbohidratos con los que generalmente empezamos la cena producen el efecto contrario. Desde los primeros bocados de una ensalada inundada en aceite, totopos (nachos, tostaditas) repletos de queso o pan de ajo untado con toneladas de mantequilla, la dosis completa de grasa dietética lo lleva a un período prolongado de fatiga física y mental.[20] Quizá lo percibamos como "relajación," pero en realidad, nuestro cuerpo se está preparando para un almacenamiento acelerado de grasa. Además, todas estas calorías adicionales que provienen de la grasa nos pueden dejar sintiéndonos demasiado cansados como para realizar actividad física alguna, incluyendo el sexo. (Según una encuesta reciente a nivel nacional, ¡casi la mitad de los encuestados que se quejaron de estar demasiado cansados para tener relaciones sexuales o de evitar el sexo porque "tenían un dolor de cabeza" eran hombres![21])

Quizá la estrategia más sencilla para lograr que la cena sea una experiencia más vigorizadora es evitar los entremeses altos en grasa y comenzar la cena con algún alimento rico en proteínas magras. A diferencia de la grasa o los carbohidratos, las proteínas magras le dan un verdadero arranque a su metastato. Algunas buenas opciones de alimentos ricos en proteínas magras incluyen los siguientes:

- Una pequeña ración de ensalada de frijoles (habichuelas) o lentejas

- Yogur natural bajo en grasa o sin grasa

- Requesón con varias rebanadas de fruta fresca

- Un pequeño vaso de leche descremada

También puede probar cenar una taza de sopa, ya que los estudios de investigación han demostrado que la sopa disminuye los antojos y el consumo total de calorías.[22] En un estudio de investigación realizado en la Universidad Johns Hopkins, la sopa obtuvo mejores resultados en comparación con otros alimentos en cuanto a su capacidad de satisfacer. La favorita: sopa de tomate (jitomate) preparada con leche descremada o leche con un 1 por ciento de grasa.

5. Posponga el postre. Claramente, uno de los obstáculos para lograr rediseñar su cena es evitar pasarse del límite de 600 calorías. Si excede

ELEMENTO ENCENDEDOR

Póngale picante

Cuando un grupo de investigadores japoneses les sirvieron sopa condimentada con chile picante a un grupo de voluntarios, encontraron que el chile disminuía tanto el apetito como el consumo de grasa. El chile picante en pastillas producía el mismo efecto, lo que los llevó a concluir que este efecto es causado por un cambio en el metabolismo y no por la sensación de picor en la boca.[23] Estos hallazgos confirman los de unos investigadores británicos, quienes determinaron que la capsicina que contienen los chiles picantes mejora la quema de grasa.[24]

Asegure que sea agradable

Una vez que se siente a cenar, siga estas sugerencias para comer menos y disfrutar más.

Coma al compás de la música. Los estudios de investigación sugieren que las personas comen menos y con mayor lentitud cuando escuchan música lenta y tranquila mientras comen. El tipo de música definitivamente importa. "Los rocanroleros prácticamente inhalan la comida",[25] observa Maria Simonson, PhD, ScD, directora del Programa de Salud, Peso y Estrés de las Instituciones Médicas de la Universidad Johns Hopkins. Pero si elige música tranquila y relajante para acompañar sus comidas, será menos probable que devore todo de un jalón o que inconscientemente se sirva más.

Según un estudio de investigación realizado en la Universidad de Ulster en Irlanda del Norte, el volumen también importa. Entre más fuerte sea el volumen de la música, mayor será el consumo de alimentos.[26] Y, por supuesto, entre más coma, más fluctuará su metastato. Otros estudios reportan que la música muy movida y/o ruidosa aumenta la velocidad con la que uno come, la cantidad de comida que uno come y/o la preferencia por ingerir carbohidratos refinados y grasa.[27]

Coma con calma. Según unos investigadores, las personas que tienen sobrepeso presentan una mayor probabilidad de comer aprisa.[28] Cuando usted come aprisa, come más y es más probable que la comida excedente se almacene en la forma de grasa corporal.[29]

En un estudio de investigación[30] realizado por Theresa Spiegel, PhD, y sus colegas de la Universidad de Pensilvania, los participantes que alargaban su hora de comida por un promedio de cuatro minutos quemaban más grasa corporal que aquellos que comían más aprisa. Además, las personas que hacían una pausa de 15 minutos antes de volverse a servir se sentían más llenas y satisfechas sin necesidad de comer algo más. Experimente un poco y encuentre el ritmo que mejor le funcione.

ese límite, se estará aventurando a la zona donde es fácil comer en exceso y empezar a producir grasa. Una solución, por supuesto, es levantarse de la mesa sin comer postre.

¿Pero si usted es de las personas a quienes les encantan los postres? Trate de posponerlo en vez. Con un poco de práctica, se acostumbrará a guardar el postre para después, principalmente porque estará premiando a su paladar.

¿Cuánto tiempo debe posponerlo? Una hora y media o dos horas después de cenar debe de ser suficiente. Para entonces, ya habrá realizado algo de actividad física (que es el próximo tema del que hablaré) y estará ocupado en alguna tarea personal o familiar que disfrute. Mientras tanto, su sistema digestivo ya habrá procesado y absorbido la mayor parte de los nutrientes que ingirió durante la cena.

En general, opte por postres que sean bajos en grasa y carbohidratos refinados, moderados en carbohidratos complejos (los que son ricos en fibra) y más altos en proteínas. Una vez a la semana puede comerse el postre que quiera, sin importar cuantas calorías o grasa tenga. El truco: sólo se puede comer tres bocados de ese postre. Mastique cada bocado lentamente, saboreando cada momento que esté en su boca. Como descubrirá, no es la cantidad, sino la sensación gustativa, la que lo hace sentirse bien. (Si guardar sobras de su postre favorito es demasiada tentación para usted, divídalo en raciones de tres bocados cada una, guarde una ración en el refrigerador y congele el resto en un recipiente sellado).

Todos los postres deliciosos que aparecen a partir de la página 414 cumplen con los requerimientos de producción de energía y quema de grasa necesarias para encender la chispa. También puede probar las siguientes opciones.

- Requesón bajo en grasa o sin grasa con fruta fresca

- Yogur natural bajo en grasa o sin grasa con fruta fresca

- Queso bajo en grasa (*Jarlsberg lite Swiss*, *mozzarella* reducida en grasa o *Cheddar* reducido en grasa) con fruta fresca

- Fruta fresca sin endulzar

- Arándanos deshidratados, fresas o arándanos agrios

6. Inhiba la inercia. Lo que hace —o no hace— durante los 30 minutos que siguen a la cena envía señales potentes a su metastato y prepara las condiciones para una noche de inquietud y falta de sueño, o bien, para una noche de sueño y descanso profundo. Durante esta media hora crucial, lo último que debe hacer es estacionarse frente al televisor, particularmente durante varias horas a la vez. Esta postura promueve el almacenamiento de grasa y la fatiga en lugar de fomentar la quema de grasa y una oleada placentera de energía positiva.

Por otra parte, hacer ejercicio después de comer puede causar un aumento del 30 al 50 por ciento en el número de calorías que quema[31] durante un período de al menos tres horas después de una comida. "El acto de comer estimula a su sistema nervioso simpático —explica Bryant A. Stamford, PhD, fisiólogo del ejercicio y director del Centro de Fomento a la Salud de la Universidad de Louisville—. Hacer ejercicio después de comer parece darle un doble estímulo, haciendo que el cuerpo queme más calorías".[32]

Esto concuerda con el estudio de investigación llevado a cabo por J. Mark Davis, PhD, y sus colegas del Departamento de Ciencias del Ejercicio de la Universidad de Carolina del Sur. Ellos midieron y compararon el gasto de energía en mujeres que siguieron uno de cuatro programas distintos —sólo ejercicio, sólo comidas, ejercicio y luego comidas o comidas y luego ejercicio— durante períodos de tres horas de duración.[33] Según los hallazgos de este estudio, el programa de comidas y luego ejercicio aumentó el gasto de energía en un 30 por ciento en promedio en comparación con los otros programas. Los investigadores concluyeron que hacer ejercicio después de comer puede conducir a una "termogénesis posprandial inducida por el ejercicio", lo que en otras palabras significa, a la quema de grasa.

En palabras de la fisióloga Melanie Roffers, PhD, "Hacer ejercicio a esta hora del día eleva el ritmo metabólico justo cuando empieza a disminuir".[34] La actividad nocturna ligera también puede reducir los antojos por comer alimentos ricos en grasa a altas horas de la noche.[35] Si le llega a dar un antojo, es posible que le sea más fácil elegir una alternativa que no le engorde y evitar la tendencia a comer en exceso.[36]

Para subirle una o dos 'rayitas' a su metastato —y echar a andar los procesos de quemar grasa y producir energía a todo vapor durante el resto de la noche— yo recomiendo la rutina siguiente.

• Pida permiso para levantarse de la mesa. Hágase el propósito de *no* quedarse sentado conversando durante más de 15 a 30 minutos después de que haya terminado de comer. Quedarse sentado en la mesa es una invitación para seguir comiendo sobras o mordisqueando el postre. De hecho, el acto de quedarse sentado hace que aumente el almacenamiento de grasa y la fatiga. Haga su silla para atrás y párese. El simple hecho de pararse hace que se eleve su nivel de energía en el acto.

• Realice alguna actividad cardiovascular durante 5 a 10 minutos. Puede hacer una sesión de ejercicio formal o puede hacer los quehaceres usuales del hogar, como lavar los trastes (a mano) y sacar la basura. Según algunos estudios de investigación, activarse justo después de la cena —aunque la actividad sea de baja intensidad— le da un impulso a su metabolismo para que queme grasa, el cual puede durar toda la noche.

Según algunos estudios realizados en el Instituto Cooper para la Investigación de Ejercicios Aeróbicos en Dallas[37], la actividad cardiovascular más eficaz para después de comer bien podría ser caminar lentamente pero a un paso constante. De hecho, suponiendo que camina durante el mismo tiempo, con la misma intensidad y recorriendo la misma distancia, usted puede quemar hasta 15 por ciento más calorías si camina después de comer que cuando camina con el estómago vacío.[38] Otros estudios sugieren que un entrenamiento de resistencia o una sesión de entrenamiento para tonificar los músculos breve podría producir un efecto metabólico aún más potente.[39]

También se generan otros beneficios inmediatos. Por ejemplo, caminar puede ayudar a disipar las sustancias nocivas que se producen bajo condiciones de estrés,[40] ayudándolo a sentirse más tranquilo y resistente bajo presión. Además, salir a caminar después de comer también puede hacer que su sueño sea mensurablemente más profundo, como se comprobó en un estudio de investigación realizado por Peter Hauri, PhD, director del Programa de Insomnio de la Clínica Mayo.[41]

• Tonifique sus músculos. Aunque ya lo he dicho muchas veces, no está de más repetirlo: los músculos gobiernan al metastato. Si usted se queda sentado durante más de una hora, especialmente en la noche, su metabolismo entrará al modo de almacenar grasa y causar fatiga. Use el tiempo que tiene después de comer para hacer algunos ejercicios sencillos para tonificar sus músculos, como giros de cuello, giros de muñecas y elevaciones y extensiones de piernas. (Vea la Tercera Parte de este libro, donde se incluye una lista completa de estos ejercicios con instrucciones). Sin importar que los ejercicios sean conspicuos o todo lo contrario, la clave es tonificar, tonificar, tonificar.

Lo mejor es planear para que la actividad que vaya a realizar después de comer tenga lugar más o menos a la misma hora cada noche porque, según los investigadores, es más probable que siga haciéndola noche tras noche si la llega a considerar como parte de su rutina. "Su cuerpo responde de maravilla al hábito —explica Frederick C. Hagerman, PhD, profesor de Ciencias Biológicas de la Universidad de Ohio y asesor fisiológico de los equipos olímpicos de los Estados Unidos—. Haga su mejor esfuerzo por programar su ejercicio nocturno a la misma hora siempre".[42]

APRENDA DE ALBERT

Una de mis fotografías favoritas de Albert Einstein lo muestra como un hombre de edad madura, vestido de traje y andando en bicicleta, a punto de dar la vuelta por una esquina. En la foto se puede ver claramente que no era especialmente hábil como ciclista. No obstante, tiene una gran sonrisa en su rostro, está sintiendo cómo se deslizan las ruedas y gozando de la brisa que golpea su cara. Quizá no haya estado yendo a ninguna parte, pero claramente estaba disfrutando cada momento.

Andar en bicicleta era uno de los placeres nocturnos que acostumbraba a disfrutar Einstein.

¿Cuándo fue la última vez que usted se sintió así? Yo creo que estos momentos de actividad, cuando van acompañados de relajación y diversión, son los que renovaban y encendían el ingenio creativo de Einstein. Nosotros podemos —y debemos— aprender de su ejemplo.

CAPÍTULO 15

■ ■ ■

Encendedor Nº 12

Cárguese las pilas al descansar bien

No necesita hacerse toda una serie de análisis médicos para comprobar que está cansado. Sus párpados lo dicen todo. Si se le están empezando a caer, usted sabe con precisión lo que necesita y eso que necesita probablemente incluye una almohada y un colchón.

Por supuesto, usted puede recurrir a toda una gama de métodos artificiales —desde una taza de café repleta de cafeína hasta lavarse la cara con agua helada— para tratar de mantenerse despierto. Pero si se ha privado de sueño, realmente hay una sola manera de solucionar su cansancio. Se deletrea d-o-r-m-i-r.

El sueño posee poderes restauradores. Con la cantidad correcta de sueño de calidad, usted estará en la mejor forma que puede estar, tanto física como mentalmente. Hasta

Diríjase al Diario: Fíjese en su consumo de alimentos y líquidos durante la noche y anote las cosas que haga antes de acostarse. ¿Qué diferencias nota en su rutina cuando duerme bien y cuando duerme mal?

aquí puede que todo le parezca obvio. Pero una noche de buen dormir también le brinda otros beneficios menos conocidos. Por ejemplo, sus hormonas se comportan de manera diferente cuando usted está descansado. También mejora el proceso de quemar grasa. Y ambos tienen un impacto directo en su metastato.

En un estudio de investigación publicado en la *International Journal of Obesity* (Revista Internacional de Obesidad), se vinculó el sueño de calidad con los depósitos de grasa en el extremo inferior del cuerpo en casi 7.000 participantes voluntarios.[1] Otros estudios de investigación han confirmado el papel clave que desempeña el sueño en la producción de energía y la quema de grasa.[2]

El problema está en que la mayoría de nosotros no dormimos lo que nuestro cuerpo necesita que durmamos. Esto altera los procesos naturales de renovación en millones de células del cuerpo. Cuando una persona tiene el "sueño ligero", esencialmente está convirtiendo la noche en una ocasión para almacenar grasa. Los estudios de investigación realizados por Eve Van Cauter, PhD, de la Universidad de Chicago, demuestran vívidamente la manera en que unas cuantas noches de sueño de mala calidad o insuficiente pueden incrementar significativamente la resistencia a la insulina y el almacenamiento de grasa.[3]

Para asegurarse de dormir profundamente, necesita activar un último Encendedor al final del día. Más adelante en este capítulo le diré cómo hacerlo, pero primero vamos a hablar con mayor detalle acerca del profundo impacto que el sueño tiene en su metastato.

EL PERÍODO CRÍTICO DE CURACIÓN

Este período empieza desde el momento en que comienza a cabecear. Se activan miles de procesos metabólicos y termogénicos, todos los cuales han sido diseñados para seguir operando mientras usted está profundamente dormido. Los nutrientes y las hormonas reviven a su metabolismo, que se ha desacelerado hasta llegar a lo que se conoce como el ritmo metabólico del sueño. Las fibras musculares adquieren tono muscular, incrementando así su capacidad metabólica.[4] La circulación elimina impurezas del cuerpo. Todo esto ocurre durante el "período crítico de curación", que abarca aproximadamente desde la medianoche hasta las 3:00 A.M.

Por desgracia, muy pocos de nosotros dormimos lo suficiente —o, lo que es más importante, no tenemos un sueño de la *calidad* suficiente— como para que estos procesos se lleven a cabo de la manera debida. De hecho, casi 7 de cada 10 estadounidenses adultos no tienen un sueño de calidad todas las noches.[5] Aquellos que duermen menos de seis horas por noche a lo largo de seis noches consecutivas pierden hasta el 30 por ciento de su respuesta insulínica. Esto hace que sea mucho más probable que aumenten sus depósitos de grasa.[6]

La privación crónica de sueño también afecta a la salud de otras maneras. Por ejemplo, cuando está cansado, es más probable que se atiborre de alimentos altos en grasa y carbohidratos refinados en un intento por sentirse con más energía.[7] Existe un pequeño pero provocador conjunto de estudios de investigación en los que se ha demostrado que tanto los animales de laboratorio como los seres humanos que no tienen un sueño de buena calidad no sólo terminan con un mayor apetito, sino que también presentan una mayor probabilidad de comer un exceso de alimentos altos en grasa.[8] Estos hallazgos podrían resultar ser importantes en los esfuerzos por bajar de peso porque "las personas comen más cuando están cansadas", observa Donald Bliwise, PhD, director del Centro de Trastornos del Sueño de la Facultad de Medicina de la Universidad Emory.

De hecho, según Allan Rechtschaffen, PhD, director del Laboratorio de Investigación del Sueño de la Universidad de Chicago, las personas que se privan de sueño tienden a incrementar su consumo de calorías por más de un 10 a un 15 por ciento al día.[9] Tan sólo una noche de no dormir bien causa un aumento en el nivel de la hormona cortisol, la cual contribuye a la atrofia muscular, así como al almacenamiento de grasa, según diversos estudios realizados en la Universidad Nacional de Singapur.[10]

El sueño inadecuado o de mala calidad también produce otros efectos hormonales, Por ejemplo, unos investigadores de la Universidad de Chicago han encontrado que la privación parcial de sueño —es decir, una o dos horas de no dormir de vez en cuando— altera los niveles de leptina y grelina, dos hormonas que regulan el hambre y el aumento de grasa. Las personas que participaron en este estudio mostraron un aumento del 24 por ciento en su apetito, con antojos por comer alimentos dulces, alimentos salados como frutos secos y frituras y alimentos con un alto contenido de féculas como pan y pasta.[11]

En el Instituto Nacional de Salud Mental, unos científicos que llevaron un registro de casi 500 adultos a lo largo de 13 años determinaron que aquellos que presentaron el mayor aumento de grasa eran quienes tenían la mayor falta de sueño.[12] Y en otro estudio de investigación de la Universidad Columbia se concluyó que la tasa de obesidad es un 23 por ciento más alta en personas que duermen sólo seis horas por noche, en comparación con aquellas que duermen un promedio de siete a ocho horas por noche.[13]

Conforme se van sumando las noches de sueño insuficiente, su capacidad de estar alerta va disminuyendo. Como resultado, es más probable que en su cerebro y su cuerpo inadvertidamente se enciendan diversos procesos para fabricar grasa.[14]

SIETE SECRETOS PARA UN SUEÑO SOBERANO

Algunos investigadores del sueño han sugerido que necesitamos un promedio de 12 horas de descanso cada noche. El problema con esta teoría está en que una noche larga de dormir mal es peor que una noche corta de dormir bien. De hecho, estudios más recientes han indicado que las personas que duermen alrededor de siete horas por noche son las más longevas.[15]

¿Cuánto sueño necesita? Suficiente para que su cuerpo descanse adecuadamente y se recupere. "La capacidad de recuperarse corresponde a las reacciones químicas que son necesarias para que el cuerpo queme grasa y haga crecer los músculos de manera eficiente —explica Ellington Darden, PhD, anterior director de investigación de Nautilus Sports/Medical Industries, una empresa fabricante de aparatos para hacer ejercicio y dispositivos médicos, y autor de varios estudios acerca del metabolismo de las grasas—. La capacidad óptima de recuperación depende del reposo profundo adecuado".[16]

Dicho lo anterior, las siguientes siete estrategias pueden ayudarle a mejorar la calidad y cantidad de sueño a partir de esta misma noche, para así elevar al máximo el potencial que tiene el sueño como aliado en la lucha por quemar grasa y recuperar energía.[17]

1. "Acalórese" antes de acostarse. El sueño profundo literalmente requiere un calentamiento. Los estudios de investigación han mostrado

ELEMENTO ENCENDEDOR

Cambie sus costumbres

¿Exactamente cómo se quedó dormido anoche y la noche anterior? ¿Estaba sentado en el sofá viendo la televisión? ¿Leyendo? ¿Pagando las cuentas? Cuando se queda dormido con las luces encendidas o en una posición incómoda, usted sabotea la calidad de su sueño.

Ahora planee bien esta noche. ¿Qué cambio sencillo podría hacer para asegurar una noche de buen dormir?

Quizá podría dirigirse a su dormitorio (recámara) 15 minutos más temprano o apagar la televisión antes que empiece el noticiero de las once. Tómese un minuto más para tensar y luego relajar los músculos de su quijada, cuello, hombros, brazos, manos, muslos y pies antes de subirse a la cama.

Incluso un cambio pequeño en sus hábitos de sueño puede marcar una gran diferencia en su nivel de energía. También puede ayudar a que su metabolismo pase de almacenar grasa a quemarla y que se mantenga así durante toda la noche.

que un período breve de actividad física después de la cena y durante las tres horas anteriores al momento en que se va a la cama puede mejorar significativamente la calidad del sueño.

Numerosos estudios han establecido un vínculo entre la buena condición física y la calidad del sueño.[18] El beneficio no sólo proviene de hacer ejercicio, sino también de la elevación correspondiente en la temperatura corporal.[19] Se ha comprobado que este calentamiento pasivo del cuerpo, como se conoce, puede hacer que el sueño sea mensurablemente más profundo.[20]

"Si usted puede elevar la temperatura de su cuerpo [por ejemplo, con el ejercicio] alrededor de tres a seis horas antes de irse a la cama, su temperatura descenderá más a medida que vaya estando listo para irse a dormir —explican Peter Hauri, PhD, director del Programa de Insomnio de la Clínica Mayo, y Shirley Linde, PhD—. La 'hondonada' biológica se hace más profunda y el sueño también se hace más profundo, permitiendo que se despierte con menor frecuencia".[21]

El calentamiento pasivo del cuerpo no necesariamente tiene que provenir del ejercicio, señala James A. Horne, PhD, un científico del sueño de la Universidad Loughborough en la Gran Bretaña. El Dr. Horne ha descubierto un efecto benéfico similar al darse un baño o ducharse con agua caliente en algún momento durante las tres horas anteriores al momento en que se va a la cama.[22]

2. Valore la vista integral de la vida. Uno de los relatos favoritos de mi madre es el del Presidente Teddy Roosevelt, quien recibía visitas en el jardín de la Casa Blanca cada noche. Ahí apuntaba a las estrellas, nombrando las diversas constelaciones. Incluso mientras sus invitados titiritaban de frío, Roosevelt seguía paseando por los jardines, mirando en todas direcciones para mirar el cielo nocturno. Por último, se volteaba de frente a sus invitados y les decía, "Vaya, ahora sí me siento lo suficientemente pequeño. ¡Vamos a dormir un rato!"

Cada uno de nosotros necesita usar un poco de nuestra energía nocturna para mirar desde otra perspectiva los sucesos del día y volver a orientarnos antes de quedarnos dormidos. La verdad es que el estrés y sueño no combinan. Por esta misma razón, usted y su pareja deben hacer un pacto de repasar sus problemas —sean profesionales o personales— afuera del dormitorio (recámara), porque los problemas lo preparan para mantenerse despierto. Con el tiempo, "entrenan" a su cuerpo para lo que algunos investigadores describen como una asociación aprendida con la falta de sueño.[23]

Convierta su dormitorio en un refugio cómodo y relajante para dormir o para tener una relación sexual cálida y amorosa. Nada más.

3. Elija la cama correcta. Este es un punto realmente importante. El sueño de mala calidad a menudo empieza con una cama que no le brinda suficiente soporte al cuerpo, o bien, que le brinda demasiado.

Tome note de lo que ocurre cuando se mete a la cama. ¿Se siente instantáneamente cómodo y relajado? ¿Siente que su cuerpo tiene un buen soporte? Si no, considere los cambios que podría hacerle para hacerla más atrayente. Por ejemplo, podría comprar un cojín superior que pueda colocar entre el colchón y las sábanas. Muchas tiendas departamentales y vendedores por Internet los venden. Se sorprendería al comprobar la gran diferencia que pueden marcar.

O tal vez necesita invertir en una cama nueva. Ahora hay más opciones que nunca, así que asegúrese de probar varias opciones hasta que encuentre la mejor cama para usted.

4. Favorezca la frescura. Un cuarto fresco promueve esa caída en la temperatura corporal que es vital para el sueño profundo. "Su cuerpo quemará un número significativamente mayor de calorías cada noche si [su cuarto] está fresco —explica el Dr. Darden—. Yo estoy convencido de que la mayoría de las personas se entierran bajo demasiadas cobijas. (. . .) Esto impide que su termostato normal empiece a funcionar y le suministre calor natural a su cuerpo (y queme grasa para suministrarle ese calor).

Si usted tiende a dormir demasiado tapado, pruebe quitar una o dos cobijas —aconseja él—. Vaya disminuyendo gradualmente la temperatura de su cobija (colcha, frazada, frisa) eléctrica o deje de usar sábanas de franela durante los meses de invierno. Durante el verano, trate de dormir tapado con una sola sábana. Pronto estará quemando varios cientos de calorías más cada noche".[24]

Por cierto, no importa que tenga los pies calientes. Si se le enfrían los pies en la noche, use calcetines (medias) calientes en lugar de taparse con muchas cobijas. Unos investigadores suizos encontraron que la combinación de una temperatura ambiente fresca, un cuerpo fresco y pies calientes ayuda a las personas a conciliar el sueño en menos tiempo.[25]

5. Evite acostarse con hambre. Algo interesante que sugieren las pruebas científicas es que las dietas drásticas o bajas en calorías alteran la temperatura del cuerpo. Si usted está siguiendo una de estas dietas, podría estar poniendo en peligro la importante fase restauradora de sueño conocida como la fase de sueño de onda lenta, según un estudio de investigación publicado en la *American Journal of Clinical Nutrition* (Revista Norteamericana de Nutrición Clínica).[26]

En términos de su metabolismo, no comer nada antes de irse a la cama es casi tan malo como atiborrarse de meriendas (refrigerios, tentempiés) altas en grasa. La combinación de cenar temprano y no merendar (botanear) nada puede causar una caída en el nivel de azúcar en sangre que interfiere con el proceso del sueño. Por otra parte, posponer el postre y comérselo, o bien, comerse otra merienda ligera entres las 8:00 y las 9:00 P.M., como yo recomiendo, aumenta la probabilidad de que pueda tener un sueño verdaderamente reparador.

En general, es una buena idea evitar el café, el té y otras bebidas cafeinadas durante 4 ó 5 horas antes de irse a la cama. La misma regla aplica en el caso del chocolate, que contiene más que suficiente tiramina como para alterar el sueño. La tiramina, que es un aminoácido, provoca la liberación de norepinefrina, un estimulante del cerebro que puede mantenerlo despierto.[27]

Más allá de esto, siéntase en libertad de experimentar para determinar la influencia que diversos alimentos tienen en la calidad de su sueño. A continuación le daré algunas opciones para empezar.

Requesón. Pruebe media taza de requesón bajo en grasa, el cual es una de las mejores fuentes de caseína, una proteína que disminuye el catabolismo nocturno, es decir, el proceso mediante el cual el cuerpo descompone tejido muscular en vez de quemar grasa excedente durante los ciclos del sueño.[28] Ingerir productos lácteos antes de acostarse puede ayudarle a conservar su tejido muscular sano y a acelerar naturalmente su metabolismo diurno.

Leche tibia o yogur frío. La Sociedad de Ciencias de la Nutrición de los Estados Unidos recientemente publicó una serie de artículos en la *Journal of Nutrition* (Revista de Nutrición) que discutían los diversos beneficios potenciales que pueden brindar los productos lácteos para la pérdida de grasa.[29] Los resultados son prometedores. Si opta por el yogur, elija alguna variedad baja en carbohidratos. De esta forma, no consumirá una enorme dosis de azúcares simples que sólo le harán almacenar grasa la velocidad de un rayo.

Pavo. El pavo contiene triptofano, un aminoácido que se convierte en un neurotransmisor llamado serotonina que ayuda a mejorar el sueño. Unos cuantos bocados de pavo pueden ayudarle a lograr un sueño más profundo y más reparador.

6. Esconda el reloj. No es suficiente lograr conciliar un sueño profundo y positivo para el metabolismo. También necesita mantenerlo a lo largo de la noche. Según una investigación realizada en el Centro de Trastornos del Sueño de la Clínica Mayo, tal vez la estrategia más simple para garantizar un sueño que le dure toda la noche es esconder su reloj. "Para a mayoría de las personas, el dormitorio debe ser un ambiente atemporal —dice el Dr. Hauri—. Ponga su alarma si es necesario, pero coloque el reloj donde pueda escucharlo pero no verlo. Así no se despertará una y otra vez durante la noche para ver la hora. Las personas duermen mejor sin la presión del tiempo".[30]

7. Levántese a la misma hora todos los días. Un hábito muy celebrado de los estadounidenses es dormir hasta tarde los fines de semana. Por desgracia, esto confunde al reloj interno del cuerpo, generando un trastorno del sueño similar al desfase horario que se conoce como trastorno de libre curso.[31] Cuando este trastorno se establece, tiende a bajarle la energía en lugar de elevarla. Además de dejarlo agotado y menos alerta, el exceso de sueño puede alterar su capacidad de conciliar el sueño la noche siguiente.[32]

Incluso aunque no haya podido dormir bien o mucho durante la noche, es necesario que se levante más o menos a la misma hora a la que se levanta todos los días. Esto le ayuda a mantener sincronizado su reloj interno los siete días de la semana.[33]

Si decide quedarse dormido hasta más tarde, es una buena idea que limite el tiempo adicional en cama a una hora como máximo. Cuando despierte, dése un par de minutos para permitir que su cuerpo se vaya ajustando gradualmente. Quédese recostado en la cama, parpadee y mueva los brazos y las piernas. Luego abra las cortinas para exponerse a la luz del día lo antes posible. Aún mejor, inicie su día con una caminata bajo el sol o sentándose cerca de una ventana soleada. Estas medidas le ayudan a estabilizar el ritmo de sueño y vigilia de su cuerpo.[34] También ejercen una influencia importante en su nivel de energía y desempeño a lo largo de todo el día.

TERCERA

Ejercicios que encienden la chispa

PARTE

Junto con nuestro plan para comer con chispa, los ejercicios que encienden la chispa son las piedras angulares del programa. Requieren un poco más de tiempo que los Encendedores pero no debe de serle difícil incorporarlos a su rutina diaria. De hecho, en cualquier día dado, usted hará no más de 20 minutos de "ejercicio" concentrado.

La rutina de ejercicios consta de cinco componentes:

- 20 minutos de ejercicio aeróbico tres días a la semana
- Ejercicios tonificadores a cualquier hora del día, todos los días
- Entrenamiento básico de fuerza (abdominales y piernas), dos veces a la semana
- Entrenamiento de fuerza para la parte superior del cuerpo (pecho, espalda, hombros y brazos), dos veces a la semana
- Equilibrio y flexibilidad, cuatro días a la semana

En conjunto, estos componentes apoyan el funcionamiento óptimo del metastato. Además, incrementan la eficacia de los Encendedores.

Puede llevar un registro de sus sesiones de ejercicio usando el Diario del Éxito Metastático en la página 292. Recuerde también encontrar maneras de aumentar su nivel de actividad a lo largo del día, como discutimos en el Capítulo 5. Estos brotes breves de movimiento hacen que su cuerpo recuerde cómo se siente cuando está activo y así el ejercicio concentrado le resultará más natural. Y eso es bueno para producir energía y quemar grasa.

(*Nota:* si padece una afección preexistente o si ha sido una persona sedentaria, por favor consulte a su médico antes de iniciar cualquier programa de ejercicio).

CAPÍTULO 16

■ ■ ■

Aeróbicos que activan

Cuando camina, anda en bicicleta o nada, está realizando una actividad aeróbica. Este tipo de ejercicio es maravilloso para el funcionamiento del sistema cardiovascular. Si bien no hace crecer los músculos, sí le hace quemar calorías y, por lo tanto, grasa. Por eso es tan importante para su metastato.

Yo recomiendo tratar de hacer alguna actividad aeróbica durante al menos 20 minutos sostenidos, por lo menos tres días a la semana. Para poder ser llamada "aeróbica", la actividad que elija tendrá que incrementar su frecuencia cardíaca y respiratoria. Una caminata tranquila a la hora del almuerzo puede darle ese descanso relajante que tanto necesita y sin duda podrá contar como parte de los "minutos activos" de ese día, pero no estimulará su metastato tanto como caminar aprisa.

UTILICE EL CICLO 5 × 10

Unos investigadores canadienses reportan que los intervalos de actividad física de alta intensidad son necesarios para quemar grasa corporal. De hecho, sus hallazgos sugieren que los brotes de ejercicio intenso son casi un *900 por ciento* más eficaces para reducir la grasa que el ejercicio lento y constante.[1]

Usted mismo podrá sentir la diferencia al usar aparatos para hacer

ELEMENTO ENCENDEDOR

Opciones que activarán a su metastato

En este mismo momento, usted puede comprobar el efecto vigorizador de los minutos activos. La siguiente secuencia de ejercicios produce recompensas inmediatas, pese a que sólo requiere un esfuerzo mínimo.

Encuentre unas escaleras por las que pueda subir y bajar uniformemente y a un paso constante un total de cuatro veces. Si es necesario, agárrese del barandal (pasamanos). A falta de escaleras, salga y camine toda una cuadra de ida y vuelta, dos veces en total. Asegúrese de caminar a un paso apresurado y uniforme.

Aunque no son tan intensas como una sesión completa de ejercicio aeróbico, ambas opciones acelerarán su metabolismo y harán que mejore su circulación y su consumo de oxígeno. Eso es lo que necesita para activar su metastato.

ejercicios aeróbicos, por ejemplo, una bicicleta estacionaria, una escaladora, una escaladora elíptica o una estera mecánica (caminadora). Primero, haga un calentamiento más o menos a la mitad de la velocidad o al 50 por ciento de lo que usted perciba como su máximo esfuerzo, durante al menos 3 minutos. Después de eso, empiece una secuencia en la que vaya a la intensidad máxima durante 5 segundos, luego baje a la intensidad de calentamiento durante 10 segundos y después haga otro brote de 5 segundos cerca de su intensidad máxima. Repita el ciclo de intensidad alta – baja – alta tantas veces como pueda, durante aproximadamente 10 minutos como máximo. Una vez que tenga una idea de cuánto dura cada intervalo, puede contar en lugar de mirar el reloj. Termine con un enfriamiento, bajando el ritmo gradualmente durante varios minutos o más.

Este patrón de 5 × 10 es fácil de seguir e imita la fórmula aeróbica ideal identificada por un equipo de investigadores australianos. Ellos encontraron que los adultos que hacían 6 segundos de alguna actividad aeróbica intensa seguida de 9 segundos de ejercicio a la intensidad del calentamiento quemaron un 300 por ciento más grasa que quienes hicieron ejercicio a la intensidad máxima durante 24 segundos, seguidos de 36 segundos de ejercicio a la intensidad del calentamiento.

Para empezar, yo sugiero que haga la sesión de ejercicio 5 × 10 tres veces a la semana. Con el tiempo, puede ir agregando intervalos hasta que llegue a hacer ejercicio durante un total de 20 minutos, incluyendo un calentamiento y un enfriamiento de 5 minutos cada uno.

Con las sesiones de 5 × 10, su metastato empezará a funcionar a otro nivel. Tanto su metabolismo como su energía mejorarán. No se sorprenda si se empieza a sentir más alerta y más vivo después de estas sesiones de ejercicio.

MAXIMICE CADA MINUTO AERÓBICO

Los estudios de investigación han estado confirmando que diversos aparatos para hacer ejercicio aeróbico pueden ayudar a subirle considerablemente su metastato. También tienen la ventaja adicional de que le harán quemar más grasa y producir más energía de lo que lograría sin los aparatos. Pero al igual que en el caso del entrenamiento de fuerza, es esencial que haga los ejercicios de la forma y con la técnica apropiadas. De otro modo, es posible que no obtenga el máximo beneficio de su sesión de ejercicio o lo que es peor aún, que aumente su riesgo de lesionarse. A continuación indico lo que necesita saber.

Estera mecánica. Con la estera mecánica, entre más intensa y uniforme sea la sesión de ejercicio, menor será el tiempo que tardará y mejores serán los resultados que obtendrá. Mantenga la cabeza nivelada. Si mueve demasiado la cabeza de un lado al otro, sólo se cansará de más y también afectará los resultados. Lo mismo aplica cuando da pasos demasiado firmes y fuertes. Cuando camina o corre, debe sentirse casi como si estuviera flotando. Evite caminar o correr durante mucho tiempo sin inclinar la estera; en vez, pruebe caminar o correr a diversas velocidades e inclinaciones. Así quemará más grasa y los efectos de su sesión de ejercicio le durarán todo el día. Empiece con una inclinación de un 1 ó 2 por ciento y vaya aumentándola gradualmente durante el transcurso de varias semanas hasta que llegue a una inclinación de un 10 por ciento.

Escaladora. Con la escaladora, obtendrá los mejores resultados, en términos de quemar grasa y tonificar los músculos, si se ejercita a un ritmo más lento pero con mayor resistencia. Evite sostenerse muy fuerte de las agarraderas, ya que esto hace que produzca menos energía y que aumente la tensión y la fatiga. En vez, descanse sus manos sobre las agarraderas sólo cuando necesite hacerlo para equilibrarse. Su cuerpo debe estar erguido y ligeramente inclinado mientras escala, de manera similar a cuando está subiendo por unas escaleras.

Escaladora elíptica. A diferencia de la estera mecánica, la meta al usar una escaladora elíptica es *no* flotar. La mejor manera de perder el tiempo y no obtener resultados es usar este aparato con muy poca resistencia. No se trata de que su propia inercia lo impulse hacia adelante, sino que al dar cada paso, debe sentir que usted se impulsa hacia abajo de manera uniforme y con fuerza, manteniéndose equilibrado y relajado. Trate de hacer intervalos, haciendo su máximo esfuerzo durante 90 segundos, seguidos de un período de recuperación de 2 ó 3 minutos.

Bicicleta estacionaria. Antes de iniciar su sesión de ejercicio, tómese un momento para fijar el asiento a la altura correcta. Debe ajustarlo a la longitud de sus piernas de modo que pedalee con comodidad y al mismo tiempo sienta que el movimiento de sus piernas es fuerte y uniforme. Si el asiento está demasiado bajo, sus piernas se agotarán al pedalear y podría lastimarse las rodillas. Si está demasiado alto, las caderas tendrán que hacer un esfuerzo innecesario, porque tendrán que mecerse de un lado a otro y esta técnica poco eficiente no le permitirá lograr los resultados óptimos.

CAPÍTULO 17

■　■　■

Tonifíquese en todo momento

Este capítulo lo preparará para tonificarse los músculos en cualquier lugar y en cualquier momento. A continuación usted aprenderá una serie de ejercicios sencillos, cada uno de los cuales envía señales a su metastato para que acelere su metabolismo, de modo que empiece a quemar grasa y producir energía. En los demás capítulos que tratan los ejercicios para encender la chispa, se presentan otras opciones más formales de entrenamiento de resistencia, entre ellas algunos ejercicios que usted quizás ya conozca. Sin embargo, ¡la activación de su metastato realmente empieza aquí!

Incluso con movimientos sencillos como estos, usted puede hacer que sus músculos se esfuercen un poco más cada vez. Yo siempre presto atención a la intensidad del movimiento y no me doy palmaditas en la espalda por haber realizado una sesión de ejercicio si no me esfuerzo aunque sea un poco más que la sesión anterior. Yo le recomiendo que se fije los mismos criterios. Si no lo hace, lo más probable es que llegue a estancarse y que eventualmente empiece a notar una disminución en su tono y fuerza musculares.

Antes de pasar a los ejercicios tonificantes, veamos más detalladamente la importancia del entrenamiento muscular y de resistencia para asegurar el funcionamiento óptimo del metastato y la máxima quema de calorías, incluso cuando duerme.

LOS MÚSCULOS Y EL METABOLISMO

Su cuerpo tiene 684 músculos, cada uno de los cuales puede fortalecerse y tonificarse. Todos los días —de hecho, cada minuto que usted pasa despierto— sus músculos se están haciendo un poco más fuertes o un poco más débiles. Ninguno de ellos se queda igual.

Por desgracia, cada vez son más las personas que están perdiendo en lugar de ganando tono muscular. Para cuando cumplen los 74 años de edad, casi la mitad de todos los hombres y dos terceras partes de todas las mujeres no pueden levantar 1 galón (4 l) de leche, que pesa sólo 8 libras (4 kg).[1] Y eso es una pena, porque los músculos son los principales quemadores de grasa y productores de energía del cuerpo.

Esto no quiere decir que el músculo naturalmente se empieza a atrofiar pasada una cierta edad. De hecho, en un mundo ideal, nadie tendría por qué perder jamás una sola fibra muscular. Y en el caso de los músculos, el dicho que dice "todo por servir se acaba", no aplica. Usted necesita seguirlos usando para mantenerlos en buenas condiciones y lograr un desempeño metabólico óptimo.

En comparación con la grasa, los músculos son mucho más eficientes en quemar calorías para producir energía. Por cada libra (0,45 kg) de

---

ELEMENTO ENCENDEDOR

Levante este libro

No hay mejor momento que el presente para empezar a conservar y fortalecer sus músculos. Reflexione un momento: ¿Cuáles grupos principales de músculos usa cada día? ¿Sus músculos abdominales? ¿Los de su espalda? ¿Sus muslos? ¿Brazos? ¿Hombros?

Este libro puede servir bastante bien como un dispositivo para generar resistencia cuando esté ejercitando los músculos de sus hombros. Sosténgalo en su mano derecha, con el brazo a su lado. Sin doblar el codo, levante lentamente el libro hacia afuera hasta llegar a la altura de su hombro y luego bájelo lentamente. Repita esto varias veces con su brazo derecho y luego cambie de brazo.

músculo, usted automáticamente usa 75 calorías adicionales al día y eso es sólo para mantener los procesos normales de su cuerpo. Por contraste, una libra de grasa sólo usa 2 calorías al día. Dicho de otro modo, el músculo es 37½ veces más metabólicamente activo que la grasa.

Los estudios de investigación sugieren que los músculos son responsables del 50 al 90 por ciento de la capacidad para quemar calorías del cuerpo, incluso durante el sueño.[2] "Para combatir la grasa corporal eficazmente, necesita ser una buena máquina quemadora de calorías las 24 horas del día —explica Bryant A. Stamford, PhD, fisiólogo del ejercicio y director del Centro de Fomento a la Salud de la Universidad de Louisville—. La única manera de lograr eso es teniendo el tejido muscular adecuado".[3]

Al fortalecer y tonificar sus músculos, usted eleva su ritmo metabólico de reposo,[4] es decir, aquella que mantiene a su cuerpo funcionando sin problemas incluso mientras está sedentario. Los estudios de investigación realizados en la Universidad de Wisconsin-La Crosse han mostrado que las actividades para tonificar los músculos pueden acelerar el

ELEMENTO ENCENDEDOR

Busque sus puntos débiles

Presione las yemas de los dedos de su mano izquierda contra su brazo derecho y tense los músculos de su brazo. Luego, coloque las yemas de los dedos contra su abdomen y tense sus músculos abdominales. ¿Se sienten firmes y tonificados los músculos de estas áreas? ¿O puede detectar cierto grado de flacidez?

Los músculos fuertes y firmes no sólo sostienen el metabolismo, sino que también le dan una apariencia delgada y acondicionada. Pero necesita tomar medidas para prevenir la atrofia muscular, principalmente a través del entrenamiento de resistencia. De otro modo, las fibras musculares se irán marchitando y el precio que tendrá que pagar por esto será un metabolismo lento, por no mencionar una flacidez poco atractiva.[5]

metabolismo y la quema de grasa durante dos días completos después de una sesión de ejercicio. Esto funciona así, en parte, porque el ejercicio eleva la temperatura del músculo, lo cual provoca la liberación de proteínas desacoplantes, que son sustancias químicas que elevan el ritmo metabólico.[6]

En el pasado, muchos expertos no opinaban que la tonificación de músculos fuera un método eficaz para quemar calorías. Ellos recomendaban a quienes querían bajar de peso que realizaran alguna actividad aeróbica, como caminar, correr o andar en bicicleta, en lugar de hacer ejercicios de resistencia. Sin embargo, otras investigaciones recientes realizadas en la Universidad de Colorado muestran que al tonificar los músculos durante 70 minutos, una persona puede quemar el mismo número de calorías durante el período subsecuente de 24 horas que las que quemaría si corriera durante 50 minutos al 70 por ciento de su esfuerzo máximo percibido.[7] Los músculos fuertes y bien tonificados también le ayudan a mantener una circulación saludable, lo cual asegura el suministro de oxígeno y nutrientes vitales a los confines más recónditos de su cuerpo, donde son necesarios para acabar con las capas más testarudas de grasa corporal.[8]

NUNCA ES DEMASIADO TARDE

Aunque usted no haya hecho cosa alguna por tonificar sus músculos en muchos años, sí puede recuperar el tiempo perdido. Nunca es demasiado tarde para ponerse más fuerte y mantenerse así, ni para subir su metastato en el proceso. Después de los 40 años de edad, los ejercicios de resistencia bien podrían ser la manera más eficaz de hacer crecer el músculo y evitar el aumento de peso, según una investigación realizada por William Evans, PhD, director del Laboratorio de Nutrición, Metabolismo y Ejercicio de la Universidad de Ciencias Médicas de Arkansas.[9]

"Es un mito que perdemos nuestra capacidad de responder al ejercicio con la edad, que no podemos hacernos más fuertes o que no podemos lograr tener músculos más grandes —observa el Dr. Evans, anterior director del Laboratorio de Fisiología Humana del Centro Jean Mayer para la Investigación de la Nutrición Humana y el Envejecimiento del Departamento de Agricultura de los Estados Unidos, el cual se encuentra en la Universidad Tufts—. Eso no es cierto. Nosotros podemos hacer que personas de 65 años de edad se pongan más fuertes que nunca antes en su vida. Podemos hacer que una persona de 90 años de edad sea más fuerte que una que sólo tiene 50. Nuestro ejercitador más viejo ya cumplió los 100 años de edad. Nosotros podemos triplicar la fuerza muscular en personas de edad avanzada".[10]

Según unos estudios publicados en la *Journal of the American Medical Association*[11] (Revista de la Asociación Médica de los Estados Unidos), muchos de nosotros no deberíamos perder mucho, si es que algo de tono muscular, antes de cumplir los 90 años de edad. Pero si usted es como la mayoría de los adultos sedentarios, ¡empezó a perder músculo —hasta 1 libra (0,45 kg) al año— más o menos a partir de los 25 años de edad! Incluso aunque sea una persona físicamente activa, es posible que su masa muscular magra se haya reducido, especialmente si sus sesiones de ejercicio consisten principalmente en actividades aeróbicas como caminar, correr y andar en bicicleta. Estas actividades son maravillosas para la salud cardiovascular, pero no son las mejores para el tono muscular.

En un estudio de investigación en el que participaron 72 hombres y mujeres, realizado por Wayne L. Westcott, PhD, consultor de la YMCA de los Estados Unidos, el Consejo Norteamericano del Ejercicio y la Academia Nacional de Medicina Deportiva, se encontró que quienes sólo realizaron actividades aeróbicas perdieron un promedio de 3 libras (1,3 kg) de grasa *además* de ½ libra (0,224 kg) de músculo a lo largo de un período de ocho semanas.[12] En el grupo de personas que combinaron una actividad aeróbica con el entrenamiento de resistencia, se reportó una pérdida promedio de 10 libras (5 kg) de grasa y un aumento de 2 libras (1 kg) de músculo. Diversos estudios de seguimiento han rendido resultados similares.[13]

Cuando usted pierde músculo, su ritmo metabólico de reposo baja. Como resultado, su cuerpo necesitará menos calorías para funcionar. Entonces las calorías excedentes, especialmente las que provienen de la grasa dietética, terminan almacenándose en la forma de grasa corporal.

La buena noticia es que, incluso aunque ya esté empezando a mostrar las señales de atrofia muscular, usted puede empezar a revertir el proceso al cabo de unas cuantas semanas haciendo ejercicios tonificantes sencillos. Conforme va recobrando su fuerza y tono musculares, empezará a notar una mejoría en su nivel de energía, así como en su capacidad para quemar grasa.

La clave es el entrenamiento de resistencia, el cual realmente fortalece los músculos. Con el entrenamiento de resistencia, no sólo eleva su energía y acelera su metabolismo, sino que también quema más grasa, especialmente en el área abdominal. Y sus efectos son relativamente a largo plazo. De hecho, los brotes breves pero intensos de entrenamiento de resistencia pueden ayudarle a acelerar mensurablemente su metabolismo durante *dos días completos* después de una sesión de ejercicio.[14]

Los estudios de investigación sugieren que las mujeres, incluyendo las de edad más avanzada, obtienen aún mejores resultados con el entrenamiento de resistencia que los hombres.[15] Esto nos lleva a un punto importante: la tonificación de los músculos es tan importante para las mujeres como para los hombres, según Barbara Drinkwater, PhD, anterior presidenta del Colegio Norteamericano de Medicina del Deporte.[16] En un estudio de investigación reciente publicado en los *Archives of Internal Medicine* (Archivos de Medicina Interna), se encontró que los ejercicios de resistencia disminuían el colesterol "malo" conformado por lipoproteínas de baja densidad (LBD) y fortalecía los huesos en mujeres premenopáusicas.[17]

TRES CLAVES PARA TREMENDA TONIFICACIÓN

Para personas de ambos sexos, el principio básico del entrenamiento de resistencia es muy simple: si usted hace que sus músculos se esfuercen poniéndolos a trabajar en contra de una resistencia, ellos se harán más fuertes para poder enfrentar el reto. Usted puede someter sus músculos a un mayor esfuerzo de diversas formas. En el caso de los ejercicios que encienden la chispa, yo recomiendo combinar los ejercicios breves e instantáneos con sesiones más completas de entrenamiento de resistencia. Usted logrará los mejores resultados adhiriéndose a los tres principios siguientes.

1. Genere una carga muscular de alta intensidad.
2. Aumente gradualmente la intensidad día tras día.
3. Ponga sus músculos a trabajar a lo largo del día y no durante las sesiones de ejercicio formales.

Superlento no es la solución

Últimamente se ha hablado mucho acerca de levantar pesas superlento para mejorar los resultados del entrenamiento de resistencia. Pero al levantar pesas de esta manera, sólo logra que sus sesiones de ejercicio sean superlargas y nada más.

En la Universidad de Alabama, unos investigadores vigilaron a dos grupos durante una sesión de entrenamiento de fuerza de 29 minutos de duración. Un grupo realizó cada ejercicio contando hasta 5 segundos durante la fase de esfuerzo y luego hasta 10 segundos al soltar la tensión. El otro grupo realizó los mismos ejercicios en ciclos de 1 segundo para la fase de esfuerzo y 2 segundos para soltar la tensión. Los del grupo "rápido" quemaron un 71 por ciento más calorías y levantaron un 250 por ciento más peso que los del grupo "lento".

Una regla simple para obtener mejores resultados: muévase a través de la fase de esfuerzo de la manera más uniforme y rápida posible, manteniendo una buena postura y haciendo el ejercicio de la forma correcta. Luego cambie en la fase en que suelta la tensión, moviéndose lentamente y con mayor control.

Quizá la principal diferencia que existe entre nuestra rutina de ejercicios "encendedores" y otros regímenes de entrenamiento de resistencia es que con nuestra rutina usted no tiene que preocuparse por el número total de repeticiones. En cambio, concéntrese en cada movimiento que realice al hacer cada uno de los ejercicios. Entre más tensión muscular genere, más fuerza adquirirá y más logrará subir su metastato. De esta manera, obtendrá mejores resultados en menos tiempo. Los estudios de investigación comprueban que incluso los brotes breves de actividad intensa elevan el metabolismo posterior al ejercicio más que la actividad moderada.[18]

Si quiere una demostración rápida de esto, cierre su puño. Apriételo cada vez más, generando toda la tensión que pueda. Usted sentirá que la tensión fluye desde su puño hacia su brazo, hasta llegar a su hombro, pecho y espalda. Al hacer cualquier ejercicio, usted puede aumentar significativamente su eficacia si en lugar de sostenerlo, crea tensión.

Para aumentar la fuerza y el tono muscular, sí es necesario que vaya incrementando gradual y regularmente la resistencia. Simplemente no hay manera de seguir haciendo el mismo ejercicio al mismo nivel de resistencia sin llegar a un punto en que sus recompensas empiecen a ser cada vez menores. Usted necesita encontrar el máximo nivel de resistencia que pueda manejar y luego ir trabajando gradualmente para rebasarlo. Agregue más peso o resistencia, intensifique la tensión y concentre el movimiento lo más que pueda; después observe cómo responden sus fibras musculares.

ELEMENTO ENCENDEDOR

Practique poner la máxima atención

Concentre toda su atención en un solo músculo, digamos, su bíceps. Flexione su brazo y aumente la tensión en las fibras musculares. Con la mano opuesta, toque su músculo mientras esté sosteniendo la tensión. Esto le ayuda a crear un círculo de retroalimentación táctil, ya que con el tacto, usted genera una conexión entre el cerebro y el músculo. La combinación de movimiento y retroalimentación puede mejorar significativamente los resultados de cualquier ejercicio.[19]

Esto comprueba el poder de la concentración máxima. Cuando usted puede asir el poder y canalizarlo en su vida, no sólo puede mejorar su fuerza y tono musculares, sino que también puede aplicarlo de muchas otras formas.

En el caso de los ejercicios tonificadores, yo recomiendo combinar la atención máxima con la intensidad máxima. La intensidad es una medida de su capacidad de enfocar la atención y concentrar la acción directamente en los músculos correctos. Esto es crucial para la tonificación de músculos, especialmente en el caso de los músculos del abdomen y de la baja espalda.

Olvídese de tratar de hacer cientos de repeticiones. Haga una docena de repeticiones con atención e intensidad máximas y listo.

A medida que se vaya planteando retos más difíciles en sus sesiones de ejercicio, recuerde que irá descubriendo su propio potencial desaprovechado y, en el proceso, también estará aumentando el poder natural de su cuerpo para quemar grasa y producir energía.

DONDEQUIERA, A LA HORA QUE SEA

Al igual que muchas personas, quizá usted crea que el entrenamiento de resistencia requiere aparatos de alta tecnología y pasar horas y horas en un gimnasio. Pero esto no es cierto. Si usted elige un grupo de ejercicios básicos y luego hace cada uno al máximo de su resistencia y con movimientos uniformes y bien controlados, usted empezará a sentir y a ver los resultados en muy poco tiempo.

Lo maravilloso de estos ejercicios tonificadores es que se pueden hacer casi en cualquier momento y en cualquier lugar. Son perfectos para aprovechar el tiempo libre y convertirlo en minutos activos. Por ejemplo, usted puede hacer el ejercicio tonificador de pantorrillas (vea la página 210) mientras está formado en la fila del banco o de la oficina de correos. Lo único que tiene que hacer es pararse de puntas y luego bajar sus talones al piso. Cualquiera que esté parado cerca de usted probablemente no se dará cuenta de lo que está haciendo, pero usted estará creando una carga muscular suficiente como para obtener resultados.

En general, yo tiendo a variar mis ejercicios tonificadores a lo largo del día, según el grupo de músculos que trabaje con cada ejercicio. Si estoy sentando detrás de mi escritorio, puedo hacer los ejercicios para el cuello, los hombros, los antebrazos, las manos, los muslos y las pantorrillas. Si estoy parado en la cocina, me apoyo en el mostrador para hacer sentadillas (cuclillas) modificadas o ejercicios para tonificar las pantorrillas. Un minuto aquí y un minuto allá de ejercicios tonificadores a lo largo del día sí se van sumando.

Resistencia dinámica y tensión dinámica visualizada

El simple hecho de mover sus músculos a través del rango completo de movimiento mientras mantiene la tensión máxima es suficiente para estimular el crecimiento de las fibras musculares y, por tanto, lograr elevar el ritmo metabólico. Usted puede aumentar este efecto a través de

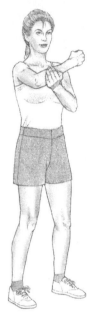

la resistencia dinámica (RD) y la tensión dinámica visualizada (TDV), las cuales son técnicas que requieren movimientos dirigidos, con o sin concentración mental.

En los ejercicios de resistencia dinámica, un grupo de músculos genera la resistencia para otro, pero permitiendo al mismo tiempo que el grupo de músculos se mueva a lo largo de su rango de movimiento completo. A modo de ejemplo, haga una elevación de brazo con RD. Doble su brazo derecho a la altura del codo, luego use la mano izquierda para aguantarse el codo por atrás. Tense ambos brazos y eleve lentamente su codo derecho, como se muestra en la ilustración, manteniendo la resistencia con su mano izquierda. La resistencia no debe ser tan fuerte que detenga el movimiento del brazo derecho, pero casi. Repita lo mismo con el brazo izquierdo, usando su mano derecha para crear la resistencia.

Luego trate de hacer un *curl* de bíceps con RD. Haga un puño con su mano izquierda, con la palma de la mano hacia arriba. Con la mano derecha, tómese de la muñeca izquierda. Tense ambos brazos al máximo y doble lentamente su codo izquierdo de modo que su puño se desplace hacia su hombro. Luego, ponga su mano derecha debajo de su muñeca izquierda para crear resistencia a medida que vaya bajando lentamente el brazo izquierdo hasta llegar a la posición inicial. Repita lo mismo con el brazo derecho.

En los ejercicios de tensión dinámica visualizada, usted centra toda su atención en el grupo de músculos que está trabajando, manteniendo un rango de movimiento lento y una tensión máxima. De nuevo, usemos el *curl* de bíceps como ejemplo.

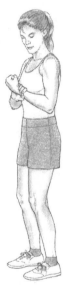

Haga un *curl* con su mano derecha, levantando su puño hacia su hombro derecho y luego bajándolo. Repita el ejercicio, sólo que esta vez hágalo muy lento, concentrándose en el movimiento con precisión de láser. Imagine que está despertando cada fibra de músculo de su brazo derecho. Mantenga la tensión mientras baja lentamente brazo a la posición inicial. Repita lo mismo con el brazo izquierdo.

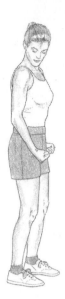

Usted puede aplicar la RD y TDV a casi cualquier ejercicio, incluyendo planchas (lagartijas) y abdominales. Ambas técnicas hacen que sus músculos se fortalezcan y se tonifiquen más, de modo que usted obtendrá mejores resultados haciendo menos repeticiones.

Tonificación del torso

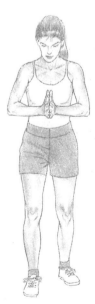

Los músculos grandes de los hombros, brazos, pecho y espalda superior a menudo muestran una mejoría significativa con los ejercicios tonificadores. Usted puede avivar su metastato y acelerar su metabolismo en tan sólo medio minuto. Además de los dos ejercicios anteriores, pruebe los siguientes.

Cruz de pecho con TDV. Párese en una posición equilibrada, con una pierna ligeramente delante de la otra. Coloque sus brazos como se muestra en la ilustración, juntando las palmas de las manos. Luego, centrando toda su atención, extienda lentamente sus brazos hacia los lados, tensando lo más que pueda los músculos del pecho y de la parte superior del cuerpo. Regrese lentamente a la posición inicial, manteniendo la tensión muscular máxima durante todo el movimiento.

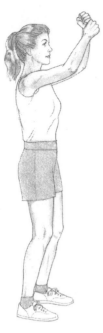

Subir la soga con TDV. Párese en una posición cómoda, con las rodillas ligeramente dobladas. Extienda los brazos hacia arriba, colocando su puño izquierdo enfrente de su puño derecho de modo que queden a la altura de su frente, como se muestra en la ilustración. Use todo su poder de concentración para imaginar que va poniendo una mano arriba de la otra para subir por una soga. Con su mano izquierda, empuje hacia abajo contra la resistencia de su mano derecha, tensando todos los músculos de su pecho, espalda superior y brazos. Mueva lentamente las manos hacia abajo enfrente de usted, como si estuviera avanzando por la soga. Repita el ejercicio, pero esta vez empiece con la mano derecha encima de la mano izquierda.

Plancha (lagartija) modificada con TDV. Cuando vaya a hacer este ejercicio, asegúrese de estar usando zapatos con suelas que no la dejen resbalarse. Con los pies firmes sobre el piso, póngase de frente a una pared e incline su cuerpo hacia la misma. Centre toda su atención y tense al máximo los músculos de pecho, espalda superior, hombros y brazos, para luego acercarse a la pared haciendo un movimiento similar al de una plancha, como se muestra en la ilustración. Regrese lentamente a la posición inicial.

Elevación de brazos con TDV. A diferencia de la elevación de brazos con RD, este ejercicio emplea la visualización para trabajar ambos brazos y hombros al mismo tiempo. Párese en una posición cómoda, con los pies separados de modo que queden alineados con sus hombros. Haga puños con ambas manos, creando el máximo de tensión muscular por sus brazos y hasta sus hombros. Eleve lentamente sus brazos hacia los lados, como se muestra en la ilustración. Cuando llegue hasta arriba, imagine que está sosteniendo dos duchas (regaderas) y que está vertiendo agua de las mismas al mismo tiempo. Regrese lentamente a la posición inicial.

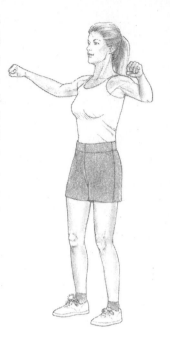

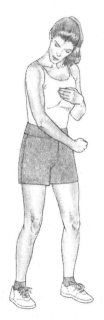

Extensión del tríceps con TDV. Este ejercicio trabaja el tríceps de la parte posterior del brazo, así como otros músculos del brazo, hombro y espalda superior. Párese cómodamente, con los pies separados de modo que queden alineados con sus hombros. Coloque las yemas de los dedos de su mano izquierda sobre el lado derecho de la parte superior de su pecho, como se muestra en la ilustración. Esto le da un punto focal para equilibrarse. Haga un puño con la mano derecha, tensando los músculos de su brazo y hombro derechos. Estire lentamente el brazo derecho hacia el lado hasta que quede totalmente extendido. Regrese a la posición inicial, luego cambie de brazo y repita.

Tonificación de la parte inferior del cuerpo

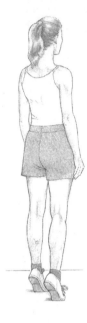

Los ejercicios siguientes trabajan los músculos del abdomen, las caderas, la baja espalda y las piernas. Empezaremos con uno de los más sencillos.

Pantorrillas con TDV. Cuando haga este ejercicio para tonificar las pantorrillas, el peso de su cuerpo es lo que genera la resistencia. Párese con un pie ligeramente delante del otro. Párese de puntillas lo más alto que pueda y luego baje el talón lentamente hasta que todo su pie descanse sobre el piso. Si tiene una mesa u otro objeto firme del cual agarrarse, puede probar este ejercicio con una sola pierna para aumentar la resistencia y fortalecer más sus músculos.

Arco con TDV. Párese con los pies separados de modo que queden alineados con sus hombros. Mantenga la columna recta y suavemente dé un paso hacia adelante con la pierna derecha, como se muestra en la ilustración. Mantenga la tensión en todos los músculos de las piernas y fije su atención a lo largo de todo el movimiento. Desplácese lentamente hacia adelante hasta que su rodilla derecha quede directamente por encima de los dedos de sus pies y su rodilla izquierda quede debajo de sus caderas. Regrese lentamente a la posición inicial. Repita el ejercicio con la pierna izquierda. Para tonificar aún más los músculos, agregue peso, por ejemplo, cargando una mochila con unos cuantos libros pesados.

Sentadilla (cuclilla) modificada con TDV. Coloque una mano sobre un escritorio o mesa para apoyarse y párese con los pies separados de modo que queden alineados con sus hombros. Tense los músculos de su trasero y de sus muslos lo más que pueda y luego doble lentamente las rodillas hasta que sus muslos queden casi paralelos al piso, como se muestra en la ilustración. (Imagine que está sentado en una silla). Regrese lentamente a la posición inicial, manteniendo la tensión muscular al mismo tiempo. Termine el movimiento parándose de puntillas y luego bajando los talones al piso.

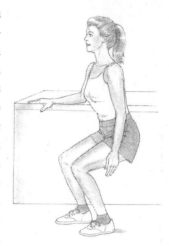

Invente sus propios ejercicios tonificadores

Lo bueno de los ejercicios tonificadores es que se pueden modificar o aumentar fácilmente para adaptarlos a sus preferencias personales. Usted puede cambiar su rutina con la frecuencia que desee, entonces no se convierta en un esclavo del hábito. ¡Sea creativo! Por ejemplo, si usted hace su entrenamiento de resistencia en un gimnasio, cambie un poco con su rutina para ver si puede inventar algunas variaciones de sus ejercicios para que incluyan RD o TDV. Así podrá hacerlos cada vez que quiera. ¡Siga explorando y vea los resultados!

CAPÍTULO 18

■   ■   ■

Fuerza fundamental: abdominales y piernas

Un abdomen plano y tonificado bien podría ser el símbolo más reconocible y deseable de la buena forma física. Cuando están fuertes y duros, los músculos abdominales aplanan el vientre, sirven para sostener sus órganos internos y estabilizan su baja espalda en su punto más vulnerable, que es el ángulo lumbosacro de la pelvis.[1] Estos músculos intervienen en cada uno de los movimientos que usted realiza, ya sea que se esté doblando, levantando, estirando, girando o extendiendo.

Los músculos abdominales también le ayudan a mantener el equilibrio, en todos los sentidos de la palabra. Conforme los investigadores han ido explorando las complejas conexiones que existen entre la salud física, mental y emocional, han ido descubriendo que la fuerza abdominal puede ayudar a las personas a estar preparadas para los cambios y retos de la vida y también a lidiar con los mismos.[2] En un estudio de investigación canadiense a gran escala en el que se llevó un registro de diversos indicadores de salud en 8.116 participantes, aquellos con músculos abdominales más débiles presentaban una tasa de mortalidad más elevada, incluso después de que el equipo de investigación ajustó los resultados para tomar en cuenta variables como edad, peso y grasa corporal.[3]

Sobra decir que el metastato no podría cumplir con su trabajo si no contara con la ayuda de los músculos abdominales. Sólo considere

ELEMENTO ENCENDEDOR

Sin moverse de la silla

He aquí un ejercicio tonificador rápido que le dará un arranque instantáneo a su fuerza abdominal. ¡Y ni siquiera tiene que levantarse de su silla para hacerlo!

Siéntese con la espalda recta, el trasero cerca de la orilla de la silla y las manos en la cintura. Inclínese ligeramente hacia atrás y tense los músculos abdominales al mismo tiempo. Gire lentamente hacia la derecha y luego hacia la izquierda. Regrese a la posición inicial.

todos los procesos relacionados con el metabolismo que ocurren en el "núcleo" de su cuerpo, incluyendo la circulación, la respiración y la digestión. Estos procesos se ven beneficiados por la buena condición física de sus músculos abdominales. Cada vez que ejercita sus músculos abdominales, activa instantáneamente su metastato, llevando el poder de su cuerpo para quemar grasa y producir energía a un nivel superior.

CONCÉNTRESE EN LA CALIDAD, NO EN LA CANTIDAD

En la búsqueda del abdomen "ideal", muchas personas hacen que los ejercicios abdominales se conviertan en la parte central de sus sesiones de ejercicio. Por desgracia, los abdominales no producen el efecto deseado, sin importar cuántos haga. . . ¡ni siquiera con 5.000 al mes![4] Por otra parte, hacer muchas repeticiones puede causar o agravar el dolor en la baja espalda porque se jala el frente de la columna inferior.[5] La espalda se mete y el abdomen inferior se sale, creando una flamante pancita redonda.

En términos de condición física abdominal, menos puede ser mejor. "No necesita hacer cientos de abdominales u otros ejercicios para ver un efecto —dice Wayne L. Westcott, PhD, un consultor de la YMCA de los Estados Unidos—. Los músculos abdominales son pequeños. Lo único que necesita hacer es un movimiento lento y controlado, llegando hasta un máximo de 10 repeticiones por ejercicio".[6]

Como se discutió en el Capítulo 17, la manera más eficaz de tonificar los músculos y subir su metastato es aumentando la *resistencia*, no el número de repeticiones. Esto sin duda aplica en el caso de los músculos abdominales. Usted necesita fortalecer cada fibra muscular y eso es algo que no podrá lograr subiendo y bajando su tronco una y otra vez. En vez, tome su tiempo y practique la tensión dinámica visualizada (TDV), en la que conscientemente crea resistencia a través del poder de la concentración. (Si necesita recordar los detalles de la técnica de TDV, vea la página 205).

Dependiendo del ejercicio, también puede agregar resistencia usando una pelota medicinal, una mochila con peso u otra pesa que pueda sostener con seguridad. Cuando un ejercicio requiera que levante sus pies del piso, puede probar usar pesas en los tobillos para incrementar sus efectos fortalecedores.

Tómese su tiempo para hacer cada ejercicio; no se apresure. "En mi opinión —dice Ellington Darden, PhD, anterior director de investigación de Nautilus Sports/Medical Industries, una empresa que fabrica aparatos para hacer ejercicio y dispositivos médicos—, al menos el 90 por ciento de las personas que hacen ejercicios tonificantes hacen las repeticiones de manera rápida, agitada y explosiva. Los estudios de investigación han comprobado que subir y bajar el tronco de manera lenta y uniforme al hacer cada repetición no sólo es más productivo, sino también más seguro".[7]

Es de suma importancia que haga los ejercicios de la forma correcta. En el caso de los músculos abdominales en particular, la mejor manera de predecir la eficacia de un ejercicio es evaluando lo bien o mal que realice todas y cada una de las repeticiones. Usted debe poder sentir la contracción en su abdomen y debe ser capaz de mantener esa sensación durante todo el movimiento.

Para hacer los ejercicios abdominales a la velocidad apropiada, cuente hasta 3 segundos mientras esté "subiendo" y luego cuente hasta 5 segundos cuando esté "bajando", ya que esta es la parte del ejercicio en la que se pueden obtener los mayores beneficios. Si tiene duda, opte por los movimientos lentos en vez de los rápidos. También siga las siguientes pautas, las cuales pueden incrementar la eficacia de su sesión de ejercicios abdominales.

- Lea las instrucciones de cada ejercicio.
- Realice movimientos uniformes y controlados.
- Tenga cuidado de no aguantar la respiración ni apretar los dientes.
- Cuente el número de repeticiones. Subir y bajar a la posición inicial cuenta como una repetición.
- Concéntrese. Los ejercicios tonificadores más eficaces son tanto mentales como físicos. Entre más centre su atención en los grupos de músculos que esté trabajando, más señales enviará su cerebro para activarlos, con una consecuente mejora drástica en los resultados.
- Es normal terminar un poco adolorido. Siempre que someta a sus músculos en desuso a un esfuerzo fuera de lo normal, va a terminar sintiéndolo. Esto es natural. La molestia deberá desaparecer al cabo de unos cuántos días.

Yo le recomiendo que haga todos los ejercicios que se incluyen en este capítulo, en la secuencia en la que aparecen, dos días a la semana. Puede alternarlos con la rutina para el torso del Capítulo 19 para que sus músculos puedan descansar uno o dos días entre cada sesión de ejercicio. Una vez que se acostumbre a los ejercicios, puede hacerlos cada vez que sienta que su metastato esté empezando a declinar. Son maravillosos para hacer que su metastato vuelva a subir a su debido nivel.

Ejercite dos músculos ignorados pero importantes

El transverso del abdomen (TA) y el piramidal del abdomen bien podrían ser los dos músculos más ignorados y menos ejercitados del cuerpo. Estos músculos, que se ubican en el abdomen inferior, desempeñan un papel crucial en cuanto a aplanar los abdominales inferiores y a estabilizar la baja espalda.

Los primeros cuatro ejercicios trabajan estos dos músculos. Practíquelos todos para lograr resultados inmediatos y duraderos.

Pruebe el "vacío abdominal"

Durante años, los expertos en acondicionamiento físico han estado usando esta técnica para fortalecer y tonificar el abdomen. Con ella, usted aprenderá una forma totalmente nueva de respirar.

Empiece con el ciclo normal de respiración, inhalando y exhalando. Cuando esté exhalando, saque con fuerza la mayor cantidad de aire que pueda de sus pulmones. Esto jalará los músculos abdominales inferiores clave hacia adentro y hacia arriba. Tóquese el abdomen para que pueda sentir la contracción muscular. Esta retroalimentación táctil aumenta la receptividad de su cerebro a la activación muscular.

El ejercicio entero tarda alrededor de 10 segundos. Yo recomiendo que lo repita dos o tres veces antes de cada comida y merienda (refrigerio, tentempié). No se preocupe si al principio no nota un cambio importante. Quizá tenga que intentarlo varias veces antes de que estos músculos abdominales inferiores "se despierten" y se pongan a trabajar otra vez.

El apretón. Además del TA y el piramidal, este ejercicio también ejercita los músculos oblicuos (de su abdomen) y los músculos de la baja espalda.[8] Las instrucciones que se dan son para hacer el ejercicio sentado, pero también lo puede hacer de pie.

Siéntese derecho, levantando su pecho y metiendo el vientre. Exhale suavemente (trate de sacar todo el aire de sus pulmones) y apriete sus músculos abdominales y los del trasero al mismo tiempo. Deberá sentir como si se elevara 1 ó 2 pulgadas (2,5 ó 5 cm). Suelte y luego repita. Procure hacer de tres a cinco repeticiones.

La contracción voluntaria. Este ejercicio es muy eficaz para la región del abdomen inferior.[9] El Dr. Lawrence E. Lamb, un experto en acondicionamiento físico, lo describe como "el ejercicio más importante para aplanar su abdomen".[10]

Para empezar, siéntese o párese en una posición cómoda. Ponga las manos en las caderas, con los pulgares apuntando hacia su espalda y los dedos abiertos sobre su abdomen. Sus dedos índices deben quedar apuntando hacia su ombligo. Relaje los hombros. Si está de pie, doble ligeramente las rodillas.

Inhale profundamente. Conforme va exhalando, identifique en qué dirección se mueve su abdomen inferior. Si está trabajando los músculos TA y piramidal como debería, sentirá que su abdomen se jala hacia su columna. Luego, inhale y observe cómo su vientre "salta" hacia afuera contra sus dedos.

Para poder distinguir claramente entre estos dos movimientos, exagérelos impulsando el vientre hacia afuera mientras esté inhalando y jalándolo hacia adentro cuando esté exhalando. Cuando esté terminando de exhalar, use sus músculos abdominales inferiores para meter el vientre aún más. Luego, suelte conscientemente su abdomen al volver a inhalar de nuevo. Vaya incrementando gradualmente el número de repeticiones hasta que llegue a hacer cuatro o cinco.

Abdominal con toalla. Una razón por la que no recomiendo los abdominales tradicionales es porque no trabajan los músculos abdominales a través de su rango de movimiento completo. Con la ayuda de una toalla, se pueden obtener mejores resultados de un ejercicio similar.

Doble transversalmente a la mitad una toalla de baño mediana y luego enróllela. (Una vez que se sienta cómodo con el ejercicio, puede empezar a usar una toalla de baño grande o una toalla de playa). Acuéstese en el piso con las rodillas dobladas y los pies planos sobre el piso. Coloque la toalla debajo de su baja espalda. La curva que crea la toalla le ayuda a estirar más el abdomen, así como a aumentar el rango de movimiento.

Coloque sus manos sobre su abdomen. También puede cruzar sus brazos sobre su pecho o entrelazar los dedos detrás de la nuca. Tense

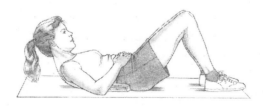

los músculos abdominales inferiores y exhale a medida que vaya levantando los omóplatos del piso, llevando el tórax hacia su pelvis como se muestra en la ilustración en la página anterior. Al jalar su abdomen inferior hacia adentro, usted ejercita su músculo TA. Haga una pausa de varios segundos antes de regresar lentamente a la posición inicial.

Vaya incrementando gradualmente el número de repeticiones hasta que llegue a hacer cuatro, aumentando la resistencia cuando ya se sienta cómodo con el ejercicio. Por ejemplo, podría sostener varios libros o una pesa de mano sobre su pecho.

La bicicleta. Cuando unos investigadores en biomecánica de la Universidad Estatal de San Diego usaron mediciones electrónicas para comparar diversos aparatos para hacer ejercicio, encontraron que la máquina para hacer abdominales de la marca *Icarian* es la más eficiente para trabajar los músculos abdominales. ¿Pero qué puede hacer si no tiene acceso a uno de estos aparatos? Los investigadores sugieren incluir la "bicicleta" en su sesión de ejercicios abdominales.[11] Este ejercicio trabaja el músculo recto del abdomen un 150 por ciento mejor que los ejercicios abdominales tradicionales.

Para hacerlo, recuéstese boca arriba y coloque las manos detrás de la cabeza. Lleve la rodilla izquierda hacia su codo derecho y luego regrese a la posición inicial. Repita, llevando esta vez su rodilla derecha hacia su codo izquierdo. Siga alternando lados, moviéndose como si estuviera pedaleando, como se muestra en la ilustración abajo. Cuando una pierna esté doblada, puede extender ligeramente la otra. Vaya incrementando gradualmente el número de repeticiones hasta que llegue a hacer cuatro o cinco de cada lado.

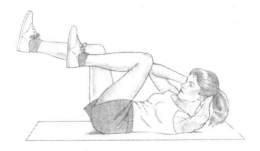

Más ejercicios aplanabdómenes

Además de los ejercicios anteriores, yo recomiendo los siguientes para lograr un abdomen plano y tonificado.

Abdominal con giro. Tanto este ejercicio como la rotación invertida del tronco que se describe a continuación son maravillosos para reafirmar los músculos que rodean la cintura. Para tener más soporte, puede colocar una toalla enrollada debajo de su baja espalda.

Para comenzar, acuéstese boca arriba, acunando su cabeza con sus manos. Eleve lentamente su cabeza y hombros, pero mantenga los omóplatos planos sobre el piso. Imagine que su abdomen se hunde hacia su baja espalda. Concéntrese en esta sensación y manténgala durante todo el ejercicio.

Exhale con suavidad a medida que vaya llevando lentamente su hombro izquierdo y tórax hacia su rodilla derecha, como se muestra en la ilustración abajo. Mantenga el codo y la espalda relajados, para que el giro sea suave y venga desde la cintura en lugar del brazo o cuello.

Regrese a la posición inicial, luego repita, llevando esta vez el hombro derecho hacia su rodilla izquierda. Vaya incrementando gradualmente el número de repeticiones hasta que llegue a hacer cuatro repeticiones por lado.

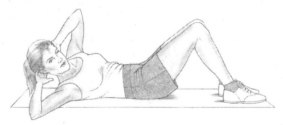

Rotación invertida del tronco. Este ejercicio no sólo mejora la condición física del abdomen, sino que también es maravilloso para la postura.[12] Como trabaja los músculos a través de su rango completo de movimiento, este ejercicio aumenta la fuerza y la flexibilidad de la cintura y la baja espalda, lo cual es ideal para prevenir lesiones y dolores en la espalda.

ELEMENTO ENCENDEDOR

Varíe su rutina

Incluso en los días en que no tenga tiempo para hacer una sesión completa de ejercicios tonificantes, puede mantener una buena forma física variando su rutina. Por ejemplo, puede fortalecerse mientras empuja, jala, se voltea, se levanta y se dobla si cambia de lado para equilibrar sus acciones. Si está cargando un portafolios (maletín) o una bolsa del supermercado con la mano derecha, cambie de mano.

Asimismo, trate de identificar cuál pierna es la que soporta su peso cuando está de pie. Pase su peso de una pierna a otra, por ejemplo, cuando esté cocinado o formado en fila.

Empiece por acostarse boca arriba, con los brazos extendidos hacia los lados y perpendiculares a su cuerpo. Doble las rodillas y lleve los talones hacia el trasero. Mantenga este ángulo entre las piernas y el tronco y vaya bajando lentamente las rodillas hacia la derecha. Su rodilla y su tobillo derechos deberán quedar planos sobre el piso, al igual que sus brazos y sus hombros.

Regrese las piernas a la posición inicial. Repita el ejercicio, bajando esta vez las piernas hacia la izquierda. Vaya incrementando gradualmente el número de repeticiones hasta que llegue a hacer cuatro.

Conforme se va sintiendo cómodo con este ejercicio, gradualmente trate de extender las piernas hasta que queden perpendiculares al piso. Si tiene dificultades para realizar este ejercicio correctamente a lo largo del movimiento base, pruebe doblar más las rodillas antes de bajarlas hacia los lados.[13]

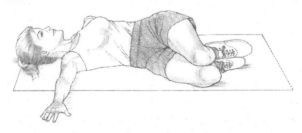

PODER PARA LAS PIERNAS

Hemos estado enfocado casi toda nuestra atención en los músculos abdominales, pero los músculos de las piernas son igualmente importantes para la fuerza de la parte inferior del cuerpo. Su capacidad para mantener una buena condición física y mantenerse activo depende, en gran medida, del poder de sus piernas.

Sentadilla (cuclilla) modificada. Este es el mismo ejercicio que ya se describió como parte de los ejercicios tonificadores descritos en el Capítulo 17. A modo de recordatorio: apoyándose sobre un escritorio o mesa, párese con los pies planos sobre el piso y separados de modo que queden alineados con sus hombros. Tense los músculos de su trasero y muslos, doble lentamente las rodillas y baje el trasero hasta que sus muslos queden paralelos al piso, como se muestra en la ilustración. Regrese lentamente a la posición inicial.

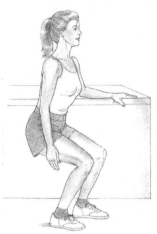

Termine parándose de puntillas y luego bajando los talones al piso.

Una vez que se sienta cómodo con este ejercicio, puede probar aumentar la resistencia, por ejemplo cargando una mochila llena de libros. Vaya incrementando gradualmente el número de repeticiones hasta que llegue a hacer cuatro.

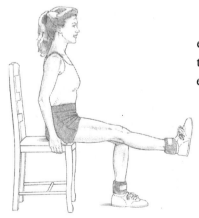

Extensión de pierna. Para hacer este ejercicio necesitará unas pesas para los tobillos, las cuales se pueden conseguir en la mayoría de las tiendas de artículos deportivos. Elija un par de pesas que se sientan cómodas y a las cuales se les pueda agregar o quitar peso. Deben quedarle bien ajustadas alrededor de la parte inferior de sus piernas, justo por encima de sus tobillos.

Siéntese con la espalda recta en el borde de una silla y con ambos pies plantados firmemente sobre el piso. Concéntrese en tensar los músculos de su trasero y muslos y luego eleve ligeramente su rodilla derecha para que su pie se levante del piso. Manteniendo la concentración y la tensión muscular, extienda la parte inferior de su pierna hasta que quede paralela al piso, como se muestra en la ilustración en la página anterior. Regrese lentamente a la posición inicial y luego cambie de pierna. Haga hasta cuatro repeticiones lentas.

Elevación de pierna. Este ejercicio trabaja los lados de sus piernas. Para hacerlo con seguridad, apóyese contra el marco de una puerta, un escritorio o una mesa para apoyarse.

Párese con la espalda recta y los pies firmes sobre el piso. Concéntrese en la pierna externa, tensando todos los músculos desde las caderas hasta los dedos de los pies. Eleve lentamente la pierna hacia el lado, como se muestra en la ilustración, levantándola hasta que sienta la tensión a lo largo de los músculos externos del muslo. Sostenga esta posición durante varios segundos.

Manteniendo la concentración y tensión muscular, baje lentamente la pierna más o menos 12 pulgadas (30 cm), pero sin llegar a tocar el piso. Luego vuelva a elevarla. Haga hasta cuatro repeticiones lentas antes de cambiar de lado. A medida que se vayan fortaleciendo sus piernas, puede probar usar unas pesas para los tobillos para aumentar la resistencia.

Elevación de cadera. Este ejercicio le ayudará a tonificar los músculos de su trasero. Acuéstese boca arriba con los brazos extendidos hacia los lados y las palmas de las manos hacia el piso. Doble las rodillas, manteniendo los pies planos sobre el piso. Concéntrese en los músculos del trasero, de las caderas y de los muslos, generando la máxima tensión muscular en estas áreas.

Levante lentamente las caderas del piso. Su cabeza, sus hombros, sus brazos y sus manos deben permanecer estáticos. Arquee ligeramente la baja espalda. Manteniendo la concentración y la tensión muscular, regrese lentamente a la posición inicial. Haga hasta cuatro repeticiones lentas.

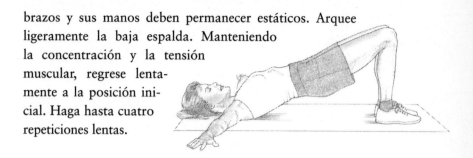

Pantorrillas. Este ejercicio trabaja los músculos de las pantorrillas. Para hacerlo, debe encontrar unas escaleras con barandal (pasamanos). También puede usar un bloque de madera sólida y un escritorio o mesa para apoyarse.

Coloque su mano sobre el barandal para apoyarse y párese de puntillas en el borde del escalón. Los dedos de los pies deben apuntar hacia el frente.

Concéntrese en sus pantorrillas, tensando todos los músculos de esa región. Doble ligeramente las rodillas y permita que los talones bajen más allá del nivel del escalón hasta donde le sea cómodamente posible. No necesitan llegar a tocar el piso.

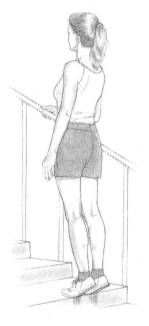

Siga el movimiento elevando lentamente los talones hasta que llegue a pararse de puntas lo más alto que pueda, asegurándose que sus tobillos no se giren hacia afuera. Luego regrese a la posición inicial, manteniendo la concentración y la tensión muscular durante todo el movimiento. Haga hasta cuatro repeticiones lentas.

Para trabajar aún más los músculos de las pantorrillas, puede hacer este ejercicio con las piernas rectas en lugar de hacerlo con las rodillas ligeramente dobladas. También puede hacerlo doblando las rodillas cuando esté bajando (conforme sus talones bajan por debajo del nivel del escalón) y enderezándolas cuando esté subiendo. Para mayor intensidad, trate de trabajar una sola pierna a la vez.

CAPÍTULO 19

■   ■   ■

Tonifique su torso: pecho, espalda, hombros y brazos

L
a fuerza de la parte superior del cuerpo es un buen indicador de la condición física general de una persona. Cuando el pecho, la espalda superior, los hombros y los brazos tienen un tono muscular excepcional, lo más probable es que se sienta lleno de vitalidad y de energía.

Pero los beneficios de tener un torso fuerte van mucho más allá de eso. Al mejorar el tono muscular de su pecho, de su espalda, de sus hombros y de sus brazos, aumenta la eficiencia metabólica. Su metastato opera a un nivel todavía más alto.

Pero para mantener ese tono muscular y encender la chispa que activará a su metastato para que queme la grasa de más, debe incluir ejercicios tonificantes específicos en su régimen semanal de ejercicios. ¡Siempre y cuando siga aumentando el nivel de resistencia, verá los resultados!

LAS SIETE PAUTAS PRINCIPALES

Para aprovechar al máximo sus sesiones de ejercicio para la parte superior del cuerpo, preste atención a estas siete pautas principales.

1. Caliente los músculos. Cada sesión de entrenamiento de resistencia debe ir precedida por una serie de movimientos suaves y cómodos para aumentar el flujo de sangre y aflojar los músculos y las articulaciones.

2. Determine el peso máximo para una repetición. El peso máximo para una repetición, que se abrevia PMR, es la cantidad máxima de peso que puede levantar en un solo movimiento o contracción muscular. Debe ser lo suficientemente pesado como para que usted ya no pueda levantarlo de nuevo sin antes descansar un rato.

Cuando esté trabajando los músculos de la parte superior de su cuerpo, debe acercarse a su PMR pero sin sobrepasarlo, aconseja el Dr. Irwin H. Rosenberg, del Centro Jean Mayer para la Investigación de la Nutrición Humana y el Envejecimiento del Departamento de Agricultura de los Estados Unidos, el cual se encuentra en la Universidad Tufts, y su anterior colega William J. Evans, PhD, ahora director del Laboratorio de Nutrición, Metabolismo y Ejercicio de la Universidad de Ciencias Médicas de Arkansas. "En los estudios que realizamos en la Universidad Tufts, nuestros sujetos hacían ejercicio al 80 por ciento de su PMR —escriben—. Hemos visto que para lograr un aumento apreciable en la fuerza, una persona debe ejercitarse a ese nivel".[1]

En cuanto conozca su PMR, asegúrese de seguirlo verificando cada dos a cuatro semanas. A medida que se vaya fortaleciendo, su PMR cambiará, por lo que necesitará ajustar su nivel de resistencia.

3. Escuche a su cuerpo. Es normal que quede ligeramente adolorido después de una sesión de ejercicio, especialmente si apenas acaba de iniciar un régimen de ejercicio. Pero si siente cualquier tipo de dolor durante un movimiento en particular, deténgase de inmediato. Continúe sólo si el dolor desaparece y sólo después de reducir el peso que esté levantando. Consulte a su médico si tiene cualquier duda.

4. Manténgase centrado. Durante cada ejercicio, mantenga una buena postura y realice movimientos uniformes y controlados. Evite arquear la espalda o girar y voltearse de maneras que no se indiquen en las instrucciones del ejercicio. Asimismo, tenga cuidado de no aguantar la respiración, ya que esto puede ocasionar que le suba la presión arterial. Respire de manera uniforme y constante.

5. Utilice la máxima atención para ejercitarse con la máxima intensidad. La eficacia de su sesión para tonificar el torso depende en gran medida de su enfoque y agudeza mental. Haga su mayor esfuerzo por ignorar las distracciones, para que cada momento de tonificación muscular produzca los resultados óptimos. ¡Ejercítese mejor para ejercitarse menos!

Cuando le sea posible, use su mano libre para tocar el músculo que esté trabajando. Así creará un círculo de retroalimentación táctil con su cerebro, con lo cual aumentará el número de fibras musculares que podrá fortalecer y tonificar.

6. Siga superando su límite. A medida que vaya adquiriendo más fuerza, aumente gradualmente la resistencia que use. Sus músculos necesitan un reto constante para crecer.

7. Enfríese. Después de su sesión de ejercicio, evite parar en seco o quedarse sentado. Siga moviéndose mientras pasa del "modo ejercitador" al "modo normal". Permita que su frecuencia cardíaca y circulación vayan regresando gradualmente a los niveles en los que se encontraban antes de su sesión de ejercicio.

SUAVE, PERO NO DEMASIADO LENTO

Casi todos los ejercicios siguientes requieren el uso de peso adicional. Yo menciono el uso de mancuernas, pero también puede usar bandas elásticas de resistencia variable o incluso galones plásticos de leche llenos parcialmente de agua. El peso adicional aumenta el nivel de resistencia, lo que a su vez estimula el metabolismo y hace que aumente el tono muscular.

Si decide usar mancuernas, necesitará elegir el peso inicial. Le sugiero que experimente hasta encontrar la mancuerna más pesada que pueda usar con seguridad y eficacia. Cuando pueda hacer fácilmente el doble de las repeticiones recomendadas, entonces deberá aumentar el peso. Sólo asegúrese de hacerlo gradualmente para que no someta a sus músculos a un esfuerzo excesivo.

Cada ejercicio tonificante consta de dos partes. En primer lugar, tenemos el movimiento *concéntrico*, que es cuando el músculo se acorta o se contrae (por ejemplo, durante la fase de levantamiento de un *curl* de bíceps). En segundo lugar, tenemos el movimiento *excéntrico*, que ocurre cuando el músculo se alarga (cuando bajamos el brazo al hacer un *curl*). Para hacer crecer el músculo, el movimiento excéntrico es el más importante de los dos.

"Sin el componente excéntrico de un ejercicio, no se logra hacer crecer mucho el músculo", dice la Dra. Maria Fiatarone Singh, una científica invitada del Centro de Investigación de la Nutrición Humana y el Envejecimiento de la Universidad Tufts.[2] Con el uso de imágenes de resonancia magnética, unos investigadores de la Universidad de California del Sur determinaron que los movimientos excéntricos uniformes y rápidos de 2 segundos de duración activaban significativamente más fibras musculares que los movimientos excéntricos lentos de más de 10 segundos de duración.[3]

Por lo tanto, cuando esté haciendo ejercicios para trabajar los músculos de la parte superior del cuerpo, preste especial atención al movimiento excéntrico, manteniendo la resistencia durante todo el ejercicio. Esto no sólo fortalecerá y tonificará el músculo, sino que también le ayudará a prevenir lesiones.

Yo le sugiero que haga la rutina siguiente dos veces por semana, alternándola con los ejercicios básicos de fuerza del Capítulo 18. De esta manera, los músculos de la parte superior de su cuerpo podrán recuperarse entre cada sesión de ejercicio.

Cómo tonificar su pecho, espalda superior, hombros y brazos

Empiece con los ejercicios siguientes.

Plancha (lagartija) modificada. Esta versión actualizada de un ejercicio clásico fortalece los músculos de su pecho, espalda, hombros y brazos. Para empezar, acuéstese boca abajo sobre el piso, con las rodillas juntas y las manos a ambos lados de su pecho, cerca de sus hombros.

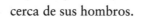

Levante lentamente su tronco del piso, recargando su peso sobre sus brazos y manteniendo las rodillas en contacto con el piso. Mantenga su espalda lo más plana posible. Concéntrese en los músculos de su pecho, espalda superior, hombros y brazos, tensándolos lo más que pueda. Mantenga la concentración y la tensión muscular y baje su tronco a la posición inicial. Realice el mayor número de repeticiones lentas que pueda.

Si mantiene las manos debajo de sus hombros mientras levanta el tronco, maximizará el efecto fortalecedor de este ejercicio para su espalda y brazos. Si prefiere enfocarse en los músculos de su pecho, coloque las manos de modo que queden a una distancia mayor que el ancho de sus hombros. Puede aumentar la resistencia usando una mochila con peso o recargando el peso de su cuerpo sobre un brazo y luego sobre el otro. ¡Muévase de manera uniforme y sea creativo!

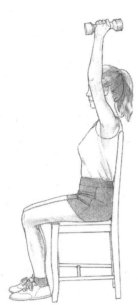

Pres militar. Para hacer este ejercicio necesitará un poco más de peso, por ejemplo, con una mancuerna, si tiene una, o con un galón plástico de leche parcialmente lleno de agua. Empiece al nivel de resistencia que pueda manejar con comodidad, a sabiendas que tendrá que ir aumentando la resistencia con el tiempo.

Siéntese en una silla, sosteniendo la pesa en el lado izquierdo. Concéntrese en los músculos de su pecho, hombro y brazo superior, tensándolos lo más que pueda.

Mantenga el codo recto y levante lentamente la pesa hasta que quede por encima y ligeramente enfrente de su cabeza, como se muestra en la ilustración. Mantenga la concentración y la tensión muscular y regrese lentamente a la posición inicial. Realice el mayor número de repeticiones lentas que pueda y luego cambie de mano.

Vuelos (cristos). Para este ejercicio usted también necesitará mancuernas de 2 libras (1 kg). Para empezar, acuéstese boca arriba con las rodillas dobladas y los pies y la baja espalda firmemente apoyados sobre el piso. Sostenga una mancuerna en cada mano y extienda los brazos a ambos lados de los hombros para que queden perpendiculares a su cuerpo.

Concéntrese en su pecho, hombros y brazos, tensando todos los músculos. Con los codos ligeramente doblados, levante lentamente las mancuernas dibujando un arco hasta juntar las manos, como se muestra en

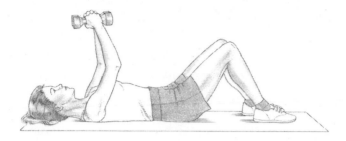

la ilustración. Las pesas deberán tocarse justo por encima del centro de su pecho. Luego, baje lentamente las mancuernas dibujando otra vez un arco para regresar a la posición inicial. Realice el mayor número de repeticiones lentas que pueda.

Ejercicios para los brazos

Los dos ejercicios siguientes le ayudarán a fortalecer y tonificar los brazos.

Curl para los brazos. La variación de este ejercicio clásico emplea la resistencia dinámica y la tensión dinámica visualizada, las cuales

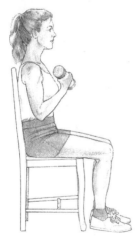

repasamos en el Capítulo 17. Necesitará mancuernas de 2 libras (1 kg), o bien, dos galones plásticos de leche parcialmente llenos de agua.

Siéntese y sostenga una mancuerna en cada mano a los lados, con las palmas de las manos hacia arriba. Concéntrese en sus brazos, hombros, pecho y espalda superior, tensando estos músculos lo más que pueda. Doble sus codos y eleve los brazos hacia sus hombros. Mantenga la concentración y la tensión muscular y regrese lentamente a la posición inicial.

Si lo desea, puede alternar los brazos en lugar de levantar las dos mancuernas simultáneamente. Otra variación de este ejercicio consiste en levantar las mancuernas con las palmas de las manos hacia abajo en lugar de hacia arriba. Realice el mayor número de repeticiones lentas que pueda.

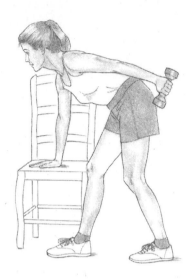

Extensión del tríceps. Este ejercicio fortalece los tríceps, que se encuentran en la parte posterior de los brazos. Para empezar, necesitará una mancuerna de 2 libras. Cuando esté haciendo este ejercicio, quizá sea una buena idea que se recargue contra una silla o banca plana para apoyar y estabilizar su cuerpo.

Concéntrese en sus brazos, hombros, pecho y espalda superior, tensando estos músculos lo más que pueda. Con la mancuerna en su mano izquierda, doble su cuerpo hacia adelante a la altura de las caderas hasta que su torso quede paralelo al piso. Su brazo izquierdo deberá doblarse a un ángulo de 90 grados y la parte superior de su brazo deberá estar pegado a su torso y paralelo al piso.

Enderece lentamente el brazo hacia atrás, levantándolo ligeramente más alto que en la posición inicial. Luego regrese lentamente a la posición inicial. Realice el mayor número de repeticiones lentas que pueda y luego cambie de mano.

CAPÍTULO 20

■ ■ ■

Equilibrio y flexibilidad

En los capítulos anteriores, ya se explicó la importancia de la actividad aeróbica y el entrenamiento de resistencia para subir su metastato. Hay un componente más sobre el que debemos hablar y quizá sea el componente más importante de todos. Me estoy refiriendo, por supuesto, al equilibrio y a la flexibilidad.

Aunque no son tan notorios como los músculos delgados y tonificados, el equilibrio y la flexibilidad son lo que le permiten moverse con gracia y facilidad. Incluso el cuerpo más fuerte y con la mejor condición física imaginable puede fallar si el cuello está rígido, la espalda está tiesa o la columna está débil. Todo esto agota su energía y junto con ella, también se va su motivación para seguir activando su metastato a lo largo del día.

Además, el equilibrio y la flexibilidad físicos tienden a traducirse en equilibrio y flexibilidad emocional. Con tan sólo unos cuantos estiramientos a la semana, usted puede sentir una mayor vitalidad y resistencia, así como más entusiasmo en general.

La clave de los estiramientos es hacerlos con regularidad. Dentro de los ejercicios para encender la chispa, se deben incluir cuatro sesiones de estiramientos a la semana, aunque lo mejor es tratar de hacerlos todos los días. Yo los hago junto con mi rutina de entrenamiento de resistencia, estirándome después de mis ejercicios tonificantes para la parte inferior del cuerpo los lunes y los jueves y después de mis ejercicios tonificantes para la parte superior del cuerpo los martes y los viernes. Esto ayuda a que mi metastato se mantenga en un nivel constante, con pocas fluctuaciones que agoten mi energía.

Yo he incluido unos cuantos estiramientos básicos aquí, pero usted puede expandir su repertorio y explorar otros nuevos. Sólo trate de no agregar tantos que compliquen su sesión de ejercicio, porque entonces será más probable que deje de hacerlos. . . ¡y eso sería un error terrible!

UN CUELLO FLEXIBLE

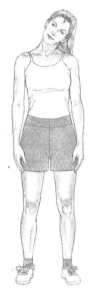

Pocas cosas nos hacen sentir más viejos o con menos condición física que la tortícolis. A menudo, los problemas de cuello se derivan de un estilo de vida sedentario, ya que vivimos y trabajamos prácticamente en la misma posición todo el día, todos los días. Esto limita el rango de movimiento del cuello. A continuación indico cómo usted puede aflojarlo.

Giro de cuello. Este estiramiento seguro y sencillo ayuda a mantener la flexibilidad de su cuello. También le ayuda a lograr un mejor equilibrio y una mejor postura.

Párese cómodamente, con los brazos a los lados. Deje caer la barbilla hacia su pecho y luego gire lentamente la cabeza hacia la izquierda hasta que su oreja quede sobre su hombro. Regrese la barbilla al pecho y luego repita hacia el lado derecho. Una vez que se sienta cómodo con este estiramiento, puede aumentar un poco la resistencia tensando ligeramente los músculos.

UNA ESPALDA FUERTE

Tanto la fuerza de la espalda como la postura determinan qué tanto se sale el vientre y también qué tanto puede realizar actividades sin fatigarse o lesionarse. Los estiramientos que se incluyen aquí, cada uno de los cuales ha sido recomendado por un experto que se especializa en el cuidado de la espalda, puede ayudar a fortalecer los músculos de su espalda.[1]

Una advertencia: lo mejor es hacer estos estiramientos después de haberse calentado, por
ejemplo, con ejercicios tonificantes o una caminata breve. Si usted tiene antecedentes de problemas de espalda o actualmente está padeciendo
algún tipo de dolor de espalda, asegúrese de consultar a su médico antes de iniciar cualquier programa de ejercicio.

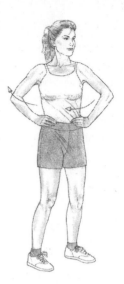

Rotación del torso. Párese con las manos en las
caderas y los pies separados de modo que queden
alineados con sus hombros. Su postura debe estar
erguida pero relajada. Gire su torso suave y uniformemente primero hacia la derecha y luego
hacia la izquierda. Su cabeza deberá permanecer
centrada sobre su cuello y viendo hacia el frente.

Estiramiento de espalda. Acuéstese boca abajo sobre el piso. Recargue los antebrazos sobre el piso y levante suavemente su pecho,
como se muestra en la ilustración abajo. Mantenga esta posición
durante 5 ó 6 segundos, relajándose al mismo tiempo.

Después, vaya estirando los brazos lo más que pueda con comodidad. Cuando llegue al punto de estiramiento máximo, su espalda
estará lo más extendida posible y sus brazos estarán lo más rectos
posible. Relájese y mantenga esta posición
durante 5 a 20 segundos. Regrese a
la posición inicial.

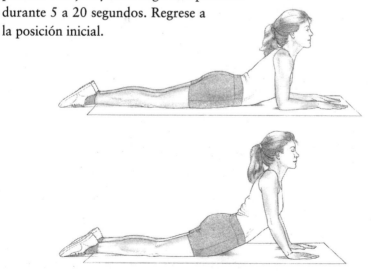

Elevación de rodilla a pecho. Este estiramiento ayuda a aflojar y fortalecer los músculos y el tejido conectivo que dan soporte a la espalda y a las caderas. Acuéstese boca arriba con ambas rodillas dobladas y los pies planos sobre el piso. Tómese una rodilla con ambas manos y lenta y suavemente jálela hacia su pecho, como se muestra en la ilustración. Mantenga esta posición mientras cuenta lentamente hasta cinco, luego suelte la rodilla y regrese lentamente a la posición inicial. Repita lo mismo con la otra pierna.

Estiramiento sentado de la espalda. Siéntese con las rodillas y los pies separados de modo que queden alineados con sus hombros. Incline lentamente su cuerpo hacia el piso, como se muestra en la ilustración. Llegue lo más abajo que pueda con comodidad pero sin rebotar, agarrándose de sus tobillos si puede. Mantenga este estiramiento mientras cuenta lentamente hasta cinco y luego regrese a la posición inicial.

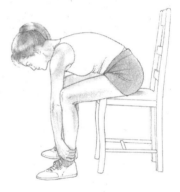

Estiramiento pélvico. Este estiramiento relajante le ayuda a fortalecer las estructuras anteriores y a aflojar las estructuras posteriores de la columna. Acuéstese boca arriba con las rodillas dobladas y los brazos estirados hacia los lados de modo que queden perpendiculares a su cuerpo. Presione suavemente su espalda inferior contra el piso, como se muestra en la ilustración. Mantenga esta posición durante unos segundos y luego suelte.

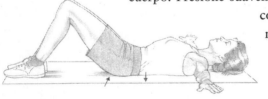

CUARTA

Cómo comer con chispa

PARTE

Si está acostumbrado a las dietas restrictivas que le limitan el tipo y cantidad de alimentos que puede comer, es probable que nuestro plan para comer con chispa sea una grata sorpresa para usted. No sólo se trata de evitar los alimentos "indebidos". En vez, hace hincapié en el consumo de los alimentos correctos, en las cantidades y combinaciones apropiadas y a las horas indicadas del día.

De hecho, una vez que aprenda a equilibrar adecuadamente su consumo de proteínas, carbohidratos y grasa, tal vez descubra que puede comer más de lo que se imagina y seguir quemando grasa y generando energía. Su metastato usa la comida como combustible para el metabolismo y la termogénesis. Si no obtiene lo que necesita, no puede funcionar a su máximo nivel. Esto significa que usted almacenará grasa en lugar de quemarla y agotará su energía en lugar de generarla.

En los capítulos que siguen, aprenderá a planear su alimentación alrededor de la mezcla correcta de proteínas de calidad, de carbohidratos moderados y de grasas saludables. Y descubrirá a qué horas debe comer y merendar (botanear) para apoyar su metastato y evitar el hábito de comer en exceso.

Recuerde llevar un registro de sus comidas y meriendas (refrigerios, tentempiés), así como de su consumo de líquidos usando el Diario del Éxito Metastático en la página 292. Con esta información, usted podrá identificar la manera en que ciertos alimentos y patrones alimenticios afectan su nivel de energía y su capacidad para quemar grasa.

CAPÍTULO 21

■　　■　　■

Coordinar sus comidas es clave

Estamos tan acostumbrados a que los expertos nos digan que comamos menos que nos sentimos culpables cuando comemos con frecuencia. Si bien la culpa puede engordar —dado que hace que el cuerpo produzca hormonas del estrés, las cuales hacen más lento el metabolismo y aumentan el almacenamiento de grasa— comer con frecuencia no hace que uno engorde. Las comidas y meriendas (refrigerios, tentempiés) frecuentes son cruciales para equilibrar la energía y tener más poder para quemar grasa. Suben su metastato y lo mantienen a un nivel saludable.

Las megacomidas poco frecuentes, sin importar cuán nutritivas sean, agobian a su metabolismo. Comer de esta forma puede ser tan malo como saltarse comidas. Muchas personas que están a dieta piensan, "Me ahorraré calorías si dejo de comer". En realidad, están bajando su ritmo metabólico de reposo,[1] dado que su cuerpo pasa al modo de conservación. En vez de quemar grasa, su cuerpo la almacena, como parte de una respuesta evolutiva para protegerse de la inanición en ausencia de un suministro adecuado de alimentos.

Unos científicos de la Universidad Estatal de Georgia fueron los primeros en elaborar una técnica para hacer una medición hora por hora del equilibrio de energía, es decir, el número de calorías que está quemando contra el número de calorías que está ingiriendo. Estos investigadores descubrieron que las personas que mantenían su superávit o déficit calórico dentro de un rango de 300 a 500 calorías en todo momento, tenían un éxito significativamente mayor para quemar grasa y agregar tejido muscular magro y tonificado. Las personas con los mayores desequilibrios de energía —aquellas cuyo superávit o déficit era de más de 500 calorías de una hora a la siguiente— eran las personas con mayor sobrepeso. Estos son precisamente los tipos de fluctuaciones calóricas que ocurren cuando una persona sigue el patrón alimenticio típico de hacer tres comidas al día y no merendar (botanear).

Para mantener su metastato nivelado, necesita prestar atención no sólo a lo que come sino también a la hora en que se lo come. Por esto, nuestro plan para comer con chispa hace hincapié en hacer comidas y meriendas más pequeñas pero frecuentes, distribuidas a lo largo del día. En realidad, si usted ingiere la mayor parte de sus calorías durante las horas tempranas del día —por ejemplo, en el desayuno y en el almuerzo— usted le estará echando leña a su fuego metabólico interno para que arda más fuerte, dice Pat Harper, RD, MS, vocera de la Asociación Dietética de los Estados Unidos.[2]

Estudios recientes confirman que para quemar grasa y producir energía, hacer comidas pequeñas pero frecuentes es mejor que hacer tres comidas grandes al día porque mejora el ritmo de termogénesis y la quema de calorías subsecuente.[3] De hecho, incluso entre personas que consumían el mismo número de calorías durante el transcurso del día, aquellas que comían aproximadamente cada tres horas mostraron un efecto térmico o metabólico significativamente mayor que quienes sólo comían dos o tres veces al día.[4]

APAGUE LOS PRODUCTORES DE GRASA

El cuerpo humano tiene un promedio de 25 a 30 miles de millones de células adiposas, las cuales sirven como depósitos de moléculas de grasa que provienen tanto de los alimentos que comemos como de los propios procesos del cuerpo para sintetizar grasa. Típicamente, estas células se congregan en el abdomen, las caderas y los muslos, así como en las capas que están debajo de la piel.

Al hacer unas cuantas comidas abundantes al día, como lo hacemos

ELEMENTO ENCENDEDOR

Sírvase una actividad para acompañar

Después de cada comida o merienda (refrigerio, tentempié), realice alguna actividad sencilla durante unos cuantos minutos, como caminar por su área de trabajo o hacer algunos ejercicios tonificadores. Las investigaciones médicas confirman que estos "minutos activos" oportunos le harán estar más alerta y quemar más grasa.[5]

la mayoría de nosotros, podemos aturdir a las células adiposas que ya existen en nuestro cuerpo. Ellas envían una señal hormonal que el cuerpo interpreta como un letrero que dice "no hay vacantes". En respuesta, el cuerpo empieza a producir células adiposas nuevas para que se puedan depositar ahí las moléculas de grasa excedentes. Así es como aumentamos de peso.

Además, hacer unas cuantas comidas abundantes al día causa fluctuaciones pronunciadas en los niveles de azúcar en sangre, otro factor en nuestra lucha por bajar de peso. Con la elevación inicial pronunciada en el nivel de azúcar en sangre, el cuerpo libera una cantidad mayor que la normal de la hormona llamada insulina, la cual es responsable de transportar el azúcar desde el torrente sanguíneo hacia el interior de las células. La presencia de demasiada insulina inhibe la lipólisis, que es el proceso mediante el cual el cuerpo libera la grasa que está almacenada para usarla para producir energía. Después de todo, el cuerpo no necesita grasa cuando tiene tanta azúcar en la sangre disponible para ser usada como combustible. En vez, la grasa se queda quietecita en las células adiposas.[6]

A medida que la insulina vaya haciendo su trabajo, el azúcar en sangre empieza a volver a su nivel normal. Esto no sólo agota su energía,[7] sino que también le aviva el apetito. Por lo tanto, para cuando ya sea hora de sentarse a comer otra vez, lo más probable es que se atiborre de cuanta comida le pongan delante. Y también será más probable que coma alimentos grasosos y azucarados, ya que el cuerpo naturalmente tiende a antojarse por estos alimentos durante las horas que empiezan a media tarde y terminan antes de que anochezca.[8] En efecto, usted está alimentando un ciclo mediante el cual el cuerpo acumula grasa y lo está haciendo precisamente a la hora del día en que el metabolismo se empieza a desacelerar.

Para quemar grasa con éxito, es de vital importancia que rompa el hábito de comer cantidades abundantes de comida a intervalos poco frecuentes durante el día. Esto le llevará algo de esfuerzo; después de todo, es probable que usted haya estado siguiendo este patrón alimenticio de "tres comidas al día" desde que era niño. Pero conforme va haciendo la transición a un patrón alimenticio compuesto de comidas y meriendas menos abundantes a intervalos más frecuentes, notará casi de inmediato una mejoría en su nivel de energía, como resultado de un nivel de azúcar en sangre más estable. ¡De hecho, puede que se sienta tan bien que empiece a preguntarse por qué no ha comido de esta forma toda su vida!

LA FÓRMULA 3 + 4

Para comer con chispa, lo fundamental es comer menos pero más a menudo. Aunque coma menos en cada sentada, le garantizo que nunca se sentirá privado de comida. Esto se debe a que estará disfrutando, no las acostumbradas tres comidas al día, sino *siete* comidas y meriendas cada día. Sólo recuerde la formula 3 + 4, que significa tres comidas ligeras y cuatro meriendas saludables, distribuidas a intervalos de dos a tres horas desde la mañana hasta la noche.

Hacer comidas y meriendas menos abundantes pero con mayor frecuencia parece brindarle muchos beneficios a su salud, según se reporta en un estudio de investigación que apareció en la *New England Journal of Medicine* (Revista de Medicina de Nueva Inglaterra). En este estudio de investigación, los investigadores asignaron a 14 hombres de peso promedio a uno de dos grupos. Ambos grupos consumieron el mismo número de calorías al día, en la misma proporción de proteínas, carbohidratos y grasa. Pero un grupo distribuyó sus calorías en tres comidas abundantes, mientras que el otro las distribuyó en siete comidas más pequeñas.

Al cabo de tan sólo dos 2 semanas, los hombres que siguieron el plan de "minicomidas" mostraron una mejoría medible en siete indicadores clave de salud. Por ejemplo:[9]

Comer con chispa le conviene a su cerebro

Hacer comidas pequeñas pero frecuentes produce un efecto sobre la función cognitiva y no sólo porque se estabiliza el nivel de azúcar en sangre, aunque eso también es importante.[10] El simple acto de darse un receso para comer en medio de su rutina diaria le ayuda a fortalecer lo que se conoce como la memoria vital. "Un período breve —incluso de tan sólo unos minutos— lejos del influjo normal de información, permitirá que su cerebro archive lo necesario para aguzar su memoria —explica el neurosicólogo Michael D. Chafetz, PhD, autor de *Smart for Life* (Inteligente de por vida)—. Vale la pena cualquier cosa que detenga el flujo normal y que permita que su cerebro se vuelva a enfocar".[11]

Cada vez hay más pruebas que indican que detener lo que está haciendo a intervalos regulares a lo largo del día puede hacer que mejore su desempeño y su productividad. "Los experimentos de laboratorio han demostrado que si trabaja demasiado tiempo en tareas mentales, el tiempo que tarda en resolver un problema puede aumentar en un 500 por ciento", advierte el Dr. Donald Norfolk, en el libro *Executive Stress*[12] (Estrés ejecutivo). Por otra parte, "introducir descansos en la rutina en realidad hace que trabaje más aprisa y esto más que compensa el tiempo que pierde durante las pausas y los recesos", señala la Dra. Etienne Grandjean, una experta en productividad laboral y directora del departamento de ergonomía del Instituto Federal de Tecnología de Suiza.[13]

- Su nivel de colesterol en sangre se redujo en un 15 por ciento.

- Su nivel de cortisol disminuyó por más de un 17 por ciento. (El cortisol es la molesta hormona que almacena grasa y que el cuerpo produce cuando está bajo estrés).

- Su nivel de insulina bajó por casi un 28 por ciento.

El efecto positivo que se observó en la insulina es particularmente digno de mención, ya que sugiere que el nivel de azúcar en sangre estaba permaneciendo relativamente constante. En otras palabras, las comidas pequeñas pero frecuentes ayudan a prevenir las fluctuaciones en el nivel de azúcar en sangre que contribuyen al hábito de comer en exceso[14], así como al almacenamiento de grasa.[15]

Otra investigación publicada en la *New England Journal of Medicine*[16] (Revista de Medicina de Nueva Inglaterra) y la *American Journal of Clinical Nutrition*[17] (Revista de Nutrición Clínica de los Estados Unidos) confirma que el tamaño y la frecuencia de las comidas desempeñan un papel crucial en el metabolismo y la quema de grasa. Otro factor importante es la composición de las comidas. La combinación correcta de proteínas magras, carbohidratos complejos y grasa saludable puede activar un proceso que se conoce como el efecto térmico de los alimentos. En otras palabras, en realidad acelera el metabolismo. Esto puede disminuir la urgencia por comer en exceso, especialmente en la noche.[18]

"A muchas, sino es que a todas las personas, les va mejor si comen meriendas bajas en grasa, moderadas en carbohidratos y altas en proteínas a media mañana y especialmente a media tarde —dice el Dr. Richard N. Podell, director del Centro Overlook para el Manejo del Peso en la ciudad de Nueva York—. Por un lado, comer a estas horas ayuda a manejar la caída en el nivel de azúcar en sangre que ocurre a media tarde. Asimismo, una merienda a media tarde ayuda a estabilizar el nivel de azúcar en sangre, para que no llegue muerto de hambre a la cena".[19]

CONSEJOS PARA COMER CON CHISPA

Al modificar sus hábitos alimenticios para encender la chispa, podrá establecer la combinación ideal de nutrientes para asegurar el funcionamiento óptimo de su metabolismo. En general, a las personas les va mejor con comidas y meriendas que constan de 20 a 35 por ciento de proteínas magras, 40 a 60 por ciento de carbohidratos complejos y 20 a 25 por ciento de grasa saludable. Estas proporciones promueven que se produzca energía y se queme grasa de manera sostenida y constante.

A lo largo de los siguientes capítulos, exploraremos nuestro plan para comer con chispa desde el punto de vista de cada uno de los nutrientes básicos: proteínas, carbohidratos y grasa. Por ahora, revisemos las pautas generales en cuanto al tamaño y a la frecuencia de las comidas.

Coma cada dos a tres horas. Si pasa más de tres horas sin comer o merendar, su nivel de azúcar en sangre y su energía disminuirán. Esto hará más probable que coma en exceso y que aumente la grasa corporal.

Limite cada comida a menos de 600 calorías y cada merienda a 200 y 250 calorías. La eficacia de nuestro plan alimenticio depende del control de las porciones. Si usted aumenta la frecuencia de sus comidas sin reducir proporcionalmente el tamaño de las mismas, estará fomentando el almacenamiento en lugar de la quema de grasa. Nuestro plan cuenta con cierto grado de control de porciones ya integrado, dado que al comer con mayor frecuencia, sentirá menos hambre a lo largo del día. No obstante, es muy fácil pasar el punto de saciedad, especialmente si come rápido o si lo hace de manera inconsciente.[20] Necesita prestar atención a las señales de hambre que le envía su cuerpo. (Hablaré más acerca del consumo de calorías en el Capítulo 25).

Abastézcase de sus meriendas favoritas. Los estudios de investigación sugieren que los adultos hacen un promedio de 20 a 30 elecciones de comida al día.[21] Es necesario que las elecciones más saludables estén lo más accesibles posible. De otro modo, puede terminar por comprar algo en la máquina expendedora o tiendita más cercana, comprando una comida o merienda que le suministre las calorías —y la grasa— que necesita para todo el día, pero de una sola sentada.

La clave para hacer elecciones saludables es planear con anticipación. En mi familia, llenamos el carrito del supermercado con bolsas pequeñas de nueces de soya sin sal, unas cuantas barras proteínicas y unas cuantas botellas de agua. Así, siempre tenemos meriendas nutritivas a la mano para cuando las necesitemos, ya sea que estemos atorados en el tráfico o haciendo nuestras labores cotidianas. Siempre guarde algunas de sus meriendas favoritas en su escritorio, cartera (bolsa) o portafolios (maletín) y en su maleta para el gimnasio, es decir, en cualquier lugar que le sirva para tener alimentos nutritivos siempre a la mano.

Evite los edulcorantes y las grasas artificiales. Los estudios de investigación sugieren que estos aditivos sintéticos pueden reforzar su gusto por comer alimentos azucarados y grasosos.[22] En particular, "el uso excesivo de edulcorantes artificiales puede impedir la pérdida de peso al aumentar el hambre", advierte el Dr. John A. McDougall, fundador y director del Programa McDougall del Hospital St. Helena en California.[23] Esto se debe a que los edulcorantes artificiales disminuyen el

Meriendas que ayudan a encender la chispa

Todas las meriendas (refrigerios, tentempiés) siguientes cumplen con las pautas de nuestro plan alimenticio, brindándole aproximadamente entre 200 y 250 calorías más una mezcla de proteínas magras, carbohidratos complejos y grasas saludables. Esta lista sólo debe usarse como punto de partida. Siéntase en libertad de probar diversas meriendas nutricionalmente equilibradas para que pueda ir armando su propio repertorio. Busque alimentos que le den una potencia duradera para producir energía y quemar grasa: esta es la característica que distingue al plan para comer con chispa.

- 1 rebanada de pan 100 por ciento integral o dos galletas integrales con alguno de los siguientes alimentos: queso crema bajo en grasa; una untada ligera de crema de cacahuate (maní) o de mantequilla de almendra natural; ½ rebanada de queso *Cheddar* reducido en grasa o queso suizo *Jarlsberg lite*; 1 rebanada de pechuga de pavo orgánica y mostaza *Dijon*; 1 rebanada de pechuga de pollo orgánica y salsa picante fresca; 1 cucharada colmada (copeteada) de salmón o de atún enlatado (en agua de manantial) y salsa picante

- 1 cucharada colmada (copeteada) de atún empaquetado en sobres de aluminio (los que se venden en forma de una sola ración por paquete) sin agua ni aceite, para que pueda comérselo directamente del empaque, y unas cuantas galletas integrales

nivel de serotonina, una sustancia química del cerebro que nos hace sentir bien, al mismo tiempo que eleva el nivel de insulina.

Favorezca la fruta fresca en lugar de la seca. Aunque la fruta seca puede dar la impresión de ser saludable, llena mucho menos que su homóloga fresca, por lo que es fácil comerla en exceso. Además, la fruta seca contiene tanta azúcar —aunque sea natural— que puede estimular el proceso de almacenamiento de grasa en el cuerpo.[24]

Otro problema, dice el Dr. McDougall, es que "el azúcar de la fruta causa un aumento significativo en el nivel de grasas (triglicéridos) en

- ½ taza de yogur natural o requesón bajo en grasa o sin grasa con un puñado de arándanos o frambuesas frescas o 2 cucharadas de *granola* de avena integral

- Cereal de la marca *Grape-Nuts*

- Un palito de queso *mozzarella* reducido en grasa y un pequeño puñado de arándanos deshidratados

- Una pieza de fruta fresca (manzana, melocotón/durazno, cantaloup/melón chino) con un poco de crema de cacahuate o mantequilla de almendra natural

- Un pequeño puñado de frutos secos o semillas, como cacahuates (maníes), nueces, semillas de calabaza (pepitas), nueces de soya o semillas de girasol

- ½ taza de jugo de verduras fresco, ligeramente salado (como de la marca *Bolthouse Farms*) y un palito de queso *mozzarella* reducido en grasa

- La mitad de una barra proteínica baja en carbohidratos y grasa hecha con proteína de suero de leche

- ½ taza de verduras crudas mixtas recién cortadas en trozos y un pequeño puñado de frutos secos o un palito de queso reducido en grasa

sangre en algunas personas. También estimula la producción de insulina, la cual llena hasta el tope las células adiposas de estas grasas".[25]

Otra ventaja de la fruta fresca en comparación con la fruta seca o al jugo de frutas es su contenido de fibra. Este nutriente clave retrasa la descomposición y absorción del azúcar de la fruta hacia el torrente sanguíneo. El azúcar en sangre no se elevará de manera pronunciada y, como consecuencia, tampoco lo hará la producción de insulina. Incluso el jugo de fruta puede ser problemático si lo consume en grandes cantidades. "Al procesar la fruta para hacer jugo o salsa, se altera y/o se elimina la fibra", explica el Dr. McDougall.

Tómese su tiempo. Ahora que va a estar comiendo con más frecuencia a lo largo del día, aproveche la oportunidad para convertir sus comidas y meriendas en descansos de su rutina diaria. Esto debería de ser algo obvio; sin embargo, si usted es como la mayoría de la gente, es probable que coma lo más rápido que pueda para regresar a otras cosas "más importantes", ya sea terminar de escribir un reporte o llegar al banco antes de que cierre.

El hecho es que pocas cosas son más importantes que comer, pues al comer, no sólo nutre su cuerpo, sino también su alma. Desde épocas ancestrales, las personas han usado las comidas para hacer una pausa en su vida, ya sea para conversar o para reflexionar. Estos recesos son unos de los placeres humanos más sencillos y saludables y ahora son más importantes que nunca, dado el ajetreo constante del mundo moderno.

Use los minutos de su comida o merienda para parar lo que esté haciendo. Escuche música (de preferencia clásica), mire por la ventana o salga y encuentre un lugar donde pueda comer en relativa paz y tranquilidad. Se sentirá mejor y tendrá un mejor desempeño durante el resto del día.

MENÚS PARA COMER CON CHISPA

Mi esposa Leslie y yo hemos creado los siguientes menús para estimular su apetito por nuestro plan para comer con chispa. Por favor, acuérdese que son sugerencias, no requisitos. Existen demasiadas dietas que "recetan" alimentos y raciones como si fueran medicamentos. Nuestra intención no es ofrecerle una dieta más sino ayudarle a aprovechar los alimentos que encienden la chispa con el fin de prender el metastato y así ayudarle a quemar calorías. Por lo tanto, nuestro plan se trata de una forma estratégica de comer, diseñada a la medida de su tamaño y nivel de actividad.

De hecho, la idea de comer con chispa se fundamenta en los principios de la individualidad bioquímica, un concepto propuesto por vez primera por el bioquímico Roger Williams, PhD. La individualidad bioquímica significa que cada uno de nosotros es único en su forma de digerir y absorber diversos alimentos, así como en la manera en que respondemos a los mismos. Usted necesita prestarle atención a su propio cuerpo cuando esté decidiendo qué o cuánto comer en cualquier comida o merienda dada.

Por esta razón, nuestros menús no especifican el tamaño de las raciones. Su ración ideal es aquella que cumple con sus necesidades de energía y satisface su apetito sin aportarle calorías adicionales. No debe atiborrar. Su meta es comer poco y mantenerse esbelto y enérgico.

Use estos menús como punto de partida para cambiar lo que come, cuándo lo come y por qué se lo come. Luego, elabore su propio plan personalizado. Lo único que sí debe seguir es la fórmula 3 + 4: 3 comidas más 4 meriendas al día.

Para las comidas y meriendas que aparecen en negritas, podrá encontrar las recetas a partir de la página 317. Guarde las sobras para otro día.

DÍA Nº1

Desayuno: *Muesli*
Merienda a media mañana: **Pelotas de cacahuate** (página 430); plátano amarillo (guineo, banana) pequeño
Almuerzo: **Ensalada de pollo asado con mango y pistachos** (página 349), servida con varias galletas integrales
Merienda a media tarde: Frijoles (habichuelas) de soya frescos o un pequeño puñado de nueces o nueces de soya tostadas; palito de queso reducido en grasa
Merienda antes de cenar: Una taza pequeña (de 6 a 8 onzas/180 a 240 ml) de sopa de tomate (jitomate) preparada con leche sin grasa y acompañada de dos galletas integrales bajas en grasa
Cena: **Ensalada italiana mixta** (página 343); **Salmón asado en papel de pergamino con limón y eneldo** (página 394); **Puré de brócoli y frijoles blancos** (página 407) o brócoli al vapor con limón; *Biscotti* **de arándanos y nueces** (página 414) o 1 rebanada de pan integral
Merienda de la noche: **Dulce de chocolate con frambuesa** (página 416)

DÍA Nº2

Desayuno: **Licuado de fresa** (página 61); 1 rebanada de pan integral tostado con una capa muy ligera de una de las siguientes opciones: crema de cacahuate (maní), jalea de pura fruta o queso crema bajo en grasa

Merienda a media mañana: Un pequeño puñado de almendras sin sal; una pieza de fruta fresca (manzana, naranja/china, ciruela o melocotón/durazno)

Almuerzo: **Sopa de mariscos** (página 363); ensalada verde mixta con aliño (aderezo) bajo en grasa y sin azúcar

Merienda a media tarde: Requesón bajo en grasa servido con varias galletas integrales bajas en grasa

Merienda antes de cenar: Una pequeña porción de *edamame* (frijoles de soya frescos) o un puñado pequeño de nueces de soya tostadas

Cena: **Ensalada de remolacha y manzana con queso y nueces** (página 337); **Pechugas de pollo asadas con salsa tipo *ragout* de lentejas** (página 382); **Habichuelas verdes al ajo** (página 402) o habichuelas verdes (ejotes) al vapor con limón; **Puré de batata dulce a la naranja** (página 411)

Merienda de la noche: **Magdalenas de queso *ricotta*** (página 428)

DÍA Nº 3

Desayuno: Huevos o *Egg Beaters* (una marca de sustituto de huevos) revueltos con queso reducido en grasa y salsa picante, servidos sobre 1 rebanada de pan integral tostado; 1 vaso pequeño de jugo de naranja (china) o tomate (jitomate)

Merienda a media mañana: Yogur bajo en grasa y sin azúcar

Almuerzo: **Ensalada griega** (página 339), servida con varias galletas integrales

Merienda a media tarde: Porción pequeña de fruta fresca; un puñado pequeño de nueces sin sal

Merienda antes de cenar: Una taza pequeña (de 6 a 8 onzas/180 a 240 ml) de sopa minestrón acompañada de dos galletas integrales bajas en grasa

Cena: **Guiso de mariscos y frijoles** (página 360); **Panecillos multigrano** (página 330) o 1 rebanada de pan integral; plato de verduras crudas mixtas con *dip* bajo en grasa

Merienda de la noche: **Galletitas de avena con chispitas de chocolate** (página 418)

DÍA Nº 4

Desayuno: Yogur natural bajo en grasa, con *granola* baja en grasa y bayas mixtas

Merienda a media mañana: 1 pan árabe (pan de *pita*) integral tostado con una capa muy ligera de una de las siguientes opciones: crema de cacahuate (maní), jalea de pura fruta o queso crema bajo en grasa

Almuerzo: **Sopa de frijol negro al limón** (página 355); ensalada verde mixta con tomates (jitomates) frescos y aliño (aderezo) bajo en grasa y sin azúcar

Merienda a media tarde: Varias galletas integrales untadas con **Hummus** (página 321)

Merienda antes de cenar: Un porción pequeña de fruta fresca (como la mitad de una manzana) servida con 1 cucharada de de yogur sin sabor y bajo en grasa o un puñado pequeño de almendras o nueces sin sal

Cena: **Camarones al estilo asiático con arroz integral** (página 390); **Ensalada de jícama** (página 344)

Merienda de la noche: **Tarta de queso a la calabaza** (página 421)

(*Nota*: si encuentra en este capítulo nombres de alimentos que no entiende o que jamás ha visto, favor de remitirse al glosario en la página 431).

CAPÍTULO 22

■ ■ ■

Principios proteínicos

Cuando se dio el movimiento para acabar con las grasas en los años 90, las proteínas fueron igualmente perseguidas, en gran medida porque ambos nutrientes tienden a presentarse juntos en los alimentos. Si la grasa era mala, según decía la teoría, entonces las proteínas también tenían que ser malas.

Eventualmente, este modo de pensar empezó a cambiar, conforme que los carbohidratos se fueron convirtiendo en los villanos en la lucha contra la gordura. Teníamos libertad de consumir tantas proteínas como quisiéramos y de la forma que quisiéramos.

Pero entre estos dos extremos hay un concepto más saludable y equilibrado acerca de las proteínas que finalmente está ganando terreno entre los expertos y entre la población en general. Este concepto reconoce el papel crucial que desempeñan las proteínas en la vida humana. Llana y sencillamente las necesitamos no sólo para mantener el funcionamiento óptimo del metastato, sino también para sobrevivir.

Lo más importante en el caso de las proteínas —igual que en el caso de los carbohidratos y de la grasa— es el tipo y cantidad de las mismas que hay en nuestra alimentación. La proteína es una estructura compuesta de cadenas largas de aminoácidos. Nuestro cuerpo es capaz de producir algunos de estos aminoácidos, pero los demás provienen de los alimentos. Necesitamos asegurarnos de obtener cantidades suficientes de estos aminoácidos esenciales y la manera de lograr esto es eligiendo fuentes proteínicas de alta calidad. Además, necesitamos consumirlas con regularidad, ya que nuestro cuerpo tiene una capacidad muy limitada para almacenar proteínas excedentes. Asimismo, es muy importante que sepamos a qué hora debemos comer alimentos proteínicos. Si usted ingiere grandes cantidades de proteínas de una sola sentada y luego se priva de las mismas durante horas, su metastato estará subiendo y bajando sin control. Esto es precisamente lo que no queremos.

Para aprovechar las proteínas al máximo, necesita saber cuáles tipos de estas son más absorbibles, cuáles alimentos las contienen y cómo incorporar esos alimentos en su dieta a intervalos regulares. Debido a que los aminoácidos de las proteínas permanecen en el torrente sanguíneo durante sólo cuatro horas después de comer, tiene sentido incluir fuentes proteínicas en casi todas, sino es que en todas sus comidas y meriendas (refrigerios, tentempiés).

QUEMADOR POR EXCELENCIA

Cuando no consumimos suficientes proteínas de alta calidad a lo largo del día, nuestro cuerpo puede responder al desacelerar el metabolismo, como si se estuviera preparando para una temporada larga de hibernación. Por otra parte, un consumo óptimo de proteínas instantáneamente aumenta la quema de grasa o termogénesis. De hecho, una comida o merienda rica en proteínas puede quemar un 40 por ciento más calorías que una comida o merienda rica en carbohidratos.[1] También hace que aumente el consumo de oxígeno entre un 200 y un 300 por ciento, lo que indica que la presencia de un ritmo metabólico mucho más elevado.

Investigaciones recientes han demostrado que las comidas ricas en proteínas, moderadas en carbohidratos y bajas en grasa producen una mayor sensación de saciedad durante más tiempo que las comidas ricas en grasa.[2] Una de las razones principales por esto es que las proteínas se descomponen más lentamente que la grasa e incluso más lentamente que los carbohidratos.

En unos estudios de investigación realizados en Australia, se encontró que las personas que siguieron una dieta alta en proteínas mostraron

ELEMENTO ENCENDEDOR

Aprovéchelas después del ejercicio

Algunos expertos recomiendan consumir de 15 a 25 gramos de proteínas inmediatamente después de una sesión intensa de entrenamiento con pesas, ya que este es el momento en que los músculos están absorbiendo más proteínas para recuperarse más rápido. Al ingerir proteínas justo después de hacer ejercicio, también le da un arranque adicional a su metabolismo.[3]

En un pequeño estudio de investigación realizado en la Universidad Vanderbilt, 10 adultos sanos realizaron 60 minutos de ejercicio a una intensidad moderada.[4] Luego, la mitad del grupo consumió un suplemento de proteínas y carbohidratos inmediatamente después de su sesión de ejercicio, mientras que el resto del grupo esperó tres horas antes de comérselo. Los investigadores encontraron que los músculos sintetizaron proteínas 3 veces más rápido y reabastecieron sus reservas de glucógeno 3,5 veces más rápidamente, en aquellos que ingirieron el suplemento al terminar de hacer ejercicio.

¿Cuál es la mejor fuente de proteínas para consumir después de una sesión de ejercicio? Entre las mejores opciones encontramos los licuados (batidos) proteínicos, las barras proteínicas, la pechuga de pavo o de pollo magra, la leche de soya baja en grasa y los productos lácteos bajos en grasa.[5]

disminuciones significativamente mayores en la grasa total y la grasa abdominal que aquellas que siguieron una dieta baja en proteínas.[6] Y su dieta "alta en proteínas" no era tan alta, ya que sólo el 30 por ciento de las calorías totales diarias provenían de las proteínas, en comparación con el 15 por ciento para el grupo que siguió una dieta baja en proteínas.

Las proteínas también activan la producción de glucagón, que es la hormona que permite que el cuerpo use la grasa como combustible en lugar de almacenarla. Es esencial para formar tejido nuevo, así como para elevar el nivel de energía. Según unos estudios realizados por Judith Wurtman, PhD, una científica investigadora del Instituto Tecnológico de Massachussetts, las proteínas tienden a cambiar el equilibrio de neurotransmisores de modo que se favorezca el estado de alerta,[7] lo cual indica que el metastato se está avivando. Usted puede hacer la prueba comiendo una merienda proteínica cuando necesita un arranque adicional de energía y agudeza, por ejemplo, antes de asistir a una junta importante.

Los investigadores han afirmado que la proteína natural apoya la producción y secreción de la hormona del crecimiento humano (HCH).[8] En particular, el consumo de alimentos o bebidas ricos en proteínas justo después de hacer ejercicio puede elevar la secreción de esta hormona.[9] Tanto en hombres como mujeres, la HCH parece mejorar la quema de grasa y la producción de energía.

CONSUMA LA CANTIDAD CORRECTA

Conforme que las personas han ido introduciendo nuevamente las proteínas en su alimentación, la tendencia general ha sido de no disminuir el consumo de otros nutrientes. Esto es un gran error. Las calorías adicionales pueden saturar la adaptabilidad metabólica del cuerpo y convertirse en grasa corporal. Busque oportunidades para ahorrar calorías, por ejemplo, disminuyendo su consumo de frituras y otras meriendas altas en grasa. Y asegúrese de escoger fuentes de proteínas magras de alta calidad.

En realidad, si está consumiendo una cantidad adecuada de carbohidratos complejos, no necesita ingerir tantas proteínas. Si tiene suficientes carbohidratos complejos de digestión lenta a su disposición, el cuerpo no recurrirá a los tejidos musculares y órganos para conseguir proteínas y usarlas como combustible. Por lo tanto, habrá más proteínas dietéticas disponibles para ser usada para otros propósitos.[10]

¿Entonces cuántas proteínas necesita? En las pautas nutricionales del año 2002, la Academia Nacional de Ciencias propuso que el consumo óptimo de proteínas —es decir, la cantidad necesaria para proteger a las personas de enfermedades crónicas degenerativas— podía ser hasta del

35 por ciento de las calorías totales consumidas a diario. El límite inferior del rango saludable es del 20 por ciento de las calorías totales diarias. De tal modo, si usted típicamente consume 2.000 calorías al día, de 400 a 700 de esas calorías deberán provenir de las proteínas.

Entre más activo sea y más masa muscular tenga, mayor será el requerimiento de proteínas de su cuerpo. Los estudios de investigación han mostrado que los hombres y las mujeres que regularmente hacen ejercicio a una intensidad elevada necesitan alrededor de 1 gramo de proteína por cada libra (0,45 kg) de peso corporal al día, sino es que más.[11] Pero con esto se refieren a las proteínas magras de alta calidad, no al tipo de proteínas que están repletas de grasa.

Para determinar su consumo diario ideal de proteínas, siga los siguientes pasos.

1. Calcule su peso ideal saludable. La palabra clave aquí es "saludable". Lo más probable es que ya tenga una idea de cuánto debería pesar. Pero si usted es como la mayoría de la gente, es probable que su peso meta esté influenciado por factores que van más allá de la salud, como las imágenes de las celebridades y modelos que aparecen en las revistas populares.

En honor a la verdad, puede que algunas medidas más objetivas tampoco sean confiables. Durante muchos años, los médicos y otros profesionales de la salud dependieron de las tablas de talla/peso de la compañía de seguros Metropolitan Life Insurance para determinar el peso ideal de sus pacientes. Estas tablas, publicadas en 1959, mostraban una representación gráfica de los asegurados que presentaban la tasa de mortalidad más baja. Debido a que vivían más tiempo, sus medidas de talla/peso se consideraban las más saludables.

Con el tiempo, estas tablas fueron duramente criticadas porque no tomaban en cuenta otras variables como edad, raza, tipo de cuerpo y porcentaje de grasa corporal. En respuesta a esto, MetLife publicó la versión revisada de estas tablas en 1983. El principal cambio que le hicieron fue agregarle un 10 por ciento al peso ideal para cada talla.

Los Institutos Nacionales de Salud han advertido en contra de usar cualquiera de las versiones de las tablas de MetLife como el único indicador del peso ideal.[12] Después de revisar 25 estudios importantes acerca del peso y de la longevidad, un equipo de investigadores de Harvard concluyó que las investigaciones que se usaron como base para elaborar las tablas de talla/peso subestimaban los riesgos a la salud que genera el sobrepeso. Cualquier suposición basada en las tablas contiene prejuicios inherentes que permiten determinar un peso ideal más elevado.[13]

Lo mejor que puede hacer es hablar de su peso ideal con un médico o con un dietista. También tenga presente que a medida que vaya quemando grasa y adquiriendo tono muscular, probablemente se vea mucho más delgado de lo que indique el numerito en su báscula. Esto se debe a que el músculo pesa más que la grasa.

2. Determine su límite de calorías diarias. Anote su peso ideal aproximado en el espacio provisto a continuación. Haga los cálculos y obtendrá un cálculo aproximado de su consumo calórico diario máxima (Mientras más activo sea, ¡mejor!).

Si usted es. . .	y usted quiere pesar. . .	multiplique su peso por. . .	para obtener su límite de calorías diarias
Una mujer sedentaria	_____ libras	12	_____
Un hombre sedentario	_____ libras	14	_____
Una mujer moderadamente activa	_____ libras	15	_____
Un hombre moderadamente activo	_____ libras	17	_____
Una mujer muy activa	_____ libras	18	_____
Un hombre muy activo	_____ libras	20	_____

Nota: si sólo conoce su peso ideal en kilogramos, puede multiplicar esa cantidad por 2,2 para obtener su peso en libras. Por ejemplo, si pesa 70 kg, 70 X 2,2 es 154 libras.

3. Calcule la cantidad de proteínas que necesita. Multiplique sus calorías diarias por 0,25 si es una persona sedentaria, por 0,30 si es una persona relativamente activa o por 0,35 si es una persona muy activa. Divida esta cifra entre 4 —el número de calorías en 1 gramo de proteína— para obtener su consumo diario de proteínas.

CONSIGA UNA VARIEDAD DE LAS DE CALIDAD

Una vez que conozca su consumo diario máximo de proteínas, puede evaluar si en verdad está consumiendo proteínas en cantidades suficientes y otra cosa que es igualmente importante, evaluar también si está consumiendo proteínas del tipo correcto. Por supuesto, entre más magra sea la fuente de proteínas, más saludable será. Trate de no atiborrarse de proteínas con un alto contenido de grasa, como el tocino y la salchicha. Es cierto que algunas dietas permiten estos alimentos en cantidades casi ilimitadas. Si bien estas dietas le ayudan a deshacerse de la grasa, aún no se sabe su impacto a largo plazo en la salud. Por lo tanto, lo mejor es elegir fuentes de proteínas que sean bajas en grasa. A continuación le daré algunas recomendaciones.

Saboree el salmón silvestre y otros pescados y mariscos. En mi casa, el salmón silvestre es uno de nuestros alimentos favoritos. Yo incluso lo como en el desayuno ocasionalmente, acompañado de fruta fresca.

El salmón silvestre no sólo es alto en proteínas, sino que también contiene cantidades abundantes de ácidos grasos omega-3 y omega-6. Estas "grasas buenas" son esenciales para producir energía y quemar grasa. (*Nota*: El salmón silvestre o *"wild salmon"* es más caro que el salmón típico y por lo general se consigue fresco sólo entre mayo y noviembre. Por su parte, el salmón enlatado es silvestre y por lo general es más económico que el fresco).

Otras buenas opciones dentro de la categoría de pescados y mariscos incluyen las siguientes: halibut (hipogloso) de Alaska, atún, trucha, róbalo, róbalo rayado, tilapia cultivada, *mahi mahi*, arenque, sardinas, cangrejo de Dungeness, camarones, ostiones, almejas y mejillones y vieiras (escalopes) cultivados. El aceite que contienen todas estas especies mejora la eficiencia de la hormona leptina, la cual reduce el tamaño de las células adiposas y aumenta la pérdida de grasa.[14] Por esta y otras razones, cada vez más expertos están recomendando comer pescado de dos a cuatro veces a la semana.

Opte por pechuga de pavo y pollo sin piel. No es fácil encontrar proteínas magras de origen animal. Mucha de la carne de res y de puerco que está disponible en el supermercado suministra cantidades demasiado grandes de grasa saturada "mala" y demasiado pequeñas o inexistentes de grasas buenas. Las únicas excepciones son el pavo y el pollo. Al quitarles la piel, usted disminuye enormemente la proporción de grasa saturada a proteínas magras.

Una ración típica de 3 onzas (84 g) de pechuga de pavo sin piel contiene 0,2 gramos de grasa saturada. En comparación, una ración del mismo tamaño de jamón contiene 5,5 gramos de grasa saturada y 3 onzas (84 gramos) de bistec (biftec) contienen casi 5 gramos de grasa saturada.

Siempre que le sea posible, coma carne de ave orgánica. Así limitará su exposición a aditivos dañinos, como hormonas de crecimiento y otras sustancias contaminantes.

Disfrute un huevo a cada rato. Después de años de evitar los huevos, muchas personas le están dando nuevamente la bienvenida a este alimento básico. Y lo están haciendo por una buena razón: el huevo es una fuente ideal de proteínas porque no contiene grasa saturada. No sólo tiene poco efecto sobre el nivel de colesterol total, sino que incluso puede que eleve el nivel de colesterol bueno conformado por lipoproteínas de alta densidad (LAD).

Si le agrada el huevo, siéntase en libertad de disfrutar uno varias veces a la semana, ya sea en el desayuno o alguna otra comida. Al igual que en el caso de la carne de ave, yo le sugiero que trate de encontrar huevos orgánicos, ya que contienen una cantidad mensurablemente más alta de ácidos grasos omega-3 benéficos.

Utilice el poder adelgazador de los lácteos. Cada vez hay más pruebas que indican que las personas que regularmente consumen productos lácteos sin grasa o bajos en grasa como parte de su alimentación equilibrada presentan una menor probabilidad de tener sobrepeso. Además de su contenido de proteínas, los productos lácteos son de las mejores fuentes dietéticas de calcio. Este mineral activa la producción de hormonas que elevan el metabolismo y previenen el almacenamiento de grasa.[15]

En un estudio de investigación dirigido por Michael Zemel, PhD, en la Universidad de Tennessee, los hombres que agregaron tres raciones de yogur a su alimentación diaria perdieron un 61 por ciento más de grasa corporal y un 81 por ciento más grasa abdominal a lo largo de un período de 12 semanas que los hombres que no tomaron yogur. El calcio parece ser un factor clave. Según el Dr. Zemel, este mineral ayuda al cuerpo a quemar la grasa existente, al mismo tiempo que limita la producción de grasa nueva.[16] Opte por el yogur natural sin grasa o bajo en grasa y agréguele su propia fruta fresca para endulzarlo. De esta forma, evitará los edulcorantes naturales y artificiales que contienen los yogures de sabores y que sólo lo harán engordar.

Otra opción saludable dentro de esta categoría es el requesón. Unos investigadores de Dinamarca reportaron que las personas que sustituyeron el 20 por ciento de sus calorías provenientes de los carbohidratos por alimentos altos en proteínas como el requesón, presentaron aumentos medibles en su nivel de energía y además, este efecto les duró todo el día. Las personas que comieron requesón también quemaron un 5 por ciento más de calorías.[17]

En cantidades limitadas, el queso bajo en grasa también es una fuente aceptable de proteínas, pero tenga cuidado con los *dips* de queso y el queso untable, así como con las pequeñas montañas de queso rebanado y galletas. Es muy fácil comer este tipo de meriendas en cantidades exageradas. Una opción más saludable son los palitos de queso *mozzarella* reducidos en grasa. Puede llevarlos donde sea y tienen un buen sabor.

Saboree la soya. La soya es una rareza porque es una de las pocas fuentes completas de proteínas de origen vegetal. También es rica en vitaminas, minerales, fitonutrientes que combaten enfermedades y fibra soluble.

En mi familia, las nueces de soya tostadas son una merienda popular. Cada ración de ¼ de taza suministra 15 gramos de proteínas. Media taza de *tofu* contiene de 18 a 20 gramos. También puede probar la leche de soya, el *tempeh* y el *edamame*, que son frijoles (habichuelas) de soya que se cosechan antes de que estén maduros.

Familiarícese con los frutos secos. En el mundo de la nutrición, los frutos secos tienen una mala reputación. Si bien es cierto que algunas variedades son altas en grasa, la mayoría contienen grasas insaturadas que ayudan a disminuir el nivel de colesterol malo conformado por lipoproteínas de baja densidad (LBD) y a elevar el colesterol bueno tipo LAD. Diversos estudios de investigación a gran escala y de largo plazo han encontrado pruebas con las que se concluye que las personas que comen frutos secos al menos dos veces a la semana como parte de una alimentación equilibrada, presentan un riesgo de un 30 a un 50 por ciento menor de sufrir un ataque al corazón y padecer enfermedades cardíacas.[18]

Además, los frutos secos —y específicamente las almendras— parecen ser de ayuda en los esfuerzos por bajar de peso, según los resultados de un estudio de investigación realizado en la Universidad Purdue.[19] El mecanismo todavía es poco claro, pero los investigadores especulan que la proteína que contienen los frutos secos puede ayudar a quemar más calorías durante el proceso digestivo. Los frutos secos también promueven la sensación de saciedad, ayudándole a comer menos.

En el caso de los frutos secos, la clave es controlar las raciones. No se puede comer un puñado tras otro. Siempre y cuando elija las variedades bajas en sodio y mantenga el tamaño de sus raciones bajo control, no tendrá problemas.

Una onza (28 g) de cacahuates (maníes), pistachos, almendras o nueces le suministra 8 gramos de proteínas o el equivalente a las proteínas que contiene un vaso de leche. Otras opciones saludables son las nueces de Brasil, las nueces de la India, las castañas, las avellanas, las pacanas y los piñones, así como las semillas de calabaza (pepitas), las semillas de sésamo (ajonjolí) y las semillas de girasol.[20]

Que no falten frijoles en la mesa. Los frijoles (habichuelas) son de las fuentes más versátiles de proteínas.[21] Aunque no son una fuente proteínica completa, sí le suministran aminoácidos esenciales. Uno de estos aminoácidos, la lisina, interviene en la síntesis de carnitina, que es un compuesto que usan las células para generar energía.

Los frijoles también son ricos en fibra soluble, la cual ayuda a equilibrar el azúcar en sangre. Gracias a su contenido de fibra, los frijoles ayudan a prevenir la resistencia a la insulina que puede conducir al aumento de la grasa corporal.

Procure comer tres o cuatro raciones de ½ taza de frijoles y otras legumbres a la semana. Algunas de las variedades más populares son los frijoles negros, los pintos y los blancos, las habas blancas y los *Great Northern beans*, así como los garbanzos y las lentejas. Sólo tenga cuidado de no prepararlos con grasa saturada, por ejemplo, mantequilla, manteca de cerdo o manteca vegetal. Para unas recetas deliciosas, vea la Sexta Parte de este libro.

(*Nota*: si encuentra en este capítulo nombres de alimentos que no entiende o que jamás ha visto, favor de remitirse al glosario en la página 431).

CAPÍTULO 23

∎ ∎ ∎

Los carbohidratos correctos en el momento correcto

Imagine que es una noche fría de invierno. Usted está en una cabaña en las montañas y lo único que tiene para calentarse es un pequeño horno de leña. Tiene dos tipos de combustible a la mano: una lata de queroseno y una pila de leños de roble secos. ¿Cuál combustible usaría si quisiera mantenerse caliente?

Si usted vierte el queroseno, provocará una explosión de calor que no durará mucho. Pero si prende los leños, como bien saben los que acostumbran a acampar, tendrá un fuego lento que le durará hasta la mañana siguiente.

Tal vez se pregunte qué tienen que ver las fuentes de calor con los carbohidratos, por lo que aquí me explico: la alimentación estadounidense típica tiene su propia versión de queroseno, que son los carbohidratos simples que se queman rápidamente, entre ellos los dulces, los refrescos (sodas) y los panes y las pastas hechos con harina refinada. Los carbohidratos complejos (como los cereales integrales, las legumbres y las frutas y las verduras frescas) son los leños de roble que, en comparación, son una fuente mucho mejor de energía.

Su metastato responde muy bien a los carbohidratos complejos y muy mal a los carbohidratos simples y esto tiene una razón de ser. Nuestros antepasados principalmente comían alimentos de origen vegetal que recolectaban de los campos y de los bosques. Estos alimentos consisten

ELEMENTO ENCENDEDOR

Conviértase en un fanático de las frutas

¿Tiene hambre ahora mismo? Si más o menos es hora de comerse una merienda (refrigerio, tentempié) y tiene antojo de comer algo dulce, cómase una naranja (china), un melocotón (durazno), una mandarina o unas bayas. Estas y otras frutas son ricas en fibra natural. Los estudios de investigación sugieren que una pequeña dosis de la dulzura natural de la fruta puede acabar con el antojo por consumir azúcar refinada o grasa.[1]

Además, debido a que una pieza de fruta fresca ocupa mucho espacio en el estómago, tardará más en sentirse hambriento después de comerse una. De hecho, unos investigadores de la Universidad Estatal de Pensilvania dirigido por Barbara Rolls, PhD, determinó que comerse una manzana antes de cada comida puede dar por resultado una pérdida considerable de grasa, incluso sin hacer dieta.[2]

---

principalmente en carbohidratos complejos. Por lo tanto, nuestro metastato evolucionó sobre una base de carbohidratos complejos como su combustible primario. El cuerpo los metaboliza de manera que se crea un fuego tranquilo y constante como fuente de energía.

Conforme los humanos fuimos introduciendo los carbohidratos simples a nuestra alimentación, el metastato no supo cómo responder. Gran parte de este combustible altamente inflamable y poco duradero se va a la basura, o mejor dicho, a la cintura, ya que comerlos en exceso puede conducir a la retención de grasa y al aumento de peso.

No obstante, es importante que no clasifiquemos a todos los carbohidratos en un mismo grupo y les pongamos la etiqueta de malos. Por desgracia, eso es lo que hacen en muchas dietas populares. Si usted se olvida por completo de los carbohidratos, puede llegar a perder un poco de peso porque perderá agua, pero su grasa corporal se quedará en su lugar. El verdadero secreto para deshacerse de la grasa con éxito —por no mencionar para producir energía— es consumir el tipo correcto de carbohidratos en las cantidades adecuadas. Esto mantendrá su metastato funcionando al máximo.

UNA ORIENTACIÓN BÁSICA

Los carbohidratos son la fuente primaria de glucosa o de azúcar en sangre, que es el combustible esencial de cada una de nuestras células. La glucosa ayuda a mantener la temperatura del cuerpo y sirve como fuente de energía para muchos de sus procesos, que van desde la respiración y la digestión hasta el funcionamiento del sistema inmunitario y la reparación de los tejidos.

Los carbohidratos pueden tener tres formas básicas, cada una de las cuales recibe su nombre de acuerdo con la complejidad de su estructura molecular: monosacáridos, disacáridos y polisacáridos. De estos, los polisacáridos son los más complejos, pues consisten en largas cadenas de azúcares unitarios ligados entre sí.

Desde la era Neolítica, es decir, hace alrededor de 12.000 años, la mayoría de los seres humanos han sobrevivido con una alimentación a base de una abundancia de carbohidratos complejos y pocos carbohidratos simples. De hecho, esta alimentación era una fuente tan buena de nutrientes que el Comité de Expertos en Enfermedades Cardiovasculares de la Organización Mundial de la Salud la ha destacado por contribuir "a una buena esperanza de vida a cualquier edad".[3]

Por otra parte, los carbohidratos simples —principalmente el azúcar refinada, la harina blanca y los alimentos que los contienen— contribuyen a toda una gama de problemas de salud. Por ejemplo, se sabe que los carbohidratos simples elevan el nivel de grasas y colesterol en sangre.[4] Un tipo particular de carbohidrato simple, un azúcar conocido como sucrosa, parece agotar las reservas de cromo, un mineral. La deficiencia de cromo puede contribuir al desarrollo de enfermedades cardíacas y diabetes,[5] así como al cáncer de mama.[6]

El problema con los carbohidratos simples está en que entran al torrente sanguíneo con mucha rapidez, elevando el nivel de azúcar en sangre muy por encima del nivel saludable. En respuesta, el cuerpo libera más insulina para retirar todo el azúcar del torrente sanguíneo. Luego, el azúcar en sangre vuelve a descender a su nivel normal, pero no sin antes agotar las reservas de energía y despertar el apetito.

Adicción al azúcar

Los refrescos (sodas) y muchas bebidas de jugo de frutas son dulces porque contienen grandes cantidades de sirope de maíz de alta fructosa, que es un azúcar simple. Los investigadores están encontrando pruebas que indican que la exposición constante a azúcares como la fructosa puede causar antojos muy similares a los que provoca una droga adictiva. Un científico de la Universidad Princeton encontró que al hacer que unas ratas dejaran de consumir una dieta alta en azúcar, estas entraban en un estado de ansiedad muy parecido al que se ve en el síndrome de abstinencia de la morfina.[7]

Los estudios de investigación sugieren que los niveles elevados de fructosa dietética (así como de grasa dietética) confunden la química del cerebro, silenciando las señales que normalmente producirían una sensación de saciedad después de comer.[8] Generalmente, estas señales de saciedad provienen de los péptidos, que son mensajeros químicos regulados por hormonas como la insulina, la leptina y la grelina. Pero cuando consumimos alimentos y bebidas repletos de fructosa, este edulcorante altera la regulación de estas hormonas clave. Y conforme el cerebro va perdiendo su capacidad de responder a estas hormonas, la grasa corporal aumenta.

Si no puede vivir sin tomar refresco, tiene sentido elegir alguna de las variedades que no contienen azúcar. Algunos estudios de investigación sugieren que dejar de tomar refresco normal y sustituirlo por refresco de dieta puede ayudarle a lograr una pérdida importante de grasa a lo largo de un período de 10 semanas.[9] Sin embargo, en general es mucho más saludable tomar agua —quizá con un poco de jugo de limón o limón verde para darle más sabor— o té sin azúcar.

Incluso los llamados azúcares naturales, como la miel de maple (almíbar de arce) el azúcar de maple, el azúcar de dátil, la malta de cebada, la miel, el jarabe de arroz integral, la melaza, el jugo de fruta y los concentrados de fruta, no son las alternativas saludables que parecen ser. Algunos son fuentes modestas de minerales, pero eso no compensa el efecto que tienen en el nivel de azúcar en sangre.

DEMASIADOS DULCES

Según el Inspector General de Sanidad de los Estados Unidos, el consumo promedio de azúcares simples aumentó en un 74 por ciento desde 1962 hasta 2000. Los refrescos y las bebidas hechas a base de jugo son los responsables hasta del 80 por ciento de este incremento.

A decir verdad, realmente no podemos disminuir nuestro consumo de azúcares simples si no sabemos de dónde provienen o en qué cantidad los estamos consumiendo. La Información Nutricional que viene impresa en las etiquetas de los alimentos indican los azúcares como un componente de los "carbohidratos totales", pero no todos los alimentos traen estas etiquetas. Incluso cuando sí la traen, no tenemos cifra alguna contra la cual comparar el contenido de azúcar, ya que no existe una Cantidad Diaria Recomendada oficial para el azúcar.

Según el Departamento de Agricultura de los Estados Unidos, las personas que tienen una alimentación de 2.000 calorías diarias se deben limitar a un consumo de alrededor de 40 gramos de azúcares agregados al día. Eso es el equivalente a 10 cucharaditas de azúcar. Sólo por comparar, el típico refresco tamaño *jumbo* puede contener hasta 25 cucharaditas de sirope de maíz o de azúcar refinada. Esto es más del doble del "límite máximo" de azúcar agregada para un solo día.

Por supuesto, los azúcares agregados no son las únicas fuentes de carbohidratos refinados. También tenemos los panes y pastas hechos de harina blanca, así como todos los alimentos procesados. Los carbohidratos refinados que provienen de estos alimentos contribuyen a la fatiga y al aumento de grasa.[10]

RESÍSTASE A LOS REFINADOS Y
CONSUMA LOS COMPLEJOS

El cuerpo humano no puede manejar más de unos cuantos gramos de carbohidratos refinados a la vez sin echar a andar a todo vapor sus procesos de formación y almacenamiento de grasa. Se sabe que la elevación repentina en el nivel de insulina que sigue a la descomposición rápida de carbohidratos refinados contribuye al aumento de grasa, por no mencionar a la fatiga.

Si miramos el marco temporal de la evolución humana, podemos ver que la introducción de carbohidratos refinados es un fenómeno relativamente reciente. El cuerpo sencillamente no ha desarrollado los mecanismos para manejar esta sobrecarga de azúcar. Reacciona de la única manera que conoce, es decir, depurando el torrente sanguíneo del azúcar excedente tan pronto como le es posible.

"Las personas simplemente no dejan de aumentar de peso al comer grandes cantidades de pasta o arroz blanco", dice el Dr. Louis Aronne, director de Centro Integral para el Control del Peso del Centro Médico Weill Cornell de Nueva York.[11] Al igual que un número creciente de médicos y nutriólogos, el Dr. Aronne recomienda una transición en la que se vayan sustituyendo las grandes cantidades de carbohidratos refinados por cantidades moderadas de carbohidratos complejos como verduras, frutas, legumbres y cereales integrales. Debido a que estos alimentos se descomponen lentamente, no provocan elevaciones tan drásticas en los niveles de azúcar en sangre e insulina, de modo que el cuerpo se puede seguir dedicando a quemar la grasa en lugar de almacenarla.[12]

Otro beneficio de los carbohidratos complejos es que son ricos en fibra, por lo que satisfacen más el apetito que los carbohidratos refinados. Esto significa que usted se sentirá lleno con menos comida, lo cual también apoya la quema de grasa.

En un estudio de investigación realizado en la Universidad de Leeds en Inglaterra, unos investigadores les presentaron a los participantes una variedad de carbohidratos complejos bajos en grasa y en otra ocasión, les presentaron una selección de alimentos de mayor contenido de grasa como carnes, quesos, guisados cremosos y postres. En promedio, estos hombres y mujeres comieron la mitad cuando consumieron carbohidratos complejos. Esto se debe a que los carbohidratos complejos son más eficaces para estimular la señal de saciedad, o sea, aquella que le indica al cerebro que "ya está satisfecho".[13] A medida que vaya haciendo la transición de los carbohidratos refinados a los complejos, deberá empezar a notar que no siente hambre con tanta frecuencia.

Esto nos lleva a un punto importante: aunque definitivamente sí debe disminuir su consumo de carbohidratos refinados, definitivamente no debe olvidarse por completo de los carbohidratos. Su cuerpo necesita carbohidratos complejos para quemar grasa. Sin ellos, las moléculas de grasa se combinan para formar lo que se conoce como cuerpos cetónicos. Las cetonas se convierten entonces en el combustible susti-

La fibra no le fallará

Una de las razones por las que los carbohidratos complejos son tan importantes en el plan alimenticio para encender la chispa es porque son excelentes fuentes de fibra dietética. La frase "fibra dietética" se refiere a todo el material de origen vegetal que no se digiere. En vez, asegura el tránsito ininterrumpido de los alimentos a través del tracto digestivo.

La fibra dietética puede ser de dos tipos principales: soluble e insoluble. La fibra soluble incluye la pectina y el mucílago. Como lo sugiere su nombre, este tipo de fibra se disuelve en agua para formar una sustancia de textura similar a la de un gel que impide que el colesterol se absorba hacia el torrente sanguíneo.[14] La fibra insoluble —como la celulosa y la hemicelulosa— *absorbe* agua, se hincha y le agrega masa a los residuos que se quedan en el intestino. Con la ayuda de la fibra insoluble, los residuos pasan por el intestino con más facilidad.

Debido a que la fibra se encuentra ligada a los carbohidratos digeribles en los alimentos, ambos tipos de fibra dietética ralentizan la absorción de azúcar hacia el torrente sanguíneo. Esta es la razón por la cual, en general, a las personas con diabetes les va mejor cuando tienen una alimentación rica en fibra.[15] Pero todos nosotros podemos beneficiarnos de un nivel estable de azúcar en sangre, ya que promueve la quema más que el almacenamiento de grasa en el cuerpo.

Si ha estado evitando los carbohidratos, quizá no esté obteniendo la cantidad de fibra dietética que necesita. En mi opinión, este es uno de los motivos por los cuales a menudo fallan las dietas bajas en carbohidratos. Entonces, ¿cuánta fibra debe procurar consumir al día? El Instituto Nacional de Cáncer recomienda ingerir de 20 a

tuto del cerebro y, en el proceso, alteran drásticamente el crucial equilibrio ácido-básico del cuerpo. Esto lleva a la cetosis, una afección seria que pueda precipitar una enfermedad potencialmente mortal.

35 gramos por día, mucho más que el consumo promedio de 10 gramos al día. Otros expertos incluso recomiendan un consumo más elevado de 30 a 60 gramos por día.[16]

Nuestro plan alimenticio enfatiza una dieta variada de alimentos nutritivos y frescos para asegurar un suministro abundante de fibra soluble e insoluble. En general, las frutas, las verduras, las legumbres y los cereales integrales son las mejores fuentes de fibra.[17] En la siguiente lista se indica el número de gramos de fibra por cada 100 gramos de alimento.

Fuentes de fibra soluble

- Cereal *All-Bran* (24,9)
- Trigo rallado (10,2)
- Cebada (7,4)
- Espárragos (2,8)
- Repollitos (coles) de Bruselas (2,7)
- Habichuelas verdes/ejotes (2,3)
- Zanahorias (1,9)
- Brócoli (1,7)

Fuentes de fibra insoluble

- Salvado de avena seco (7,2)
- Frijoles (habichuelas) blancos secos (1,7)
- Chícharos (guisantes) partidos secos (1,6)
- Avena molida cocida (0,8)
- Fresas (0,8)
- Manzanas (0,7)
- Plátanos amarillos/guineos/ bananas (0,6)

CONOZCA LA CARGA GLUCÉMICA

Si los carbohidratos complejos promueven la quema de grasa y el suministro constante de energía, mientras que los carbohidratos refinados promueven el aumento de grasa y la fatiga, obviamente es mejor comer más de los primeros y menos de los segundos. ¿Pero cómo puede saber cuáles son cuáles?

Como regla general, los carbohidratos complejos tienden a ser alimentos nutritivos como los que se han mencionado a lo largo de este capítulo, por ejemplo, verduras, frutas, legumbres y cereales integrales. Cualquier alimento fabricado o procesado probablemente caerá bajo la categoría de carbohidratos refinados.

Poder picante

Usted puede elevar su ritmo metabólico y, por lo tanto, producir más energía y quemar más grasa, al condimentar su comida o merienda (refrigerio, tentempié) con un condimento picante. En un estudio de investigación que apareció en la revista *Human Nutrition/Clinical Nutrition* (Nutrición Humana/Nutrición Clínica), los participantes comieron comidas idénticas de 766 calorías, sólo que algunas comidas contenían 3 gramos de chile picante en polvo y 3 gramos de salsa de mostaza, mientras que las otras no contenían estas especias. Los investigadores llevaron un registro del ritmo metabólico de los participantes durante tres horas después de comer. Su conclusión: la comida condimentada elevó el metabolismo de estas personas en un 25 por ciento en promedio.[18]

En un estudio de investigación distinto, unos investigadores australianos encontraron que las personas que comían alimentos picantes se mantenían vigorizadas y alerta durante un tiempo significativamente más largo del día que aquellos que comían alimentos menos condimentados.[19] Por lo tanto, pruebe agregarle una pizca de chile en polvo, unas gotas de salsa *Tabasco* o una cucharadita de mostaza picante a su siguiente comida o merienda, ya que cualquiera de estos puede elevar su ritmo metabólico posprandial.[20] También será menos probable que coma en exceso porque estos condimentos tienen un sabor muy intenso.

Una herramienta más precisa para evaluar si una fuente de carbohidratos es saludable o no es la que se conoce como el índice glucémico. Este índice, desarrollado por el Dr. David Jenkins, PhD, DSc, y sus colegas en la Universidad de Toronto, mide por cuánto y con cuánta rapidez pueden los alimentos elevar el nivel de azúcar en sangre. Este constituyó un primer paso invaluable en los esfuerzos por cuantificar lo que ocurre en el cuerpo cuando comemos ciertos alimentos.

Desde su aparición, el índice glucémico se ha convertido en el blanco de ciertas críticas porque emplea porciones de alimentos que contienen 50 gramos de carbohidratos en lugar de usar porciones más realistas. Por ejemplo, en el caso de alimentos como las zanahorias, usted tendría que comerse 1 libra (0,45 kg) de zanahorias para consumir 50 gramos de carbohidratos. Por lo tanto, los investigadores han revisado y refinado el índice glucémico para elaborar un nuevo sistema de calificación conocido como la carga glucémica. Según el Dr. Walter Willett, presidente del departamento de nutrición de la Facultad de Salud Pública de la Universidad Harvard, "la carga glucémica refleja de mejor manera el efecto de los alimentos en la bioquímica del cuerpo que la cantidad de carbohidratos o el índice glucémico por sí solos".[21]

Para determinar la carga glucémica de un alimento en particular, los investigadores usaron porciones más realistas. Siguiendo con el ejemplo de las zanahorias, la carga glucémica refleja una ración típica de 2 onzas (56 g), que es mucho más realista que casi un kilogramo de zanahorias. (Para ver una muestra de la carga glucémica de diversos alimentos, vea la página 270).

Existen pruebas que indican que comer alimentos con cargas glucémicas más bajas en el desayuno puede impedir que una persona coma en exceso durante el resto del día.[22] No obstante, si bien la carga glucémica es útil para comparar y elegir alimentos, especialmente carbohidratos, "no debe planear toda su alimentación basándose en ella" aconseja el Dr. Willett, quien es considerado como uno de los expertos en nutrición más destacados del país. Él señala que "algunos alimentos ricos en carbohidratos suministran mucho más que glucosa. Las frutas y las verduras nos dan fibra, vitaminas, minerales y abundantes sustancias fitoquímicas activas. Lo mismo aplica en el caso de cereales intactos o ligeramente procesados".[23]

(continúa en la página 272)

Conozca la carga glucémica

La tabla siguiente le permite comparar, de un solo vistazo, la carga glucémica (CG) de varios alimentos. En general, entre menor sea la CG de un alimento, mejor. Una CG menor que 16 es ideal.

No obstante, no puede elegir los alimentos que come sólo con base en su CG. También cuentan las calorías. Usemos el ejemplo de los cacahuates (maníes). Con una CG de 1 por cada ración de ½ taza, podrían parecerle una buena opción para merendar (botanear). Sin embargo, las 330 calorías que contienen son demasiadas.

En este mismo sentido, los alimentos con una CG alta tampoco pasan automáticamente a ser alimentos "prohibidos". Simplemente acompáñelos con alimentos que tengan una CG baja. La clave está en la carga glucémica global. De tal modo, busque alimentos cuya CG esté dentro del rango bajo a moderado, cuide el tamaño de sus porciones y sobre todo, elija los alimentos por su sabor.

Alimento	Porción	Carga glucémica	Calorías
Frutas			
Albaricoques (chabacanos, damascos)	4 medianos	6	70
Calabaza (calabaza de Castilla)	1 taza, machacada	3	85
Cerezas	15 cerezas	3	85
Ciruelas	2 medianas	5	70
Fresas	1 taza	1	50
Kiwi	1 de tamaño normal	6	45
Mango	1 pequeño	14	110
Manzana	1 de tamaño normal	6	75
Melocotón (durazno)	1 de tamaño normal	7	70
Naranja (china)	1 de tamaño normal	5	65
Papaya (lechosa)	1 taza, en cubitos	9	55
Pasas	½ taza	42	250
Pera	1 mediana	10	125
Piña (ananá)	1 taza, en cubitos	7	75
Plátano amarillo (guineo)	1 de tamaño normal	12	90
Sandía	1 taza, en cubitos	7	50
Toronja (pomelo)	1 de tamaño normal	5	75
Uvas	40 uvas	13	160
Jugos de frutas			
Jugo de manzana	1 taza	12	135
Jugo de toronja	1 taza	9	115
Jugo de naranja	1 taza	15	110

Alimento	Porción	Carga glucémica	Calorías
Jugo de piña	1 taza	15	130
Jugo de tomate (jitomate)	1 taza	4	40
Verduras			
Maíz (elote, choclo)	1 mazorca, 1 taza de granos	20	130
Papa al horno	1 pequeña	34	220
Batata dulce	1 taza, cocida	13	160
Legumbres			
Frijoles (habichuelas) negros	1 taza, cocidos	82	35
Garbanzos	1 taza, cocidos	13	285
Frijoles colorados	1 taza, cocidos	10	210
Lentejas	1 taza, cocidas	72	30
Chícharos (guisantes)	1 taza	31	35
Frijoles de soya	1 taza, cocidos	1	300
Granos			
Arroz blanco	1 taza, cocido	23	210
Arroz integral	1 taza	16	215
Cebada	1 taza, cocida	11	190
Pan integral	1 rebanada	14	80–120
Cereales			
Crémola de trigo	1 taza, cocida	22	350
Cereal *Raisin Bran*	1 taza	29	185
Cereal *Shredded Wheat*	1 taza de mini-cuadritos	15	110
Productos lácteos			
Helado bajo en grasa	1 taza	13	220
Leche entera	1 taza	3	150
Pudín (budín) de vainilla	1 taza	16	250
Yogur con fruta	1 taza	9	200+
Frutos secos			
Nueces de la India	½ taza	4	395
Cacahuates (maníes)	½ taza	1	330
Meriendas			
Frituras de maíz	2 onzas (56 g)	21	350
Palomitas (rositas) de maíz	2 tazas	16	110
Pizza	1 rebanada grande	20	300
Pretzels	1 onza (28 g)	33	115

Fuentes: *American Journal of Clinical Nutrition,* julio de 2002; 76: 5-56.
Heber, D. *The L.A. Shape Diet* (Regan Books, 2004).

COMIDAS CON CARBOHIDRATOS DE CALIDAD

Si usted ha disminuido drásticamente su consumo de carbohidratos, ahora es el momento de volver a incluir estos alimentos esenciales a nivel nutricional en sus comidas y meriendas (refrigerios, tentempiés). Sólo asegúrese de elegir los tipos correctos de carbohidratos en las cantidades indicadas.

Para que tenga un punto de partida, he recopilado una lista de alimentos que contienen carbohidratos "de calidad" es decir, carbohidratos complejos que además aportan cantidades abundantes de nutrientes sumamente importantes como vitaminas, minerales, fitonutrientes y fibra. Asimismo, todos estos alimentos tienen un efecto moderado en los niveles de glucosa e insulina, manteniendo ambos relativamente estables. Al consumirse en moderación como parte de nuestro plan alimenticio, las siguientes comidas promueven la quema de grasa y la producción de energía. A continuación analizaremos sus virtudes nutricionales.

Ajo y cebolla. Además de su potente sabor, el ajo y la cebolla contienen sustancias que no sólo ayudan a quemar grasa, sino también a bajar el nivel de colesterol en sangre.[24] Son excelentes para darle más sabor a casi cualquier plato fuerte o guarnición.

Avena y otros cereales integrales. Los cereales integrales son unas fuentes excelentes de fibra y grasas saludables. Además, ofrecen un montón de vitaminas y minerales. Hoy en día, usted puede escoger entre múltiples cereales integrales, desde trigo y centeno integrales (ambos muy comunes y fáciles de conseguir) hasta los granos más exóticos como la quinua y el alforjón (trigo sarraceno).

En particular, la avena parece ofrecer beneficios importantes para la salud. Por ejemplo, tiene un efecto muy beneficioso en la glucosa en sangre y en la insulina,[25] lo cual puede mantener el metabolismo quemando grasa. Además, la avena es una de las pocas fuentes buenas del mineral selenio, el cual es crucial para mantener el equilibrio hormonal.

Al ir a comprar cereales integrales, fíjese muy bien en la lista de ingredientes. Debe asegurarse de que diga "*whole*" (entero) al lado de de cualquier cereal ("*grain*") mencionado. En muchos casos, lo que parece ser integral es en realidad un cereal refinado.

Si le gusta comer cereal caliente por la mañana, pruebe los copos de avena tradicionales (*old-fashioned oats*), la avena cortada con máquinas

Valore el color

Conforme que los científicos han ido aprendiendo más acerca de los compuestos "antienfermedades" que contienen las frutas y las verduras, se está haciendo evidente que entre más vibrante sea el color de un alimento, más potente es la protección que ofrece contra el aumento de grasa y las enfermedades. Las cáscaras de colores vívidos con tonos rojos, anaranjados, azules violáceos y verdes oscuros encubren toda una riqueza de sustancias fitoquímicas. De hecho, los nutrientes que contienen las frutas y las verduras son tan importantes para la salud óptima que un gran número de científicos destacados están recomendando de 9 a 10 raciones al día en vez de las 5 raciones que dicta la recomendación estándar.[26] Incorporar estos alimentos en sus comidas y meriendas (refrigerios) siempre que le sea posible es clave para la producción de energía y la quema de grasa.

de acero ("*steel-cut oats*") o *kashi*. Entre los cereales que se comen fríos, busque marcas que cuenten con un mínimo de azúcar y otros edulcorantes. Y no vaya a pasar por alto la pasta integral, ya que hoy en día es fácil de conseguir espaguetis, ravioles y macarrones integrales (dirá "*whole wheat*" en la etiqueta).

Bayas. Las bayas —que incluyen los arándanos, las zarzamoras, las moras silvestres (*boysenberries*), las cerezas, los arándanos agrios, las grosellas y las fresas— además de estar repletas de antioxidantes, le ayudan a protegerse de las enfermedades y pueden retrasar el proceso del envejecimiento. Yo procuro comer una pequeña ración de alguna de estas frutas casi todos los días. Cuando no es temporada de bayas frescas, las congeladas son igualmente buenas.

En mi familia, una de las meriendas favoritas son los arándanos deshidratados orgánicos. Un pequeño puñado de estos brinda toda una riqueza de nutrientes y le da un arranque de energía.

Brócoli. Junto con otras verduras crucíferas, el brócoli es de los carbohidratos complejos más nutricionalmente densos del mundo. Contiene calcio que fortalece los huesos, además de toda una gama de vitaminas y minerales que apoyan los procesos para quemar grasa y elevar la energía del cuerpo.

Calabazas y otras verduras de color naranja, rojo y amarillo. Las verduras de estos colores contienen carotenoides, que son antioxidantes potentes que desempeñan un papel importante en la prevención de enfermedades. Un carotenoide bien conocido, el betacaroteno, se convierte en vitamina A en el cuerpo.

Cantaloup. El cantaloup (melón chino) es una fuente excelente de vitaminas A y C, además de que contiene algo de fibra soluble, relativamente pocas calorías y prácticamente nada de grasa. Si usted no es un amante del cantaloup, los melocotones (duraznos) y las ciruelas son otras alternativas fabulosas.

Espinaca. La espinaca ofrece más beneficios para la salud que casi cualquier otro alimento. Además de los antioxidantes y ácidos grasos omega-3 que le brinda, el alimento favorito de Popeye es una fuente importante de coenzima Q_{10}, la cual es clave para la producción de energía celular y la quema de grasa.[27]

Frijoles. Además de ser ricos en proteínas, los frijoles (habichuelas) son una de las mejores fuentes de carbohidratos complejos, vitaminas, minerales y fibra soluble.

Naranjas. Las naranjas (chinas), así como otras frutas cítricas, son ricas en fibra y en vitamina C. Yo sugiero comer una o incluso dos naranjas enteras al día.

Soya. Los frijoles (habichuelas) de soya y los productos de frijol de soya son ricos en carbohidratos complejos, proteínas y fibra.

Tomates. Los tomates (jitomates) son generadores de energía nutricional. Quizá sean mejor conocidos por su contenido de licopeno, un carotenoide que puede ayudar a protegerlo de enfermedades cardíacas y ciertos tipos de cáncer. Es interesante notar que el tomate cocido contiene hasta ocho veces más licopeno que el tomate crudo. (La sandía también contiene licopeno, pero su contenido de fructosa, un azúcar natural, es algo elevado).

(*Nota:* si encuentra en este capítulo nombres de alimentos que no entiende o que jamás ha visto, favor de remitirse al glosario en la página 431).

CAPÍTULO 24

■ ■ ■

Las grasas buenas no engordan

A lo largo de todos los años que ha seguido el debate acerca de por qué aumentamos de peso y cómo debemos perderlo, al menos un hecho sí es irrefutable: la grasa dietética excedente conduce a la grasa corporal excedente. Según el Dr. Robert E. T. Stark, anterior presidente de la Sociedad de Médicos Bariátricos de los Estados Unidos, más del 90 por ciento de las calorías que provienen de la grasa dietética terminan en los depósitos de grasa del cuerpo.[1]

Dicho lo anterior, no todos los tipos de grasa dietética son nuestros enemigos. Algunos estudios científicos recientes muestran que el tipo correcto de grasa dietética, en cantidades moderadas, es absolutamente clave para quemar grasa y producir energía, así como para el equilibrio hormonal y la salud en general.[2] Lo que causa problemas es la cantidad excesiva del tipo incorrecto de grasa dietética.

Diferentes grasas tienen diferentes efectos en el metastato. La grasa que proviene, digamos, de un pedazo de lomo de res, toma una ruta por el cuerpo; la grasa que proviene del salmón, toma otra ruta. Más adelante en este capítulo, hablaré más acerca de la estructura química y de la absorción de diversos tipos de grasa. Por lo pronto, es suficiente que sepa que no necesita mucha grasa del tipo que se encuentra en la carne de res para que su metastato pase de "encendido" a "apagado".

Por el contrario, los ácidos grasos esenciales que se encuentran en el pescado de agua fría como el salmón son excelentes para su metastato.

Es importante que mejore la proporción de grasas buenas a malas en su alimentación, no sólo para controlar su peso sino también para cuidar su salud en general. No obstante, la grasa tampoco es el único factor que determina el número que aparece en la báscula. Considere que en los Estados Unidos, el consumo promedio de grasa ha disminuido de un 40 a un 34 por ciento del total de calorías, mientras que la tasa de aumento de peso y de obesidad se ha elevado. Y según un censo de población europeo, las mujeres que consumen la menor cantidad de grasa son las que presentan la mayor probabilidad de pesar más de lo que deberían.[3] Sin duda, aquí intervienen otros factores además de la grasa dietética.

En este capítulo, usted aprenderá a distinguir las grasas buenas de las malas y cómo aumentar su consumo de las primeras y disminuir el de las segundas. Sin embargo, incluso con las grasas buenas, la clave es la moderación.

LAS GRASAS MALAS

Las grasas malas parecen estar dondequiera: en los quesos y en la carne de res, en los alimentos fritos y en los procesados. Las más dañinas son las que se conocen como ácidos transgrasos, también llamados transgrasas. Estas contribuyen a elevar el nivel de colesterol y a la obesidad, los cuales son factores de riesgo serios para las enfermedades cardíacas.

Las transgrasas son productos derivados de la hidrogenación, que es el proceso mediante el cual se solidifica el aceite vegetal. Aunque se encuentran más comúnmente en la margarina, las pastas untables y los aliños (aderezos), están presentes en casi todos los alimentos procesados. De hecho, hasta el 40 por ciento de todos los alimentos que se venden en el supermercado las contienen.

Además del dilema de las transgrasas, la mayoría de los alimentos que son altos en grasas malas también son altos en azúcar.[4] Esta poderosa combinación —que se encuentra en el helado, los productos horneados y las golosinas de chocolate, entre otros alimentos tradicionalmente favoritos— puede ser especialmente peligrosa para su salud, por no mencionar su figura. Si come demasiados alimentos grasosos y azucarados, puede alterar los procesos metabólicos que mantienen equilibrado el metastato.

Justo cuando el azúcar está estimulando la producción de insulina, están entrando grandes cantidades de grasa al torrente sanguíneo. La insulina sensibiliza a las células adiposas para que almacenen grasa. El azúcar también incrementa la actividad de la lipoproteína lipasa (LPL), una enzima que almacena grasa. Entonces, justo cuando la insulina está abriendo la puerta de las células adiposas, la LPL les mete la grasa que está circulando en la sangre.[5]

En esencia, en presencia de azúcar, es más probable que las calorías que provienen de la grasa terminen almacenándose en lugar de quemándose como combustible. El efecto neto es un aumento dramático en la cantidad de grasa que se deposita, preferentemente alrededor de la cintura y en el abdomen.[6] Y a medida que se vaya acumulando la grasa abdominal, el metastato empieza a funcionar cada vez más lento.

Si esto no es suficiente para convencerlo de consumir menos grasas malas, quizá esto sí funcione: el consumo excesivo de grasa contribuye a la fatiga mental y física.[7] "La viscosidad [espesura] de la sangre aumenta mensurablemente" después de una comida o merienda alta en grasa, explica el Dr. Neil Barnard, catedrático de la Facultad de Medicina de la Universidad George Washington. "Este podría ser uno de los factores que contribuyen a la desaceleración mental y física que muchas personas experimentan después de comer".[8]

"La grasa parece retrasar ciertos procesos, como el pensamiento y el movimiento —concuerda Judith J. Wurtman, PhD, una investigadora en Nutrición del Instituto Tecnológico de Massachussets—. Aletarga a las personas. Durante el largo proceso digestivo que sigue a una comida alta en grasas, se desvía más sangre hacia el estómago y los intestinos, por lo que le llega menos sangre al cerebro".[9]

Este es el motivo por el cual es mejor que gaste sus calorías de grasa diaria en grasas buenas que en grasas malas. Mientras que las grasas malas afectan negativamente la producción de energía y la quema de grasa, las grasas buenas en realidad apoyan estos procesos.

LAS GRASAS BUENAS

Quizá usted conozca a las grasas buenas por su nombre formal: ácidos grasos esenciales (AGE). Son esenciales porque su estructura química única permite que se utilicen en la producción de prostaglandinas. Estas sustancias parecidas a las hormonas regulan procesos bioquímicos clave y son clave para el metabolismo y el funcionamiento del sistema nervioso.

En el cuerpo, los AGE ayudan a regular los niveles de grasa, el equilibrio de agua y toda una gama de funciones metabólicas. Investigaciones recientes también sugieren que estas grasas buenas ayudan a disminuir el nivel de triglicéridos y mejoran la sensibilidad a la insulina, dos beneficios que colectivamente reducen el riesgo de que aumente la grasa.[10]

A diferencia de las grasas saturadas y transgrasas dañinas, los AGE poseen propiedades únicas que aceleran en lugar de desacelerar el metabolismo. Es cierto que los AGE son altos en calorías, y al igual que las grasas malas, también pueden contribuir al aumento de peso si los consume en exceso. No obstante, se metabolizan de maneras que son más benéficas que perjudiciales para su salud y para su metastato.

Hay dos tipos de AGE: el ácido alfa-linolénico, un ácido graso omega-3, y el ácido linolénico, un ácido graso omega-6. Ambos AGE, y especialmente los omega-3, desempeñan un papel esencial en el equilibrio de energía y en el metabolismo del azúcar en sangre. Los investigadores han observado un fenómeno conocido como particionamiento de combustible, en el cual los AGE dirigen el azúcar en sangre hacia los músculos para que la usen como combustible. Simultáneamente, están impidiendo que otros ácidos grasos se vayan a la síntesis de triglicéridos y al almacenamiento de grasa.

Los estudios de investigación han mostrado que los ácidos grasos omega-3 son capaces de incrementar el tamaño de las mitocondrias, es decir, las estructuras celulares que generan energía y queman grasa. Cada célula tiene dos conjuntos de mitocondrias y los ácidos grasos omega-3 hacen crecer a ambos.[11] Los AGE en general mejoran la producción de enzimas como la carnitina palmitoiltransferasa, que ayuda a transportar los ácidos grasos al interior de las mitocondrias para que sean usados como combustible, mientras que inhiben la producción de enzimas que contribuyen al almacenamiento de grasa.[12]

Los ácidos grasos omega-3 también tienen la capacidad de mejorar la termogénesis, ese proceso importante mediante el cual el cuerpo quema grasa para producir energía y calor. Por lo tanto, mientras mayor sea el porcentaje de ácidos grasos omega-3 que consuma, más poder tendrá para quemar grasa.[13]

La proporción dietética típica de ácidos grasos omega-6 a ácidos grasos omega-3 está entre 10:1 y 100:1. ¡Esa es una proporción muy desproporcionada! La Organización Mundial de la Salud recomienda una proporción de 5:1 a 10:1. Un número creciente de científicos está recomendando una proporción aún más cercana entre ambos AGE, sugiriendo como proporción óptima una más cercana a 3:1.

El cuerpo humano no puede sintetizar AGE. Por lo tanto, necesita asegurarse de obtenerlos en cantidades suficientes a partir de los alimentos. Esto requiere una planeación cuidadosa. La meta es elevar el consumo de ácidos grasos omega-3 y disminuir su consumo de ácidos grasos omega-6 al mismo tiempo. Por desgracia, mientras que los ácidos grasos omega-6 se encuentran de manera bastante abundante en los alimentos, los ácidos grasos omega-3 son más difíciles de encontrar. A menos que coma cantidades importantes de cereales integrales, frutos secos y semillas, lo más probable es que no los obtenga en cantidades suficientes.

Ciertos aceites vegetales, como los de soya y nuez, sí contienen ácidos grasos omega-3, pero el procesamiento y el almacenamiento de estos aceites disminuyen su contenido de estas sustancias vitales. Desde un punto de vista químico, los AGE son bastante frágiles. Se echan a perder rápidamente si no se almacenan de la manera correcta.

Para aumentar su consumo de AGE, especialmente de los omega-3, yo recomiendo lo siguiente:

- Coma salmón silvestre u otro tipo de pescado grasoso al menos dos veces por semana. El salmón, junto con la caballa (escombro), la trucha y las sardinas, son de las mejores fuentes dietéticas de ácidos grasos omega-3.

- Agréguele unas cuantas semillas frescas de girasol o de calabaza a sus ensaladas.

- Meriende (botanee) nueces, almendras, pacanas o avellanas. Sólo tenga cuidado de no exagerar.

El aceite de oliva ayuda a quemar la grasa

Al igual que los ácidos grasos esenciales, las grasas monoinsaturadas favorecen la quema de grasa en lugar de promover su almacenamiento. Unos investigadores australianos encontraron que el cuerpo emplea más grasa como combustible cuando comemos comidas preparadas con alguna grasa monoinsaturada, como el aceite de oliva, que cuando las preparamos con grasa saturada.[14]

Durante el proceso metabólico, el cuerpo descompone las diversas fuentes de combustible mediante reacciones químicas que liberan energía. Luego, otras reacciones químicas determinaron el destino apropiado de esta energía. Cualquier exceso de moléculas de energía se puede quemar simplemente al encender lo que se conoce como proteínas desacoplantes (*UCP* por sus siglas en inglés). Los investigadores han determinado que el aceite de oliva aumenta la actividad de las UCP en los tejidos adiposos y en los musculares, acelerando así el metabolismo.[15]

Incluya en su alimentación el aceite de oliva u otra grasa monoinsaturada, como el aceite de *canola* o el aguacate (palta). Sólo preste atención al tamaño de las raciones, ya que una cantidad excesiva de grasa, aunque sea de la buena, puede inhibir la quema de grasa y la producción de energía.[16]

- Sustituya los cereales refinados por cereales integrales. Por ejemplo, el germen del trigo integral es una buena fuente de AGE.

- Siempre que le sea posible, compre pollo o pavo de granjas donde no los mantengan en corrales (*free range chicken* y *free range turkey*). Estos pueden contener cantidades mayores de AGE.

- Busque huevos de gallinas que no se críen en corrales (*free range chicken eggs*). Tienen hasta un 30 por ciento más ácidos grasos omega-3 que los huevos comunes. Además, las claras de los huevos son una excelente fuente de proteína.[17]

- No dependa mucho de alimentos bajos en carbohidratos. Demasiados de estos alimentos son altos en calorías y carentes de AGE.

CALCULE SU CUOTA DE GRASA

¿Cuánta grasa dietética puede consumir para apoyar los procesos vitales del cuerpo y al mismo tiempo prevenir la acumulación de grasa corporal?

Algunas dependencias del gobierno como el Instituto Nacional de Cáncer y otras organizaciones como la Asociación del Corazón de los Estados Unidos han sido bastante consistentes en recomendar un "tope" de grasa equivalente al 30 por ciento del total de calorías diarias. Sin embargo, según investigaciones recientes, este límite podría ser algo conservador. Si bien puede retrasar el desarrollo de enfermedades cardíacas, no necesariamente las previene.[18] Tampoco impide la acumulación de grasa.

En un estudio de investigación realizado en la Universidad Cornell, unos investigadores llevaron un registro del peso de 13 mujeres a quienes les habían asignado aleatoriamente una dieta de control (en la que del 35 al 40 por ciento de las calorías diarias provenían de la grasa) o una dieta baja en grasa (en la que del 20 al 25 por ciento de las calorías diarias provenían de la grasa).[19] Al cabo de once semanas, las mujeres descansaron durante siete semanas y luego se cambiaron a la otra dieta.

La mayoría de las mujeres mostraron un aumento en la grasa corporal mientras siguieron la dieta de control, la cual contenía una cantidad mayor de grasa. Sin embargo, cuando siguieron la dieta baja en grasa, perdieron un promedio de 5½ libras (2,5 kg) de grasa corporal. Cabe notar que la única variable fue el contenido de grasa. Estas mujeres no limitaron su consumo de calorías ni el tamaño de sus raciones. Esto sugiere que el menor consumo de grasa dietética es al menos parcialmente responsable de la pérdida de grasa corporal.

"Nuestra investigación confirma que las personas pueden bajar de peso sin seguir una dieta —dice David Levitsky, PhD, profesor de Nutrición y Sicología de la Universidad Cornell—. La pérdida de peso es relativamente lenta, pero persistente. Debe de dar por resultado una pérdida de alrededor del 10 por ciento de grasa corporal al año".[20] Aunque no participaron hombres en este estudio, no hay motivo para pensar que responderían de manera diferente a un menor consumo de grasa, observa el Dr. Levitsky.

En concordancia con este estudio de investigación, nuestro plan alimenticio para encender la chispa recomienda un consumo diario de grasa de alrededor del 20 al 25 por ciento del total de calorías diarias. No más de una tercera parte de esas calorías deben provenir de la grasa saturada, mientras que las restantes se deben distribuir más o menos equitativamente entre las grasas poliinsaturadas y monoinsaturadas.[21]

¿Y cuál es el límite inferior del rango de calorías provenientes de la grasa? ¿Hasta dónde es seguro limitar su consumo de grasa?

Bueno, el cuerpo necesita que sólo alrededor del 4 al 6 por ciento de sus calorías diarias provengan de la grasa para mantener diversas funciones bioquímicas.[22] No obstante, mientras que algunos estudios parecen confirmar el valor de las dietas extremadamente bajas en grasa para propósitos terapéuticos —por ejemplo, para pacientes con enfermedades cardíacas severas— hay pocas pruebas que apoyen los beneficios a largo plazo de estas dietas. En efecto, algunos estudios de investigación sugieren que las dietas muy bajas en grasa pueden estimular al cuerpo a producir más grasa a partir del azúcar en sangre[23] y a aumentar el apetito.[24]

Una meta dietética razonable en la que de 20 a 25 por ciento de total diario de calorías provenga de la grasa *sí* le ayudará a eliminar grasa. Su metabolismo sobrepasará su consumo global de calorías, lo que significa que estará quemando grasa en lugar de almacenándola.

Para determinar su cuota de grasa, puede usar la tabla que aparece en la página 255 como punto de partida. Luego siga estos pasos:

1. Multiplique su límite diario de calorías por 0,20 y 0,25 para calcular los límites inferior y superior de su rango personal de grasa dietética.

   _____ total de   =   _____ calorías provenientes
   calorías × 0,20   de la grasa

   _____ total de   =   _____ calorías provenientes
   calorías × 0,25   de la grasa

2. Divida ambas cifras entre 9 —el número de calorías que hay en 1 gramo de grasa— para calcular su cuota diaria de grasa.

   _____ calorías provenientes   =   _____ gramos de grasa
   de la grasa ÷ 9

   _____ calorías provenientes   =   _____ gramos de grasa
   de la grasa ÷ 9

CÓMO CONTROLAR SU CONSUMO DE GRASA

Una vez que conozca su cuota diaria de grasa, usted puede dedicarse a disminuir la grasa en sus comidas y meriendas. Use las siguientes estrategias para empezar.

Evite los entremeses populares. Puede ahorrarse una cantidad enorme de calorías de grasa si tan sólo renuncia a los *dips* de crema agria, los totopos (nachos, tostaditas) fritos y otros entremeses que típicamente se sirven en los restaurantes estadounidenses. En cambio, pruebe una ración de ¼ de taza de guacamole fresco untado en galletas 100 por ciento integrales, frituras de pan árabe (pan de *pita*) u ocasionalmente, totopos sin grasa. El aguacate (palta) es rico en grasa, pero de la grasa buena monoinsaturada. Aun así, tenga cuidado de no comer demasiado.

Saboree sopas. Los estudios de investigación sugieren que tomar sopas ayuda a reducir tanto el antojo por ingerir grasa como el consumo total de calorías.[25] Yo le sugiero que opte por el gazpacho —que se hace a base de tomate (jitomate)— por encima de otras sopas que estén hechas a base de carne de res, carne de puerco o crema. O pruebe la sopa de tomate común y corriente preparada con leche descremada o leche con un 1 por ciento de grasa.

Déles un cambio de imagen a sus ensaladas. Si usted es un fanático de las barras de ensalada, siéntase en libertad de apilar montones y montones de verduras en su plato, desde las más populares como los tomates (jitomates), los pimientos (ajíes, pimientos morrones) verdes y los champiñones (setas), hasta las verduras de hojas verdes más "exóticas" como la *arugula*, el *radicchio* y los berros. Sólo tenga cuidado de no echarla a perder cubriéndola toda de aliño (aderezo) cremoso. En vez, rocíe su creación con aceite de oliva o de *canola* y vinagre.

Los últimos estudios de investigación muestran que una pequeña cantidad de algún aceite saludable en las ensaladas en realidad ayuda al cuerpo a absorber más de los nutrientes esenciales que contienen las verduras. Hoy en día, usted puede elegir entre toda una variedad de vinagres de sabores. El favorito de mi familia es el balsámico. Pruebe varios hasta encontrar uno que le agrade a su paladar.

Haga sustituciones saludables al preparar sándwiches. Sáltese el *croissant*, el cual puede contener hasta 50 gramos de grasa, y mejor opte por una rebanada de pan 100 por ciento integral y no refinado, el cual contiene una cantidad más modesta de 2 a 3 gramos de grasa. Hágase un sándwich (emparedado) con una sola rebanada de pan en lugar de dos y elija alguna carne magra como pechuga de pavo rebanada, en vez de jamón, salchichón de Bolonia o *salami*. Para darle más sabor y textura, agréguele muchas verduras, como lechuga romana, espinacas, tomate, cebolla, pimientos rojos o verdes y chiles jalapeños. Olvídese de la mayonesa y mejor agréguele mostaza picante y un chorro de vinagre.

Limite los lácteos altos en grasa. Estos incluyen la leche entera, el queso, el queso crema y el yogur. La buena noticia es que hay versiones sin grasa o bajas en grasa de todos estos alimentos. Sólo asegúrese de leer las etiquetas, dado que algunos productos lácteos bajos en grasa o sin grasa pueden contener transgrasas.

Pruebe una hamburguesa adelgazadora. Algunas alternativas sabrosas a las hamburguesas de pura carne de res pueden ser las hamburguesas de pechuga de pollo a la parrilla, de pavo molido o vegetarianas. Si no puede conformarse sin una hamburguesa "de verdad", opte por la versión más austera, es decir, sin agregarle cosas grasosas como tocino, queso y mayonesa. Adórnela con mostaza y/o *catsup* y muchas, muchas verduras.

Pase las papas a la francesa por alto. Sin importar el aceite en que las frían, las papas a la francesa engordan. De hecho, cualquier alimento frito o capeado y luego frito es engordador. Como el capeado y el empanizado son como esponjas de harina blanca que absorben grandes cantidades de grasa y aceite, aumentan en grande la cantidad de calorías.

Domine los dulces. Sáltese los postres tradicionales altos en grasa y azúcar y mejor opte por un poco de fruta fresca o yogur natural bajo en grasa. De vez en cuando puede probar alguno de sus postres favoritos, pero limítese a unos cuantos bocados del mismo y mastique *muy* lentamente cada bocado. Cepíllese los dientes inmediatamente después, ya que esto le puede ayudar a acabar con el antojo por comer más dulces.

Dése gustos. . . pero con moderación. Si usted sabe en el fondo de su corazón que —al menos por lo pronto— no podría soportar dejar de comer sus alimentos grasosos favoritos, entonces no se obligue a hacerlo, pues así sólo se condenará al fracaso y a la culpa. Dése gusto y cómaselo, pero sólo la mitad de la ración. Siempre y cuando lo haga sólo ocasionalmente, no le hará daño.

(*Nota*: si encuentra en este capítulo nombres de alimentos que no entiende o que jamás ha visto, favor de remitirse al glosario en la página 431).

CAPÍTULO 25

■ ■ ■

Las calorías aún cuentan

Dos factores cruciales del plan para comer con chispa son el tamaño de las comidas y meriendas (refrigerios) y también la hora en que se las come. Quizá usted piense que está bien cenar mucho si hace la promesa de agregarle una milla más a su caminata nocturna o saltarse la merienda de la noche. Pero eso no le importa a su metastato, ya que lo único que sabrá en ese momento es que tendrá que enfrentar más calorías de las que está acostumbrado a procesar. Y a usted no le gustará lo que su metastato hará con el excedente.

Cuando come con frecuencia, también es necesario que coma ligero. Comer con chispa tiene que ver tanto con el "cómo", como con el "cuándo". En este capítulo, vamos a explicar lo que significa comer "ligero" y por qué es tan importante que lo haga. La clave es comer comida con un gran sabor, pero en cantidades moderadas.

Nosotros los seres humanos tenemos una tendencia innata a comer en exceso. Es algo que heredamos de nuestros antepasados, quienes se dedicaban a la caza y a la recolección. Para ellos, comer en exceso tenía sentido. Eran mucho más activos de lo que somos nosotros y no siempre sabían de dónde iba a salir su próxima comida. Nosotros, por supuesto, sólo tenemos que dirigirnos al supermercado o al restaurante más cercano.

El exceso de comida y la falta de actividad física es una combinación que no hace más que apagar el metastato en lugar de avivarlo.

Terminamos pagando un precio muy alto en términos de fatiga y de grasa corporal excedente.

Si su meta es quemar grasa, necesita disminuir su consumo diario de calorías —aunque sea un poco— y elevar al mismo tiempo su nivel de actividad cotidiano. Consumir menos calorías es algo a lo que quizá se tenga que acostumbrar. Después de todo, nos tocó vivir en la era de las raciones tamaño "supermegajumbo", en la que los restaurantes rutinariamente sirven raciones que son dos, tres o hasta cuatro veces más grandes de lo que una persona común necesita para alimentarse.

Como ya se discutió en el Capítulo 21, el cuerpo humano opera mejor con comidas y meriendas pequeñas pero frecuentes. No obstante, también acepta una cantidad de alimentos que va más allá de una capacidad razonable. Cada vez que come en exceso, usted activa reacciones hormonales que echan a andar procesos de emergencia para fabricar y almacenar grasa. Específicamente, la alimentación estadounidense típica —que consiste en tres comidas abundantes al día— estimula la producción de insulina, la hormona engordadora más potente del cuerpo.[1]

Debido a que su cuerpo no puede utilizar todas las calorías adicionales, es mucho más probable que terminen convirtiéndose en grasa corporal. Esa es su herencia metabólica. Pero si intercambia tres comidas abundantes al día por comidas y meriendas más moderadas pero más frecuentes, podrá trabajar junto con su metastato en lugar de trabajar contra él. ¡En un abrir y cerrar de ojos, estará recordando lo que antes consideraba una comida y se estará preguntando cómo le hacía para comer tanto de una sola sentada!

CUÍDESE DE COMER EN EXCESO

Para evitar comer en exceso, necesita un plan alimenticio que no dependa de su fuerza de voluntad. Si trata de controlar su consumo de calorías nada más con fuerza de voluntad, puede que le funcione. . . pero sólo un tiempo. Eventualmente, su resistencia se irá esfumando. Llegará el día en que sienta una urgencia por comer un poquito más, pero ese "poquito" se puede llegar convertir en una comilona con calorías suficientes para todo un día.

Y aunque parezca mentira, incluso los alimentos sin grasa pueden acelerar el proceso de síntesis de grasa del cuerpo cuando se ingieren en exceso. Estos alimentos provocan reacciones hormonales y enzimáticas que convierten en grasa hasta las calorías que no provienen de la grasa y luego meten esa grasa a las células adiposas de su cuerpo, las cuales sirven de "almacén" para esta sustancia. Por lo tanto, esas "minitortas" bañadas en chocolate, rellenas de crema y glaseadas con caramelo podrían terminar depositándose en sus caderas, sin importar que en la etiqueta del empaque diga que tienen "cero grasa".

En realidad, comer en exceso es lo mejor que puede hacer por sus células adiposas. Siempre que una comida o merienda le da más del límite de 600 calorías en una sola sentada, las calorías excedentes —hasta las que provienen de alimentos sin grasa— provocan que la grasa se almacene en lugar de quemarse. Para que tenga una idea más clara de este límite, le voy a dar un ejemplo: ¡algunos de los "combos" que venden en los restaurantes de comida rápida —la típica hamburguesa doble con papas a la francesa y refresco tamaño *jumbo*— contienen 1.500 calorías!

También recuerde que entre más grande sea una comida, más insulina liberará su cuerpo en respuesta. La presencia de tanta insulina hará que su cuerpo queme carbohidratos como combustible en lugar de recurrir a sus depósitos de grasa. En comparación, las comidas y meriendas pequeñas exigen una menor producción de insulina. En ausencia de insulina excedente, el cuerpo quemará grasa como debe hacerlo.

ASEGURE QUE HAYA UN FINAL FELIZ

A partir del momento en que empieza a comer o a merendar (botanear), su cuerpo tarda alrededor de 20 minutos en recibir la señal de saciedad. Para sacarle provecho a esto, coma más lento, con bocados de tamaño más moderado y masticando bien cada uno. Comerá menos y se sentirá más satisfecho.

Si termina su comida o merienda antes de transcurridos 20 minutos, pida permiso para pararse de la mesa. Camine por ahí unos cuantos minutos, tome unos traguitos de agua helada o té helado sin endulzar o vaya a cepillarse los dientes. Para entonces, la señal de saciedad deberá haber hecho acto de presencia. Váyase con calma y déle el tiempo necesario.

Cuando esté eligiendo sus comidas y meriendas, tenga presente que los alimentos nutritivos como las verduras y las frutas frescas y los cereales integrales no refinados tienden a ser los más llenadores debido a la cantidad de fibra que contienen. Como ventaja adicional, también son bajos en calorías y grasa.

Asimismo, busque alimentos que le agraden a su paladar. Los estudios de investigación sugieren que ver, oler y saborear sus alimentos favoritos puede ser un estímulo para que su cuerpo queme más calorías[2], lo que indica que estará subiendo su metastato.

Unos investigadores canadienses realizaron una serie de estudios —primero con ratas, luego con personas— para comparar comidas que eran nutricionalmente idénticas pero bastante diferentes en cuanto a su sabor. Estos investigadores determinaron que los alimentos más sabrosos parecían estimular un efecto térmico. En otras palabras, aumentaban el ritmo al cual el cuerpo quemaba calorías.[3]

Piense en sus comidas y meriendas favoritas. Cuando identifique los sabores que le encantan, busque recetas que los acentúen y reduzcan al mismo tiempo la cantidad de grasa, azúcar y calorías. Si usted se centra primero en los sabores que le agradan y luego en el perfil de nutrientes, se le hará mucho más fácil comer consistentemente de una manera que apoye el buen funcionamiento de su metastato.

(*Nota*: si encuentra en este capítulo nombres de alimentos que no entiende o que jamás ha visto, favor de remitirse al glosario en la página 431).

QUINTA

Encamínese hacia el éxito

PARTE

CAPÍTULO 26

■　■　■

El Diario del Éxito Metastático

A estas alturas ya debe de tener una idea bastante clara de lo que es el metastato, cómo funciona y cómo lo puede activar a lo largo del día para quemar grasa y producir energía de manera óptima. Ahora necesita tomar decisiones. ¿Cuáles encendedores debe usar para prender su metastato y cuándo debe usarlos?

Yo podría darle recomendaciones específicas para una persona común. Lo malo es que no hay tal cosa. Todos y cada uno de nosotros somos bioquímicamente únicos. El renombrado bioquímico Roger Williams, PhD, realizó una investigación hace unos 40 años atrás en la que demostró que las diferencias en la anatomía y en el metabolismo que existen de una persona a otra pueden tener una influencia dramática en la energía, fuerza y salud de cada individuo.[1]

El plan para encender la chispa es el primer método en usar esta investigación como una de sus piedras angulares. Es completamente flexible y puede adaptarse fácilmente a sus propias metas, necesidades y preferencias. Entre más escuche a su cuerpo, más fácil le será obtener mejores resultados y también más duraderos.

Después de todo, el plan para encender la chispa es un *ritmo* de estilo de vida. Una vez que establezca ese ritmo y lo haga parte de su vida diaria, no necesitará ocuparse en pensar si está siguiendo o rompiendo las reglas. Acuérdese de algo que probablemente haga en automático, como

(continúa en la página 294)

El Diario del Éxito Metastático

Nombre: _____

Fecha: _____

Metas a 28 días

Claras, específicas, practicables.   Es importante para mí porque:

I.   I.

2.   2.

Minutos Metastáticos

¿Cuáles Encendedores activó hoy? Enciérrelos en un círculo.

N°I: Levántese con el pie derecho

N°2: Eche a andar su energía natural

N°3: Alúmbrese para aumentar su nivel de energía

N°4: Obtenga más oxígeno

N°5: Consuma la cantidad ideal de líquidos

N°6: Perfeccione su postura

N°7: Reduzca el calor y aumente su vigor

N°8: Mejore su equilibrio hormonal, hora tras hora

N°9: Conserve la calma en un mundo estresante

N°I0: Detenga la respuesta del estrés

N°II: De noche, suba el metastato

N°I2: Cárguese las pilas al descansar bien

Ejercicios que encienden la chispa

Encierre en un círculo una de las siguientes opciones:
• Abdominales y piernas (días I y 4) • Torso (días 2 y 5)
• Aeróbicos (días 3 y 6) • Flexibilidad y equilibrio (días I, 2, 4 y 5)
• Ejercicios tonificadores (en cualquier momento)

Parte del cuerpo	Ejercicio	Duración/N° de repeticiones	Nivel de resistencia

El plan para comer con chispa

	Tiempo	Comida
Comida Nº1		
Merienda		
Comida Nº2		
Merienda		
Merienda		
Comida Nº3		
Merienda		

Líquidos (en tazas)

Encierre en un círculo la cantidad de tazas que haya bebido:

I   2   3   4   5   6   7   8

Gráfica Diaria de Energía

Grafique su nivel de energía en la cuadrícula siguiente, donde I es el nivel más bajo y I0 es el nivel más alto de energía.

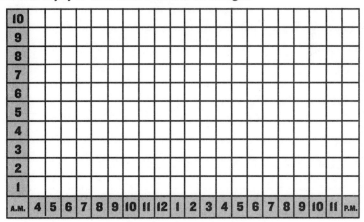

Indicadores de sus avances

I.

2.

3.

4.

conducir su auto. Una vez que se ha acostumbrado a conducir, ¿se detiene a reflexionar en sus acciones cada vez que pisa el acelerador o el freno? Simplemente se forma el hábito de hacer esas cosas, junto con muchas otras acciones como frenar cuando ve un señalamiento de alto (pare), usar sus direccionales y ver por los espejos retrovisores. Sus acciones son automáticas.

¿Entonces por qué tendría que ser diferente un programa de ejercicio o para bajar de peso? Una vez que ha pasado la etapa de "principiante", sus hábitos cotidianos deberán ser tan naturales como conducir su auto. Y eso es exactamente lo que ocurre cuando se acostumbra a encender la chispa.

Para integrar los distintos Encendedores y mantener activado a su metastato, es útil tener un programa que pueda vigilar y revisar día a día. Aquí es donde entra el Diario del Éxito Metastático.

LOS BENEFICIOS DEL DIARIO
DEL ÉXITO METASTÁTICO

El Diario del Éxito Metastático es una adaptación de una herramienta que he empleado de diversas formas con miles de personas para ayudarles a lograr metas asombrosamente ambiciosas en su vida personal y profesional. Al usar este diario, puede personalizar los tres componentes básicos del plan para encender la chispa —los Encendedores, los ejercicios que encienden la chispa y el plan para comer con chispa— en un programa exacto para usted.

Con el Diario del Éxito Metastático, usted tiene la herramienta perfecta para lograr sus metas. Le ayuda a mantenerse organizado. Impide que tenga que estar adivinando para lograr resultados nuevos cada día. Documenta sus avances, le revela lo que va aprendiendo en su vida diaria, le indica lo que necesita arreglar y registra cada uno de sus logros personales.

Aquí es donde puede armar su plan de acción de la manera que mejor se adapte a su estilo de vida. Puede aprovechar cualquiera de los cientos de sugerencias y herramientas que aparecen a lo largo de este libro. También puede inventar las suyas propias. ¡Y luego a encender la chispa!

Para hacer que este programa le funcione a usted —es decir, para elevar al máximo el poder para producir energía, quemar grasa y generar el bienestar de los Encendedores— es necesario que personalice su programa para encender la chispa. Aquí le decimos por dónde empezar.

1. Saque fotocopias del diario que aparece en las páginas 292 y 293. Empiece con 28 copias, las cuales le serán suficientes para cubrir las primeras cuatro semanas de su programa.

2. Anote la fecha en cada copia, empezando con la fecha de mañana.

3. Guarde todas las copias de su Diario del Éxito Metastático. Yo guardo las mías en una carpeta, junto con hojas perforadas en blanco para tomar notas. Con estas hojas, usted documenta su éxito. Al llevar un registro de sus avances y revisarlo con frecuencia, usted podrá identificar y darle seguimiento a los Encendedores que sean los más eficaces en su programa personal.

CÓMO USAR EL DIARIO DEL ÉXITO METASTÁTICO

El Diario del Éxito Metastático es una forma fácil y rápida de recordar todos los componentes del metastato y cómo se interrelacionan entre sí. Le da un incentivo visual porque, de un sólo vistazo, puede ver si está equilibrando los componentes del programa para maximizar los resultados. A medida que se vaya fijando metas nuevas, podrá ajustar su programa de manera correspondiente.

Para enseñarle cómo funciona, veamos cada parte del Diario del Éxito Metastático por separado. Yo lo iré guiando a través de esta revisión.

Metas a 28 días

Bajo este encabezado, usted anotará dos cambios específicos que desee lograr en las próximas cuatro semanas y también anotará algunas de las razones específicas por las cuales estos logros le significarían mucho a usted. Esto sirve para "anclar" su compromiso y también le facilita las cosas si se ve en la necesidad de dar explicaciones a otros cuando le pregunten por qué está cambiando sus acciones, actitudes o comportamientos. (Si desea consultar algunas sugerencias para fijar metas practicables y asequibles, vea el Capítulo 27).

A la derecha de sus metas, le pido que anote por qué le es importante cada una de ellas. Un factor vital para el éxito es no tener remordimientos. No se puede echar para atrás ni preocuparse por el pasado. Usted sólo puede cambiar y mejorar su vida de aquí en adelante. Pero sí puede identificar y modificar las acciones que toma de modo que se adapten a sus necesidades y retos futuros.

Minutos Metastáticos

Los Minutos Metastáticos son fáciles y rápidos. ¡No requieren preparativo alguno! Su cuerpo necesita estos minutos para tonificar sus músculos, exponerse a la luz, desestresarse, relajarse y tomar un descanso o receso estratégico. Para aprovechar al máximo los beneficios que le brindan los Minutos Metastáticos, sólo use los Encendedores que se incluyen en la Segunda Parte del libro. Usted puede llevar un registro del momento en que haya prendido los Encendedores y de qué manera le ayudaron cuando lo hizo.

Para optimizar la quema de grasa y la producción de energía, debe activar uno de los Encendedores cada 15 a 30 minutos durante el transcurso del día. De esa forma, estará estimulando constantemente a su metastato para que siga trabajando las 24 horas al día.

Ejercicios que encienden la chispa

Al seguir este plan, usted maximizará su fuerza y poder metabólico con sesiones que constan de una serie de ejercicios breves y muy centrados. Ya hablé acerca de los ejercicios que encienden la chispa en la Tercera Parte del libro, pero a continuación incluyo un breve resumen.

- Veinte minutos de actividad aeróbica, tres días a la semana

- Ejercicios tonificadores en cualquier momento y a lo largo de todo el día

- Entrenamiento de fuerza básico (abdomen y piernas) dos veces por semana

- Entrenamiento de fuerza para el torso (pecho, espalda, hombros y brazos) dos veces por semana

- Equilibrio y flexibilidad, cuatro días a la semana

En el Diario del Éxito Metastático, he asignado los diversos componentes a días específicos de la semana. Esta es sólo una sugerencia; siéntase en libertad de hacer lo que mejor le funcione. La idea es ejercitar su cuerpo de manera diferente en días consecutivos para maximizar la quema de grasa y la producción de energía. Cada día, asegúrese de anotar los ejercicios que haya hecho, su duración o número de repeticiones y el nivel de resistencia.

Usted notará que las sesiones de ejercicio para encender la chispa cubren seis días en lugar de siete. El séptimo día es su día de descanso para relajarse y vigorizarse haciendo otras cosas distintas a una sesión de ejercicio formal. Si sigue este método sencillo y comprobado, cubrirá todos los elementos esenciales para lograr una salud de pies a cabeza en el menor tiempo posible.

Recuerde que este no es un régimen para un atleta olímpico, diseñado para fortalecer sus músculos al máximo o crear una resistencia asombrosa. Las anotaciones que hará acerca de la duración, del nivel de resistencia y de la intensidad máxima de sus ejercicios sólo le servirán como recordatorios personales, no como la tarjeta de puntuación de un competidor en entrenamiento. Al igual que ocurre con todas las personas que siguen el plan para encender la chispa, los ejercicios "encendedores" le ayudan a desarrollar fuerza y tono musculares de manera constante para que pueda lograr los resultados óptimos. ¡Pero nunca tendrá que comparar sus resultados contra los de los demás!

El plan para comer con chispa

La buena nutrición es el motor que impulsa la quema de grasa y la producción de energía. Use esta sección del Diario del Éxito Metastático para hacer anotaciones acerca de su plan alimenticio y sus resultados.

Por ejemplo, junto a cada una de sus tres comidas ligeras a moderadas (desayuno, almuerzo y cena), anotará la hora y los alimentos que haya ingerido. Quizá también sea una buena idea que anote si sus meriendas (refrigerios, tentempiés) son altas en fibra, altas en proteínas o altas en carbohidratos.

Para que el diario cumpla con su función, es importante que sea preciso. Aunque sólo se coma tres galletas, es importante que lo anote. ¿Salió a comprarse un licuado (batido) a media tarde? No se olvide de anotarlo.

Por supuesto, beber suficientes líquidos es un factor crucial para producir más energía y quemar más grasa. Simplemente encierre en un círculo el número correspondiente de raciones que haya tomado cada día.

Observe que el Diario tiene un formato que facilita la comparación del plan para comer con chispa con la Gráfica Diaria de Energía. Con el tiempo, usted podrá ver de inmediato cómo se relaciona y se ve influenciado su nivel de energía por los alimentos que elige y también por sus hábitos alimenticios.

La Gráfica Diaria de Energía

Para detectar cualquier caída en los niveles de energía y metabolismo y volverlos a elevar, los estudios de investigación han mostrado que es importante que vigile las ondas de energía.[2] En esta parte del Diario del Éxito Metastático, usted anotará los puntos máximos de su nivel de energía y de calma, así como los puntos mínimos de presiones relacionadas con la fatiga y la tensión.

Al hacer un seguimiento de su onda de energía, tendrá la oportunidad de convertirse en un observador objetivo de su bienestar mental y físico. Por supuesto, es difícil hacer memoria al final del día y tratar de recordar si su nivel de energía era alto o bajo en cualquier momento dado. Por lo tanto, yo le recomiendo que siempre tenga su Diario a la mano para que escriba recordatorios acerca de su onda de energía durante el día. Sólo tiene que hacer una marca con el lápiz sobre la gráfica para acordarse de que tuvo una oleada de energía alrededor de las 11:00 A.M. o que a las 2:30 P.M. estuvo a punto de quedarse dormido en su silla. Si usted guarda las copias de su Diario, con el tiempo podrá ir identificando patrones.

Indicadores de sus avances

Uno de los factores más cruciales para determinar el éxito es la capacidad de fijarse en los indicadores de los avances en lugar de concentrarse en la perfección. No debe adoptar una actitud de todo o nada. Mejor adopte la actitud de que *algo* es mejor que nada. Al final del día, revise su Diario e identifique los avances que sí logro. Anote cuatro cosas que haya hecho muy bien durante el día que le hayan ayudado a dar pasos hacia un mayor éxito en la consecución de sus metas a 28 días.

DOMINE EL DIARIO

Al cabo de unos cuantos días, usted descubrirá, al igual que la mayoría de las personas, que llenar su Diario del Éxito Metastático se convertirá en un hábito cotidiano fácil y satisfaciente. Recuerde que no es una auditoría ni una boleta de calificaciones (notas). Más bien, es una herramienta sencilla que le ayuda a convertirse en un observador objetivo de sus propios patrones de energía, hábitos alimenticios, rutinas de ejercicio y patrones de sueño. En cuanto logre comprender mejor cómo se presentan estos patrones, por qué aparecen y cómo usted puede cambiarlos, mayor será la eficacia con la que pueda administrar cada uno de sus días para alcanzar sus metas.

Es poco probable que haga uso de todos los Encendedores en una sola semana o incluso en un solo mes. Usted descubrirá que algunos Encendedores parecen ser muchos más poderosos y eficaces que otros y naturalmente tendrá sus preferencias personales. Pero yo creo que, aun así, es importante que esté familiarizado con todos ellos, para que de tal modo usted pueda hacer las mejores elecciones posibles cada día con el fin de beneficiar su salud, su energía y su bienestar.

Es cierto que algunos Encendedores son tan sencillos que querrá usarlos muchas veces durante el día para elevar rápidamente su energía. En casi un instante, pueden acelerar su poder metabólico. Otros Encendedores requieren más tiempo y planeación. Entonces, ¿cuáles son los más adecuados para usted?

Por supuesto, nadie puede contestar esa pregunta mejor que usted. Conforme va leyendo este libro y probando cada Encendedor usted mismo, irá encontrando la mejor secuencia para irlos entretejiendo con su rutina diaria, en cualquier lugar y en cualquier momento. Pero si no le queda muy claro por dónde empezar, los siguientes "programas de inicio" podrán serle de ayuda.

Para empezar a quemar grasa

1. Empiece con el Encendedor N°11 para estimular su metabolismo nocturno.

2. Siga con el Encendedor N°1 para avivar sus quemadores de grasa a primera hora de la mañana.

3. Aumente sus minutos activos a lo largo del día con el Encendedor N°2.

Para escaparse del estancamiento

1. Primero utilice el Encendedor N°2 para lograr pulsos breves pero frecuentes de actividad y así subir a su metastato.

2. Agregue el Encendedor N°3, exponiéndose unos cuantos minutos a la luz para revolucionar el motor quemador de grasa de su cuerpo.

3. Asegúrese de probar el Encendedor N°5; beber traguitos de agua helada puede elevar su metabolismo quemador de grasa hasta en un 30 por ciento.

Para ser más activo poco a poco

1. Empiece con el Encendedor N°2, el cual le enseña a ser más activo en su rutina diaria.

2. Pruebe los ejercicios tonificadores para encender la chispa, para ir acostumbrándose gradualmente al entrenamiento de fuerza.

3. Si tiene un empleo sedentario, no ignore los beneficios de mantener una buena postura, como se describe en el Encendedor N°6.

Para aumentar su nivel de energía ahora

1. Aumente la producción de energía en sus células con el Encendedor N°4, el cual mejora el consumo de oxígeno.

2. Agregue el Encendedor N°9, para aumentar rápidamente sus reservas de energía tranquila, la fuente duradera de vitalidad renovada.

3. Por supuesto, tome medidas para asegurarse de dormir bien en la noche, como se recomienda en el Encendedor N°12.

A medida que vaya aprendiendo cómo encender la chispa, encontrará muchas otras maneras de adaptar este programa único en su tipo a sus propias necesidades metabólicas y metas. Además, se hará el hábito de usar el Diario del Éxito Metastático para llevar un registro de sus avances diarios. De esa forma, podrá observar los hábitos y patrones diarios que lo irán llevando hacia sus metas.

Antes de que termine el primer mes, la mayoría de las personas descubren que el plan para encender la chispa se vuelve automático e inseparable de su vida diaria. A medida que usted vaya aumentando constantemente su capacidad para producir energía y quemar grasa, los resultados que obtenga y las metas que logre seguramente serán duraderos.

CAPÍTULO 27

■   ■   ■

Seleccione las metas que mejor le convengan

Vivir una vida excepcional no depende de trabajar más arduamente, sino de llevar a cabo acciones diferentes e incluso opuestas a las que nos dictan los hábitos y las masas.
—*Ralph Waldo Emerson*

Metas. Tenemos miles. Las anotamos en papelitos y las pegamos en un lugar visible. Las memorizamos. Las proclamamos. Nos prometemos cumplirlas. Pero algo que sucede con demasiada frecuencia y con raras excepciones es que no hacemos un esfuerzo lo suficientemente duradero o persistente como para alcanzarlas.

En todo el mundo, la vida de las personas termina por ser una carretera donde van dejando atrás las metas que nunca pudieron convertir en realidad.

Usted puede cambiar eso, empezando hoy, en este mismo momento.

LA IMPORTANCIA CRÍTICA DE LAS METAS

¿Qué es lo que realmente puede lograr al encender la chispa? Para responder esa pregunta, es esencial que aprecie la importancia de fijar sus propias metas personales.

Según los investigadores, las personas que se fijan metas originales, distintas y específicas tienen una probabilidad un 50 por ciento mayor de tomar medidas asertivas para alcanzarlas. Además, tienen una probabilidad un 30 por ciento mayor de experimentar una sensación de control bajo condiciones estresantes.[1]

En los años que he pasado investigando a personas con un desempeño sobresaliente alrededor del mundo, he descubierto una fórmula sencilla para fijar metas que sí funciona. Para el 1 por ciento de las personas que realmente logran alcanzar con éxito las metas que se fijan, esta fórmula explica su secreto. Consta de cuatro componentes.

- Metas
- Obstáculos
- Mecanismos
- Mediciones

Metas

Las metas no son sueños. Las metas son tareas prácticas y específicas que usted elige lograr dentro de un marco temporal definido. Es vital que se asegure que todas y cada una de sus metas estén centradas en lo que quiere, en vez de estar centradas en lo que no quiere. Por ejemplo, no se fije la meta de combatir la fatiga. Yo le exhorto a que se fije metas que se basen exactamente en lo que quiere que ocurra, por ejemplo, aumentar su fuerza o su nivel de energía.

Sus metas son únicas para usted. Deben ser cosas que, desde su propio punto de vista, valgan la pena tratar de alcanzar. En general, las buenas metas comparten las siguientes características.

Son específicas. Sus metas deben ser lo suficientemente particulares como para que usted pueda identificar si ha logrado o no algún avance. ¿Realmente podrá detectar el momento en que haya alcanzado su meta? Entre más detalles incluya al fijar su meta, mejor.

Las metas deben ser tan originales como usted. En los millones de años en los que ha habido vida en el planeta Tierra, jamás ha existido otro ser exactamente idéntico a usted y nunca existirá. Este es su momento. Esta es su oportunidad. Y sus metas deben tomar esa individualidad en cuenta.

Son constructivas y positivas. Si usted se permite centrarse en prevenir un resultado malo en lugar de propiciar un resultado bueno, se quedará atorado en lo negativo. Eso aumenta la probabilidad de que obtenga el resultado malo.[2]

La verdad es que nosotros los seres humanos no podemos pensar en lo opuesto de una idea. Cuando tratamos de "prevenir", "evitar" o "bloquear" algo, nuestro cerebro no puede interpretar ese tipo de mensaje. En vez, el hábito de la sugestión negativa hace que las preocupaciones y los retos que nos imaginamos se conviertan en realidad. Siempre que se fije una meta, asegúrese que sea constructiva y clara.

Son creíbles. Sus metas deben ser creíbles para *usted*. Puede que para otros parezcan poco probables o incluso imposibles. No hay problema. Una meta en la que usted crea no necesita ser realista ni probable para los demás. Tenga presente que muchos de los grandes hallazgos y descubrimientos de la historia —tanto los que cambiaron el mundo como los que cambiaron la vida de una sola persona— fueron, en alguna época, considerados locuras.

Son desafiantes. Generalmente, sus metas deben hacer que usted siga esforzándose por lograr más de lo que es posible en su vida y su trabajo. Pero necesita plantearse retos tanto pequeños como grandes. A veces, las pequeñas victorias son las que más nos ayudan a avanzar, incluso mientras estamos tratando de lograr victorias importantes.

Se pueden medir. No necesariamente se tiene que fijar una fecha límite para lograr sus metas. Pero independientemente de que sean de corto o largo plazo, sí deben incluir algún tipo de punto de referencia contra el cual pueda medir sus avances a intervalos regulares. Yo le aconsejo que revise sus avances cada semana como mínimo.

Las metas vagas están por doquier y pueden ser un verdadero problema. "Quiero bajar de peso" es un buen ejemplo de una meta vaga, ya que puede significar que dejará de comer o que se enfermará y ninguna de ambas opciones es deseable.

Quizá al principio se sienta bien al fijarse metas ambiciosas y abstractas con pronunciamientos sobre los cambios que quiere hacer en su vida. Cuando se para erguido y anuncia el nuevo rumbo que tomará su vida, es probable que incluso experimente una sensación de emoción o de euforia. Pero es poco probable que le dure mucho tiempo. Para aproximadamente 9 de cada 10 personas, las declaraciones y las expectativas de cambios personales producen una mejoría temporal en su autoimagen, pero al cabo de unas cuantas semanas, invariablemente se sienten decepcionadas. Entonces, su autoimagen sale dañada y termina siendo peor que antes.[3]

Unos estudios de investigación publicados en la *Peak Performance Journal* (Revista de desempeño máximo) confirma que las metas vagas como "adquirir una buena condición física", "ser una persona sana" o "hacer mi mejor esfuerzo" casi nunca funcionan.[4] Entonces fíjese metas lo más detalladas posible. . . ¡y prepárese para ver la diferencia!

Hacen hincapié en el desarrollo más que en el desempeño. La mayoría de las personas definen sus metas en términos de mejorar su desempeño. Y según dicen los investigadores, eso es un error. Según un estudio de investigación de visualización mental publicado en la *Peak Performance Journal* (Revista de desempeño máximo), las metas de desarrollo personal dan por resultado un mayor avance que las metas de desempeño personal.

Cuando usted se fija una meta de desempeño, como ganar un trofeo o derrotar a su oponente, es probable que trate de lograrla sencillamente dándole un giro temporal a su rutina actual. Luego, una vez que la haya alcanzado, regresará a sus viejos hábitos. Por lo tanto, incluso aunque "gane", no logrará hacer un cambio permanente. Y el cambio permanente es esencial para lograr resultados duraderos.

Obstáculos

¿Qué se puede interponer entre usted y sus metas? Algo que ocurre con demasiada frecuencia es que nos negamos a reconocer los retos y peligros que se nos podrían presentar, como si al ignorarlos pudiéramos hacerlos desaparecer. Pero la verdad es que no desaparecen. Eventualmente nos damos cuenta que necesitamos identificarlos para que podamos encontrar maneras de superarlos.

A veces usted podrá saltar por encima de un obstáculo, pero generalmente tendrá que abrirse camino para darles la vuelta, o bien, irlos derribando poco a poco. El éxito con el que pueda traspasarlos puede no depender de su talento y valía como persona, sino de su capacidad para manejar los problemas que se le vayan presentando en el camino.

Considere los obstáculos más comunes que se le podrían presentar mientras está tratando de alcanzar una meta, por ejemplo, los viejos hábitos. El cerebro tiene una tendencia inherente a preferir la rutina y, por tanto, a reforzar los comportamientos antiguos. Así pues, quizá tenga que reflexionar un poco en los tipos de hábitos que pudieran impedir su avance.

A continuación le daré algunos ejemplos de obstáculos comunes de los que tendrá que estar pendiente.

- Estrés y tensión

- Distracciones

- Restricciones de tiempo

- Fatiga o energía baja

- Actitud mental estrecha

- Actitudes rígidas

- Prejuicios ocultos o no cuestionados

- Falta de apoyo social

Mecanismos

Un buen mecanismo es mejor que cien buenos planes. Los mecanismos son estrategias sencillas y específicas para navegar los obstáculos y lograr los resultados deseados. Aquí, la simplicidad es un factor crucial porque una estructura del cerebro muy pequeña pero muy poderosa, que se conoce como amígdala, prefiere seguir siempre una rutina. Se resiste a *cualquier* cambio, incluso uno pequeño. En vez, le pide sin descanso que se quede con lo que le es familiar, con lo que ya está probado y comprobado. Quiere que usted sea lo que ha sido y que se quede así.

Las personas que logran un desempeño sobresaliente ingenian mecanismos que conscientemente ignoran el mensaje de la amígdala que dice "no cambies nada". Ellos saben que necesitan hacerlo; de otro modo, se quedarían atorados en el presente, repitiendo por siempre el pasado. Nunca alcanzarían sus metas.

Cuando esté considerando los mecanismos posibles, céntrese en hacer cambios sutiles en su comportamiento. Por ejemplo, si su meta es aumentar su actividad física cada día, puede programar una caminata en su calendario, igual que programaría cualquier otra cita. Al usar este mecanismo, va generando un impulso que lo llevará por el camino correcto. Los mecanismos se convierten en herramientas que lo impulsan hacia su meta. Considérelo así: la meta es lo que usted quiere que ocurra; el mecanismo es lo que usa para hacer que ocurra.

Mediciones

Todos los avances que logramos en la vida y en el trabajo dependen en mayor o menor grado de la medición. De otro modo, usted no podría saber si está avanzando o si sólo está marcando el paso. Los estudios de investigación muestran que las personas que vigilan regularmente su avance hacia sus metas individuales tienen una probabilidad un 32 por ciento mayor de tener logros que quienes no lo hacen.[5]

En el caso particular de los mecanismos, es necesario que pueda evaluar si están funcionando y qué tan bien están funcionando. Esta información determina si debe seguir por el mismo camino o probar alguna alternativa distinta.

Al cabo de una semana o menos, debe poder ver un resultado tangible y positivo de cada mecanismo que haya elegido. A veces puede tener una idea de su avance mucho antes: en un día, en una hora o incluso en un minuto.

NO PIERDA EL IMPULSO

El impulso individual es esencial. ¿Sabe usted por qué las metas se quedan sin cumplir? En muchos casos, se debe al hecho de que las personas que empiezan con buenas intenciones se van saltando las acciones diarias que cultivan nuevos hábitos y mantienen el impulso. Cada vez que se detiene, es muy difícil volver a empezar. Requiere energía y determinación y puede ser realmente agotador. De hecho, si usted para y vuelve a empezar con la frecuencia suficiente, es posible que llegue a cansarse de intentar.

Esa es una de las razones por las cuales recomiendo hacer 28 fotocopias del Diario del Éxito Metastático (vea la página 292) a la vez. Le ayuda a crear un impulso positivo. Así, usted toma medidas sencillas y específicas cada día, mide sus resultados cada semana y construye un puente desde donde está hasta donde quiere llegar a lo largo de un período de cuatro semanas.

Cuatro semanas es un marco temporal manejable y motivador. Si se fija un período más largo, sus metas van perdiendo claridad. Si se fija un período más breve, no generará el impulso suficiente para seguir tratando de cumplir sus metas.

FÍJESE METAS QUE SÍ SIRVAN

Aquí le damos una breve muestra de cuatro metas que a menudo escucho de mis clientes. Vea si al menos una de ellas es parecida a alguna de las suyas.

1. Hacer ejercicio con más frecuencia durante el día, todos los días.

2. Sobreponerse a los antojos para elegir mejores alimentos.

3. Tonificar todos sus músculos.

4. Controlar el estrés todo el día.

Veamos cada uno de estos ejemplos, con base en la fórmula para fijar metas.

1. *Hacer ejercicio con más frecuencia durante el día, todos los días*

Esta es una de las más altas prioridades en el plan para encender la chispa: activar a su metastato por medio de las señales que le envían los minutos activos a lo largo del día para que queme más calorías y más grasa corporal y para que al mismo tiempo produzca más energía.

Obstáculos: la rutina diaria, muchas ocupaciones, falta de tiempo libre, sobrecarga, estrés, falta de energía

Mecanismo: crear un sistema sencillo que le recuerde que debe levantarse y moverse cada 15 a 30 minutos. Por ejemplo, puede poner la alarma de su reloj para que suene cada media hora. Acuérdese de usar su Diario del Éxito Metastático para llevar un registro de sus minutos activos; puede ponerse de pie mientras habla por teléfono, subir por las escaleras en lugar de tomar el elevador o hacer ejercicios tonificantes sencillos. El aumento en su nivel de energía y en su agudeza mental, así como el aumento correspondiente en su eficacia, más que compensarán el tiempo "perdido".

Medición: al final del día, pregúntese si funcionó. ¿Hizo ejercicio? ¿Se sintió más vigorizado y más eficiente por haberle hecho estos pequeños cambios a su rutina diaria?

2. Sobreponerse a los antojos para elegir mejores alimentos

Esta es otra prioridad para encender la chispa: armar comidas y meriendas (refrigerios, tentempiés) que apoyen la producción de energía y la quema de grasa, sin comer alimentos poco sanos en exceso.

Obstáculos: viejos hábitos, un amor arraigado por ciertos alimentos "prohibidos", una mala percepción de las alternativas saludables, comer aprisa, saltarse comidas

Mecanismo: planee con anticipación sus meriendas de media mañana, media tarde, antes de cenar y nocturna (y anótelas en su Diario del Éxito Metastático); cada semana, pruebe al menos dos recetas nuevas para encender la chispa; saque del refrigerador y de la despensa (alacena) todos los alimentos que no sirvan para encender la chispa; elabore una estrategia para parar en seco los antojos, por ejemplo, masticando una pieza de chicle de menta sin azúcar o tomando traguitos de agua helada o de té sin azúcar.

Medición: ¿Comió cuatro meriendas nutritivas al día? ¿Probó al menos dos recetas nuevas? Cuando le dio un antojo, ¿pudo pararlo?

3. Tonificar todos sus músculos

Entre más músculos tonifique, más energía tendrá y más grasa quemará, incluso mientras duerme.

Obstáculos: falta de tiempo, no le alcanza el dinero para inscribirse a un gimnasio, no le gusta hacer ejercicio

Mecanismo: haga que el ejercicio sea más fácil de lo que imagina. Invierta en unas mancuernas o ligas de resistencia y déjelas en lugar donde constantemente las pueda ver; elija algún ejercicio que tenga que realizar con tensión dinámica visualizada y sin equipo (vea el Capítulo 17) para cada uno de los principales grupos de músculos; tómese al menos cuatro "recesos tonificantes" breves al día.

Medición: ¿Pudo tomarse cuatro "recesos tonificantes" al día? ¿En cuáles partes de su cuerpo ya empieza a notar resultados?

4. Controlar el estrés todo el día

El estrés es uno de los principales saboteadores de la producción de energía y de la quema de grasa. Se ha convertido en una parte tan constante de la vida moderna que ya se nos hace normal estar estresados.

Incluso puede que usted ya dependa de la falsa energía que le brinda la epinefrina, el cortisol y otras hormonas del estrés productoras de grasa. Estas hormonas le dan una energía que es similar a los efectos de la cafeína. Pero esto no es saludable. Es vital que aprenda a manejar las situaciones estresantes y a minimizar sus efectos físicos y sicológicos.

Obstáculos: demasiadas "situaciones potenciales" que pueden causarle estrés; muy pocas oportunidades para relajarse y recargar las pilas

Mecanismo: identifique una o dos de sus peores "situaciones estresantes", por ejemplo, quedarse atorado en el tráfico, formarse en una fila muy larga o cumplir con fechas límite. Siempre que se enfrente a una de estas situaciones estresantes, practique la secuencia de Pasos para la Paz Interior (vea la página 155).

Medición: ¿Identificó las situaciones que le provocan estrés? ¿Con cuánta rapidez respondió a ellas? ¿Con cuánta rapidez pudo tranquilizarse?

AHORA LE TOCA A USTED

Con la fórmula que se describe en este capítulo, usted puede elaborar sus propias metas. Asegúrese de anotarlas en el Diario del Éxito Metastático. Luego, dependerá de usted alcanzarlas. Una simple revisión al final de cada día le ayudará a determinar lo que sí está funcionando, lo que no y lo que puede hacer diferente mañana. Quédese con los Encendedores que le sean eficaces y olvídese del resto. En serio.

Al cerebro humano le encanta acaparar información, incluso la que no le sirve. Esta información puede impedir que alcance sus metas. Aquí es cuando es pertinente hacer un poco de limpieza mental. Haga su mejor esfuerzo por evitar la sobrecarga de información. A veces menos es mejor.

Conforme va dando pasos para alcanzar sus metas, esté preparado para enfrentar los obstáculos que haya identificado y tal vez algunos otros que no haya previsto. Cuando se encuentre con un obstáculo, simplemente haga uso de sus Encendedores (además de cualquier otra herramienta o técnica que tenga en su inventario personal) para superarlo. Así abrirá el camino hacia el éxito.

CAPÍTULO 28

■　　■　　■

Guíese por sus instintos de éxito

Uno de los principios fundamentales que sirve de motor al plan para encender la chispa es que ninguno de nosotros puede lograr el éxito sólo con la mente. Esa es la principal razón por la cual fallan tantos programas para bajar de peso.

Cuando tratamos de obtener resultados *pensando* —en compromisos, listas de verificación y planes— nos puede ir bien durante un rato, durante una hora, durante gran parte del día o incluso durante algunos días. Pero después, invariablemente se derrumba todo. No estamos haciendo los cambios necesarios en nuestros hábitos y conductas que automáticamente avivan el metastato para que queme más grasa y eleve nuestro nivel de energía. En vez, estamos recurriendo a nuestra fuerza de voluntad para lograr esos resultados. Y eso resulta agotador. Eventualmente, cedemos ante un antojo o nos saltamos una sesión de ejercicio... y vamos perdiendo terreno en el camino hacia nuestras metas.

La verdad es que es increíblemente difícil para la mente humana controlar hábitos y conductas por sí sola.[1] El metastato evolucionó hasta llegar a depender de muchos otros mecanismos —especialmente el instinto y las corazonadas— para mantenerse funcionando a un nivel óptimo.

INTELIGENCIA INTERNA

La capacidad humana de sobrevivir y prosperar no depende tanto del cerebro que tenemos adentro de la cabeza, sino de otros centros de inteligencia recién descubiertos que están en los intestinos y en el corazón. El más alto nivel de razonamiento y el ingenio más brillante requieren de todos estos "cerebros" trabajando en conjunto.

Bajo la antigua creencia de la manera en que el primer cerebro —el que está adentro de la cabeza— tiene influencia sobre la conducta humana, cualquier experiencia directa de vida entra al sistema nervioso a través de los cinco sentidos. En este modelo tradicional, cada experiencia viaja directamente al cerebro, el cual procesa la información y determina una respuesta apropiada. Todo ocurre en la cabeza.

Según la nueva creencia, como verá más adelante, esto no tiene nada que ver con la realidad. De hecho, cada vez que se dedica demasiada actividad cerebral a pensar y a recordar, no queda suficiente energía para sentir y experimentar lo que es nuevo en ese momento. Como resultado, un desempeño que podría ser ingenioso y práctico se vuelve torpe e irrelevante. A veces, depender del cerebro pensante no sólo carece de significado en la adquisición y expresión de conocimientos y experiencia, sino que en realidad interfiere con este proceso.[2]

Los estudios de investigación han demostrado que la inteligencia está distribuida a lo largo de todo el cuerpo. Siempre que tenemos una experiencia directa, esta *no* va directamente al cerebro para que sea descifrada y observada. En vez, viaja a las redes neurológicas del tracto intestinal y el corazón.

El *"cerebro" intestinal*

Cada vez que entramos en contacto con la vida, sentimos algo en el vientre. Quizá usted lo identifique como "mariposas" en el estómago o un "nudo" de tensión o de emoción en el vientre. O dependiendo de la intensidad con la que haya sido entrenado para procesar todo a nivel cerebral, es posible que ni siquiera lo note.

Pero ahí está. Y le está haciendo muchas preguntas, independientemente de que usted se dé cuenta o no. No sólo las está haciendo, sino que también las está respondiendo y estas respuestas afectan sus acciones. "¿Qué tan importante es esta situación? ¿Existe una oportunidad aquí? ¿Hay una amenaza? ¿Qué es exactamente lo que necesito hacer en este momento para sostener mi energía y mi fuerza?"

Este "segundo cerebro" que está en el vientre, el cual se conoce como el sistema nervioso entérico, es independiente del cerebro que tenemos en la cabeza, pero también está conectado con él. [3] Los científicos que investigan este intrincado sistema de células nerviosas que están dentro del tracto intestinal reportan que tiene más neuronas que toda la médula espinal, aproximadamente 100 millones.[4] Este circuito complejo le permite actuar a velocidad de rayo —muchos miles de veces más rápido que el cerebro de la cabeza— y a operar de manera independiente, aprendiendo, recordando e influenciando sus percepciones y conductas.

Independientemente de que reconozca o no su inteligencia interna, esta influye en todo lo que hace, así como influye en todo lo que hacen las personas que lo rodean, todo el tiempo. Entonces empiece a sintonizarse con esta inteligencia. Pregúntese, ¿Qué estoy sintiendo en este momento? ¿Qué es lo más importante para mi energía y concentración? ¿Cuál es la mejor decisión que puedo tomar en este momento? Deje que su inteligencia interna le ayude a determinar la manera en que puede apoyar el poder de su metastato para quemar grasa y producir energía. Preste atención cuando esté identificando cuáles son los nuevos hábitos que mejor le están funcionado y cuándo debe avivar su metastato durante el día.

El "cerebro" cardíaco

Después de que cada experiencia ha sido asimilada por el sistema nervioso entérico, el corazón empieza a ponderarla. La mayoría de nosotros creemos que el corazón es una simple bomba —y lo es— pero también es mucho más que eso. Aristóteles alguna vez dijo, "El cerebro está en el corazón". Quizá en aquel entonces lo hayan ridiculizado por decir eso, pero ahora sabemos que tenía razón.

En los años 90, los científicos del incipiente campo de la neurocardiología descubrieron el verdadero cerebro que hay en el corazón, el cual actúa de manera independiente del que tenemos en la cabeza. Y es de tamaño comparable, ya que consta de un conjunto distintivo de más de 40.000 células nerviosas llamadas barorreceptores, así como una red compleja de neurotransmisores, proteínas y células de apoyo.[5] El cerebro que tenemos en el corazón tiene capacidades de cómputo potentes y altamente sofisticadas.[6] Y al igual que el "cerebro intestinal", emplea circuitos neuronales para aprender, recordar y dictar acciones.

En el feto, el corazón humano se desarrolla antes que el sistema nervioso y el cerebro pensante. La energía eléctrica que hay en cada latido del corazón y la información que contiene pulsa a cada célula del cuerpo.[7] Y cada latido hace que miles de millones de células se aviven en un ritmo perfectamente sincronizado. Estudios recientes acerca del aprendizaje y la respuesta emocional muestran que la coherencia de los ritmos del cerebro cardíaco puede cambiar la eficacia del cerebro pensante, a menudo de manera drástica.[8]

Con cada latido del corazón, se da una comunicación instantánea a nivel de todo el cuerpo, en una onda que viaja a través de las arterias muchas veces más rápido que el flujo real de la sangre.[9] Esto crea otra lenguaje de comunicación interna, conforme las ondas de presión varían con cada patrón intrincado de ritmos cardíacos.[10] Cada una de las trillones de células siente esta onda de presión y depende de ella de diversas formas.

El corazón también se comunica con el resto del cuerpo mediante los mensajeros químicos del sistema hormonal. Uno de tales mensajeros es el péptido atrial, uno de los principales impulsores de la conducta motivada.[11] Si no *sentimos* nuestras metas y prioridades, entonces no podemos *vivirlas*.[12] Es el corazón, y no la cabeza, el que desempeña un papel predominante en motivarnos a lograr la excelencia.

En términos de ingenio e iniciativa humanos, su corazón no sólo está abierto a nuevas posibilidades, sino que las busca activamente, tratando de encontrar de manera constante un nuevo entendimiento intuitivo de lo que le es más importante a usted. Luego, instantáneamente busca nuevas oportunidades que apoyen sus aspiraciones,[13] de forma muy similar a como lo haría un sistema sensorial de gran alcance o un radar personal.

Al igual que sus intestinos procesan mucho más que los alimentos que ingiere, su corazón circula mucho más que sólo su sangre. Cada latido habla un lenguaje inteligente con su cuerpo que tiene una profunda influencia en su manera de percibir el mundo y reaccionar ante el mismo.[14]

Con este nuevo entendimiento del corazón, podemos ahora comprender que el consejo de no dejarnos llevar por las emociones sólo es el camino más directo para tomar malas decisiones y hacer esfuerzos en vano. Por supuesto, debemos pensar con el cerebro, de la manera más clara e introspectiva posible. No obstante, si no dejamos que intervenga activamente el corazón, es posible que no desarrollemos nuestro potencial al máximo, ya sea que se trate de quemar grasa, de producir energía o de cualquier otra cosa.[15]

ESCUCHE A SU CUERPO

Cuando se sintonice con su metastato cada 15 a 30 minutos a lo largo del día, asegúrese de aprovechar *todas* las fuentes de sabiduría e introspección. Deje que sus tres cerebros —el que tiene en la cabeza, el que tiene en los intestinos y el que tiene en el corazón— le ayuden a tomar las decisiones vitales con las que se vaya enfrentando durante el transcurso del día. Estos son momentos críticos en los que puede ganar o perder impulso. Pregúntese, "¿Qué opina mi vientre al respecto? ¿Mi corazón? ¿Mi cabeza?" Luego, escuche cuidadosamente los tres flujos de inteligencia antes de tomar una decisión.

Con la práctica, esto no afectará su capacidad para tomar decisiones al instante. En vez, hará que estas decisiones sean mejores y más profundas. De este modo, generará el impulso positivo y vital que necesita para mantener la quema de grasa y la producción de energía en su nivel óptimo.

SEXTA

*Recetas que encienden
la chispa*

PARTE

Las recetas que aparecen en las páginas siguientes siguen los principios del plan para comer con chispa. Le suministran proteínas magras, carbohidratos complejos y grasas saludables en las proporciones correctas para lograr el funcionamiento óptimo del metastato. La mayoría son fáciles de preparar y, por supuesto, ¡también son deliciosas!

Siéntase en libertad de combinar las recetas para crear sus propios menús. Sólo recuerde la fórmula 3 + 4: 3 comidas al día cuyos contenidos calóricos máximos sean de 600 calorías cada una, más 4 meriendas (refrigerios, tentempiés) al día que contengan entre 200 y 250 calorías cada una. Si ciertas comidas o meriendas sobrepasan estos límites de calorías, no se preocupe. Simplemente compénselas eligiendo alimentos más bajos en calorías durante el resto del día. La clave es comer a intervalos regulares y procurar que las comidas y las meriendas sean aproximadamente del mismo tamaño. Así le dará a su metastato el combustible que necesita para operar a su eficiencia máxima durante todo el día.

Notará que algunas recetas tienen un mayor contenido de sodio que otras. Si está cuidando su consumo de sodio, simplemente omita la sal o sustitúyala por alguno de sus condimentos favoritos.

Por último, si encuentra en estas recetas nombres de alimentos que no entiende o que jamás ha visto, favor de remitirse al glosario en la página 431.

¡A disfrutar!

—Leslie Cooper

Entremeses y meriendas

PASTA DE ACEITUNAS *KALAMATA*

Rinde 36 raciones (¾ de taza)

Tiempo de preparación: 10 minutos

Las aceitunas son ricas en grasa monoinsaturada, el tipo de grasa que, en pequeñas cantidades, es buena para la salud. Las aceitunas *kalamata* son la variedad más popular de aceitunas en Grecia. Una de nuestras maneras favoritas de comer esta pasta untable es con *crostini* o rebanadas de pan tostado. Debido a su intenso sabor, es muy buena para agregar a pastas, salsas, sopas, pollo o pescado.

1	taza de aceitunas *kalamata* sin hueso
1	diente de ajo finamente picado
¼	de taza de hojas de albahaca frescas empacadas
1	cucharada de jugo de limón
	Pimienta negra recién molida
1	cucharada de aceite de oliva

En un procesador de alimentos, combine las aceitunas, el ajo, la albahaca y el jugo de limón. Procéselos hasta que los ingredientes queden en trozos grandes, raspando los lados del tazón (recipiente) del procesador según sea necesario. Sazone con pimienta negra.

Agregue el aceite de oliva. Procese la mezcla hasta que los ingredientes queden finamente picados pero no tanto que se hagan puré. Guarde la mezcla en un recipiente con tapa en el refrigerador.

Por cucharadita: 16 calorías, 0 g de proteínas, 1 g de carbohidratos, 2 g de grasa, 0 mg de colesterol, 0 g de fibra dietética, 73 mg de sodio

PASTA DE BERENJENA ASADA

Rinde 6 raciones (1½ tazas)

Tiempo de preparación: 10 minutos

Tiempo de cocción: 30–45 minutos

Esta versión baja en grasa de un plato favorito del Mediterráneo tiene una textura ligera y un ligero toque de limón y ajo. Sabe deliciosa cuando se sirve a temperatura ambiente y untada en pan crujiente o galletas. También se puede servir como *dip* con verduras como zanahorias y brócoli en trozos.

2	cucharadas de aceite de oliva
1	cucharadita de sal kósher
1	berenjena pequeña a mediana, cortada longitudinalmente a la mitad
2	dientes de ajo cortados a la mitad
1	cucharadita de perejil fresco picado
½	cucharadita de ralladura de limón
	Sal
	Pimienta negra recién molida

Precaliente el horno a 500°F.

Cubra un refractario con papel aluminio o rocíelo con aceite en aerosol. El refractario deberá ser lo suficientemente grande como para que quepa la berenjena. Agregue 1 cucharada del aceite y espolvoree con sal kósher.

Coloque la berenjena con el lado cortado hacia abajo y agregue el ajo. Hornee durante 30 a 45 minutos o hasta que la berenjena esté muy suave. Retírela del horno y déjela enfriar sobre una rejilla.

Ponga el ajo en un procesador de alimentos o licuadora (batidora). Saque la pulpa de la berenjena con una cuchara y póngala en el procesador. Procese los ingredientes hasta que quede un puré de consistencia uniforme. Agregue el perejil, la ralladura de limón y la otra cucharada de aceite. Sazone con sal y pimienta al gusto.

Por ración: 60 calorías, 2 g de proteínas, 5 g de carbohidratos, 5 g de grasa, 0 mg de colesterol, 3 g de fibra dietética, 322 mg de sodio

HUMMUS

Rinde 8 raciones (2 tazas)

Tiempo de preparación y cocción: 35 minutos

El *hummus* es una pasta untable del Medio Oriente que se hace con garbanzos y *tahini*, una pasta untable de semillas de sésamo (ajonjolí). Sírvalo como entremés o merienda con trozos de pan fresco o galletas o como *dip* para verduras crudas. Para prepararse un sándwich (emparedado), unte el *hummus* en un pan árabe (pan de *pita*) y agregue lechuga, tomate (jitomate), cebolla rebanada, pimientos morrones asados, pepinos, brotes (germinados) y zanahorias ralladas al gusto.

5	dientes de ajo sin pelar
I	lata de I6 onzas de garbanzos escurridos, reservando ½ taza del líquido
4	cucharadas de *tahini*
3	cucharadas de jugo de limón fresco
½	cucharadita de perejil deshidratado
¼	de cucharadita de comino molido
	Pizca de pimienta de Cayena
	Sal
	Pimienta negra recién molida

Precaliente el horno a 400°F.

Coloque los dientes de ajo sobre un cuadro de papel aluminio y rocíelo ligeramente con aceite en aerosol. Envuelva los dientes con el papel aluminio y hornéelos durante 30 minutos. Déjelos enfriar, luego desenvuélvalos y deseche la cáscaras.

En un procesador de alimentos o licuadora (batidora), combine los dientes de ajo, los garbanzos y el líquido que reservó, el *tahini*, el jugo de limón, el perejil, el comino y la pimienta de Cayena. Licúe hasta que quede un puré de consistencia uniforme.

Sazone con sal y pimienta negra al gusto.

Por ración: 98 calorías, 4 g de proteínas, II g de carbohidratos, 5 g de grasa, 0 mg de colesterol, 3 g de fibra dietética, I74 mg de sodio

ALBÓNDIGAS DE ESPINACAS

Rinde 48

Tiempo de preparación: 20 minutos

Tiempo de horneado: 10 minutos

La receta original para preparar estas albóndigas de espinacas la conseguí de una amiga que le encantaba llevarlas a las fiestas porque son fáciles de hacer y siempre causan sensación. Por desgracia, estaban repletas de grasa, especialmente de grasa saturada. Esta versión más saludable es deliciosa y puede servirse sola o con *dip* de salsa marinara. Las albóndigas de espinacas también son un excelente sustituto vegetariano de las albóndigas de carne.

2	paquetes de 10 onzas de espinacas picadas y congeladas, ya descongeladas
1	taza de queso parmesano rallado
1	taza de sustituto de huevo
2	huevos batidos
4	cucharadas de mantequilla sin sal, derretida
2	cucharadas de perejil fresco picado
2	cucharaditas de condimento de hierbas italianas trituradas
1	cucharadita de ajo en polvo
¾	de cucharadita de sal
3	tazas de pan integral molido fresco (aproximadamente 3 rebanadas de pan)
	Pimienta negra recién molida

Precaliente el horno a 350°F. Cubra una bandeja (charola) para hornear con papel aluminio o papel pergamino y rocíelo ligeramente con aceite en aerosol.

Coloque las espinacas en una coladera (colador) y exprímalas para sacarles lo más que pueda de líquido. Transfiéralas a un tazón (recipiente) mediano. Agregue el queso, el sustituto de huevo, los huevos, la mantequilla, el perejil, el condimento de hierbas italianas, el ajo en polvo y la sal. Mezcle bien. Agregue y mezcle el pan molido y sazone con pimienta al gusto.

Divida la mezcla en 48 albóndigas y colóquelas en la bandeja para hornear ya preparada. Rocíe ligeramente las albóndigas con aceite en aerosol.

Hornéelas durante 10 minutos o hasta que las albóndigas estén ligeramente doradas. Sírvalas calientes o temperatura ambiente.

Por albóndiga: 32 calorías, 2 g de proteínas, 2 g de carbohidratos, 2 g de grasa, 13 mg de colesterol, 1 g de fibra dietética, 95 mg de sodio

TZATZKIKI

Rinde 8 raciones (2 tazas)

Tiempo de preparación: 20 minutos

El *tzatzkiki* —una pasta untable de pepino y yogur— se originó en Grecia, donde se prepara con yogur muy espeso. Para lograr esta textura con yogur bajo en grasa o sin grasa, yo lo cuelo para quitarle algo de líquido. Entre más tiempo deje colando el yogur, más espeso se hará. Sirva este *dip* con trozos de pan integral o de pan árabe (pan de *pita*).

2	tazas de yogur natural bajo en grasa o sin grasa
1	pepino de invernadero grande (*hothouse cucumber*), pelado
½–1	cucharadita de sal kósher o sal normal
1	diente de ajo finamente picado
	Pimienta negra recién molida

Coloque el yogur en una coladera (colador) o embudo revestido de manta de cielo (estopilla, bambula, *cheesecloth*). Luego coloque el embudo o coladera sobre un tazón (recipiente) para dejarlo escurrir. Refrigere durante varias horas o toda la noche, desechando el líquido colado según vaya siendo necesario.

Ralle el pepino. Colóquelo en una coladera, espolvoréelo con la sal y permita que se escurra durante 20 minutos. Exprímalo para sacarle el líquido excedente.

En un tazón mediano, mezcle el yogur y el ajo. Revuelva con el pepino y sazone con pimienta. Cubra la mezcla y refrigere hasta servir.

Por ración: 45 calorías, 4 g de proteínas, 6 g de carbohidratos, 1 g de grasa, 4 mg de colesterol, 1 g de fibra dietética, 163 mg de sodio.

Consejo culinario: Los pepinos de invernadero (*hothouse cucumbers*) son los que se venden envueltos en plástico en el supermercado. Son maravillosos para cuando no quiera usar los pepinos normales debido al sus centros acuosos y semillas.

CAPONATA SICILIANA

Rinde 12 raciones (3 tazas)

Tiempo de preparación y cocción: 45 minutos

La *caponata*, una salsa italiana, tradicionalmente se sirve caliente o a temperatura ambiente como guarnición o pasta untable. Es una excelente salsa tipo rústico para pasta o pechuga de pollo a la parrilla. Se conserva bien en el refrigerador durante una semana; sus sabores se mezclan y hacen más intensos cuando se deja reposar.

3	cucharadas de aceite de oliva
1	cebolla grande cortada en cubitos de ½″ (1,25 cm)
2	tallos de apio cortado en cubitos de ½″
1	pimiento (ají, pimiento morrón) rojo, desvenado, sin semillas y cortado en cubitos de ½″
4	dientes de ajo finamente picados
1½	libras (672 g) de berenjena, pelada y cortada en cubitos de ½″
1	lata de 14½ onzas de tomates (jitomates) picados en cubitos y escurridos
3	cucharadas de pasta de tomate
2	cucharaditas de orégano deshidratado
¼	de taza de aceitunas *kalamata* sin hueso, picadas
3	cucharadas de vinagre de vino tinto
2	cucharadas de alcaparras escurridas
2	cucharadas de hojas de albahaca picadas
2	cucharaditas de azúcar
2	cucharadas de piñones (opcional)
	Sal
	Pimienta negra recién molida

Caliente el aceite en un sartén antiadherente grande. Agregue la cebolla y saltéela (sofríala) durante 2 minutos. Agregue el apio y el pimiento rojo. Cocine a fuego mediano durante 5 minutos.

Agregue el ajo, la berenjena, los tomates, la pasta de tomate y el orégano. Baje el fuego a lento, cubra el sartén y cocine durante 20 minutos, revolviendo ocasionalmente.

Quite el sartén de la estufa y agregue las aceitunas, el vinagre, las alcaparras, la albahaca, el azúcar y opcionalmente los piñones. Sazone con sal y pimienta negra al gusto.

Deje reposar la mezcla a temperatura ambiente durante al menos 3 horas antes de servir o colóquela en un recipiente con tapa y guárdela en el refrigerador.

Por ración: 76 calorías, 2 g de proteínas, 9 g de carbohidratos, 4 g de grasa, 0 mg de colesterol, 3 g de fibra dietética, 200 mg de sodio

PASTA DE FRIJOLES BLANCOS A LA TOSCANA

Rinde 12 raciones (¾ de taza)

Tiempo de preparación: 10 minutos

Esta pasta untable versátil es un sabroso sustituto de la mantequilla cuando se sirve con rebanadas gruesas de pan integral. Otra opción es adelgazarla con un poco del líquido de los frijoles en lata o con caldo de pollo o de verduras bajo en sodio y usarla como *dip* para verduras.

1	lata de 15 onzas de frijoles (habichuelas) *cannellini*, frijoles blancos o *Great Northern beans*), enjuagados y escurridos
1	diente de ajo grande
1	cucharada de jugo de limón
2	cucharaditas de vinagre de vino blanco
2	tallos de perejil fresco
2	hojas de albahaca
1	cucharadita de mostaza *Dijon*
¼	de cucharadita de orégano deshidratado
	Hojuelas de pimiento rojo triturado al gusto
2	cucharadas de aceite de oliva
	Sal
	Pimienta negra recién molida

En un procesador de alimentos o licuadora (batidora), combine los frijoles, el ajo, el jugo de limón, el vinagre, el perejil, la albahaca, la mostaza, el orégano y las hojuelas de pimiento rojo. Procese hasta que quede un puré de consistencia uniforme.

Mientras el procesador o la licuadora esté encendido, vaya agregando lentamente el aceite. Sazone con sal y pimienta negra al gusto.

Guarde la pasta en un recipiente con tapa en el refrigerador. Sírvala a temperatura ambiente.

Por ración: 45 calorías, 1 g de proteínas, 5 g de carbohidratos, 2 g de grasa, 0 mg de colesterol, 1 g de fibra dietética, 73 mg de sodio

SALSA DE HONGOS

Rinde 32 raciones (2 tazas)

Tiempo de preparación: 15 minutos

Tiempo de cocción: aproximadamente 1 hora y 10 minutos

Esta es una receta muy versátil. Puede servir la salsa sobre pescado o pollo, revuelta con pasta, en sopas o untada en *crostini* (rebanadas de pan italiano tostado) con queso *mozzarella* fresco encima. Es perfecta casi para cualquier plato que combine bien con un poco de sabor a hongos concentrado.

2	cucharadas de aceite de oliva
¼	de taza de chalotes picados
4	dientes de ajo finamente picados
2	libras (1 kg) de hongos mixtos, en rebanadas delgadas
1	taza de caldo de verduras, champiñones (setas) o pollo, reducido en sodio
¼	de taza de vino tino seco
2	cucharadas de vinagre balsámico
1	cucharadita de tomillo deshidratado
½	cucharadita de salvia deshidratada
2	cucharadas de perejil fresco picado
1	cucharadita de vino de jerez seco
	Sal
	Pimienta negra recién molida

En una cacerola grande, caliente el aceite a fuego mediano. Agregue los chalotes y el ajo y saltéelos (sofríalos) durante 2 a 3 minutos. Agregue los hongos y cocine durante 5 minutos o hasta que empiecen a hacerse suaves.

Agregue el caldo, el vino, el vinagre, el tomillo, la salvia y 1 cucharada del perejil.

Baje el fuego a lento. Hierva a fuego lento, revolviendo ocasionalmente durante aproximadamente 1 hora o hasta que casi todo el líquido se haya absorbido y los hongos estén gruesos y suaves.

Agregue el vino de jerez y la cucharada restante del perejil y mezcle. Sazone con la sal y la pimienta al gusto. Hierva a fuego lento durante 5 minutos. Sirva de inmediato o refrigere hasta servir.

Por cucharadita: 20 calorías, I g de proteínas, 2 g de carbohidratos, I g de grasa, O mg de colesterol, O g de fibra dietética, 4 mg de sodio

GUACAMOLE CASERO SENCILLO

Rinde 24 raciones (I½ tazas)

Tiempo de preparación: 5 minutos

Sí, los aguacates son altos en grasa. Pero principalmente contienen grasa monoinsaturada, es decir, grasa saludable. Con esta receta, tendrá una manera sabrosa de incluir los aguacates en su alimentación.

2	aguacates (paltas) maduros, pelados, sin hueso y cortados longitudinalmente a la mitad
2	cucharadas de crema agria reducida en grasa
I	cucharada de salsa picante
I	cucharada de jugo de limón verde
¼	de cucharadita de ajo en polvo
	Sal
	Pimienta negra recién molida

En un tazón (recipiente) pequeño, combine los aguacates, la crema agria, la salsa picante, el jugo de limón verde y el ajo en polvo. Con un cuchillo, pique el aguacate hasta que quede una mezcla cremosa pero con pequeños trocitos de aguacate. Sazone con sal y pimienta. Revuelva antes de servir.

Por cucharadita: I4 calorías, O g de proteínas, I g de carbohidratos, I g de grasa, O mg de colesterol, I g de fibra dietética, 3 mg de sodio

- -

Consejo culinario: a veces puede ser un poco difícil escoger aguacates, ya que aunque se vean bien por fuera, pueden estar marchitos y demasiado blandos por dentro. He aquí un método a prueba de fallas para tener aguacates perfectamente maduros cada vez.

Busque aguacates que estén duros y con la cáscara verde o que apenas se esté tornando color café. Métalos en una bolsa de papel y déjelos sobre el mostrador, revisándolos todos los días durante varios días. Cuando la cáscara esté color café y los aguacates se sientan ligeramente blandos al tocarlos, ya están listos para usar. Si lo desea, también puede guardarlos en el refrigerador durante varios días más.

Si no puede esperar a que maduren los aguacates, elija unos que tengan la cáscara color café y que se sientan ligeramente blandos al tocarlos. Evite los que estén demasiado blandos o que tengan magulladuras.

Si no va a servir el guacamole inmediatamente después de prepararlo, selle bien el recipiente con una tapa o con envoltura plástica para que no le entre aire. Esto evita que el aguacate se marchite.

SALSA DE MAÍZ

Rinde 4 porciones

Tiempo de preparación: 10 minutos

Cuando el maíz fresco no esté en temporada, el congelado le funcionará igual de bien. Agréguele sabor con un chile jalapeño más grande o un poco de salsa *Tabasco*.

1	mazorca grande de maíz (elote, choclo)
3	tomates (jitomates) de pera, picados en cubitos
2	cebollines (cebollas de cambray) picados
1	chile jalapeño pequeño, finamente picado
3	cucharadas de jugo de limón verde
1–2	cucharadas de cilantro fresco picado
	Sal
	Pimienta negra recién molida

Cocine el maíz a la parrilla, al vapor o en agua hirviendo, justo hasta que esté bien cocido. Tenga cuidado de no cocerlo demasiado. Retírelo del fuego y déjelo enfriar.

Desgrane la mazorca y coloque los granos en un tazón (recipiente) mediano. Agregue los tomates, los cebollines, el chile jalapeño, el jugo de limón verde y el cilantro. Sazone con sal y pimienta al gusto.

Por ración: 46 calorías, 2 g de proteínas, 11 g de carbohidratos, 1 g de grasa, 0 mg de colesterol, 2 g de fibra dietética, 6 mg de sodio

Panes y productos panificados potentes

PAN VIGORIZANTE

Rinde 2 hogazas de pan (24 rebanadas)

Tiempo de preparación: 30 minutos

Tiempo de horneado: 40–45 minutos

El pan hecho en casa es una verdadera delicia. Esta receta es suficiente para preparar dos hogazas de pan: una para servirla de inmediato y la otra para guardar en el congelador para después. Sus ingredientes más altos en proteínas rinden un pan suave y esponjoso que puede tostar para el desayuno o para la merienda, untado con una cucharada de queso crema reducido en grasa, crema de cacahuate (maní) o jalea de frutas.

1¼	tazas de leche descremada o leche de soya tibia (110°–115°F/43°–46°C)
1	sobre (2¼ cucharaditas) de levadura activa seca
¼	de taza de miel
1½	tazas de harina para pan o harina sin blanquear
¾	de taza de harina de soya
¾	de taza de nueces picadas en trozos grandes
½	taza de requesón
2	huevos
3	cucharadas de gluten de trigo
¾	de cucharadita de sal
2¾	tazas de harina de trigo integral

En un tazón (recipiente) grande, combine la leche, la levadura y la miel. Deje reposar la mezcla durante 5 minutos o hasta que empiece a espumar.

Agregue la harina para pan o la harina sin blanquear. Con una batidora eléctrica, bata bien la mezcla durante 3 minutos. Agregue y mezcle la harina de soya, las nueces, el requesón, los huevos, el gluten, la sal y 2 tazas de la harina de trigo integral.

Voltee la mezcla sobre una superficie enharinada y amásela, agregándole suficiente del restante ¾ de taza de harina de trigo integral para formar una masa suave. Amase durante 10 minutos o hasta que la masa quede uniforme y elástica. Haga una bola con la masa.

Recubra un tazón grande con aceite en aerosol o un poco de aceite de oliva. Transfiera la bola de masa al tazón y ruédela para que quede completamente cubierta de aceite. Cubra la masa y déjala crecer en un lugar caliente durante aproximadamente 1 hora o hasta que crezca al doble de su tamaño.

Rocíe dos moldes para pan (9″ × 5″) con aceite en aerosol. Péguele con el puño a la masa para que vuelva a bajar y divídala en dos. Déle forma de hogaza a cada una de las mitades y colóquelas en los moldes ya preparados. Cubra la masa y déjala crecer en un lugar caliente durante 35 a 45 minutos o hasta que crezca al doble de su tamaño.

Precaliente el horno a 350°F. Meta las hogazas al horno y hornéelas durante 40 a 45 minutos o hasta que estén doradas en la superficie. Retire las hogazas de los moldes y déles golpecitos suaves en la parte inferior. Debe sonar a que están huecas; si no, vuelva a meterlas al horno durante unos minutos más. Déjelas enfriar sobre una rejilla de alambre.

Por rebanada: 136 calorías, 6 g de proteínas, 21 g de carbohidratos, 4 g de grasa, 19 mg de colesterol, 3 g de fibra dietética, 102 mg de sodio

PANECILLOS MULTIGRANO

Rinde 20

Tiempo de preparación: 30 minutos

Tiempo de horneado: 10 minutos

Estos panecillos deliciosos son perfectos para acompañar sopas y ensaladas.

1¼	tazas de leche descremada o leche de soya tibia (110°–115°F)
1	sobre (2¼ cucharaditas) de levadura activa seca
1	cucharada de miel o azúcar
2	huevos batidos
1	taza de harina multigrano, por ejemplo, de soya, de espelta, de avena y/o de cebada

I	cucharada de gluten de trigo
¾	de cucharadita de sal
2	cucharadas de mantequilla sin sal, derretida
2	tazas de harina de trigo integral

En un tazón (recipiente) grande, combine la leche, la levadura y la miel o el azúcar. Deje reposar la mezcla durante 5 minutos o hasta que empiece a espumar.

Agregue los huevos, la harina multigrano, el gluten, la sal y I cucharada de la mantequilla. Con una batidora eléctrica, bata bien la mezcla durante 3 minutos. Agregue, revolviendo bien, I½ tazas de la harina de trigo integral.

Voltee la mezcla sobre una superficie enharinada y amásela, agregándole suficiente de la ½ taza restante de harina de trigo integral para formar una masa suave. Amase durante I0 minutos o hasta que la masa quede uniforme y elástica. Haga una bola con la masa.

Recubra un tazón grande con aceite en aerosol o un poco de aceite de oliva. Transfiera la masa al tazón y voltéela para que quede completamente cubierta de aceite. Cubra la masa y déjela crecer en un lugar caliente durante aproximadamente I hora o hasta que crezca al doble de su tamaño.

Recubra 2 moldes para I2 *muffins* con aceite en aerosol.

Péguele con el puño a la masa para que vuelva a bajar y divídala en 20 piezas. Divida cada pieza en 3 bolitas y ponga las 3 bolitas en un compartimiento del molde para panquecillos. Haga lo mismo con las demás piezas de masa hasta que haya llenado 20 compartimientos del molde con 3 bolitas cada uno. Cubra la masa y déjela crecer en un lugar caliente durante 30 a 45 minutos o hasta que crezca al doble de su tamaño.

Precaliente el horno a 425°F. Con una brocha, pinte la parte superior de los panecillos con la cucharada restante de mantequilla. Hornee durante I0 minutos o hasta que estén ligeramente dorados en la superficie. Saque los panecillos del molde y déjelos enfriar sobre una rejilla de alambre.

Por panecillo: 94 calorías, 4 g de proteínas, I5 g de carbohidratos, 2 g de grasa, 24 mg de colesterol, 2 g de fibra dietética, I02 mg de sodio

PANETELA DE CALABAZA Y ARÁNDANO

Rinde 1 panetela (10 rebanadas)

Tiempo de preparación: 15 minutos

Tiempo de horneado: 1 hora

Para darle variedad, puede preparar esta receta para hacer *muffins* en lugar de hacer una sola hogaza. Sólo disminuya el tiempo de horneado por alrededor de 15 a 25 minutos, dependiendo del tamaño de los *muffins*. Si prefiere, también puede omitir los arándanos.

2	tazas de harina pastelera o harina sin blanquear de trigo integral
2	cucharaditas de polvo para hornear
½	cucharadita de sal
¼	de cucharadita de bicarbonato de sodio
¼	de cucharadita de canela molida
¼	de cucharadita de jengibre molido
¼	de cucharadita de clavo de olor molido
2	huevos grandes
1	taza de azúcar
1	taza de calabaza (calabaza de Castilla) enlatada, empacada sin agua
¼	de taza de aceite de *canola*
¼	de taza de jugo de naranja (china)
1	cucharadita de extracto de vainilla
¾–1	taza de arándanos frescos o congelados, cortados a la mitad
¼–½	taza de nueces picadas

Precaliente el horno a 350°F. Recubra ligeramente un molde para pan grande (8½″ × 4½″ × ¾″) con aceite en aerosol.

En un tazón (recipiente) grande, combine la harina, el polvo para hornear, la sal, el bicarbonato de sodio, la canela, el jengibre y el clavo de olor.

En un tazón mediano, bata los huevos hasta que queden ligeramente batidos. Agregue el azúcar, la calabaza, el aceite, el jugo de naranja y la vainilla, batiendo la mezcla después de agregar cada ingrediente.

Combine la mezcla de huevo con la mezcla de harina, revolviendo lentamente hasta que queden bien incorporadas. Luego incorpore los arándanos y las nueces.

Vierta la masa líquida en el molde ya preparado. Hornee durante I hora o hasta que un palillo insertado en el centro salga limpio o con migajas muy pequeñas. Saque el molde del horno y deje enfriar la panetela sobre una rejilla de alambre.

Por rebanada: 263 calorías, 5 g de proteínas, 42 g de carbohidratos, 9 g de grasa, 42 mg de colesterol, 3 g de fibra dietética, 277 mg de sodio

MUFFINS DE SALVADO CON MANZANAS Y PACANAS

Rinde 12

Tiempo de preparación: 20 minutos

Tiempo de horneado: 15 minutos

Estos *muffins* están repletos de nutrientes. Son más bajos en grasa pero más sabrosos que los *muffins* de salvado tradicionales.

3	cucharadas de mantequilla sin sal suavizada o de aceite de *canola*
½	taza de azúcar morena (mascabada), bien compacta
⅓	taza de yogur natural sin grasa
3	cucharadas de miel
I	huevo
I	cucharadita de ralladura de naranja (china)
I¼	tazas de salvado de trigo
I	taza de harina pastelera o harina sin blanquear de trigo integral
I½	cucharaditas de bicarbonato de sodio
½	cucharadita de sal
¼	de cucharadita de nuez moscada rallada
¼	de cucharadita de canela molida
I	manzana pequeña, pelada, sin corazón y picada en cubitos
¼	de taza de pacanas finamente picadas

Precaliente el horno a 375°F. Cubra un molde para 12 *muffins* con moldecillos de papel o con aceite en aerosol.

Ponga la mantequilla o aceite en un tazón (recipiente) grande. Si va a usar mantequilla, bátala con una batidora eléctrica hasta que quede una pasta suave. Agregue el azúcar morena y bata la mezcla hasta que quede cremosa. Agregue el yogur, la miel, el huevo y la ralladura de naranja, batiendo la mezcla después de agregar cada ingrediente.

En un tazón mediano, combine el salvado de trigo, la harina, el bicarbonato de sodio, la sal, la nuez moscada y la canela.

Incorpore la mezcla de harina con la mezcla de yogur, revolviéndola sólo lo suficiente para que se incorporen los ingredientes. Incorpore la manzana y las pacanas.

Con una cuchara, vierta la masa líquida en el molde para *muffins* ya preparado. Hornee durante 15 minutos o hasta que un palillo insertado en el centro de un *muffin* salga limpio o con migajas húmedas. Saque el molde del horno y deje enfriar los *muffins* sobre una rejilla de alambre.

Por *muffin*: 148 calorías, 3 g de proteínas, 24 g de carbohidratos, 5 g de grasa, 25 mg de colesterol, 4 g de fibra dietética, 268 mg de sodio

MUFFINS DE PAN DE JENGIBRE

Rinde 12

Tiempo de preparación: 10 minutos

Tiempo de horneado: 15 minutos

Estos *muffins* son parte de la tradición culinaria de los Estados Unidos y he actualizado la receta para reducir la grasa e incluir cereales integrales con el fin de ofrecerle un sabor saludable.

1½	tazas de harina pastelera de trigo integral
1½	cucharaditas de jengibre molido
¾	de cucharadita de canela molida
½	cucharadita de sal
½	cucharadita de polvo para hornear
¼	de cucharadita de nuez moscada molida
¼	de cucharadita de clavo de olor molido
¼	de cucharadita de bicarbonato de sodio
1	huevo batido
¼	de taza de melaza (melado)

¼ de taza de miel de maple o miel de abeja

4 cucharadas de compota de manzana sin endulzar

2 cucharadas de aceite de *canola*

Precaliente el horno a 350°F. Cubra un molde para 12 *muffins* con moldecillos de papel o con aceite en aerosol.

En un tazón (recipiente) mediano, combine la harina, el jengibre, la canela, la sal, el polvo para hornear, la nuez moscada, el clavo de olor y el bicarbonato de sodio. Mezcle bien.

En un tazón pequeño, combine el huevo, la melaza, la miel de maple o miel de abeja, la compota de manzana y el aceite.

Vierta la mezcla líquida encima de la mezcla seca, revolviéndolas sólo lo suficiente para que se incorporen los ingredientes. Tenga cuidado de no revolver demasiado.

Con una cuchara, vierta la masa líquida en el molde para *muffins* ya preparado. Hornee durante 15 minutos o hasta que un palillo insertado en el centro de un *muffin* salga con migajas húmedas. Saque el molde del horno y deje enfriar los *muffins* sobre una rejilla de alambre.

Por *muffin*: 109 calorías, 2 g de proteínas, 19 g de carbohidratos, 3 g de grasa, 18 mg de colesterol, 1 g de fibra dietética, 150 mg de sodio

PRETZELS MULTIGRANO

Rinde 12

Tiempo de preparación: 25 minutos

Tiempo de horneado: 10 minutos

Es muy fácil y rápido preparar estos *pretzels*. Aunque la receta incluye levadura como uno de sus ingredientes, no necesita dejar crecer la masa. Experimente con cualquier variedad de harina integral. Si tiene una batidora eléctrica con aspa para masa, úsela para amasar.

1 sobre (2¼ cucharaditas) de levadura activa seca rápida

¼ de taza de harina integral, por ejemplo de soya, espelta, cebada o avena

1 cucharada de gluten de trigo

½ cucharadita de sal

1¾–2¼ tazas de harina de trigo integral

¾	de taza de leche descremada o leche de soya tibia (120°-130°F)
2	cucharadas de miel
2	huevos batidos
1	cucharada de semillas de sésamo (ajonjolí)
1	cucharadita de sal kósher en grano (opcional)

Precaliente el horno a 425°F. Cubra una bandeja (charola) para hornear con papel pergamino o rocíela con aceite en aerosol.

En un tazón (recipiente) grande, combine la levadura, la harina integral, el gluten, la sal y 1¾ tazas de la harina de trigo integral. Agregue la leche, la miel y todo menos 1 cucharada del huevo batido. Deje a un lado esta cucharada de huevo. Revuelva los otros ingredientes hasta mezclar bien.

Voltee la mezcla sobre una superficie enharinada y amásela durante 10 minutos, agregando más harina de trigo integral, según sea necesario, hasta formar una masa uniforme y elástica. La masa debe quedar ligeramente pegajosa. Si está demasiado húmeda, agregue un poco más de harina y amásela. Cubra la masa y déjela reposar durante 10 minutos.

Divida la masa en 12 piezas y ruede cada pieza para formar un tubo de 15″ (38 cm) de largo. Trence cada tubo en la forma de un *pretzel* y colóquelo sobre la bandeja para hornear ya preparada. Con una brocha, pinte cada *pretzel* con la cucharada de huevo que separó y espolvoree con las semillas de sésamo (ajonjolí) y la sal kósher (opcional).

Hornee los *pretzels* durante 10 minutos o hasta que estén ligeramente dorados. Retírelos de bandeja para hornear y déjelos enfriar sobre una rejilla de alambre.

Por *pretzel*: 103 calorías, 5 g de proteínas, 18 g de carbohidratos, 2 g de grasa, 36 mg de colesterol, 3 g de fibra dietética, 118 mg de sodio

Pretzels multigrano suaves, rellenos de queso Cheddar: para hacer estos *pretzels*, puede usar la receta que aparece en la página anterior, con un ingrediente adicional: 6 onzas (168 g) de queso *Cheddar* fuerte reducido en grasa, cortado en 12 cubitos. Después de dividir la masa en 12 piezas, ruede la masa para formar una bolita en lugar de un tubo. Inserte un cubito de queso en cada bolita y cubra bien el queso con la masa, dándole forma de bolita nuevamente. Coloque las bolitas de masa con queso sobre la bandeja para hornear ya preparada y corte una X en cada bolita. Este evitará que el queso se desparrame por la parte inferior mientras se hornean los *pretzels*. Siga los mismos pasos que se indican en la receta original.

Por *pretzel*: 148 calorías, 8 g de proteínas, 19 g de carbohidratos, 5 g de grasa, 46 mg de colesterol, 3 g de fibra dietética, 238 mg de sodio

Ensaladas espectaculares

ENSALADA DE REMOLACHA Y MANZANA CON QUESO Y NUECES

Rinde 4 porciones

Tiempo de preparación y cocción: 30 minutos

Asegúrese de preparar esta ensalada justo antes de servirla, porque de otro modo, la manzana se pondrá color café y la remolacha pintará todo de color rosa. Si necesita rallar la manzana con anticipación, revuélvala con un poco de jugo de limón para evitar que se decolore.

l	libra (448 g) de remolacha (betabel), sin tallo
2	manzanas de sabor ligeramente ácido, peladas, sin corazón y ralladas
2	cucharadas de aceite de nuez
2	cucharadas de champaña o vinagre de vino blanco
	Sal
4	hojas grandes de lechuga mantequilla (*Bibb lettuce*)
4	cucharadas de queso de cabra suave o queso *feta* bajo en grasa
4	cucharadas de frutos secos tostados en trozos
	Pimienta negra recién molida

En una cacerola mediana, cueza la remolacha a fuego alto durante 25 minutos o hasta que se sienta suave cuando le inserte un cuchillo filoso. Escúrrala y déjela enfriar.

Pele y ralle la remolacha. Transfiérala a un tazón (recipiente) mediano y agregue la manzana, el aceite y el vinagre. Revuelva hasta mezclar bien. Sazone con sal al gusto.

Coloque una hoja de lechuga en cada uno de los 4 platos para ensalada. Con una cuchara, sirva una cantidad equivalente de la mezcla de remolacha sobre las hojas de lechuga. Agregue sobre cada ensalada una cucharada de queso y una cucharada de frutos secos. Sazone con pimienta al gusto. Sirva de inmediato.

Por ración: 208 calorías, 4 g de proteínas, 21 g de carbohidratos, 13 g de grasa, 2 mg de colesterol, 5 g de fibra dietética, 139 mg de sodio

ENSALADA DE POLLO DESHEBRADO

Rinde 8 porciones

Tiempo de preparación: 20 minutos

Esta ensalada es una comida completa. Para acortar el tiempo de preparación, compre pollo precocido o rostizado, zanahorias precortadas y repollo (col) rallada. Sirva con un aliño (aderezo) italiano ligero u otro aliño bajo en grasa que le agrade.

10	tazas de corazones de lechuga romana (orejona), partidos en pedazos pequeños
4	tazas de pechuga de pollo cocida y deshebrada
3	tazas de zanahorias ralladas
2	tazas de repollo (col) morado rallado
20	aceitunas negras o verdes sin hueso y cortadas en rebanadas
2	tomates (jitomates) grandes o 4 tomates *Roma*, picados en cubitos
8	onzas (224 g) de queso *feta* desmoronado
½	taza de semillas de girasol tostadas
6	cebollines (cebollas de cambray) rebanados
2	tazas de *Terra Stix* o totopos (nachos, tostaditas) quebrados

En una ensaladera grande, combine la lechuga, el pollo, las zanahorias, el repollo, las aceitunas, los tomates, el queso, las semillas de girasol y los cebollines. Revuelva ligeramente. Termine la ensalada con *Terra Stix* o totopos quebrados. Sirva de inmediato.

Por ración: 380 calorías, 27 g de proteínas, 22 g de carbohidratos, 21 g de grasa, 78 mg de colesterol, 5 g de fibra dietética, 602 mg de sodio

----

Consejo culinario: los *Terra Stix* son frituras (*chips*) crujientes de verduras, similares a las papitas fritas pero cortadas en tiras delgadas. Se venden en muchos supermercados y en tiendas de productos *gourmet*. Si no los puede conseguir, puede usar totopos quebrados.

ENSALADA GRIEGA

Rinde 6 porciones

Tiempo de preparación: 20 minutos

Esta ensalada se prepara en un dos por tres y es muy agradable a la vista, ya que su presentación es excelente gracias a los colores vivos de sus ingredientes.

4	tazas de lechuga romana (orejona), picada en trozos pequeños
2	tazas de pepino cortado en cubitos
I	lata de I5 onzas de garbanzos, enjuagados y escurridos
4	onzas de queso *feta* desmoronado
¼	de taza de cebolla morada finamente picada
I8	aceitunas *kalamata* sin hueso, rebanadas
¼	de taza de pimientos (ajíes, pimientos morrones) asados, picados
¼	de taza de perejil fresco picado
2	cucharadas de alcaparras escurridas
3	cucharadas de jugo de limón fresco
2	cucharadas de aceite de oliva
½	cucharadita de orégano deshidratado, triturado
	Sal
	Pimienta negra recién molida

En un tazón (recipiente) grande, combine la lechuga, el pepino, los garbanzos, el queso, la cebolla, las aceitunas, los pimientos asados, el perejil y las alcaparras. Rocíe la ensalada con el jugo de limón y el aceite y espolvoréela con el orégano. Sazónela con sal y pimienta negra al gusto. Sirva de inmediato.

Por ración: 2I0 calorías, 8 g de proteínas, I7 g de carbohidratos, I2 g de grasa, I7 mg de colesterol, 4 g de fibra dietética, 759 mg de sodio

ENSALADA DE HABICHUELAS VERDES CON TOMATE, QUESO *MOZZARELLA* Y PASTA

Rinde 8 porciones

Tiempo de preparación y cocción: 25 minutos

Puede servir esta ensalada como un plato principal ligero o como guarnición para un plato fuerte de pescado o carne de ave. Tiene mucho sabor y una gran textura. Las sobras se conservan extremadamente bien en el refrigerador durante varios días.

1½	libras (672 g) de habichuelas verdes (ejotes) frescas, lavadas y despuntadas
10	onzas (280 g) de pasta delgada en espiral o tipo *penne*
2	cucharadas de aceite de oliva
2	cucharadas de jugo de limón
1	cucharada de vinagre de vino tinto
	Hojuelas de pimiento rojo triturado al gusto
1	pinta de tomates (jitomates) saladet, cortados a la mitad
4	onzas (112 g) de queso *mozzarella* fresco, cortado en cubitos
¼	de taza de cebolla morada finamente picada
3	cucharadas de queso parmesano o *asiago* recién rallado
3	cucharadas de piñones tostados
2	cucharadas de albahaca fresca picada
	Sal
	Pimienta negra recién molida

Llene el lavamanos o una bandeja grande con agua helada.

Llene una cacerola grande de agua y póngala a hervir. Agregue las habichuelas verdes y hiérvalas durante aproximadamente 4 minutos o hasta que adquieran un color verde brillante.

Con una cuchara ranurada o pequeña coladera, saque las habichuelas verdes y páselas inmediatamente al agua helada para que no se sigan cociendo. Cuando estén frías, séquelas y póngalas aparte.

Vuelva a hervir el agua de la cacerola y agregue la pasta. Cuézala durante aproximadamente 8 a 10 minutos o hasta que esté al punto. Escurra la pasta, reservando ¼ de taza del agua que haya usado para hervirla.

En un tazón (recipiente) pequeño, bata el aceite, el jugo de limón, el vinagre, las hojuelas de pimiento rojo y el agua que reservó después de hervir la pasta.

En un tazón grande, combine las habichuelas verdes, la pasta, los tomates, el queso *mozzarella*, la cebolla, el queso parmesano o *asiago*, los piñones y la albahaca. Agregue la mezcla del aceite y vinagre y revuelva ligeramente. Sazone con sal y pimienta negra al gusto. Refrigere hasta servir.

Por ración: 272 calorías, 11 g de proteínas, 36 g de carbohidratos, 10 g de grasa, 12 mg de colesterol, 4 g de fibra dietética, 138 mg de sodio

ENSALADA ITALIANA

Rinde 8 porciones

Tiempo de preparación: 15 minutos

Una ensalada picada como esta es un regalo de color y textura. Experimente con los ingredientes, usando cualesquiera verduras y quesos que tenga a la mano. Puede prepararla con una hora de anticipación; sólo guárdela en el refrigerador y no le agregue el aliño (aderezo) hasta que la vaya a servir. Use el aliño bajo en grasa de su elección; mi aliño favorito es el que se prepara con una o dos cucharadas de aceite de oliva y vinagre balsámico.

1	cabeza de lechuga romana picada en trozos grandes (alrededor de 3 tazas)
2	cabezas de endibia belga, sin corazón y picadas
1	cabeza pequeña de *radicchio* picado (alrededor de 2 tazas)
8	onzas (224 g) de queso *mozzarella* fresco, picado en cubitos
½	cebolla morada finamente picada
½	taza de pimientos (ajíes, pimientos morrones) asados, picados
12	aceitunas negras o verdes sin hueso, cortadas longitudinalmente en cuartos
2	cucharadas de piñones tostados
1	cucharada de perejil fresco picado

I   cucharada de albahaca fresca picada

        Sal

        Pimienta negra recién molida

En una ensaladera grande, combine la lechuga, la endibia, el *radicchio*, el queso *mozzarella*, la cebolla, los pimientos asados, las aceitunas, los piñones, el perejil y la albahaca. Sazone con sal y pimienta negra al gusto. Revuelva con el aliño (aderezo) y sirva de inmediato.

Por ración: 166 calorías, 9 g de proteínas, 10 g de carbohidratos, 10 g de grasa, 20 mg de colesterol, 4 g de fibra dietética, 463 mg de sodio

ENSALADA DE ARROZ SILVESTRE A LA ITALIANA

Rinde 6 porciones

Tiempo de preparación y cocción: 50 minutos

Aunque el arroz silvestre es un plato estadounidense, le da color y textura a esta sabrosa ensalada a la italiana. Es un plato ideal para cuando vaya de picnic porque ninguno de sus ingredientes se echan a perder, incluso aunque se dejen a temperatura ambiente durante varias horas.

2½   tazas de agua

¾   de taza de arroz integral

½   taza de arroz silvestre

3   cucharadas de aceite de oliva

I   diente de ajo finamente picado

I   cucharada de vinagre balsámico

I   cucharada de vinagre de vino tinto

I   cucharadita de ralladura de limón

½   cucharadita de orégano deshidratado

¼   de cucharadita de hojuelas de pimiento rojo triturado

6   tomates (jitomates) deshidratados, remojados en agua caliente para suavizarlos, escurridos y picados

½   taza de cebolla morada finamente picada

I   pimiento (ají, pimiento morrón) rojo, desvenado, sin semillas y picado

9	aceitunas negras sin hueso y rebanadas
9	aceitunas verdes sin hueso y rebanadas
¼	de taza de almendras rebanadas o piñones tostados
2	cucharadas de alcaparras escurridas
2	cucharadas de queso parmesano recién rallado
2	cucharadas de perejil fresco finamente picado
I	cucharada de albahaca fresca picada
	Sal
	Pimienta negra recién molida

En una cacerola mediana, ponga agua a hervir. Agregue el arroz integral y el arroz silvestre. Baje el fuego a lento, tape la cacerola y cocine el arroz durante 45 minutos o hasta que el agua se haya absorbido. Retire la cacerola del fuego, tápela y déjela reposar durante aproximadamente 5 minutos. No revuelva el arroz.

Para preparar el aliño (aderezo), en un tazón (recipiente) pequeño, combine el aceite, el ajo, el vinagre balsámico, el vinagre de vino tinto, la ralladura de limón, el orégano y las hojuelas de pimiento rojo triturado.

En un tazón grande, combine los tomates, la cebolla, el pimiento rojo, las aceitunas negras, las aceitunas verdes, las almendras o piñones, las alcaparras, el queso, el perejil y la albahaca.

Esponje suavemente el arroz con un tenedor. Agregue el arroz y el aliño a las verduras y revuelva. Sazone con sal y pimienta al gusto. Sírvase fría o a temperatura ambiente.

Por ración: 258 calorías, 6 g de proteínas, 33 g de carbohidratos, 13 g de grasa, I mg de colesterol, 4 g de fibra dietética, 379 mg de sodio

ENSALADA ITALIANA MIXTA

Rinde 6 porciones

Tiempo de preparación: 15 minutos

Esta es la clásica ensalada mixta italiana, pero siempre causa sensación. La clave es usar verduras de hojas verdes de diversas texturas y sabores.

8	tazas de verduras de hojas verdes tiernas como lechuga *mâche*, lechuga romana (orejona), espinacas o *mesclun*
I	zanahoria grande, rallada

½	pepino grande sin semillas, picado en cubitos
3	cucharadas de semillas de girasol o de piñones tostados
3	cucharadas de queso parmesano recién rallado
3	cucharadas de aceite de oliva extra virgen
1½	cucharadas de vinagre de vino tinto
1½	cucharadas de vinagre balsámico
½	cucharadita de ralladura de limón
	Sal
	Pimienta negra recién molida

En un tazón (recipiente) grande, combine las verduras de hojas verdes, la zanahoria, el pepino, las semillas de girasol o de piñones y el queso.

Para preparar el aliño (aderezo), en un tazón pequeño, bata el aceite, el vinagre de vino tinto, el vinagre balsámico y la ralladura de limón. Sazone con sal y pimienta al gusto.

Vierta el aliño sobre la ensalada y revuelva ligeramente. Sirva de inmediato.

Por ración: 122 calorías, 3 g de proteínas, 6 g de carbohidratos, 10 g de grasa, 2 mg de colesterol, 3 g de fibra dietética, 6 mg de sodio

ENSALADA DE JÍCAMA

Rinde 6 porciones

Tiempo de preparación: 15 minutos

Esta ensalada es perfecta para acompañar un plato al estilo mexicano. Es fresca, crujiente y jugosa, con un toque de chile en polvo y limón verde.

1	jícama mediana, pelada y cortada en tiritas (alrededor de 4 tazas)
1	taza de zanahoria rallada
1	taza de repollo (col) morado rallado
¼	de taza de pimiento (ají, pimiento morrón) rojo, picado en cubitos
¼	de taza de cebolla morada finamente picada
1	cucharada de cilantro fresco picado
2	cucharadas de aceite de oliva

2	cucharadas de jugo de limón verde
2	cucharadas de vinagre de vino blanco
I	cucharadita de ralladura de limón verde
½	cucharadita de azúcar
¼	de cucharadita de chile en polvo (*chili powder*)
	Sal
	Pimienta negra recién molida

En un tazón (recipiente) grande, combine la jícama, la zanahoria, el repollo, el pimiento rojo, la cebolla y el cilantro.

Para preparar el aliño (aderezo), en un tazón pequeño, bata el aceite, el jugo de limón verde, el vinagre, la ralladura de limón verde, el azúcar y el chile en polvo.

Vierta el aliño sobre las verduras y sazone con sal y pimienta negra al gusto. Refrigere hasta servir.

Por ración: 90 calorías, I g de proteínas, 12 g de carbohidratos, 5 g de grasa, 0 mg de colesterol, 5 g de fibra dietética, 2I mg de sodio

----

Consejo culinario: la jícama es una raíz grande y redonda de cáscara color arena y de carne crujiente, jugosa, blanca y ligeramente insípida. Es muy popular en México, Asia y en el Suroeste de los Estados Unidos, donde a menudo se come cruda o sofrita. La jícama sin envolver se conserva bien hasta 3 semanas en el cajón de verduras del refrigerador. Una vez que la corte, cubra la parte no usada con envoltura plástica y refrigérela hasta una semana.

Ensalada de jícama al estilo asiático: a veces es difícil encontrar una receta para acompañar los platos de comida asiática, entonces yo ingenié esta versión asiática de la ensalada de jícama que aparece en la página enfrente. Use la misma receta, pero con las siguientes sustituciones de ingredientes.

• I cucharada de aceite de semilla de sésamo (ajonjolí) normal y I cucharada de aceite de semilla de sésamo tostada en lugar de aceite de oliva

• Cantidades iguales de jugo y ralladura de limón en lugar de jugo y ralladura de limón verde

• La misma cantidad de vinagre de vino de arroz en lugar de vinagre de vino blanco

• ¼ de cucharadita de jengibre fresco rallado en lugar de chile en polvo

ENSALADA DE MARISCOS ADOBADOS

Rinde 6 porciones

Tiempo de preparación y cocción: 40 minutos

Aunque esta receta lleva bastantes ingredientes, es fácil y rápida de preparar porque se divide en tres pasos. ¡Una vez que pruebe el resultado, estoy segura que estará de acuerdo conmigo en que vale la pena el esfuerzo! Debido a que los mariscos se marinan en la vinagreta, se mantendrán frescos durante dos días sin adquirir un olor desagradable a pescado. Esto significa que puede preparar esta ensalada y servirla en varias comidas.

Vinagreta

⅓	de taza de jugo de limón
3	cucharadas de aceite de oliva
2	cucharadas de vinagre de vino blanco
I	diente de ajo finamente picado
	Cáscara de I limón, rallada
I	cucharadita de azúcar
¾	de cucharadita de sal
	Pimienta negra recién molida

Ensalada

I	tallo de apio, finamente picado en cubitos
½	pimiento (ají, pimiento morrón) amarillo o color naranja, sin semillas y finamente picado en cubitos
½	taza de pimientos asados, finamente picados
8	aceitunas *kalamata* sin hueso, en rebanadas muy delgadas
3	cebollines (cebollas de cambray) cortados longitudinalmente a la mitad y rebanadas
2	cucharadas de perejil fresco picado
I	cucharada de albahaca fresca picada
I	cucharada de eneldo fresco picado

Mariscos

I½	tazas de agua
½	taza de vino blanco o jugo de limón

10	tallos de perejil
6	granos enteros de pimienta negra
2	tiras largas de cáscara de limón
½	cucharadita de sal
½	libra (224 g) de camarones medianos, enjuagados
½	libra de vieiras (escalopes) de mar, sin el callo, cortadas en cuartos u octavos
½	libra de calamares, con el cuerpo rebanado en anillos y los tentáculos cortados en trozos del tamaño de un bocado
8	onzas (224 g) de carne de cangrejo precocida

Para preparar la vinagreta: en un tazón (recipiente) grande, combine el jugo de limón, el aceite, el vinagre, el ajo, la cáscara de limón, el azúcar y la sal. Sazone con pimienta al gusto.

Para preparar la ensalada: agregue el apio, el pimiento amarillo, los pimientos asados, las aceitunas, los cebollines, el perejil, la albahaca y el eneldo a la vinagreta y mezcle bien.

Para preparar los mariscos: llene un tazón grande con agua helada. Déjelo a un lado.

En una cacerola mediana, combine el agua, el vino o jugo de limón, el perejil, los granos enteros de pimienta, la cáscara de limón y la sal. Ponga la mezcla a hervir. Baje el fuego a mediano, manteniendo el hervor.

Agregue los camarones y hiérvalos durante I minuto. Agregue las vieiras y hiérvalas durante I minuto. Agregue los calamares y hiérvalos durante 30 segundos a I minuto.

Retire la cacerola del fuego y escurra el líquido. Coloque los mariscos en el agua helada para que ya no se cuezan más.

Saque los mariscos del agua. Pele los camarones y agréguelos a la ensalada junto con las vierias, los calamares y la carne de cangrejo. Refrigere hasta servir.

Por ración: 262 calorías, 28 g de proteínas, II g de carbohidratos, 10 g de grasa, 180 mg de colesterol, I g de fibra dietética, 877 mg de sodio

----

Consejo culinario: esta receta requiere un total de 2 libras (I kg) de mariscos. Si lo prefiere, puede usar una sola variedad de mariscos, como almejas o mejillones. Experimente con sus mariscos favoritos.

A muchas personas, en especial a los niños, no les gusta ver los tentáculos de los calamares en su ensalada. Pídale al dependiente de la pescadería que sólo le venda el cuerpo de los calamares, el cual puede rebanar en anillos.

ENSALADA MEDITERRÁNEA DE LENTEJAS

Rinde 6 porciones

Tiempo de preparación y cocción: 50 minutos

Esta ensalada es igualmente deliciosa servida fría sobre una cama de verduras de hojas verdes, servida a temperatura ambiente con galletas o pan crujiente o servida caliente como guarnición de un plato fuerte de pollo o pescado. Las sobras se mantienen frescas en el refrigerador durante varios días.

2	tazas de agua
I	taza de lentejas verdes francesas o normales
2	cucharadas de aceite de oliva
2	cucharadas de jugo de limón
1½	cucharadas de vinagre de vino tinto
I	diente pequeño de ajo finamente picado
I	cucharadita de ralladura de limón
½	cucharadita de Mostaza *Dijon*
½	taza de pimiento (ají, pimiento morrón) rojo o amarillo, picado
½	taza de zanahoria rallada
½	taza de pepino picado en cubitos
10	aceitunas *kalamata*, en rebanadas delgadas
2	cucharadas de cebolla morada finamente picada
I	cucharada de eneldo fresco picado
I	cucharada de albahaca fresca picada
	Sal
	Pimienta negra recién molida
	Hojuelas de pimiento rojo triturado

En una cacerola mediana, ponga agua a hervir. Cuando haya empezado el hervor, agregue las lentejas y siga calentando hasta que vuelva a hervir. Baje el fuego a mediano-lento, tape la cacerola y cocine las lentejas durante 40 a 45 minutos o hasta que estén suaves.

En un tazón (recipiente) mediano, bata el aceite, el jugo de limón, el vinagre, el ajo, la ralladura de limón y la mostaza. Agregue el pimiento, la zanahoria, el pepino, las aceitunas, la cebolla, el eneldo y la albahaca.

Cuando las lentejas estén cocidas, escúrralas en una coladera (colador) si es necesario. Revuélvalas con el resto de los ingredientes. Sazone al gusto con sal, pimienta negra y hojuelas de pimiento rojo triturado y revuelva bien. Deje marinando la ensalada hasta servir o refrigérela.

Por ración: 169 calorías, 8 g de proteínas, 21 g de carbohidratos, 6 g de grasa, 0 mg de colesterol, 5 g de fibra dietética, 131 mg de sodio

ENSALADA DE POLLO ASADO CON MANGO Y PISTACHOS

Rinde 6 porciones

Tiempo de preparación y cocción: 35 minutos

Usted puede variar esta receta sustituyendo el mango por melocotones (duraznos), albaricoques (chabacanos, damascos), uvas u otra fruta. Yo incluso he usado peras y manzanas frescas en el otoño, con resultados maravillosos. El pollo rostizado y deshebrado le da más sabor y textura a esta ensalada. Sírvala sobre una cama de verduras de hojas verdes o úsela para hacerse un sándwich (emparedado) en un pan árabe (pan de *pita*) enrollado.

4	mitades de pechuga de pollo con hueso
	Sal
	Pimienta negra recién molida
½	taza de mayonesa reducida en grasa
½	taza de crema agria reducida en grasa
2	cucharadas de jugo de limón
I	cucharadita de estragón deshidratado
I	cucharadita de mostaza *Dijon*
½	cucharadita de ralladura de limón
2	tallos de apio, picados en cubitos
½	pimiento (ají, pimiento morrón), sin semillas y picado en cubitos
I	mango, pelado y cortado en cubitos

½ taza de pistachos sin cáscara y sin sal, picados en trozos grandes

¼ de taza de perejil fresco picado

Precaliente el horno a 400°F. Cubra un refractario con papel aluminio.

Coloque el pollo en el refractario. Rocíelo con aceite en aerosol y sazone con la sal y la pimienta negra. Hornéelo durante aproximadamente 30 minutos o hasta que esté bien cocido. Sáquelo del horno y déjelo enfriar.

Para preparar el aliño (aderezo), en un tazón (recipiente) grande, combine la mayonesa, la crema agria, el jugo de limón, el estragón, la mostaza y la ralladura de limón.

Quítele la piel y el hueso al pollo y desmenúcelo a mano en trozos del tamaño de un bocado. Incorpórelo al aliño, junto con el apio, el pimiento, el mango, los pistachos y el perejil. Sazone con sal y pimienta negra. Refrigere hasta servir.

Por ración: 200 calorías, 12 g de proteínas, 15 g de carbohidratos, 11 g de grasa, 31 mg de colesterol, 2 g de fibra dietética, 249 mg de sodio

ENSALADA DE CAMARONES Y PASTA CON COMELOTODOS

Rinde 4 porciones

Tiempo de preparación y cocción: 45 minutos

Ligera pero satisfaciente, esta ensalada de pasta es un plato favorito para fiestas. Las sobras se conservan bien en el refrigerador durante uno o dos días.

½ libra (224 g) de comelotodos, blanqueados y cortados en diagonal

8 onzas (224 g) de pasta tipo *penne*

2 cucharadas de aceite de oliva

2 cucharadas de jugo de limón o al gusto

1½ cucharaditas de mostaza *Dijon*

1 diente pequeño de ajo finamente picado

1 cucharadita de ralladura de limón

½ cucharadita de estragón deshidratado, triturado

Sal

Pimienta negra recién molida

I	libra (448 g) de camarones medianos, cocidos y pelados
4	onzas (II2 g) de queso *feta*, desmoronado
I	pimiento (ají, pimiento morrón) rojo o anaranjado o combinados, desvenados, sin semillas y cortados en rebanadas delgadas
¼	de taza de cebolla morada picada
I	cucharada de perejil fresco finamente picado
I	cucharada de albahaca fresca finamente picada

En una cacerola grande, ponga agua a hervir. Llene el lavamanos o una bandeja grande con agua helada.

Agregue los comelotodos al agua hirviendo y blanquéelos durante I a 2 minutos o hasta que adquieran un tono verde brillante. Saque los comelotodos del agua hirviendo con una coladera y sumérjalos en el agua helada para que no se cuezan más. Una vez que se hayan enfriado, sáquelos del agua y séquelos sobre una toalla de papel.

Vuelva a hervir el agua en la cacerola. Agregue la pasta y hiérvala según las instrucciones que aparezcan en el empaque o hasta que esté al punto. Tenga cuidado de no cocerla demasiado. Escurra la pasta, reservando 2 cucharadas del agua en que la hirvió. Transfiera la pasta a un tazón (recipiente) grande.

Para preparar el aliño (aderezo), en un tazón pequeño, combine el aceite, el jugo de limón, la mostaza, el ajo, la ralladura de limón y el estragón. Agregue el agua que reservó. Sazone con sal y pimienta negra al gusto.

Vierta el aliño sobre la pasta y revuelva bien. Agregue el camarón, el queso, el pimiento, la cebolla, el perejil y la albahaca. Revuelva bien. Sazone al gusto con sal, pimienta negra y más jugo de limón, si desea. Cubra la ensalada y refrigere hasta servir.

Por ración: 503 calorías, 37 g de proteínas, 53 g de carbohidratos, I6 g de grasa, I98 mg de colesterol, 4 g de fibra dietética, 538 mg de sodio

ENSALADA DE FRIJOLES

Rinde 6 porciones

Tiempo de preparación: 20 minutos

Añadir frijoles enlatados a una ensalada marinada es una forma fácil y rápida de agregar fibra y proteína magra a su alimentación. Nuestra combinación favorita incluye frijoles negros, frijoles pintos y frijoles colorados.

Usted puede usar cualquier tipo de frijoles que desee. Para un sabor más picante, agréguele hojuelas de pimiento rojo triturado al gusto.

3	latas de 15 onzas de frijoles (habichuelas), enjuagados y escurridos
1	taza de maíz (elote, choclo) congelado, descongelado y escurrido
¼	de taza de cebolla morada finamente picada
¼	de taza de pimiento (ají, pimiento morrón) picado
1	cucharada de perejil fresco picado
1	cucharada de cilantro fresco picado
¼	de taza de caldo de pollo bajo en grasa o caldo de verduras
2	cucharadas de aceite de oliva
2	cucharadas de pasta de tomate (jitomate)
	Jugo de 1 limón verde
	Cáscara de 1 limón verde rallada
1	cucharada de vinagre de vino tinto
1	diente de ajo finamente picado
1	cucharadita de miel o azúcar
1	cucharadita de chile en polvo (*chili powder*)
½	cucharadita de comino molido
	Sal
	Pimienta negra recién molida
	Hojuelas de pimiento rojo triturado

En un tazón (recipiente) grande, combine los frijoles, el maíz, la cebolla, el pimiento rojo, el perejil y el cilantro.

Para preparar el aliño (aderezo), en un tazón pequeño, combine el caldo, el aceite, la pasta de tomate, el jugo de limón verde, la cáscara de limón verde, el vinagre, el ajo, la miel o el azúcar, el chile en polvo y el comino.

Vierta el aliño sobre los frijoles y revuelva. Sazone al gusto con la sal, la pimienta negra y las hojuelas de pimiento rojo triturado. Revuelva bien y deje que los frijoles se adoben (marinen) hasta servir.

Por ración: 238 calorías, 11 g de proteínas, 36 g de carbohidratos, 6 g de grasa, 0 mg de colesterol, 12 g de fibra dietética, 481 mg de sodio

ENSALADA DE BATATA DULCE Y ARROZ SILVESTRE CON VINAGRETA DE PERAS

Rinde 8 porciones

Tiempo de preparación y cocción: 50 minutos

Si está buscando un plato sabroso para los días de fiesta, pruebe esta ensalada. Se puede hacer con uno o dos días de anticipación, ya que sus sabores se mezclan bien cuando se deja adobando (marinando). Sírvala sobre una cama de verduras de hojas verdes.

2½	tazas de agua
1¼	tazas de arroz silvestre, enjuagado
2	libras (1 kg) de batatas dulces (camotes), peladas y cortadas en cubitos
3	cebollines (cebollas de cambray) rebanados
½	pimiento (ají, pimiento morrón), sin semillas y finamente picado en cubitos
⅓	de taza de pacanas tostadas
¼	de taza de perejil fresco picado
2	peras maduras, peladas y sin corazón
3	cucharadas de aceite de nuez
2	cucharadas de vinagre de vino blanco
2	cucharadas de jugo de limón
½–1	cucharadita de salvia deshidratada
	Sal
	Pimienta negra recién molida

En una cacerola grande, ponga agua a hervir. Agregue el arroz. Baje el fuego a lento, tape la cacerola y cocine durante 45 minutos o hasta que el arroz esté suave pero no batido.

Mientras el arroz se esté cociendo, ponga las batatas dulces en otra cacerola grande y llénela de agua. Cuando el agua empiece a hervir, baje el fuego a mediano-lento y cueza las batatas dulces durante 5 minutos más o hasta que estén suaves. Tenga cuidado de no cocerlas demasiado, porque si lo hace, se desmoronarán al agregarlas a la ensalada. Escúrralas y enjuáguelas con agua fría para que no queden demasiado blandas. Póngalas aparte.

En un tazón (recipiente) grande, revuelva los cebollines, el pimiento, las pacanas y el perejil.

En un procesador de alimentos o licuadora (batidora), licúe I de las peras hasta que se haga puré. Agregue el aceite, el vinagre, el jugo de limón y la salvia. Licúe hasta que quede un puré de consistencia uniforme. Sazone con sal y pimienta negra al gusto. Ponga la vinagreta aparte.

Cuando el arroz esté cocido, escúrralo y transfiéralo al tazón. Revuélvalo con la vinagreta de pera. Pique la otra pera y combínela cuidadosamente con las batatas dulces y la mezcla de los cebollines. Pruebe la ensalada y sazónela con la sal y la pimienta negra, si desea. Refrigere hasta servir.

Por ración: 264 calorías, 7 g de proteínas, 46 g de carbohidratos, 7 g de grasa, 0 mg de colesterol, 6 g de fibra dietética, 50 mg de sodio

Sopas sabrosas

SOPA DE FRIJOL NEGRO AL LIMÓN

Rinde 6 porciones

Tiempo de preparación: 15 minutos

Tiempo de cocción: 1½ horas

Esta es una sopa deliciosa, espesa y muy sabrosa. Sírvala con pan de maíz (pastel de elote) y ensalada, como guarnición o antes de servir un plato fuerte mexicano. Use un procesador de alimentos para picar las verduras y disminuir el tiempo de preparación.

1	cucharada de aceite de oliva
1	cebolla morada picada
1	pimiento (ají, pimiento morrón), desvenado, sin semillas y picado
1	zanahoria picada
1–2	chiles jalapeños picados
4	dientes de ajo picados
1	hoja de laurel
1	cucharada de comino molido
1	cucharada de coriandro molido
1	cucharadita de orégano deshidratado
3	tazas de frijoles (habichuelas) negros secos, escogidos, enjuagados y remojados durante toda la noche
8	tazas de caldo de verduras o caldo de pollo bajo en sodio
1	cucharadita de saborizante sabor ahumado *liquid smoke* (opcional)
2	cucharadas de perejil fresco picado
2	cucharadas de cilantro fresco picado
2	cucharadas de vino de jerez seco

I	cucharada de jugo de limón verde
I	cucharadita de ralladura de limón verde
	Sal
	Pimienta negra recién molida

En una olla grande para sopa, caliente el aceite a fuego mediano. Agregue la cebolla, el pimiento, la zanahoria, los chiles jalapeños y el ajo. Cocine durante 10 minutos, revolviendo ocasionalmente.

Agregue la hoja de laurel, el comino, el coriandro y el orégano.

Escurra y enjuague los frijoles. Agréguelos a la olla junto con el caldo y el saborizante de sabor ahumado (*liquid smoke*), si es que lo va a usar. Caliente hasta que hierva y luego baje a fuego mediano-lento. Tape parcialmente la olla y cocine los frijoles durante I a I½ horas o hasta que estén suaves. Retire la hoja de laurel.

Agregue el perejil, el cilantro, el vino de jerez, el jugo de limón verde y la ralladura de limón verde. Revuelva y sazone con la sal y la pimienta negra al gusto.

Por ración: 392 calorías, 22 g de proteínas, 69 g de carbohidratos, 4 g de grasa, 0 mg de colesterol, 21 g de fibra dietética, 645 mg de sodio

SOPA DE BRÓCOLI RABÉ Y FRIJOL

Rinde 8 porciones

Tiempo de preparación y cocción: I½ horas

El brócoli rabé, que también se conoce como *rapini* o *rape*, es una planta de la familia de la mostaza. Se parece mucho al brócoli, pero tiene tallos más delgados, floretes más pequeños y más hojas. Compre manojos que tengan tallos delgados y que no tengan hojas amarillas. Use toda la planta, desechando sólo 2 pulgadas (5 cm) de la parte inferior de los tallos.

3	tazas de frijoles (habichuelas) blancos secos (como los frijoles *cannellini*, los blancos y/o *Great Northern beans*), escogidos, enjuagados y remojados durante toda la noche
2	cucharadas de aceite de oliva
I2	dientes de ajo
I	cebolla picada
2	tallos de apio finamente picados

I	zanahoria finamente picada
I	hoja de laurel
I	cucharadita de albahaca deshidratada
I	cucharadita de orégano deshidratado
8	tazas de caldo de pollo o caldo de verduras bajo en sodio
1½	libras (672 kg) de brócoli rabé picado en trozos de ¼" (0,6 cm)
2	cucharaditas de azúcar
¼	de cucharadita de hojuelas de pimiento rojo triturado
I	cáscara de queso parmesano (vea el Consejo culinario en la página 358)
I	cucharadita de ralladura de limón
	Sal
	Pimienta negra recién molida
	Queso parmesano, romano, *pecorino* o *asiago* recién rallado

Escurra y enjuague los frijoles.

En una olla grande para sopa, caliente I cucharada del aceite. Pique 8 dientes del ajo. Agregue los 8 dientes picados de ajo, la cebolla, el apio y la zanahoria. Cocine a fuego mediano-lento durante 10 minutos.

Agregue los frijoles, la hoja de laurel, la albahaca, el orégano y el caldo. Caliente hasta que hierva y luego baje el fuego a lento. Tape parcialmente la olla y deje hervir a fuego lento durante 45 minutos a I hora o hasta que los frijoles estén al punto.

En un sartén antiadherente mediano, caliente la cucharada restante del aceite. Pique los 4 dientes de ajo restantes. Agregue los dientes de ajo, el brócoli rabé, el azúcar y las hojuelas de pimiento rojo triturado. Saltéelos (sofríelos) durante 3 minutos, revolviendo constantemente, hasta que el brócoli rabé adquiera un color verde brillante. Retire del fuego y póngalo aparte.

Cuando los frijoles estén cocidos, agregue, revolviendo bien, el brócoli rabé, la cáscara de queso parmesano y la ralladura de limón. Hierva a fuego lento durante 30 minutos o hasta que esté listo para servirse. Retire la hoja de laurel y la cáscara de queso parmesano y sazone con la sal y la pimienta negra al gusto. Espolvoree con el queso rallado.

Por ración: 372 calorías, 26 g de proteínas, 39 g de carbohidratos, 6 g de grasa, 0 mg de colesterol, 13 g de fibra dietética, 128 mg de sodio

---

Consejo culinario: para ahorrar tiempo, use dos latas de 15 onzas de frijoles blancos en lugar de usar frijoles secos. Así, sólo tendrá que escurrir y enjuagar los frijoles en lugar de remojarlos y cocerlos durante 45 minutos a 1 hora. Agregue los frijoles enlatados cuando agregue el brócoli rabé, la cáscara de queso parmesano y la cáscara de limón y siga los demás pasos de la receta.

La cáscara de queso parmesano puede darle espesor y dimensión a las sopas y a los guisos (estofados). Después de rallar el queso, en vez de tirar la cáscara, póngala en una bolsa de plástico y guárdela en el congelador hasta que la use.

SOPA DE FRIJOL Y TOCINO

Rinde 8 porciones

Tiempo de preparación: 15 minutos

Tiempo de cocción: 1 hora

Los frijoles *cannellini* son una variedad de frijoles blancos. Si no tiene tiempo de dejarlos remojando toda la noche, use el método de remojo rápido. Ponga los frijoles en una olla grande de agua, caliente el agua hasta que hierva y luego déjela hervir durante 1 minuto. Retire la olla del fuego, tápela y deje remojando los frijoles durante al menos una hora antes de escurrirlos y usarlos.

1	cucharada de aceite de oliva
1	cebolla picada
2	zanahorias picadas
3	tallos de apio picados
1	pimiento (ají, pimiento morrón), desvenado, sin semillas y picado
6	dientes de ajo picados
½	libra (224 g) de tocino de pavo picado
1	hoja de laurel
1	cucharadita de mejorana deshidratada
1	cucharadita de coriandro molido
½	cucharadita de tomillo deshidratado

3	tazas de frijoles (habichuelas) *cannellini* secos u otros frijoles blancos, escogidos, enjuagados y remojados durante toda la noche
8	tazas de caldo de pollo bajo en sodio
I	cucharada de vinagre de vino de jerez
2	cucharaditas de ralladura de limón
	Sal
	Pimienta negra recién molida

En una olla grande para sopa, caliente el aceite a fuego mediano. Agregue la cebolla, las zanahorias, el apio, el pimiento y el ajo. Cueza durante 10 minutos, revolviendo ocasionalmente. Agregue el tocino, la hoja de laurel, la mejorana, el coriandro y el tomillo y revuelva.

Escurra los frijoles y agréguelos a la olla junto con el caldo. Caliente hasta que hierva y luego baje a fuego mediano-lento. Tape parcialmente la olla y cueza los frijoles durante I hora o hasta que estén suaves. Retire la hoja de laurel.

Agregue el vinagre y la ralladura de limón y revuelva. Sazone con la sal y la pimienta negra al gusto.

Por ración: 461 calorías, 31 g de proteínas, 61 g de carbohidratos, 12 g de grasa, 28 mg de colesterol, 22 g de fibra dietética, 759 mg de sodio

SOPA DE LENTEJAS A LA TOSCANA

Rinde 8 porciones

Tiempo de preparación y cocción: I hora

Las pequeñas lentejas verdes francesas le dan una buena textura a esta sopa, pero las lentejas normales también funcionan bien. Para darle variedad, pruebe usar escarola picada en lugar de espinacas. Asegúrese de cocer la pasta hasta que quede al punto.

I	libra (448 g) de pequeñas lentejas verdes francesas, enjuagadas
7	tazas de caldo de verduras
I	hoja de laurel
2	cucharadas de aceite de oliva extra virgen
2	dientes de ajo picados

1	cebolla grande picada
1	zanahoria grande picada
2	tallos de apio picados
1	taza de pasta pequeña
8	onzas (224 g) de espinacas picadas
1	lata de 14½ onzas de tomates (jitomates) picados en cubitos
1	cucharada de perejil fresco picado
	Sal
	Pimienta negra recién molida
	Queso parmesano recién rallado (opcional)

En una olla grande para sopa, combine las lentejas, el caldo y la hoja de laurel. Caliente hasta que hierva y luego baje el fuego para que hierva a fuego lento. Tape parcialmente la olla y cocine las lentejas durante aproximadamente 45 minutos o justo hasta que estén suaves.

En un sartén pequeño, caliente el aceite. Agregue el ajo, la cebolla, la zanahoria y el apio. Saltéelos (sofríalos) a fuego lento, revolviendo frecuentemente hasta que las verduras estén muy suaves pero no doradas. Retire del fuego y ponga el sartén a un lado.

En una cacerola mediana, caliente agua hasta que hierva. Agregue la pasta y hiérvala durante alrededor de 5 minutos o hasta que esté al punto. Escurra la pasta y póngala aparte.

Agregue las verduras salteadas, las espinacas, los tomates (con su jugo) y el perejil a las lentejas. Hierva a fuego lento durante 15 minutos, revolviendo frecuentemente.

Agregue la pasta, revuelva y sazone con la sal y la pimienta. Retire la hoja de laurel. Espolvoree con el queso (opcional).

Por ración: 432 calorías, 24 g de proteínas, 73 g de carbohidratos, 6 g de grasa, 0 mg de colesterol, 16 g de fibra dietética, 827 mg de sodio

GUISO DE MARISCOS Y FRIJOLES

Rinde 6 porciones

Tiempo de preparación y cocción: 45 minutos

Para hacerlo más picante, use dos chiles jalapeños en lugar de uno. Sirva el estofado acompañado de salsa Tabasco y pimienta de Cayena.

2	cucharadas de aceite de oliva
I	cebolla grande picada
4	dientes de ajo finamente picados
I	chile jalapeño finamente picado o una lata de 4½ onzas de chiles verdes picados
2	cucharadas de chile en polvo (*chili powder*)
I	cucharadita de comino molido
I	cucharadita de orégano deshidratado
I	lata de 14½ onzas de tomates (jitomates) picados en cubitos y escurridos
I½	tazas de vino blanco seco
I	frasco de 8 onzas de jugo de almeja
½	taza de caldo de pollo sin grasa o caldo de verduras
¾	de taza de crema *half-and-half*
3	cucharadas de maicena o arrurruz (*arrowroot*)
2	latas de 19 onzas de frijoles (habichuelas) *cannellini*, enjuagados y escurridos
½	libra (224 g) de vieiras (escalopes) de mar, cortadas en cuartos
½	libra de camarones medianos, pelados y cortados a la mitad como mariposas
½	libra de almejas sin concha, picadas
½	libra de pescado (como tilapia, pez espada, bacalao/abadejo o halibut/hipogloso), cortado en trozos del tamaño de un bocado
2	cucharadas de perejil fresco picado
I	cucharada de jugo de limón verde
	Sal
	Pimienta negra recién molida

En una olla para sopa, caliente el aceite. Agregue la cebolla y saltéela (sofríala) durante dos minutos. Agregue el ajo y los chiles jalapeños o verdes y revuelva. Saltee a fuego mediano durante 3 minutos.

Agregue y revuelva el chile en polvo, el comino y el orégano. Agregue los tomates, el vino, el jugo de almeja y el caldo. Caliente hasta que hierva y luego baje el fuego. Tape la olla y hierva a fuego lento durante 30 minutos.

En una taza pequeña, revuelva la crema *half-and-half* con la maicena o el arrurruz. Agréguele unas cuantas cucharadas de la mezcla de tomate y luego viértala lentamente en la olla, revolviendo constantemente.

Agregue los frijoles, las vieiras, los camarones, las almejas, el pescado, el perejil y el jugo de limón verde. Cocine durante 2 a 3 minutos o hasta que el pescado esté bien cocido. Sazone con sal y pimienta negra al gusto. Sirva de inmediato.

Por ración: 419 calorías, 33 g de proteínas, 37 g de carbohidratos, 11 g de grasa, 103 mg de colesterol, 8 g de fibra dietética, 697 mg de sodio

SOPA DE CANGREJO Y *SQUASH*

Rinde 6 porciones

Tiempo de preparación y cocción: 55 minutos

Sirva esta sopa única con ensalada y una rebanada de pan integral crujiente o pan de maíz (pastel de elote) y ya tendrá una comida completa. Si puede conseguir cangrejo de Dungeness fresco, es perfecto para esta receta. Si no, use la carne de cangrejo enlatada de sabor más fresco que pueda encontrar. El *butternut squash* es un tipo de calabaza que es fácil de conseguir en la mayoría de los supermercados (colmados), particularmente durante el invierno.

2	cucharadas de mantequilla sin sal
1	cebolla picada
1	tallo de apio picado
1	zanahoria picada
1	*butternut squash* (3½-libras (1,5 kg) pelado, sin semillas y picado en cubitos
4	tazas de caldo de pollo o caldo de verduras bajo en sodio
¼	de cucharadita de tomillo deshidratado
¼	de cucharadita de coriandro molido
¼	de cucharadita de nuez moscada molida
1	lata de 12 onzas de leche evaporada sin grasa
½	taza de crema *half-and-half*
1	libra (448 g) de carne de cangrejo precocida (o la carne de 2 cangrejos de Dungeness)

2	cucharadas de vino de jerez seco
I	cucharada de perejil fresco picado
I	cucharadita de ralladura de limón
	Sal
	Pimienta negra recién molida

En una olla grande para sopa, derrita la mantequilla a fuego mediano. Agregue la cebolla, el apio y la zanahoria. Cocine durante 5 a 10 minutos o hasta que se hayan suavizado.

Agregue el *squash* y revuelva. Luego añada el caldo, el tomillo, el coriandro y la nuez moscada y caliente a fuego alto hasta que hierva. Baje el fuego a mediano-lento, cubra la olla y deje hervir a fuego lento durante 20 minutos o hasta que el *squash* esté suave.

Agregue la leche, revolviendo bien. Cocine durante 5 minutos más o hasta que el *squash* se empiece a desmoronar y el caldo se espese ligeramente.

Baje el fuego a muy lento. En una taza, agregue un par de cucharadas de la mezcla del *squash* a la crema *half-and-half* y luego vierta esta mezcla lentamente en la mezcla del *squash*, revolviéndola constantemente.

Agregue la carne de cangrejo, el vino de jerez, el perejil y la ralladura de limón. Sazone con la sal y la pimienta al gusto.

Por ración: 323 calorías, 27 g de proteínas, 40 g de carbohidratos, 8 g de grasa, 73 mg de colesterol, 6 g de fibra dietética, 423 mg de sodio

SOPA DE MARISCOS

Rinde 8 porciones

Tiempo de preparación y cocción: 50 minutos

Yo he estado preparando esta receta durante años. Tiene un sabor delicioso y una textura cremosa, pero sin toda la grasa que normalmente contienen las cremas.

I	libra (448 g) de camarones medianos
½	cucharadita de romero deshidratado
½	cucharadita de tomillo deshidratado
I	tira larga de cáscara de limón
6	tazas de agua

1½	cucharadas de mantequilla sin sal
4	chalotes picados
1	taza de apio picado
3	dientes de ajo finamente picados
4	papas rojas grandes, peladas y picadas en cubitos
1	frasco de 8 onzas de jugo de almeja
1	libra (448 g) de vieiras (escalopes, *sea scallops*), cortadas en cuartos
8	onzas (224 g) de almejas picadas
3	cucharadas de jugo de limón
2	cucharadas de perejil fresco picado
2	cucharadas de vino de jerez seco
4	cucharadas de arrurruz o maicena
1	taza de crema *half-and-half*
	Sal
	Pimienta negra recién molida

Quíteles la cáscara a los camarones. Póngalos en una cacerola grande junto con el romero, el tomillo y la cáscara de limón. Agregue el agua y caliente hasta que hierva.

Baje a fuego mediano y siga hirviendo durante 30 minutos. Pique los camarones en trozos del tamaño de un bocado y póngalos aparte.

En una olla grande para sopa, derrita la mantequilla a fuego mediano. Agregue los chalotes, el apio y el ajo y cocine durante 3 minutos. Agregue las papas y mezcle.

Vierta el agua en que cocinó el camarón en un coladera (colador) colocado sobre la olla. Agregue el jugo de almeja. Caliente hasta que hierva y luego baje el fuego a mediano. Cocine durante 10 minutos o hasta que las papas estén suaves.

Baje a fuego muy lento. Agregue los camarones, las vieiras, las almejas, el jugo de limón, el perejil y el vino de jerez.

En una taza, mezcle el arrurruz o maicena con la crema *half-and-half* y luego agréguele varias cucharadas de la sopa de mariscos, revolviendo bien. Vierta la mezcla del arrurruz en la olla, revolviendo constantemente a medida que se vaya espesando. Sazone con la sal y la pimienta al gusto.

Por ración: 273 calorías, 27 g de proteínas, 27 g de carbohidratos, 7 g de grasa, 128 mg de colesterol, 2 g de fibra dietética, 419 mg de sodio

GUISO DE POLLO ENCHILADO

Rinde 8 porciones

Tiempo de preparación: 15 minutos

Tiempo de cocción: 55 minutos

Los chiles chipotles adobados le dan a este plato un delicioso sabor ahumado. Si prefiere que no sea tan picante, use sólo un cuarto de lata de chiles chipotles. Puede guardar el resto de los chiles y la salsa en una bolsa de plástico y congelarlos para después.

2	cucharadas de aceite de oliva
2½	libras (1,1 kg) de pechuga de pollo sin hueso y sin piel, picada en cubitos
	Sal
	Pimienta negra recién molida
2	cebollas picadas
1	pimiento (ají, pimiento morrón) rojo o verde, desvenado, sin semillas y picado
6	dientes de ajo finamente picados
2	latas de 15 onzas de frijoles (habichuelas) colorados o pintos, enjuagados y escurridos
1	lata de 28 onzas de tomates (jitomates) picados en cubitos
1	lata de 28 onzas de tomates machacados
¼–½	lata de 7 onzas de chiles chipotles adobados, picados
3	cucharadas de chile en polvo (*chili powder*)
1	cucharada de comino molido
1	cucharada de orégano deshidratado
1	cucharada de cacao en polvo sin endulzar
2	tazas de granos de maíz (elote, choclo) congelados, ya descongelados
2	cucharadas de cilantro fresco picado
2	cucharadas de limón verde jugo

En una olla grande para sopa, caliente 1 cucharada del aceite a fuego mediano. Agregue el pollo y sazone con la sal y la pimienta negra. Saltee (sofría) el pollo, revolviéndolo, durante 5 minutos o hasta que esté ligeramente dorado. Transfiéralo a un tazón (recipiente) mediano.

Agregue la cucharada restante de aceite a la olla. Agregue y mezcle la cebolla, el pimiento y el ajo. Saltee durante 5 minutos. Agregue y mezcle los frijoles, el tomate picado en cubitos (con su jugo), el tomate machacado, los chipotles (con el adobo), el chile en polvo, el comino, el orégano y el cacao. Baje a fuego mediano-lento, tape la olla y deje hervir durante al menos 30 minutos.

Agregue y mezcle el pollo, el maíz, el cilantro y el jugo de limón verde. Cocine sin tapar durante 15 minutos. Sazone con sal y pimienta negra.

Por ración: 390 calorías, 43 g de proteínas, 42 g de carbohidratos, 7 g de grasa, 82 mg de colesterol, 11 g de fibra dietética, 806 mg de sodio

SOPA CREMOSA DE POLLO Y CEBADA

Rinde 6 porciones

Tiempo de preparación y cocción: 1¼ horas

Esta receta es similar a la sopa de hongos y cebada, sólo que con algunos giros interesantes. Es un excelente ejemplo del sabor de la cocina casera.

2	cucharaditas + 1 cucharada de aceite de oliva
1	libra (448 g) de pechuga de pollo sin hueso y sin piel, picada en cubitos
1	cebolla picada
1	zanahoria finamente picada
1	tallo de apio picado
8	onzas (226 g) de diversos tipos de hongos picados
3	dientes de ajo finamente picados
1	cucharadita de tomillo deshidratado
1	cucharadita de estragón deshidratado
2	cucharadas de vino tinto seco
1	taza de cebada perlada
1	hoja de laurel
7	tazas de caldo de pollo sin grasa
1	taza de crema *half-and-half*
1	cucharada de jerez seco
	Pimienta negra recién molida

En una olla para sopa, caliente las 2 cucharaditas del aceite. Agregue los cubitos de pollo, revolviendo bien, y saltéelos (sofríalos) de 3 a 5 minutos o hasta que estén parcialmente cocidos y dorados por fuera. Retírelos de la olla y póngalos aparte.

En la misma olla, caliente la cucharada del aceite. Agregue la cebolla, la zanahoria y el apio y revuelva. Saltée a fuego mediano-lento durante 4 a 5 minutos o hasta que las verduras se hayan suavizado y se hayan empezado a dorar.

Agregue los hongos, el ajo, el tomillo y el estragón. Baje el fuego a lento, tape la olla y cocine durante 15 minutos, revolviendo ocasionalmente. Destape la olla y suba el fuego a alto. Agregue el vino y revuelva de 1 a 2 minutos hasta que se haya absorbido el líquido.

Agregue la cebada y la hoja de laurel. Revuelva para cubrir la cebada. Agregue el caldo y caliente hasta que hierva. Baje el fuego a lento y siga hirviendo a fuego lento durante 50 minutos o hasta que la sopa se haya espesado y la cebada esté blanda. Agregue el pollo.

En una taza, mezcle unas cucharadas de la sopa caliente, una por una, con la crema *half-and-half*, hasta que la mezcla esté tibia. Vierta la mezcla lentamente a la olla, revolviendo constantemente para asegurar que no se cuaje.

Retire la hoja de laurel. Agregue el jerez y revuelva bien. Sazone con la pimienta.

Por porción: 327 calorías, 25 g de proteínas, 34 g de carbohidratos, 10 g de grasa, 59 mg de colesterol, 7 g de fibra dietética, 1.046 mg de sodio

GUISO DE PATO Y LENTEJAS

Rinde 4 porciones

Tiempo de preparación y cocción: 1 hora

Si se prepara correctamente, el pato puede ser una alternativa saludable y deliciosa al pollo o a la carne de res. Esta receta sólo utiliza la pechuga, lo cual crea un guiso (estofado) con un sabor sustancioso.

3	cucharaditas de aceite de oliva
1½	libras (680 g) de pechuga de pato sin piel, picada en cubitos de ½" (1 cm)
	Sal
	Pimienta negra recién molida
1	cebolla picada
2	zanahorias picadas
4	onzas (112 g) de hongos picados
1	tallo de apio picado
½	pimiento (ají, pimiento morrón) rojo, sin semillas y picado
1	diente de ajo finamente picado
3	tazas de caldo de pollo
1	taza de lentejas francesas pequeñas
¾	de taza de vino blanco
1	hoja de laurel

I	cucharadita de estragón deshidratado
I	cucharadita de cebollino deshidratado
½	cucharadita de tomillo deshidratado
I	cucharada de ralladura de naranja (china)
I	cucharada de perejil fresco picado
I	cucharada de vinagre de jerez

En una olla grande, caliente I½ cucharaditas del aceite a fuego mediano. Agregue el pato y salpimente. Cocine durante 5 minutos o hasta que se dore ligeramente.

Pase el pato a un plato. Cúbralo y refrigérelo hasta que lo vaya a usar.

Agregue las I½ cucharaditas restantes de aceite a la olla, junto con la cebolla, la zanahoria, los hongos, el apio, el pimiento y el ajo. Cocine durante 10 minutos, revolviendo ocasionalmente.

Agregue el caldo, las lentejas, el vino, la hoja de laurel, el estragón, el cebollino y el tomillo. Caliente a fuego alto hasta que hierva. Baje el fuego a mediano-lento, tape la olla y cocine durante 45 minutos o hasta que las lentejas estén tiernas y el caldo se haya espesado.

Incorpore y revuelva el pato con su jugo, la ralladura de naranja, el perejil y el vinagre. Salpimente. Retire la hoja de laurel. Cocine durante 5 minutos o hasta que el pato esté completamente cocido. Sirva de inmediato.

Por porción: 482 calorías, 48 g de proteínas, 39 g de carbohidratos, II g de grasa, 135 mg de colesterol, 10 g de fibra dietética, 884 mg de sodio

CALDO DE POLLO CON FIDEOS

Rinde 12 porciones

Tiempo de preparación y cocción: 2 horas

Para muchos, el caldo de pollo con fideos es un alimento de rigor durante la temporada de resfriados (catarros) y de gripe. Aun si uno no está enfermo, el mismo aroma del caldo tiene un efecto terapéutico. Cualquier tamaño o tipo de fideo sirve para hacer este caldo. Quítele la piel al pollo antes de cocinarlo para disminuir la cantidad de grasa del plato, pero no su sabor.

2	cebollas pequeñas con cáscara, cortadas a la mitad
4	dientes de ajo sin pelar
4	tallos de apio con hojas

4	zanahorias
10	tallos de perejil
3½	libras (1,5 kg) de pollo en trozos sin piel
2	hojas de laurel
20	granos enteros de pimienta
1	cucharadita de tomillo deshidratado
20	tazas de agua
10–12	onzas (284 g) de fideos
	Sal
	Pimienta negra recién molida

En una olla grande para sopa, combine la cebolla, el ajo, el apio, la zanahoria, el perejil, el pollo, la hoja de laurel, los granos enteros de pimienta, el tomillo y el agua. Sazone con sal.

Caliente hasta que hierva, luego baje el fuego a mediano-lento. Cocine parcialmente tapado durante 1½ horas.

Saque el pollo y la zanahoria con cuidado y póngalos aparte para que se enfríen.

Coloque una coladera (colador) sobre otra cacerola grande. Pase la sopa por la coladera para que el caldo quede en la cacerola y las verduras queden en la coladera. Deseche las verduras. Vuelva a calentar el caldo hasta que hierva. Agregue los fideos y cocínelos según las instrucciones que aparezcan en el empaque o hasta que estén al punto. Procure no cocinarlos demasiado.

Deshuese el pollo y desmenúcelo para que quede en trozos del tamaño de un bocado. Rebane las zanahorias. Agregue el pollo y las zanahorias a la sopa. Salpimente al gusto.

Por porción: 261 calorías, 33 g de proteínas, 22 g de carbohidratos, 4 g de grasa, 107 mg de colesterol, 2 g de fibra dietética, 134 mg de sodio

SOPA PICANTE DE CHÍCHARO AMARILLO Y BATATA DULCE

Rinde 6 porciones

Tiempo de preparación y cocción: I hora

Esta receta le sirve para preparar una sopa ligeramente picante. Para darle más picor, agregue el segundo chile jalapeño o polvo de *curry* picante, pero tenga cuidado de no agregar demasiado. Es mejor agregar estos condimentos una vez que haya terminado de preparar la sopa.

I	cucharada de aceite de cacahuate (maní) o de *canola*
I	cebolla morada grande, finamente picada
5	dientes de ajo picados
I–2	chiles jalapeños finamente picados
½	pimiento (ají, pimiento morrón) rojo, sin semillas y finamente picado
I	trozo de jengibre de I" (2,5 cm), finamente picado
6	tazas de caldo de verduras o de pollo bajo en sodio
I	batata dulce (camote) de I libra (0,45 kg), pelada y picada en cubitos
2	tazas de chícharos (guisantes) partidos amarillos
3	cucharaditas de polvo de *curry* picante o suave
I	cucharadita de chile en polvo (*chili powder*)
I	cucharadita de canela molida
I	hoja de laurel
I	lata de I4 onzas de leche de coco reducida en grasa
2	cucharadas de jugo de limón
	Sal
	Pimienta negra recién molida

En una olla grande para sopa, caliente el aceite a fuego mediano. Agregue la cebolla, el ajo, los chiles jalapeños, el pimiento rojo y el jengibre y revuelva. Saltee (sofría), revolviendo ocasionalmente, durante I0 minutos.

Agregue el caldo, la batata dulce, los chícharos partidos, el polvo de *curry*, el chile en polvo, la canela y la hoja de laurel. Caliente la sopa hasta que hierva y luego baje el fuego a mediano-lento. Cubra la olla y deje hervir durante 45 minutos o hasta que los chícharos se hayan suavizado.

Añada la leche de coco, revuelva y siga cocinando durante 5 minutos, hasta que la sopa quede uniforme y cremosa. Agregue el jugo de limón y salpimente al gusto. Retire la hoja de laurel.

Por porción: 435 calorías, 24 g de proteínas, 69 g de carbohidratos, 9 g de grasa, 0 mg de colesterol, 3 g de fibra dietética, 114 mg de sodio

SOPA CREMOSA DE TOMATE Y ALBAHACA

Rinde 6 porciones

Tiempo de preparación y cocción: 1 hora

Esta receta lleva tomates (jitomates) de pera o *Roma*, los cuales están disponibles en el supermercado durante casi todo el año. El paso adicional de asar los tomates le da a la sopa un sabor más intenso. Es fácil y vale la pena hacerlo.

4	libras (2 kg) de tomates de pera, sin los extremos de los tallos, cortados longitudinalmente a la mitad
	Sal
1	cucharadita de mantequilla o de aceite de oliva
1	pimiento (ají, pimiento morrón) rojo, desvenado y sin semillas, picado
3	chalotes picados
4	dientes de ajo picados
1½	tazas de jugo de verduras o de tomate bajo en sodio
1	taza de hojas frescas de albahaca picadas
1	cucharadita de azúcar
1	taza de crema *half-and-half*
	Pimienta negra recién molida

Precaliente el horno a 500°F.

Cubra dos moldes para hornear (13" × 9") con papel aluminio. Coloque los tomates en los moldes en una sola capa con el lado cortado hacia arriba. Rocíelos ligeramente con aceite en aerosol y sazone con la sal al gusto. Hornee durante 25 minutos. Sáquelos del horno y déjelos aparte para que se enfríen.

En una olla grande para sopa, derrita la mantequilla o caliente el aceite a fuego mediano. Agregue y revuelva el pimiento rojo, los chalotes y el ajo. Saltéelos (sofríalos) durante 5 minutos.

Cuando los tomates estén fríos al tacto, quíteles la piel y deséchela. Agregue los tomates a la olla junto con el jugo de verduras, la mitad de la albahaca y el azúcar. Caliente hasta que hierva y luego baje el fuego a mediano-lento. Tape la olla y cocine durante 20 a 25 minutos o hasta que las verduras estén suaves.

Licúe la sopa con una licuadora de mano (*stick blender*) o en un procesador de alimentos hasta que quede un puré de consistencia uniforme. Baje el fuego a muy lento e incorpore la albahaca restante.

En una taza, agregue unas cuantas cucharadas de la sopa a la crema *half-and-half*. Después vierta la crema lentamente a la olla, revolviendo constantemente. Sazone con sal y la pimienta negra al gusto.

Por porción: 156 calorías, 5 g de proteínas, 24 g de carbohidratos, 6 g de grasa, 16 mg de colesterol, 4 g de fibra dietética, 84 mg de sodio

SOPA SUSTANCIOSA DE TOMATE A LA ITALIANA

Rinde 6 porciones

Tiempo de preparación y cocción: 45 minutos

Esta sopa espesa y sabrosa es maravillosa para un día frío de invierno. En la tradición italiana, la receta lleva pan comprado un día antes como espesante. Lo ideal es usar una hogaza de pan integral al estilo italiano.

2	cucharadas de aceite de oliva
1	cebolla picada
4	dientes de ajo picados
2	latas de 28 onzas de tomates (jitomates) enteros, pelados
4	tazas de caldo de verduras o de pollo bajo en sodio
¾	de libra (aproximadamente 6 tazas) de pan italiano integral, sin corteza, picado en cubitos
½	taza de albahaca fresca, picada
1	cucharada de azúcar
	Sal

Pimienta negra recién molida

Hojuelas de pimiento rojo triturado

1   taza de crema *half-and-half*

En una olla grande para sopa, caliente el aceite a fuego mediano. Agregue la cebolla y saltéela (sofríala) hasta que esté suave, durante alrededor de 5 minutos. Agregue el ajo y saltee durante 2 minutos.

Añada los tomates, revolviendo y partiéndolos con una cuchara. Agregue el caldo, el pan, la mitad de la albahaca y el azúcar. Sazone con la sal, la pimienta negra y las hojuelas de pimiento rojo triturado al gusto.

Caliente hasta que hierva y luego baje el fuego a mediano-lento. Tape la olla y deje hervir, revolviendo ocasionalmente, durante 30 minutos. Con un procesador de alimentos o con una licuadora (batidora), licúe hasta que quede un puré de consistencia uniforme.

Baje el fuego a muy lento. En una taza, agregue varias cucharadas de la sopa a la crema *half-and-half*. Viértala lentamente en la olla, revolviendo constantemente.

Añada la albahaca restante. Si lo desea, agregue más sal, pimienta negra y/o hojuelas de pimiento rojo triturado.

Por porción: 341 calorías, 12 g de proteínas, 48 g de carbohidratos, 12 g de grasa, 15 mg de colesterol, 6 g de fibra dietética, 852 mg de sodio

GAZPACHO ESPESO Y SABROSO

Rinde 6 porciones

Tiempo de preparación: 15–20 minutos

Esta receta se publicó originalmente en nuestro libro *Vivir bien con poca grasa*. Se ha vuelto tan popular que he decidido incluir una versión modificada aquí. Aunque el gazpacho es de origen español, aparece en la cocina de muchos países y existen muchas versiones distintas del mismo. Sirva con una cucharada de crema agria reducida en grasa y otra de cebollino fresco picado, si lo desea.

4   tazas de jugo de tomate o de verduras bajo en sodio

1   lata de 15 onzas de garbanzos, lavados y escurridos

1   cebolla grande, finamente picada

1   pimiento (ají, pimiento morrón) naranja o amarillo, desvenado, sin semillas y picado

1   pepino picado

2   tomates (jitomates) picados

¼	de taza de pimientos asados y picados
2	dientes de ajo picados
2	cucharadas de perejil fresco picado
I	cucharada de albahaca fresca picada
I	cucharada de eneldo fresco picado
2	cucharadas de vinagre de vino tinto
I	cucharada de aceite de oliva
I	cucharada de miel o de azúcar
½	cucharadita de estragón deshidratado
¼	de cucharadita de comino molido
	Sal
	Pimienta negra recién molida
	Salsa de chile

En un tazón (recipiente) grande, combine el jugo de tomate o de verduras, los garbanzos, la cebolla, el pimiento, el pepino, los tomates, el pimiento asado, el ajo, el perejil, la albahaca y el eneldo. Incorpore el vinagre, el aceite, la miel o el azúcar, el estragón y el comino, revolviendo bien.

Sazone con sal, pimienta y salsa picante de chile al gusto. Refrigere por lo menos de I a 2 horas antes de servir.

Por porción: I76 calorías, 6 g de proteínas, 30 g de carbohidratos, 3 g de grasa, 0 mg de colesterol, 6 g de fibra dietética, 392 mg de sodio

SOPA CHINA

Rinde 6 porciones

Tiempo de preparación y cocción: 40 minutos

La base de esta receta es un tipo de sopa china llamada *egg-drop soup*. Al agregar las verduras y el *tofu*, ya no es un entremés sino una comida completa como tal. Ahora bien, si desea, siempre puede servirla como el entremés de una comida al estilo asiático.

I	cucharada de aceite de sésamo (ajonjolí) tostado
I	cebolla pequeña, picada
2	tallos de apio picados
I	pimiento (ají, pimiento morrón) rojo, desvenado y sin semillas, picado

5	dientes de ajo picados
I	zanahoria rallada
I	cucharadita de jengibre fresco rallado
7	tazas de caldo de pollo bajo en sodio
I	libra (0,45 kg) de *tofu* extra firme, picado en cubitos
I	paquete descongelado de 16 onzas de maíz (elote, choclo) congelado
¼	de taza de vino de arroz chino (*mirin*)
3	cucharadas de salsa de soya baja en sodio
2	cucharadas de maicena o arrurruz
2	cucharadas de agua
4	cebollines (cebollas de cambray) picadas
I	cucharada de cilantro fresco picado
½–I	cucharadita de puré de chile con ajo o al gusto
4	huevos batidos
	Sal
	Pimienta negra recién molida

En una cacerola grande para sopa, caliente el aceite. Agregue la cebolla y saltéela (sofríala) a fuego mediano durante 3 minutos.

Incorpore el apio y el pimiento rojo, revolviendo bien, y saltéelos durante 3 minutos. Incorpore el ajo, la zanahoria y el jengibre, revolviendo bien, y saltéelos durante unos 3 minutos más.

Agregue el caldo, el *tofu*, el maíz, el vino y la salsa de soya. Caliente hasta que empiece a hervir y luego baje el fuego a mediano-lento y cocine durante 5 minutos.

En una taza pequeña, combine la maicena o el arrurruz y el agua. Revuelva hasta que quede una mezcla uniforme. Agregue una pequeña cantidad de la sopa a la mezcla e incorpórela a la sopa, batiendo lentamente hasta que se espese un poco, más o menos I minuto. Incorpore los cebollines y el cilantro, revolviendo bien. Sazone con el puré de chile.

Mientras revuelve constantemente la sopa con un tenedor, vaya agregando el huevo lentamente, vertiéndolo a un ritmo constante. Deje reposar durante I minuto y luego revuelva bien.

Sazone con sal y pimienta al gusto y agregue más puré de chile, si desea. Sirva de inmediato.

Por porción: 315 calorías, 21 g de proteínas, 34 g de carbohidratos, 12 g de grasa, 141 mg de colesterol, 4 g de fibra dietética, 450 mg de sodio

Platos fuertes —y fabulosos— de aves

ROLLOS DE POLLO PICANTE A LA CARIBEÑA

Rinde 4 porciones

Tiempo de preparación y cocción: 20 minutos

En esta receta, lo que le da el picor al pollo es el *jerk,* un condimento oriundo del Caribe. El *jerk* combina varios tipos de especias, chiles y cebollines (cebollas de cambray). Puede conseguir la salsa picante *jerk* en la mayoría de los supermercados (colmados) en la fila donde venden productos internacionales. Si no es amigo del picante, puede preparar la receta con una salsa de *jerk* menos picante: tan sólo tiene que comprar la que dice "*mild*" en la etiqueta.

l	libra (0,45 kg) de pechuga de pollo deshuesada y sin piel, picada en lonjas (lascas) finas
2–3	cucharadas de salsa picante *jerk* jamaiquina
l	cucharadita de aceite de oliva
4	piezas grandes de pan árabe (pan de *pita*) integral
l	mango pelado y rebanado
l	taza de verduras de hojas verdes mixtas o lechuga
½	pimiento (ají, pimiento morrón) rojo, sin semillas y finamente picado
4	cucharadas de pistachos picados
4	cucharadas de coco rallado

En un tazón (recipiente) pequeño, combine el pollo y la salsa *jerk.* Tape el recipiente y refrigere durante varias horas o toda la noche.

En un sartén antiadherente grande, caliente el aceite a fuego mediano-alto. Agregue el pollo y saltéelo (sofríalo) durante 3 minutos, revolviendo constantemente, hasta que quede bien cocido. (Si lo desea, también puede asar el pollo en la parrilla o en el horno).

Para hacer los rollos, coloque un cuarto del pollo en el extremo de cada una de las piezas de pan árabe. Agregue cantidades iguales de mango, verduras de hojas verdes, pimiento, pistachos y coco. Doble el pan árabe empezando con el extremo donde colocó el relleno y enróllelo para formar un taco.

Envuelva el rollo con envoltura plástica y doble los extremos hacia abajo para que se mantenga cerrado hasta que esté listo para servir. Corte el rollo a la mitad y sirva.

Por porción: 429 calorías, 35 g de proteínas, 53 g de carbohidratos, l0 g de grasa, 66 mg de colesterol, 7 g de fibra dietética, 675 mg de sodio

POLLO Y BRÓCOLI CON *TORTELLINI*

Rinde 4 porciones

Tiempo de preparación y cocción: 30 minutos

He aquí un plato rebosante de sabor que es fácil y rápido de preparar. Puede servirlo con una ensalada sencilla y así tendrá lista una comida completa en menos de 30 minutos. (Nota: el *tortellini* es un tipo de pasta rellena parecida a los ravioles que se consigue en los supermercados).

8	onzas (224 g) de *tortellini* relleno de queso reducido en grasa o de verduras
2	manojos (alrededor de 3 libras/l,3 kg) de brócoli, picado en floretes (deseche los tallos)
l	cucharada de aceite de oliva
2	cucharadas de chalotes picados
6	dientes de ajo picados
4	onzas de hongos picados
l	libra (0,45 kg) de pechuga de pollo deshuesada y sin piel, picada en tiras delgadas
	Sal
	Pimienta negra recién molida
2	cucharadas de nueces de pino tostadas
2–4	cucharadas de queso parmesano rallado o de queso tipo *Roquefort* desmenuzado

Llene una cacerola grande de agua y caliente hasta que hierva. Agregue los *tortellini*, revuelva y baje el fuego a mediano-alto. Hierva los *tortellini* siguiendo las instrucciones que aparezcan en el empaque o hasta que estén al punto. Escúrralos y póngalos aparte.

Coloque el brócoli en una cacerola grande con agua. Caliente hasta que el agua hierva y cocine durante 2 minutos o hasta que el brócoli adquiera un color verde brillante.

Escurra y vuelva a llenar la cacerola con agua helada. Cuando se enfríe el brócoli, escúrralo y póngalo aparte.

En un sartén antiadherente grande, caliente el aceite a fuego mediano. Agregue los chalotes y el ajo y saltéelos (sofríalos) durante 2 minutos. Agregue los hongos y saltéelos durante 4 minutos más o hasta que estén suaves.

Haga las verduras a un lado dentro del sartén y agregue el pollo en el centro. Sazone con sal y pimienta. Cocine, revolviendo bien, durante 5 minutos o hasta que todos los trozos de pollo estén bien cocidos.

Agregue los piñones y los *tortellini* y revuelva hasta que quede todo bien mezclado. Espolvoree con queso y sirva de inmediato.

Por porción: 431 calorías, 44 g de proteínas, 37 g de carbohidratos, 14 g de grasa, 141 mg de colesterol, 10 g de fibra dietética, 342 mg de sodio

PEPITAS DE POLLO AL ESTILO INDONESIO

Rinde 4 porciones

Tiempo de preparación: 10 minutos

Tiempo de horneado: 15 minutos

Estas pepitas de pollo agradarán el paladar tanto de adultos como de niños. Para completar el toque indonesio, sirva con Salsa de cacahuate (página 380).

1½	tazas de coco rallado ligeramente picado y compactado
1	libra (0,45 kg) de pechuga de pollo deshuesada y sin piel, picada en pedacitos o en pepitas
	Sal
	Pimienta negra recién molida
1	clara de huevo ligeramente batida

Precaliente el horno a 325°F. Cubra una bandeja (charola) para hornear con papel aluminio.

Espolvoree el coco sobre la bandeja para hornear y espárzalo hasta que quede una capa fina. Hornee durante 5 a 7 minutos o hasta que se empiece a tornar de color café dorado. Transfiera a un tazón (recipiente) poco profundo.

Aumente la temperatura del horno a 450°F. Rocíe un molde para hornear de 9″ × 13″ con aceite en aerosol.

Coloque el pollo entre dos hojas de plástico y aplánelas hasta que tenga un grosor de ¼" a ½" (6 a 12 mm). Sazone con la sal y la pimienta.

Sumerja cada trozo de pollo en la clara hasta que quede bien cubierta. Coloque cada trozo sobre el coco rallado y voltéelo para cubrir ambos lados.

Coloque el pollo en el molde para hornear ya preparado y rocíelo ligeramente con aceite en aerosol. Hornee durante 15 minutos o hasta que quede bien cocido.

Por porción: 361 calorías, 30 g de proteínas, 20 g de carbohidratos, 18 g de grasa, 66 mg de colesterol, 3 g de fibra dietética, 237 mg de sodio

SALSA DE CACAHUATE

Rinde 4 raciones (½ taza)

Tiempo de preparación: 10 minutos

Puede ajustar el picor de esta salsa picante a su gusto variando la cantidad de puré de chile que utilice en la receta.

3	cucharadas de caldo de pollo sin grasa
2	cucharadas de crema de cacahuate (maní) natural
1	cucharada de aceite de sésamo (ajonjolí) tostado
1	cucharada de salsa de soya reducida en sodio
2	cucharaditas de jugo de limón verde (lima)
1–2	cucharaditas de puré de chile con ajo
1	cucharadita de miel o de azúcar
	Sal
	Pimienta negra recién molida

En un procesador de alimentos o en una licuadora (batidora), combine el caldo, la crema de cacahuate, el aceite, la salsa de soya, el jugo de limón verde, el puré de chile y la miel o el azúcar. Procese hasta que esté suave y cremoso. Sazone con sal y pimienta al gusto.

Por porción: 89 calorías, 2 g de proteínas, 4 g de carbohidratos, 8 g de grasa, 0 mg de colesterol, 1 g de fibra dietética, 209 mg de sodio

POLLO CON PISTACHOS Y QUESO DE CABRA, CUBIERTO DE SALSA DE ALBARICOQUE Y JEREZ

Rinde 4 porciones

Tiempo de preparación: 25 minutos

Tiempo de horneado: 20–25 minutos

Este plato es lo suficientemente elegante como para servirlo en una cena formal, pero también es lo suficientemente sencillo como para una cena en familia. Si no le agrada el queso de cabra, puede usar otro tipo de queso, como el *Boursin* o el queso crema reducido en grasa. La salsa complementa muy bien los demás sabores de este plato.

Salsa de albaricoque

3	onzas (84 g) de albaricoques (chabacanos, damascos) deshidratados, picados en trocitos pequeños
I	taza de agua
¼	de taza de jerez seco
	Ralladura de ½ limón
	Sal
	Pimienta negra recién molida

Pollo

4	pechugas de pollo deshuesadas y sin piel (alrededor de I½ libras/680 g)
	Sal
	Pimienta negra recién molida
4	cucharadas de queso de cabra suave con ajo
I	clara de huevo ligeramente batida
½	taza de pistachos finamente picados

Para hacer la salsa: En una cacerola pequeña, combine los albaricoques, el agua, el jerez y la ralladura de limón. Caliente hasta que hierva, baje el fuego a mediano y deje hervir durante 20 minutos.

Transfiera a una licuadora (batidora) o procesador de alimentos y licúe hasta que quede un puré de consistencia uniforme. Sazone con la sal y la pimienta al gusto. Mantenga el puré caliente poniéndolo en una cacerola a fuego muy lento.

Para preparar el pollo: precaliente el horno a 400°F. Recubra un molde para hornear de 9″ × 13″ con papel aluminio y rocíelo ligeramente con aceite en aerosol.

Sazone cada pechuga de pollo con sal y pimienta. Haga una especie de bolsillo en cada pechuga, cortándola a lo largo pero teniendo cuidado de no cortar hasta el otro lado.

Rellene cada pechuga con una cucharada de queso. Sumerja la pechuga en la clara y colóquela sobre los pistachos picados para que se recubran ambos lados de la misma.

Coloque el pollo en el molde para hornear, rocíelo ligeramente con aceite en aerosol y cubra el molde con papel aluminio. Hornee durante 20 minutos o hasta que el pollo quede bien cocido. Tenga cuidado de no cocerlo demasiado, porque puede secarse.

Para servir, vierta unas cuantas cucharadas de la salsa sobre cada plato y coloque el pollo encima de la salsa.

Por porción: 376 calorías, 46 g de proteínas, 18 g de carbohidratos, 12 g de grasa, 104 mg de colesterol, 4 g de fibra dietética, 230 mg de sodio

----

Consejo culinario: es práctico tener unas buenas tijeras de cocina (*kitchen shears*) para cortar los albaricoques y otras frutas secas que son demasiado pegajosas para cortar con cuchillo. Las tijeras también son perfectas para cortar cebollino fresco en pedacitos pequeños.

PECHUGAS DE POLLO ASADAS CON SALSA TIPO *RAGOUT* DE LENTEJAS

Rinde 4 porciones

Tiempo de preparación y cocción: 1 hora

Las salsas tipo *ragout* (o *ragu*) consisten en piezas de carne de ave, pescado, carne de res o verduras de tamaño uniforme y ligeramente doradas. En esta receta, la salsa tipo *ragout* se sirve sobre el pollo, como si fuera una salsa espesa. Este plato se puede acompañar con una porción de puré de batata dulce (camote) o de unos de los tipos de calabaza que se consiguen en el invierno, como *acorn squash* o *butternut squash*.

1	cucharada de aceite de oliva
1	lonja (lasca) de tocino de pavo picada en trocitos
1	cebolla finamente picada

I	zanahoria finamente picada
I	tallo de apio finamente picado
I	puerro pequeño, con las partes blancas y verdes finamente picadas
2	dientes de ajo picados
2	cucharadas de pasta de tomate
3	tazas de caldo de pollo reducido en sodio
¾	de taza de lentejas
I	*sachet d'epices* o saco de especias (vea el consejo culinario)
4	mitades de pechuga de pollo con hueso y piel
	Sal
	Pimienta negra recién molida
2	cucharadas de vinagre de jerez
2	cucharaditas de vinagre balsámico
	Hojuelas de pimiento rojo triturado

Caliente el aceite en una cacerola grande. Agregue el tocino y cocine a fuego lento durante 3 a 5 minutos o hasta que se dore. Incorpore, revolviendo bien, la cebolla, la zanahoria, el apio, el puerro y el ajo. Tape y cocine durante 10 minutos, revolviendo ocasionalmente.

Agregue la pasta de tomate y cocine durante 2 minutos, revolviendo al mismo tiempo. Agregue el caldo, las lentejas y el *sachet d'epices*. Caliente hasta que hierva, luego baje el fuego a mediano-lento y deje hervir durante 45 minutos o hasta que las lentejas estén blandas. Retire y deseche el *sachet d'epices*.

Mientras la salsa se esté cociendo, precaliente el horno a 400°F. Cubra un molde para hornear con papel aluminio y agregue el pollo. Rocíe con aceite de oliva en aerosol y salpimente.

Hornee el pollo durante aproximadamente 30 minutos o hasta que quede bien cocido. Quítele la piel, cúbralo y póngalo aparte hasta servir.

Sazone la salsa tipo *ragout* con el vinagre de jerez, el vinagre balsámico y las hojuelas de pimiento rojo triturado, además de sal y pimienta negra al gusto. Para servir, coloque cada pechuga de pollo en un plato y cúbrala con la salsa tipo *ragout*.

Por porción: 299 calorías, 28 g de proteínas, 35 g de carbohidratos, 6 g de grasa, 37 mg de colesterol, 7 g de fibra dietética, 181 mg de sodio

----

Consejo culinario: el *sachet d'epices* es una mezcla de hierbas y especias envueltas en un pedazo de manta de cielo (bambula, estopilla). Se utiliza para darles un sabor especial a los platos y luego se debe retirar y desechar. Generalmente contiene tomillo deshidratado, hojas de laurel, granos de pimienta y tallos frescos de perejil. También puede contener romero, cáscara de cítrico, semillas de alcaravea y semillas de comino.

Para preparar la salsa tipo *ragout* de lentejas, combine I cucharadita de tomillo, I hoja de laurel, IO granos de pimienta, un pequeño manojo de tallos de perejil, I cucharadita de romero y una tira gruesa de cáscara de limón. Coloque los ingredientes en un pedazo de manta de cielo y amárrelo con cordón especial para cocinar.

PECHUGAS DE POLLO SALTEADAS CON HONGOS *PORCINI*

Rinde 4 porciones

Tiempo de preparación y cocción: 25 minutos

Sencillo pero elegante, ligero pero satisfaciente. . . este plato lo tiene todo. ¿Qué más podría pedirle a una pechuga de pollo?

½	onza (224 g o ½ taza) de hongos *porcini* deshidratados
I	taza de agua caliente
4	pechugas de pollo deshuesadas y sin piel (alrededor de I libra/.45 kg)
	Sal
	Pimienta negra recién molida
I	cucharada de aceite de oliva
½	taza de harina pastelera integral
¼	de taza de chalotes picados
½	taza de vino tinto seco
3	cucharadas de crema *half-and-half*
I	cucharada de mantequilla sin sal

Llene un pequeño tazón (recipiente) con agua fría. Agregue los hongos y revuelva para quitarles la tierra. Escurra los hongos y tire el agua.

Coloque los hongos de nuevo en el tazón y agregue agua caliente. Déjelos remojando durante al menos 20 minutos.

Ponga una toalla de papel en una coladera (colador) y escurra los hongos, reservando el agua en que los remojó. Pique los hongos y póngalos aparte.

Precaliente el horno a la temperatura más baja posible.

Coloque las pechugas de pollo entre dos hojas de envoltura plástica y aplánelas hasta que queden con un grosor de ¼" a ½" (6 a 12 mm). Sazone con sal y pimienta.

Caliente el aceite en un sartén antiadherente grande a fuego mediano-alto.

Ponga la harina en un plato grande y enharine el pollo, sacudiéndole el exceso. Coloque inmediatamente el pollo en el sartén y fríalo durante aproximadamente 2 minutos por cada lado o hasta que esté cocido.

Retire el sartén del fuego y transfiera el pollo a un molde para hornear. Cúbralo y métalo al horno para que se conserve caliente.

Vuelva a poner el sartén en la estufa, agregue los chalotes y saltéelos (sofríalos) durante 1 minuto. Agregue y mezcle los hongos y saltéelos durante 1 minuto. Agregue y revuelva el agua en la que remojó los hongos (alrededor de ½ taza) y cocine hasta que casi todo el líquido se haya absorbido. Agregue el vino y cocine hasta que casi todo el líquido se haya absorbido.

Retire de la estufa, agregue la crema *half-and-half* y la mantequilla y revuelva bien. Salpimente al gusto. Saque el pollo del horno y cúbralo con la mezcla de los hongos. Sirva de inmediato.

Por porción: 315 calorías, 36 g de proteínas, 23 g de carbohidratos, 10 g de grasa, 80 mg de colesterol, 4 g de fibra dietética, 89 mg de sodio

PECHUGA DE PAVO ASADA A LA CARIBEÑA

Rinde 8 porciones

Tiempo de preparación: 10 minutos

Tiempo para cocinar en la parrilla o para asar: aproximadamente 1½ horas

En la actualidad, puede encontrar pechugas de pavo sin hueso, frescas o congeladas, en muchos supermercados. Para esta receta, busque una pechuga 100 por ciento natural. Pruebe acompañarla con Puré de batata dulce a la naranja (página 411).

1	pechuga de pavo deshuesada (3–4 libras/1,36–1,81 kg)
5	cucharadas de aceite de oliva
	Jugo de 1 limón verde (lima)

	Ralladura de 1 limón verde
1	cucharada de sal kósher
1	cucharadita de pimienta de Jamaica
1	cucharadita de chile en polvo (*chili powder*)
1	cucharadita de ajo en polvo
1	cucharadita de cebolla en polvo
½–1	cucharadita de pimienta negra recién molida
½	cucharadita de nuez moscada en polvo
¼	de cucharadita de canela en polvo

Enjuague el pavo en agua fría y séquelo con una toalla. Póngalo en una bolsa de plástico con cierre.

En un tazón (recipiente) pequeño, combine el aceite, el jugo de limón verde, la ralladura de limón verde, la sal, la pimienta de Jamaica, el chile en polvo, el ajo en polvo, la cebolla en polvo, la pimienta, la nuez moscada y la canela. Revuelva para que se mezcle bien.

Vierta la mezcla de especias en la bolsa de plástico y agite la bolsa para que el pavo quede cubierto de especias. Saque el aire de la bolsa, séllela y colóquela en un plato. Refrigere y deje adobando (marinando) durante 5 horas o toda la noche.

Saque el pavo de la bolsa y deseche lo que sobre de la mezcla de especias.

Ase a la parrilla o rostice el pavo durante hasta 1½ horas o hasta que la temperatura interna llegue a 165°F. Deje reposar durante 10 minutos antes de cortarlo.

Por porción: 272 calorías, 41 g de proteínas, 2 g de carbohidratos, 11 g de grasa, 119 mg de colesterol, 1 g de fibra dietética, 564 mg de sodio

PASTA CON SALCHICHA DE PAVO Y FRIJOLES BLANCOS

Rinde 6 porciones

Tiempo de preparación y cocción: 30 minutos

Hay muchos sabores y variedades de salchichas de pollo y de pavo. Busque algunas que sean bajas en grasa pero altas en sabor. Si elige salchichas precocidas, agréguelas después de preparar las verduras. Si desea, también puede usar pechugas de pollo sin hueso y sin piel, cortadas en tiras.

8	onzas (224 g) de pasta tipo *farfalle*
I	cucharada de aceite de oliva
¼	de taza de cebolla morada picada
8	onzas de hongos picados
6	dientes de ajo picados
I	libra (0,45 kg) de salchicha de pollo o de pavo, sin piel
I	lata de 14½ onzas de tomates (jitomates) picados en cubitos, escurridos
4	onzas (aproximadamente 3 tazas) de espinacas picadas en tiras
I	lata de 15 onzas de frijoles (habichuelas) blancos, lavados y escurridos
½	taza de vino blanco seco
½	taza de crema *half-and-half*
2	cucharadas de queso *asiago* o queso parmesano, rallado
	Sal
	Pimienta negra recién molida

Llene una cacerola grande de agua y hierva la pasta durante 10 minutos o hasta que quede al punto. Escurra, reservando ½ taza del agua en que hirvió la pasta.

En un sartén antiadherente grande, caliente el aceite a fuego mediano. Agregue la cebolla y saltéela (sofríala) durante 2 minutos. Agregue los hongos y el ajo, revuelva bien y saltéelos durante 3 minutos. Agregue la salchicha y los tomates. Saltee, desmoronando la salchicha, durante 5 minutos.

Agregue las espinacas, los frijoles y el vino y revuelva bien. Cocine durante 5 minutos o hasta que la salchicha esté bien cocida y las espinacas se hayan marchitado. Agregue la pasta y mezcle.

En una taza, agregue el agua reservada a la crema *half-and-half* y revuelva. Vierta la mezcla al sartén y mezcle bien. Agregue el queso y mezcle. Cocine durante 2 minutos o hasta que la salsa se empiece a espesar y los ingredientes estén bien mezclados.

Sazone con la sal y la pimienta al gusto. Sirva de inmediato.

Por porción: 425 calorías, 27 g de proteínas, 49 g de carbohidratos, 12 g de grasa, 66 mg de colesterol, 5 g de fibra dietética, 513 mg de sodio

FRITTATA DE BRÓCOLI Y SALCHICHA ITALIANA

Rinde 6 porciones

Tiempo de preparación: 25 minutos

Tiempo de horneado: 20-25 minutos

La *frittata* es la versión italiana de un *omelette*. Aunque esta receta lleva brócoli y salchicha de pollo o de pavo, usted puede sustituirlos por cualesquiera de los ingredientes que tenga a la mano, por ejemplo, espinacas, champiñones (setas), pimientos (ajíes, pimientos morrones) asados, aceitunas o cebollas. Es una forma excelente de aprovechar las sobras de las comidas.

I	cucharada de aceite de oliva extra virgen
I	manojo de brócoli picado en floretes pequeños
4	dientes de ajo finamente picados
	Sal
4	cucharadas de queso parmesano recién rallado
I	salchicha (2–3 onzas o 56–84 g) italiana o de pavo, precocida
6	huevos o I taza de sustituto líquido de huevo + 2 huevos
I	cucharada de leche descremada o agua
	Pimienta negra recién molida

Precaliente el horno a 325°F. Cubra un molde para *pie* de 9" con una cantidad generosa de aceite de oliva o aceite en aerosol.

En un sartén antiadherente grande, caliente el aceite. Agregue el brócoli y el ajo. Saltéelos (sofríalos), revolviendo durante I minuto. Sazone con la sal. Saltee, revolviendo ocasionalmente, durante 2 a 5 minutos más o hasta que el brócoli adquiera un color verde brillante pero siga estando ligeramente crujiente.

Transfiera el brócoli a un tazón (recipiente) grande y espolvoree con 2 cucharadas del queso. Póngalo aparte y déjelo enfriar.

Quítele la envoltura a la salchicha y desmorónela o píquela en trozos pequeños. Agréguela al brócoli.

En una licuadora o con una mezcladora, bata los huevos, la leche o el agua y las 2 cucharadas restantes de queso. Sazone con sal y pimienta. Mezcle hasta que saque espuma.

Combine la mezcla de huevo con el brócoli y revuelva bien.

Vierta la mezcla en el molde ya preparado. Hornee durante 20 a 25 minutos o hasta que esté ligeramente dorado en las orillas y ligeramente solidificado en el centro.

Retire del horno y deje reposar durante 10 minutos. Corte en cuadros o triángulos y sirva caliente o a temperatura ambiente.

Por porción: 168 calorías, 12 g de proteínas, 8 g de carbohidratos, 10 g de grasa, 220 mg de colesterol, 3 g de fibra dietética, 211 mg de sodio

Manjares del mar

CAMARONES AL ESTILO ASIÁTICO CON ARROZ INTEGRAL

Rinde 6 porciones

Tiempo de preparación y cocción: 50 minutos

Lo maravilloso de hacer platos asiáticos en casa es que puede usar las verduras que más le gusten a su familia. Esta receta lleva la combinación favorita de mi familia. También puede prepararla con pechuga de pollo, vieiras (escalopes) o *tofu* en lugar de camarón. Si no tiene un *wok* (un sartén chino), puede usar un sartén grande sin problemas.

4	tazas de agua
2	tazas de arroz integral
	Sal
⅓	de taza de salsa de soya baja en sodio
⅓	de taza de vino de arroz dulce
I	cucharada de aceite de sésamo (ajonjolí) tostado
2	cucharaditas de jengibre fresco, rallado
2	dientes de ajo finamente picados
I½	libras (680 g) de camarones, pelados y desvenados
I	cucharada de maicena
2	cucharadas de aceite de cacahuate (maní)
I	cebolla morada pequeña, cortada en rodajas gruesas
I	lata de 8 onzas de castañas de agua escurridas
8	hongos tipo *shiitake* o blancos, sin tallo y rebanados
½	libra de comelotodos sin tallo ni hebra
½	taza de nueces de la India (anacardos, semillas de cajuil, castañas de cajú), sin sal y tostadas

En una cacerola mediana, caliente agua hasta que hierva. Agregue y revuelva el arroz y sazone con sal al gusto. Baje el fuego a mediano-lento, tape la cacerola y cocine durante 40 a 45 minutos o hasta que se haya absorbido el agua. Retire del fuego y deje reposar, tapado, durante 5 minutos.

En un tazón (recipiente) grande, combine la salsa de soya, el vino, el aceite de sésamo, el jengibre y el ajo. Agregue el camarón y revuelva para que se cubra con este adobo (marinado). Tape el tazón y refrigere hasta usar.

Saque el camarón de la mezcla y póngalo aparte. Incorpore la maicena a la mezcla, revolviendo bien, hasta que quede bien incorporada.

En un *wok* o sartén antiadherente grande, caliente el aceite a fuego alto. Agregue la cebolla, las castañas de agua y los hongos. Saltéelos (sofríalos), revolviendo constantemente, durante 2 minutos. Agregue el camarón, los comelotodos y las nueces de la India y saltee, revolviendo, durante 2 minutos.

Agregue el adobo. Revuelva durante 1 minuto o hasta que haya espesado y el camarón se haya cocido bien. Sirva de inmediato sobre una cama de arroz.

Por porción: 523 calorías, 31 g de proteínas, 62 g de carbohidratos, 16 g de grasa, 172 mg de colesterol, 5 g de fibra dietética, 647 mg de sodio

----

Consejo culinario: antes era difícil rallar el jengibre, pero ya no, gracias a los ralladores de la marca *Microplane* que ahora se venden en el mercado. Sólo pele el jengibre y deslícelo sobre los bordes filosos. Así tendrá una pila de jengibre jugoso, finamente picado. Estos ralladores se venden en las tiendas de artículos de cocina y también por catálogo.

VIEIRAS DORADAS CON LIMÓN Y ALCAPARRAS

Rinde 4 porciones

Tiempo de preparación y cocción: 25 minutos

Cuando opte por servir este plato como plato fuerte, tendrá una comida lista en un dos por tres. Prepare una ensalada y una guarnición de verduras primero. Después reúna todos los ingredientes para esta receta y ponga a hervir una cacerola de agua antes de empezar a prepararla. ¡En 15 minutos lo estará disfrutando!

1 libra (448 g) de vieiras (escalopes) de mar

Sal

Pimienta negra recién molida

12	onzas (373 g) de fideos finos o pasta
3	cucharadas de mantequilla sin sal
1	chalote picado en trocitos
1	taza de vino blanco seco
1	cucharadita de ralladura de limón
2	cucharadas de perejil fresco picado
2	cucharadas de jugo de limón
1	cucharada de alcaparras escurridas

Lave las vieiras y séquelas con palmaditas. Salpimente por ambos lados.

Ponga a hervir una cacerola grande de agua. Agregue la pasta y cocine según las instrucciones que aparezcan en el empaque o hasta que esté al punto. Escurra y ponga aparte.

En un sartén antiadherente grande, caliente 1 cucharada de la mantequilla a fuego mediano-alto. Agregue las vieiras y cocínelas durante 1 a 2 minutos. Voltee las vieiras con unas pinzas y cocínelas durante 1 a 2 minutos más. Retire el sartén del fuego y transfiera las vieiras a un tazón (recipiente). Cúbralo con papel aluminio y póngalo aparte.

Regrese el sartén a la estufa, baje el fuego a mediano y agregue el chalote. Saltéelo (sofríalo) durante 1 a 2 minutos. Agregue el vino y la ralladura de limón. Deje hervir durante 6 a 7 minutos o hasta que sólo quede alrededor de ⅓ de taza del líquido.

Retire del fuego. Agregue el perejil, el jugo de limón, las alcaparras y las 2 cucharadas restantes de mantequilla y revuelva bien. Sazone con sal y pimienta.

Mezcle la pasta con la salsa y coloque las vieiras encima de la cama de pasta. Sirva de inmediato.

Por porción: 548 calorías, 31 g de proteínas, 66 g de carbohidratos, 13 g de grasa, 141 mg de colesterol, 3 g de fibra dietética, 269 mg de sodio

LANGOSTINOS GRANDES DORADOS EN SALSA DE MOSTAZA *DIJON*

Rinde 4 porciones

Tiempo de preparación: 10 minutos

Tiempo de cocción: 10 minutos

Siéntase en libertad de sustituir los langostinos por camarones medianos o grandes, o bien, por vieiras (escalopes). Sirva en una cama de arroz silvestre con verduras de hojas verdes salteadas (sofritas), espárragos al vapor o brócoli.

2	cucharadas de mantequilla
2	cucharadas de chalotes picados
½	taza de caldo de pollo bajo en sodio
3	cucharadas de crema *half-and-half*
2	cucharadas de mostaza *Dijon*
½	cucharadita de estragón deshidratado triturado
	Sal
	Pimienta negra recién molida
12	langostinos grandes, pelados pero con las colas
1	cucharada de aceite de oliva
4	dientes de ajo picados

En una cacerola, derrita la mantequilla sobre fuego mediano-lento. Agregue los chalotes y saltéelos (sofríalos) durante 2 minutos o hasta que estén suaves.

Agregue y mezcle el caldo, la crema *half-and-half*, la mostaza y el estragón. Cocine durante 5 minutos o hasta que haya espesado ligeramente. Sazone con la sal y la pimienta. Mantenga esta salsa caliente a fuego lento.

Enjuague los langostinos con agua fría y séquelos con palmaditas. Con un cuchillo filoso, córtelos a lo largo por la parte trasera, llegando más o menos hasta la mitad. Quíteles la vena, dejando intacta la cola. Sazone con sal y pimienta.

En un sartén antiadherente grande, caliente el aceite a fuego mediano. Agregue el ajo y saltéelo (sofríalo), revolviendo constantemente, durante 30 segundos. No deje que el ajo se dore.

Agregue los langostinos. Cocine durante 1 a 2 minutos de cada lado, dependiendo de su tamaño. Vierta la salsa sobre los langostinos y siga cociendo hasta que queden bien cocidos, pero teniendo cuidado de no cocerlos demasiado. Sirva de inmediato.

Por porción: 157 calorías, 9 g de proteínas, 6 g de carbohidratos, 12 g de grasa, 67 mg de colesterol, 0 g de fibra dietética, 291 mg de sodio

SALMÓN ASADO EN PAPEL DE PERGAMINO CON LIMÓN Y ENELDO

Rinde 6 porciones

Tiempo de preparación: 5 minutos

Tiempo de horneado: 30 minutos

Esta es la receta favorita de salmón de mi familia. El salmón queda perfectamente cocido —sin un sabor demasiado fuerte a pescado ni una textura seca— derritiéndose deliciosamente en la boca. Y sabe bien servido directo del horno o frío sobre una cama de verduras de hojas verdes. Bien envuelto, el pescado se conserva bien en el refrigerador hasta 3 días.

1½	libras (680 g) de filetes de salmón, sin piel
	Jugo de ½ limón
	Ralladura de ½ limón en rebanadas
	Sal
	Pimienta negra recién molida
4	tallos de eneldo fresco

Precaliente el horno a 400°F.

Sobre una bandeja (charola) para hornear, coloque una pieza de papel pergamino que tenga por lo menos el doble de tamaño del salmón. Coloque el pescado en el centro, agréguele el jugo de limón y sazone con la sal y la pimienta. Coloque el eneldo y la ralladura de limón encima del pescado.

Junte los lados largos del papel pergamino encima del salmón y dóblelo varias veces. Doble los lados cortos del mismo modo y meta los extremos debajo del pescado. Le debería quedar un paquete bien cerrado.

Hornee durante 25 a 35 minutos, dependiendo del grosor del pescado. Tenga cuidado de no hornearlo demasiado. Déjelo reposar durante 5 minutos antes de servir. El pescado se seguirá cociendo un poco.

Abra el papel pergamino con mucho cuidado. Deseche la ralladura de limón, el eneldo y el papel pergamino. Sirva el pescado caliente o cúbralo y refrigérelo hasta que se haya enfriado bien.

Por porción: 161 calorías, 17 g de proteínas, 0 g de carbohidratos, 9 g de grasa, 51 mg de colesterol, 0 g de fibra dietética, 52 mg de sodio

VIEIRAS ENVUELTAS EN SALMÓN CON *COULIS* DE AZAFRÁN Y NARANJAS SANGUINAS

Rinde 4 porciones

Tiempo de preparación y cocción: 45 minutos

Para preparar esta receta, necesitará 8 palitos largos y delgados de bambú (caña brava) para hacer las brochetas de vieiras. Remójelos en agua durante 30 minutos para evitar que se quemen los extremos. Para una presentación elegante, sirva las vieiras sobre una cama de arroz silvestre o arroz integral *pilaf*.

¼	de cucharadita de hebras de azafrán, machacadas
	Jugo exprimido de 4 naranjas (chinas) sanguinas, incluyendo la pulpa
2	cucharadas de azúcar
	Sal
	Pimienta negra recién molida
16	vieiras (escalopes)
1	cucharada de aceite de oliva
4	onzas (112 g) de salmón ahumado, picado en 16 tiras delgadas

Agregue varias cucharadas de agua caliente a una taza pequeña y remoje las hebras de azafrán. Ponga aparte.

Para preparar el *coulis*, en una cacerola pequeña, combine el jugo de naranja con pulpa y el azúcar. Caliente hasta que hierva. Baje el fuego a mediano y deje hervir durante 25 minutos o hasta que el jugo se haya espesado ligeramente.

Agregue el azafrán y el agua. Salpimente al gusto. Baje el fuego a muy lento y mantenga el *coulis* caliente.

Precaliente la parrilla o el asador del horno y recúbralo con aceite en aerosol.

Enjuague y seque las vieiras. Colóquelas en un tazón (recipiente), mézclelas con el aceite y sazónelas con sal y pimienta.

Enrolle una tira fina de salmón alrededor de una vieira. Inserte 2 palitos de bambú en la vieira. Así podrá voltearlas a medio cocinar. Repita lo mismo con las vieiras, el salmón y las brochetas restantes, de modo que cada par de brochetas tenga 4 vieiras.

Cocine durante 2 minutos. Voltee las brochetas y cocine durante 2 minutos más o hasta que las vieiras estén bien cocidas.

Cubra las vieiras con el *coulis* y sirva de inmediato.

Por porción: 210 calorías, 16 g de proteínas, 24 g de carbohidratos, 5 g de grasa, 26 mg de colesterol, 3 g de fibra dietética, 664 mg de sodio

----

Consejo culinario: *coulis* es la versión francesa de una salsa espesa. El *coulis* que se usa en esta receta lleva naranjas (chinas) sanguinas, que es un tipo de naranja dulce, sin semilla y de cáscara roja originaria de Sicilia. En los Estados Unidos, se pueden conseguir principalmente entre noviembre y marzo. Si es necesario, puede usar otra variedad de naranja dulce y sin semilla.

TORTITAS FRESCAS DE SALMÓN

Rinde 12

Tiempo de preparación: 20 minutos

Tiempo de cocción: 5–10 minutos

Un filete fresco de salmón finamente picado a mano sirve muy bien para crear tortitas sabrosísimas. A mí me gusta servirlas sobre una cama de verduras de hojas verdes con Salsa de maíz (página 328). Aunque la receta tiene una larga lista de ingredientes, las tortas se mezclan en un sólo tazón y se pueden hacer en minutos.

2	huevos ligeramente batidos
½	taza de mayonesa reducida en grasa
¼	de taza de cebolla morada picada en cuadritos
¼	de taza de pimiento (ají, pimiento morrón) rojo, picado en cubitos
2	cebollines (cebollas de cambray) picados
3	dientes de ajo picados

I	cucharada de perejil fresco picado
I	cucharada de albahaca fresca picada
I	cucharada de eneldo fresco picado o I cucharadita de eneldo deshidratado
I	cucharada de jugo de limón fresco
2	cucharaditas de condimento *Old Bay*
I	cucharadita de salsa *Tabasco*
⅓	de cucharadita de sal
	Pimienta negra recién molida
I½	libras (680 g) de filete de salmón, sin piel y sin espinas, picado a mano
2	tazas de pan integral fresco molido
I–2	cucharadas de aceite de oliva

Precaliente el horno a 250°F. Cubra una bandeja (charola) para hornear con papel aluminio y métala al horno para que se caliente.

En un tazón (recipiente) grande, combine el huevo, la mayonesa, la cebolla, el pimiento rojo, los cebollines, el ajo, el perejil, la albahaca, el eneldo, el jugo de limón, el condimento *Old Bay* y la salsa *Tabasco*. Salpimente. Mezcle bien.

Incorpore cuidadosamente el salmón y ½ taza del pan molido. Tenga cuidado de no mezclar demasiado. La mezcla deberá quedar muy húmeda, con trozos de salmón.

Caliente I cucharada del aceite en un sartén antiadherente o en una plancha para asar.

Coloque las I½ tazas restantes de pan molido en un tazón. Divida el salmón en I2 porciones y haga una tortita con cada porción. Pase las tortitas por el pan molido para empanizarlas (empanarlas) por ambos lados. Sacuda las tortitas para quitarles el exceso de pan molido.

Coloque cuidadosamente cada tortita en el sartén precalentado. Fríalas durante 2 a 3 minutos de cada lado o hasta que estén ligeramente doradas y bien cocidas. Sáquelas del sartén y colóquelas en la bandeja para hornear dentro del horno para que se mantengan calientes.

Repita lo mismo con las tortas restantes, agregando la cucharada de aceite restante, de ser necesario.

Por tortita: 138 calorías, 10 g de proteínas, 5 g de carbohidratos, 8 g de grasa, 64 mg de colesterol, I g de fibra dietética, 223 mg de sodio

TORTITAS DE ATÚN CON SALSA DULCE DE MOSTAZA Y LIMÓN VERDE

Rinde 8

Tiempo de preparación: 15 minutos

Tiempo de cocción: 2–6 minutos

Para preparar estas tortitas, compre el atún más fresco que pueda encontrar. Sírvalas en un plato cubiertas de Salsa dulce de mostaza y limón verde (página 399). Las sobras se pueden recalentar o servir frías o a temperatura ambiente.

2	cebollines (cebollas de cambray) finamente picados
2	cucharadas de perejil fresco picado
1	cucharada de semillas de sésamo (ajonjolí) negras
1	diente de ajo finamente picado
1	cucharadita de jengibre fresco, rallado
1	libra (448 g) de atún, picado en cubitos
1	cucharada de vino de arroz (*mirin*)
1	cucharada de salsa de soya reducida en sodio
3	cucharadas de pan integral molido o *panko*
1	cucharada de aceite de cacahuate (maní) o de sésamo (ajonjolí)

En un tazón (recipiente) mediano, combine los cebollines, el perejil, las semillas de sésamo, el ajo y el jengibre. Revuelva bien.

Coloque el atún en una tabla para cortar y desmenúcelo a mano.

Incorpore cuidadosamente el atún, el vino de arroz y la salsa de soya a la mezcla de los cebollines. No mezcle demasiado, ya que las tortas pueden quedar demasiado compactas.

Forme 8 tortitas de 1" (2,5 cm) de grosor con la mezcla de atún. Pase cuidadosamente cada tortita por el pan molido para empanizarla (empanarla) de ambos lados.

En un sartén antiadherente mediano, caliente el aceite a fuego mediano-alto. Agregue las tortitas y fríalas durante 1 a 3 minutos de cada lado o al gusto. Sirva de inmediato.

Por tortita: 115 calorías, 14 g de proteínas, 2 g de carbohidratos, 5 g de grasa, 22 mg de colesterol, 0 g de fibra dietética, 98 mg de sodio

SALSA DULCE DE MOSTAZA Y LIMÓN VERDE

Rinde 8 porciones (⅓ de taza)

Tiempo de preparación: 5 minutos

Esta salsa sabrosa es excelente para acompañar casi cualquier plato de pescado.

I	cucharada de mostaza molida por piedra (*stone ground mustard*)
I	cucharada de salsa de soya reducida en sodio
I	cucharada de miel
I	cucharada de vino de arroz (*mirin*)
I	cucharadita de jugo de limón verde (lima)
½	cucharadita de puré de chile con ajo
¼	de cucharadita de ralladura de limón verde (lima)

En una taza pequeña, combine la mostaza, la salsa de soya, la miel, el vino, el jugo de limón verde, el puré de chile y la ralladura de limón verde. Revuelva bien.

Por porción: I4 calorías, 0 g de proteínas, 3 g de carbohidratos, 0 g de grasa, 0 mg de colesterol, 0 g de fibra dietética, I64 mg de sodio

BISTECES DE ATÚN AL ESTILO MEDITERRÁNEO CON *ORZO*

Rinde 4 porciones

Tiempo de preparación y cocción: 45 minutos

Los sabores mediterráneos abundan en esta receta. Si no hace buen clima para sacar su parrilla al jardín o si simplemente no tiene una, puede dorar el atún en un sartén, o bien, asarlo en el asador del horno al gusto. (Nota: el *orzo* es un tipo de pasta muy pequeño con forma de un grano de arroz que se consigue en la mayoría de los supermercados o en las tiendas *gourmet*).

Atún marinado

2	cucharadas de caldo de pollo o de verduras, sin grasa
I	cucharada de aceite de oliva
I	cucharada de vinagre balsámico

I	cucharadita de albahaca deshidratada
½	cucharadita de orégano deshidratado
½	cucharadita de ralladura de limón
I	libra (448 g) de atún, cortado en 4 piezas
	Sal al gusto
	Pimienta negra recién molida al gusto

Orzo y salsa

2	cucharadas de aceite de oliva
I	cebolla pequeña, picada
4	dientes de ajo picados
I	lata de 14½ onzas de tomates (jitomates) picados en cubitos y escurridos
½	taza de caldo de pollo o de verduras, sin grasa
¼	de taza de vino tinto seco
I	cucharadita de orégano deshidratado
I	cucharadita de ralladura de limón
I	cucharadita de azúcar
10	onzas (280 g) de pasta tipo orzo
3	cucharadas de alcaparras escurridas
I	cucharada de albahaca fresca picada
I	cucharada de perejil fresco picado
	Sal
	Hojuelas de pimiento rojo triturado
4	cucharadas de queso feta o de queso parmesano desmoronado

Para preparar el atún: en un plato en el que quepan justo las cuatro piezas de atún en una sola capa, combine el caldo, el aceite, el vinagre, la albahaca, el orégano y la ralladura de limón. Coloque el atún en el plato y salpimente. Voltee varias veces las piezas de atún para que se recubran con el adobo (marinado). Cubra y refrigere hasta usarlas.

Para preparar la salsa y el orzo: en una cacerola mediana, caliente el aceite. Agregue la cebolla y el ajo y saltéelos (sofríalos) a fuego mediano-lento durante 3 a 5 minutos o hasta que se hayan suavizado. Agregue los tomates, el caldo, el vino, el orégano, la ralladura de limón y el azúcar. Revuelva bien. Deje hervir a fuego lento durante 15 minutos.

Mientras se esté cocinando la salsa, llene una cacerola grande de agua y caliente hasta que hierva. Agregue el *orzo* y hiérvalo, revolviendo frecuentemente, durante 7 a 9 minutos o hasta que esté al punto.

Escurra el *orzo*, reservando ¼ de taza del agua de cocimiento. Ponga el *orzo* en un tazón (recipiente) grande y mezcle con el agua reservada.

Agregue las alcaparras, la albahaca y el perejil a la salsa y revuelva. Sazone con la sal y las hojuelas de pimiento rojo triturado al gusto.

Para servir, retire el atún del plato y deseche el adobo. Áselo durante 2 a 4 minutos por lado, según su gusto.

Divida el *orzo* en 4 tazones llanos. Cúbralo con la salsa, el atún y el queso desmoronado.

Por porción: 583 calorías, 39 g de proteínas, 64 g de carbohidratos, 18 g de grasa, 51 mg de colesterol, 4 g de fibra dietética, 631 mg de sodio

PEZ ESPADA MARINADO CON *RISOTTO* AL LIMÓN Y HABICHUELAS VERDES AL AJO

Rinde 6 porciones

Tiempo de preparación y cocción: 1 hora

Para una comida completa y muy elegante, prepare una ensalada para acompañar este trío de recetas. Estas recetas son excelentes para combinarlas con otros platos.

Pez espada marinado

1	diente de ajo finamente picado
2	cucharadas de aceite de oliva
2	cucharadas de caldo de pollo o de verduras, sin grasa
1	cucharada de vinagre balsámico
1	cucharada de jugo de limón
1	cucharadita de orégano deshidratado
1	cucharadita de albahaca fresca picada
1	cucharadita de mostaza *Dijon*
1	libra (448 g) de pez espada, cortado en 6 piezas
	Sal
	Pimienta negra recién molida

Risotto al limón

I	cucharada de mantequilla sin sal
I	cucharada de aceite de oliva
2	chalotes picados
I½	taza de arroz *arborio*
½	taza de vino blanco
4	tazas de caldo de pollo o de verduras, calentado
I	cucharada de ralladura de limón
I	cucharada de albahaca fresca picada
2–4	cucharadas de queso parmesano recién rallado
	Sal
	Pimienta negra recién molida

Habichuelas verdes al ajo

I	libra (448 g) de habichuelas verdes (ejotes)
2	cucharaditas de aceite de oliva
I	diente de ajo finamente picado
2	cucharaditas de salsa de soya reducida en sodio
	Pimienta negra recién molida

Para preparar el pescado: en un plato en el que quepan justo las seis piezas de pescado en una sola capa, combine el ajo, el aceite, el caldo, el vinagre, el jugo de limón, el orégano, la albahaca y la mostaza. Agregue el pescado y sazone con la sal y la pimienta. Voltee el pescado para adobarlo (marinarlo). Cubra y refrigere hasta usar.

Para preparar el risotto*:* en una cacerola pesada, caliente la mantequilla y el aceite a fuego mediano. Agregue los chalotes y saltéelos (sofríalos) durante 2 minutos. Agregue el arroz y cocine, revolviendo constantemente, durante I minuto.

Agregue el vino y cocine durante I a 2 minutos. Agregue gradualmente el caldo, ½ taza a la vez, revolviendo frecuentemente después de cada vez que lo agregue hasta que casi todo el caldo se haya absorbido.

Retire del fuego y agregue la ralladura de limón, la albahaca y el queso y revuelva bien. Sazone con la sal y la pimienta al gusto.

Para preparar las habichuelas verdes: mientras se esté cocinando el *risotto,* cocine las habichuelas al vapor durante 4 a 5 minutos o hasta que adquieran un color verde brillante.

En un sartén pequeño, caliente el aceite a fuego mediano-lento. Agregue las habichuelas verdes, el ajo y la salsa de soya. Saltéelos (sofríalos) durante 3 a 5 minutos, revolviendo frecuentemente. Sazone con la pimienta al gusto.

Caliente la parrilla o el asador 25 minutos antes de servir. Saque el pescado del refrigerador 10 minutos antes de servir y áselo durante 3 a 5 minutos de cada lado, dependiendo de su grosor. Deseche el adobo que haya sobrado.

Sirva cantidades iguales de *risotto* en el centro de seis platos para sopa individuales. Sirva el pescado asado sobre el *risotto* y adorne con las habichuelas verdes, sirviéndolas alrededor del pescado. Sirva de inmediato.

Por porción: 436 calorías, 24 g de proteínas, 52 g de carbohidratos, 14 g de grasa, 36 mg de colesterol, 4 g de fibra dietética, 605 mg de sodio

HALIBUT EN UNA CAMA DE ESPINACAS CON FRIJOLES BLANCOS Y TOMATES

Rinde 4 porciones

Tiempo de preparación y cocción: 35 minutos

Cada una de estas recetas puede servirse sola, pero combinadas, hacen un plato fuerte atractivo y rebosante de sabor.

Frijoles blancos y tomates

1	cucharada de aceite de oliva
2	chalotes picados en trocitos
2	tomates (jitomates) grandes, pelados, sin semillas y escurridos
1	lata de 15 onzas de frijoles (habichuelas) blancos, lavados y escurridos
¼	de taza de vino blanco seco
2	cucharadas de perejil fresco picado
2	cucharadas de albahaca fresca picada
½	cucharadita de azúcar
1	cucharadita de vinagre balsámico
	Sal
	Pimienta negra recién molida

Espinacas salteadas con ajo

I	cucharada de aceite de oliva
6	dientes de ajo, finamente picados
I	libra (448 g) de hojas de espinacas tiernas
I	cucharadita de azúcar
	Sal
	Pimienta negra recién molida

Halibut

I½	libras (680 g) de filete de halibut (hipogloso), sin piel y cortado en 4 piezas
I	cucharada de jugo de limón
I	cucharada de aceite de oliva
	Sal al gusto
	Pimienta negra recién molida al gusto

Para preparar los frijoles blancos y los tomates: en una cacerola pequeña, caliente el aceite a fuego mediano. Agregue los chalotes y saltéelos (sofríalos) durante I minuto.

Agregue los tomates, los frijoles blancos, el vino, el perejil, la albahaca y el azúcar y revuelva bien. Cocine durante IO minutos.

Agregue el vinagre y sazone con la sal y la pimienta al gusto. Retire del fuego o mantenga caliente a fuego muy lento hasta servir.

Para preparar las espinacas salteadas con ajo: en un sartén antiadherente grande, caliente el aceite a fuego mediano. Agregue el ajo y saltéelo (sofríalo) durante I minuto o justo hasta que empiece a dorarse.

Agregue pocas espinacas a la vez y revuelva. A medida que se vayan marchitando, se irán acomodando mejor en el sartén. Cocínelas, revolviendo constantemente, hasta que todas las hojas hayan adquirido un color verde brillante y se hayan marchitado.

Agregue el azúcar y sazone con la sal y la pimienta al gusto. Mezcle bien.

Para preparar el pescado: enjuague el pescado con agua fría y séquelo dándole palmaditas con una toalla de papel. Úntelo con el limón y el aceite. Sazone con sal y pimienta.

Ase el pescado en una parrilla o en el asador del horno durante aproximadamente 5 minutos de cada lado, dependiendo de su grosor.

Para servirlo, divida las espinacas en 4 tazones. Coloque el pescado sobre la cama de espinacas y cúbralo con la salsa de los frijoles. Sirva de inmediato.

Por porción: 436 calorías, 38 g de proteínas, 4I g de carbohidratos, I4 g de grasa, 42 mg de colesterol, IO g de fibra dietética, 260 mg de sodio

LENGUADO EN SALSA DE MANTEQUILLA Y VINO DE JEREZ

Rinde 4 porciones

Tiempo de preparación: 10 minutos

Tiempo de horneado: 6–12 minutos

Este plato en particular es ideal para una cena familiar o para invitados. La receta lleva lenguado, pero puede usar cualquier pescado blanco, como pargo (huachinango, chillo), tilapia, platija (rodaballo) o raya.

2	cucharadas de aceite de oliva extra virgen
1	libra (448 g) de filetes de lenguado gris o de lenguado fino (*Dover sole*)
	Sal
	Pimienta negra recién molida
3	cucharadas de jerez seco
1	cucharada de mantequilla sin sal
1	cucharada de perejil finamente picado
10	onzas (280 g) de *linguini* fresco u otro tipo de pasta
¼	de taza de queso parmesano recién rallado

Precaliente el horno a 400°F. Con el aceite, recubra un molde para hornear en el que quepan justo los filetes de pescado en una sola capa.

Llene una cacerola grande de agua y caliente hasta que hierva.

Enjuague el pescado y séquelo bien con toallas de papel. Colóquelo en el molde y sazone con la sal y la pimienta. Vierta el jerez sobre el pescado, agregue la mantequilla en trocitos y espolvoréelo con el perejil.

Incline el molde para cubrir el pescado con la salsa de jerez. Hornee durante alrededor de 6 minutos por cada ½" (1,25 cm) de grosor.

Hierva la pasta hasta que quede al punto. Escurra, reservando ¼ de taza del agua de cocimiento.

En un platón hondo grande, mezcle la pasta con el agua de cocimiento reservada y el queso.

Divida la pasta en 4 tazones. Coloque los filetes sobre la pasta y cubra con la salsa de jerez. Sirva de inmediato.

Por porción: 425 calorías, 31 g de proteínas, 39 g de carbohidratos, 14 g de grasa, 118 mg de colesterol, 3 g de fibra dietética, 189 mg de sodio

Acompañantes que abren el apetito

FRIJOLES NEGROS BÁSICOS

Rinde 6 porciones

Tiempo de cocción: I hora

La palabra *básicos* hace referencia a la gran versatilidad de este plato. Los frijoles (habichuelas) son deliciosos solitos, envueltos en tortillas, diluidos con caldo y servidos como *dip* o agregados a sopas o *chili*. Guarde las sobras; se conservan bien hasta 5 días en el refrigerador.

1½	tazas de frijoles (habichuelas) secos, escogidos, enjuagados y remojados durante una noche
4	tazas de agua
I	cebolla picada
2	dientes de ajo picados
I	hoja de laurel
2	cucharaditas de chile en polvo (*chili powder*)
I	cucharadita de sal o sal al gusto
I	cucharadita de ralladura de limón
I	cucharadita de orégano
	Unas cuantas gotas de saborizante *liquid smoke*
I	cucharada de vinagre balsámico
I	cucharada de cilantro fresco picado

Escurra y lave los frijoles.

Vierta el agua en una cacerola grande. Agregue los frijoles, la cebolla, el ajo y la hoja de laurel y caliente a fuego alto hasta que empiece a hervir.

Baje el fuego a mediano-lento. Tape parcialmente la cacerola y deje hervir durante 45 a 60 minutos o hasta que los frijoles estén blandos.

Agregue el chile en polvo, la sal, la ralladura de limón, el orégano, el saborizante *liquid smoke*, el vinagre y el cilantro y revuelva bien. Cocine sin tapar durante 5 minutos o hasta que el caldo de los frijoles se haya espesado tanto como desee. Pruebe y ajuste los condimentos, si lo desea. Retire la hoja de laurel.

Por porción: 167 calorías, 11 g de proteínas, 32 g de carbohidratos, 1 g de grasa, 0 mg de colesterol, 10 g de fibra dietética, 410 mg de sodio

Frijoles negros picantes: para darles un toque de picor, agregue un chile jalapeño al momento de agregar la cebolla y el ajo. Sazone con salsa *Tabasco* y pimienta de Cayena.

PURÉ DE BRÓCOLI Y FRIJOLES BLANCOS

Rinde 4 porciones

Tiempo de preparación y cocción: 20 minutos

Este plato es una buena alternativa del brócoli al vapor. La textura del puré es similar a la del puré de papas.

1	manojo de floretes de brócoli
1	cucharada de aceite de oliva
2	dientes de ajo picados
1	lata de 19 onzas de frijoles (habichuelas) *cannellini* o frijoles blancos
½	taza de crema *half-and-half*
¼	de taza de crema agria reducida en grasa
1	cucharada de mantequilla sin sal
	Sal
	Pimienta negra recién molida

Coloque una canastilla para cocinar al vapor en una cacerola, agregue un poco de agua y caliente hasta que hierva. Agregue el brócoli, tape la cacerola y cocínelo al vapor hasta que adquiera una color verde brillante y apenas empiece a suavizarse. Destape la cacerola y póngalo aparte.

En un sartén antiadherente mediano, caliente el aceite a fuego mediano. Agregue el ajo y saltéelo (sofríalo) durante 1 a 2 minutos. El ajo no debe dorarse. Agregue los frijoles, mezcle y cocine durante 2 minutos más.

En un tazón (recipiente) mediano, combine los frijoles, el brócoli, la crema *half-and-half*, la crema agria y la mantequilla. Sazone con sal y pimienta al gusto.

En una licuadora (batidora), licúe los ingredientes hasta que adquieran una consistencia uniforme y cremosa. Sirva de inmediato.

Por porción: 234 calorías, 8 g de proteínas, 24 g de carbohidratos, 12 g de grasa, 24 mg de colesterol, 7 g de fibra dietética, 317 mg de sodio

ARROZ FRITO CON POLLO Y VERDURAS

Rinde 6 porciones

Tiempo de preparación y cocción: 25 minutos

El arroz frito chino tradicional puede ser alto en grasa y calorías. Esta versión más saludable no lleva casi nada de aceite, usa arroz integral en lugar de arroz blanco e incorpora toda una variedad de verduras crujientes. Use el arroz sobrante o prepare el arroz con anticipación y déjelo enfriar bien. El frío impide que los granos de arroz se peguen entre sí.

2	cucharadas de salsa de soya reducida en sodio
l	cucharada de vino de arroz (*mirin*)
l	cucharadita de azúcar
l	cucharada de aceite de cacahuate (maní)
l	cebolla morada picada
l	pimiento (ají, pimiento morrón) rojo, desvenado y sin semillas, finamente picado
4	onzas (ll2g) de hongos *shiitake*, picados en rebanadas delgadas
l	lata de 8 onzas de castañas de agua picadas y escurridas
l	taza de zanahorias ralladas
½	libra (226 g) de comelotodos picados transversalmente a la mitad
2	cebollines (cebollas de cambray) picados transversalmente (partes blancas y verdes)
l	cucharada de aceite de sésamo (ajonjolí) tostado
l	libra (448 g) de pechugas de pollo deshuesadas, sin piel y picadas en tiras de ¼" (6 mm) de largo
3	tazas de arroz integral, cocido y enfriado
3	huevos batidos
	Sal
	Pimienta negra recién molida

En una taza pequeña, combine la salsa de soya, el vino y el azúcar. Ponga aparte.

En un *wok* o sartén grande, caliente el aceite a fuego mediano-alto. Agregue la cebolla y saltéela (sofríala) 3 minutos. Agregue el pimiento rojo, los hongos y las castañas de agua y mezcle. Saltee, revolviendo constantemente, durante 3 minutos. Agregue las zanahorias, los comelotodos y los cebollines. Saltee durante 2 minutos.

Mueva las verduras a la orilla del sartén. Suba el fuego y agregue el aceite de sésamo en el centro del sartén. Agregue el pollo y salpimente. Saltee, revolviendo constantemente, durante 3 minutos o hasta que el pollo quede bien cocido.

Agregue el arroz y la mezcla de salsa de soya. Revuelva bien.

Mueva la mezcla del arroz a la orilla del sartén y vierta el huevo en el centro del mismo. Cocine, revolviendo bien, durante 1 minuto o hasta que empiece a cocinarse.

Mezcle el huevo con los demás ingredientes. Sazone con la sal y la pimienta y cocine hasta que todo quede bien mezclado. Sirva de inmediato.

Por porción: 341 calorías, 26 g de proteínas, 38 g de carbohidratos, 9 g de grasa, 150 mg de colesterol, 5 g de fibra dietética, 410 mg de sodio

----

Consejo culinario: para preparar 3 tazas de arroz integral, ponga a hervir 2 tazas de agua y agregue el arroz. Baje el fuego a mediano-lento, cubra la cacerola y cocine durante 45 minutos. Retire del fuego y deje reposar durante 10 minutos. Coloque en un tazón (recipiente) tapado y refrigere durante varias horas o hasta usar.

Arroz frito con camarones y verduras: sustituya el pollo por una cantidad igual de camarón.

FIDEOS AL ESTILO ASIÁTICO

Rinde 4 porciones

Tiempo de preparación y cocción: 15 minutos

Esta receta es buena para acompañar casi cualquier plato fuerte asiático. Para darle variedad, puede agregar zanahorias ralladas o picadas en tiritas; comelotodos o chícharos (guisantes) japoneses en vaina; frijoles (habichuelas) de soya (*edamame*) al vapor; cacahuates (maníes) picados o cubitos de pollo, camarón o *tofu* cocidos.

8	onzas (226 g) de fideos *soba*
2	cucharadas de crema de cacahuate (maní) natural
2	cucharadas de vinagre de arroz
2	cucharadas de vino de arroz (*mirin*)
2	cucharadas de caldo de pollo o de verduras bajo en sodio

2	cucharadas de salsa de soya reducida en sodio
I	cucharadita de puré de chile con ajo
I	diente de ajo finamente picado
½	cucharadita de jengibre fresco rallado
I	cucharada de aceite de sésamo (ajonjolí) tostado
2	cebollines (cebollas de cambray) picados
I	cucharada de cilantro fresco picado

Llene una cacerola de agua y caliente hasta que hierva. Agregue los fideos y hiérvalos, revolviendo ocasionalmente, durante 8 minutos o hasta que estén al punto. Escúrralos y lávelos con agua templada.

En una licuadora o en un tazón (recipiente) pequeño, combine la crema de cacahuate, el vinagre, el vino, el caldo, la salsa de soya, el puré de chile, el ajo y el jengibre. Licúe o revuelva hasta que la mezcla adquiera una consistencia uniforme y cremosa.

Agregue el aceite a los fideos y mezcle bien. Agregue la mezcla de la crema de cacahuate a los fideos e incorpore los cebollines y el cilantro. Mezcle bien. Sirva a temperatura ambiente o frío.

Por porción: 301 calorías, II g de proteínas, 49 g de carbohidratos, 8 g de grasa, 0 mg de colesterol, I g de fibra dietética, 773 mg de sodio

----

Consejo culinario: los fideos *soba* son de origen asiático y se elaboran con una harina muy nutritiva hecha de alforjón (trigo sarraceno) integral. Se pueden conseguir en la sección de comida asiática de los supermercados o en las tiendas de productos naturales.

GUARNICIÓN DE VERDURAS ASADAS

Rinde 8 porciones

Tiempo de preparación: 20 minutos

Tiempo de horneado: 55–60 minutos

Esta receta es perfecta para acompañar el pollo asado o rostizado. Puede variar el plato usando las verduras de su elección. Las verduras adquieren un sabor dulce y delicioso al asarlas y el pan molido tostado las hace más crujientes.

I	cebolla morada picada en trozos grandes
I	batata dulce (camote), pelada y picada en cubitos

I	chirivía (pastinaca) pelada y rebanada
I	nabo sueco, pelado y picado en cubitos
5	dientes de ajo rebanados
I	remolacha (betabel) pelada y picada en cubitos
4	tallos de romero fresco o de tomillo fresco
3	cucharadas de aceite de oliva
	Sal kósher
	Pimienta negra recién molida
1½	tazas de pan integral molido fresco

Precaliente el horno a 450°F. Rocíe un molde para hornear llano de 13″ × 9″ o uno que tenga una capacidad para ¾ de galón, con aceite en aerosol.

Agregue la cebolla, la batata dulce, la chirivía, el nabo sueco, el ajo, la remolacha y el romero o el tomillo. Mezcle con el aceite y salpimente al gusto.

Hornee en la rejilla de abajo durante 30 minutos. Saque el molde del horno y revuelva bien las verduras. Hornee durante unos 15 minutos más o hasta que las verduras estén suaves.

Saque el molde del horno y deseche los tallos de romero o tomillo. Esparza el pan integral molido encima de las verduras y rocíe con aceite en aerosol. Hornee durante otros 10 a 15 minutos o hasta que se hayan tostado las migajas de pan.

Por porción: 112 calorías, 2 g de proteínas, 15 g de carbohidratos, 5 g de grasa, 0 mg de colesterol, 3 g de fibra dietética, 53 mg de sodio

----

Consejo culinario: para hacer pan integral molido fresco, ponga una o dos rebanadas de pan de trigo integral en un procesador de alimentos con una sola cuchilla. Procese hasta que quede bien molido.

PURÉ DE BATATA DULCE A LA NARANJA

Rinde 8 porciones

Tiempo de preparación y cocción: 25 minutos

A veces hay cierta confusión con respecto a estos tubérculos. La batata dulce o camote es un tubérculo con una pulpa color naranja y una cáscara entre marrón y naranja. No debe confundirse con la batata, un tubérculo con una cáscara rosada y una pulpa blanca, también conocida como boniato. Además, existe el ñame, un tubérculo gris utilizado en la cocina caribeña.

Esta receta se prepara con la batata dulce, llamada *sweet potato* o *yam* en inglés. Tan sólo tiene que fijarse en el nombre del tubérculo; hay una variedad de batata dulce llamada *garnet yam* con un sabor dulce y una pulpa color naranja oscuro que también puede utilizar en esta receta.

2½	libras (I kg) de batatas dulces (camotes), pelados y picados en cubitos
¼	de taza de crema *half-and-half*
2	cucharadas de mantequilla sin sal
I	cucharadita de ralladura de naranja (china)
½	cucharadita de jengibre fresco rallado
	Sal
	Pimienta negra recién molida

Llene una cacerola grande de agua y caliente hasta que hierva. Agregue las batatas dulces. Deje hervir durante 10 minutos o hasta que estén blandas. Escurra y regrese a la cacerola.

Agregue la crema *half-and-half*, la mantequilla, la ralladura de naranja y el jengibre. Usando un machacador de papas o un tenedor grande, machaque todos los ingredientes hasta que queden bien mezclados y se haga un puré de consistencia uniforme. Sazone con la sal y la pimienta al gusto. Sirva de inmediato.

Por porción: 202 calorías, 2 g de proteínas, 40 g de carbohidratos, 4 g de grasa, 10 mg de colesterol, 6 g de fibra dietética, 16 mg de sodio

SALSA DE PIMIENTOS ASADOS

Rinde 6 porciones (3 tazas)

Tiempo de preparación: 10 minutos

Tiempo de cocción: 30 minutos

Esta salsa nunca falta en mi cocina. Es fácil y rápida de preparar con ingredientes que siempre tengo a la mano en la despensa. Es excelente para acompañar tanto los platos ligeros de verano como los más sustanciosos de invierno. Pruebe usarla como sustituto de la salsa de tomate en sus recetas favoritas.

I	cucharada de aceite de oliva
I	cebolla picada

6	dientes de ajo picados
2	tazas de pimientos (ajíes, chiles) morrones asados, picados
I	lata de 15 onzas de tomates (jitomates) picados en cubitos
I	cucharada de vinagre balsámico
	Sal
	Pimienta negra recién molida
	Hojuelas de pimiento rojo triturado

En una cacerola mediana, caliente el aceite a fuego mediano. Agregue la cebolla y saltéela (sofríala) durante 5 minutos. Agregue el ajo, revuelva y saltee durante 2 minutos. Agregue los pimientos morrones, los tomates (con su jugo) y el vinagre.

Baje el fuego a mediano-lento, cubra la cacerola y cocine durante 30 minutos. Sazone al gusto con la sal, la pimienta negra y las hojuelas de pimiento rojo triturado.

En un procesador de alimentos o en una licuadora (batidora), licúe los ingredientes hasta que queden como un puré de consistencia uniforme. Mantenga la salsa caliente a fuego muy lento o refrigérela en un recipiente con tapa hasta usar.

Por porción: 142 calorías, 4 g de proteínas, 20 g de carbohidratos, 2 g de grasa, 0 mg de colesterol, I g de fibra dietética, 951 mg de sodio

Dulces divinos

BISCOTTI DE ARÁNDANOS Y NUECES

Rinde 46 galletitas

Tiempo de preparación: 15 minutos

Tiempo de horneado: 60 minutos

Los arándanos deshidratados, las nueces y el toque de canela son lo que les dan sabor a estos *biscotti* —galletitas al estilo italiano— doblemente horneadas. Para hacerlas un poco más dulces, puede adornarlas con un Glaseado de canela (página 415).

1	taza de arándanos deshidratados
¾	de taza de agua caliente
2	tazas de harina pastelera integral o harina sin blanquear
1	taza de azúcar
1	cucharadita de polvo para hornear
½	cucharadita de bicarbonato de sodio
½	cucharadita de canela en polvo
½	cucharadita de sal
2	huevos
1	cucharada de extracto de vainilla
1	taza de nueces picadas

Precaliente el horno a 325°F. Cubra una bandeja (charola) para hornear con papel pergamino.

Coloque los arándanos en un tazón (recipiente) pequeño. Agregue el agua y póngalos aparte.

En un tazón grande, combine la harina, el azúcar, el polvo para hornear, el bicarbonato de sodio, la canela y la sal. Revuelva hasta mezclar bien.

En un tazón pequeño, bata ligeramente los huevos y el extracto de vainilla. Agregue el huevo a la mezcla de harina y revuelva hasta que queden apenas combinados.

Escurra los arándanos. Incorpore las nueces y los arándanos a la masa líquida justo hasta que queden bien combinados.

Vierta la masa sobre la bandeja para hornear para formar 3 flautas delgadas, cada una de aproximadamente 12″ (30 cm) de largo. Hornee durante 30 minutos. Retire del horno y deje enfriar sobre una rejilla de alambre durante 10 minutos. Baje la temperatura del horno a 300°F.

Coloque las flautas sobre una tabla para cortar. Con un cuchillo serrado filoso, corte diagonalmente las flautas en rebanadas de ½″ (12 mm). Ponga las rebanadas sobre la bandeja para hornear, con el lado cortado hacia abajo, y hornee durante 15 minutos.

Retire del horno y voltee las rebanadas. Hornee durante 15 minutos más o hasta que estén secas y hayan adquirido un tono café dorado. Deje enfriar completamente sobre una rejilla de alambre y disfrute las galletitas.

Por galletita: 65 calorías, 1 g de proteínas, 11 g de carbohidratos, 2 g de grasa, 9 mg de colesterol, 1 g de fibra dietética, 51 mg de sodio

GLASEADO DE CANELA

Rinde 46 porciones

Tiempo de preparación: 10 minutos

Este glaseado tiene un sabor perfecto para acompañar los *Biscotti* de arándanos y nueces (página 414). Deje que el glaseado se enfríe por completo y se endurezca antes de guardar los *biscotti*.

1½	tazas de azúcar glas
1–2	cucharadas de agua
1½	cucharaditas de jugo de limón
½	cucharadita de extracto de vainilla
¼	de cucharadita de canela en polvo

En una cacerola pequeña, combine el azúcar, el agua, el jugo de limón, la vainilla y la canela. Caliente a fuego lento hasta que la mezcla esté tibia, revolviendo con frecuencia. Si es necesario, puede diluir la mezcla al agregar más agua o bien hacerla más espesa al agregar más azúcar.

Una vez que el glaseado esté ligeramente espeso, utilice un cuchillo para rociarlo sobre los *biscotti* en zigzag. Deje enfriar y guarde en un recipiente hermético.

Por porción: 15 calorías, 0 g de proteínas, 4 g de carbohidratos, 0 g de grasa, 0 mg de colesterol, 0 g de fibra dietética, 0 mg de sodio

DULCE DE CHOCOLATE CON FRAMBUESA

Rinde 4 porciones

Tiempo de preparación: I0 minutos

Tiempo de cocción: I5 minutos

Sirva este postre chocolatoso en un día cálido de verano o después de una comida sustanciosa, para terminar con algo fresco y refrescante.

2¾	tazas de leche descremada
I	huevo batido
⅓	de taza de azúcar
3	cucharadas de mandioca (tapioca) de preparación rápida
2	cucharadas de cacao en polvo
I	onza (28 g) de chocolate, partido en pedazos (Vea el Consejo culinario)
2	cucharaditas de extracto de vainilla
I	pinta de frambuesas frescas

En una cacerola mediana, combine con un batidor de globo la leche, el huevo, el azúcar, la mandioca, el cacao y el chocolate. Deje reposar durante 5 minutos.

Ponga la cacerola en una hornilla y cocine a fuego mediano hasta que el pudín (budín) empiece a hervir bien. Revuelva más o menos cada 3 ó 4 minutos para que no se queme la parte de abajo. Retire del fuego, agregue la vainilla y revuelva.

Coloque envoltura plástica sobre la superficie del pudín y déjelo enfriar durante 20 minutos. Retire la envoltura plástica y revuelva.

Coloque 3 ó 4 frambuesas en el fondo de 4 vasos alargados. Divida la mitad del pudín entre los 4 vasos. Agregue 5 ó 6 frambuesas más sobre el pudín, colocándolas cerca de la orilla de cada vaso. Divida el pudín restante entre los 4 vasos. Termine con las frambuesas que hayan sobrado, colocando la parte inferior de las mismas hacia arriba. Cubra los vasos y refrigere durante I hora o toda la noche.

Por porción: 239 calorías, I0 g de proteínas, 45 g de carbohidratos, 5 g de grasa, 56 mg de colesterol, 5 g de fibra dietética, 89 mg de sodio

- -

Consejo culinario: si desea hacer un pudín de chocolate amargo, utilice cacao en polvo *Dutch* y chocolate amargo o semi-amargo. Si desea hacer un pudín de chocolate con leche, utilice cacao en polvo normal y chocolate con leche.

DULCE DE FRESAS CON VAINILLA

Rinde 4 porciones

Tiempo de preparación: 10 minutos

Tiempo de cocción: 15 minutos

Ligero y con un buen sabor a frutas, este dulce seguramente les encantará a los amantes de la vainilla en su familia.

2¾	tazas de leche sin grasa
1	huevo batido
⅓	de taza de azúcar
3	cucharadas de mandioca (tapioca) de preparación rápida
1	grano de vainilla, picado a la mitad a lo largo o 1 cucharadita de extracto de vainilla
1	pinta de fresas frescas, picadas en cuartos

En una cacerola mediana, revuelva con un batidor de globo la leche, el huevo, el azúcar y la mandioca. Si va a utilizar el grano de vainilla, raspe las semillas del centro de modo que caigan directamente a la cacerola. Deje reposar durante 5 minutos.

Ponga la cacerola en una hornilla y cocine a fuego mediano hasta que el pudín empiece a hervir bien, revolviendo ocasionalmente para que la parte de abajo no se queme. Retire del fuego. Si va a utilizar el extracto de vainilla, agréguelo ahora.

Coloque envoltura plástica sobre la superficie del pudín y déjelo enfriar durante 20 minutos. Retire la envoltura plástica y revuelva.

Coloque unas cuantas fresas en el fondo de 4 vasos alargados. Divida la mitad del pudín entre los 4 vasos. Agregue 5 ó 6 fresas más sobre el pudín, colocándolas cerca de la orilla de cada vaso. Divida el pudín restante entre los 4 vasos y termine con las fresas que hayan sobrado. Cubra y refrigere durante 1 hora o toda la noche.

Por porción: 192 calorías, 8 g de proteínas, 37 g de carbohidratos, 2 g de grasa, 56 mg de colesterol, 1 g de fibra dietética, 89 mg de sodio

BAYAS A LA *GRAND MARNIER*

Rinde 10 porciones (10 tazas)

Tiempo de preparación: 5 minutos

Tiempo de cocción: 20–30 minutos

Yo creo que las bayas frescas son un postre perfecto en sí, pero para preparar una golosina extra especial, pruebe esta versión más elegante. Si lo desea, puede servirlas encima del Pastel esponjoso a la naranja (página 424).

2	tazas de azúcar
1	taza de coñac *Grand Marnier*
1	taza de vino blanco seco
1	taza de agua
	Jugo de 1 naranja (china)
	Ralladura de 1 naranja (china)
8	tazas de bayas frescas mixtas (pique las fresas en cuartos si las consigue grandes)

En una cacerola mediana, combine el azúcar, el *Grand Marnier*, el vino, el agua, el jugo de naranja y la ralladura de naranja. Caliente la mezcla hasta que empiece a hervir. Baje el fuego a mediano y deje hervir hasta que se haya evaporado una cuarta parte de la mezcla. Retire del fuego y deje enfriar ligeramente.

Coloque las bayas en un platón hondo. Vierta el líquido sobre las bayas y deje en infusión durante 1 hora o hasta que se haya enfriado. Refrigere hasta servir.

Por porción: 275 calorías, 1 g de proteínas, 61 g de carbohidratos, 0 g de grasa, 0 mg de colesterol, 4 g de fibra dietética, 3 mg de sodio

GALLETITAS DE AVENA CON CHISPITAS DE CHOCOLATE

Rinde 84

Tiempo de preparación: 15 minutos

Tiempo de horneado: 10–12 minutos

Estas galletitas de consistencia suave están repletas de nutrientes. Al usar minichispitas de chocolate, se distribuye el sabor a chocolate por toda la galletita, ayudando a que su contenido de grasa se mantenga bajo.

2¼	tazas de copos de avena
2¼	tazas de harina pastelera integral
¾	de cucharadita de sal
½	cucharadita de bicarbonato de sodio
¼	cucharadita de canela en polvo
½	taza de mantequilla sin sal, suavizada a temperatura ambiente
I	taza de azúcar morena (mascabada), bien compacta
½	taza de miel de maple (almíbar de arce)
2	huevos
I	cucharadita de extracto de vainilla
I½	tazas de minichispitas de chocolate

Precaliente el horno a 350°F. Recubra 2 bandejas (charolas) para hornear con papel pergamino o rocíelas con aceite en aerosol.

En un tazón (recipiente) mediano, combine la avena, la harina, la sal, el bicarbonato de sodio y la canela.

En un tazón grande, bata la mantequilla con una batidora eléctrica a velocidad mediana hasta que quede cremosa. Agregue el azúcar morena y bata hasta que quede una mezcla de consistencia uniforme. Agregue la miel de maple y bata de nuevo. Agregue los huevos, uno a la vez, y luego la vainilla, batiendo después de agregar cada uno.

Agregue la mezcla de harina a la mezcla de mantequilla y mezcle a mano hasta que se hayan combinado bien todos los ingredientes. Incorpore las minichispitas de chocolate.

Con una cucharita, tome un poco de la masa y déjela caer sobre las bandejas para hornear ya preparadas, dejando un espacio de aproximadamente 2″ (5 cm) entre ellas. Horne I bandeja a la vez durante I0 a I2 minutos o justo hasta que las galletitas empiecen a dorarse.

Retire las galletitas de la bandeja para hornear y deje enfriar sobre una rejilla de alambre.

Por galletita: 68 calorías, I g de proteínas, I0 g de carbohidratos, 3 g de grasa, 8 mg de colesterol, I g de fibra dietética, 3I mg de sodio

Galletitas de avena con frutos secos: simplemente sustituya las minichispitas de chocolate por cualquier variedad de frutos secos finamente picados y I cucharadita de ralladura de naranja.

GALLETITAS DE CANELA

Rinde 64

Tiempo de preparación: 15 minutos

Tiempo de horneado: 10–12 minutos

En uno de mis libros anteriores, apareció una versión ligeramente diferente de esta receta. Estas eran y siguen siendo unas de las galletitas favoritas de mi familia. He modificado un poco la receta y ahora las galletitas tienen un sabor todavía mejor. Al usar harina pastelera integral, estas galletitas le aportan carbohidratos complejos saludables.

½	taza de mantequilla sin sal, suavizada a temperatura ambiente
⅔	de taza + I cucharada de azúcar
½	taza de azúcar morena (mascabada)
2	huevos
¼	de taza de sirope de maíz ligero
I	cucharada de extracto de vainilla
3	tazas de harina pastelera integral o harina sin blanquear
I½	cucharaditas de polvo para hornear
I	cucharadita + ½ cucharadita de canela en polvo
¼	de cucharadita de sal

Precaliente el horno a 350°F. Cubra 2 bandejas (charolas) para hornear con papel pergamino o rocíelas con aceite en aerosol.

En un tazón (recipiente) grande, bata la mantequilla con una batidora eléctrica hasta que quede cremosa. Agregue los ⅔ de taza del azúcar, el azúcar morena, los huevos, el sirope de maíz y la vainilla, batiendo después de agregar cada ingrediente.

En un tazón (recipiente) mediano, combine la harina, el polvo para hornear, I cucharadita de la canela y la sal. Mezcle bien.

Agregue la mezcla de harina a la mezcla de mantequilla y mezcle bien a mano.

En una taza, combine la cucharada restante de azúcar y la ½ cucharadita restante de canela. Mezcle bien.

Con una cuchara, tome un poco de la masa y déjela caer sobre las bandejas para hornear ya preparadas, dejando un espacio de aproximadamente 2″ (5 cm) entre ellas. Espolvoree con la mezcla de canela y azúcar.

Hornee I bandeja a la vez durante 10 a 12 minutos o justo hasta que las galletitas empiecen a dorarse. Retire las galletitas de la bandeja para hornear y déjelas enfriar sobre una rejilla de alambre.

Por galletita: 48 calorías, I g de proteínas, 8 g de carbohidratos, 2 g de grasa, 10 mg de colesterol, 10 g de fibra dietética, 23 mg de sodio

- -

Consejo culinario: la harina pastelera de trigo integral se hace moliendo sémola de trigo "blando", la cual contiene menos gluten que la harina normal de trigo integral que está hecha con sémola de trigo "duro". Como resultado, la harina pastelera de trigo integral es mejor para hacer *muffins*, galletitas, panes rápidos, bases para *pie* y otros productos horneados que utilizan polvo para hornear o bicarbonato de sodio para la fermentación.

Aunque ambas son integrales y están cargadas de fibra y nutrientes esenciales, la harina pastelera no se puede sustituir con harina de trigo integral normal, ya que esta es mejor para las recetas que contienen levadura. Puede conseguir harina pastelera de trigo integral (*whole wheat pastry flour*) en las tiendas de productos naturales o en la sección de harinas especializadas del supermercado.

TARTA DE QUESO A LA CALABAZA

Rinde 16 porciones

Tiempo de preparación: 20 minutos

Tiempo de horneado: 1½ horas

He aquí una versión ligera de un postre otoñal favorito. Es un postre excelente para la cena del Día de Acción de Gracias.

2	onzas (56 g o alrededor de 8) galletitas *gingersnap* o galletas *Graham*, finamente molidas
2	libras (I kg) de queso crema reducido en grasa, a temperatura ambiente
1½	tazas de azúcar
2	cucharaditas de canela en polvo
I	cucharadita de jengibre en polvo
½	cucharadita de nuez moscada en polvo
½	cucharadita de pimienta de Jamaica en polvo
¼	de cucharadita de clavos de olor molidos

4	huevos o I taza de sustituto líquido de huevos, a temperatura ambiente
I	lata de 15 onzas de calabaza entera (no en trozos o cubitos)
½	taza de crema agria reducida en grasa, a temperatura ambiente
½	taza de crema *half-and-half*, a temperatura ambiente
2	cucharaditas de extracto de vainilla

Precaliente el horno a 325°F.

Cubra la parte inferior de un molde redondo de lados desprendibles (*springform pan*) de 10" con papel aluminio grueso. Arme el molde y doble el papel aluminio hacia arriba y alrededor de los lados del molde. Con otro pedazo de papel aluminio, envuelva el molde por fuera para impedir que se le meta agua.

Rocíe el fondo y los lados del molde con aceite en aerosol. Espolvoree el fondo con una capa uniforme de galletitas *gingersnap* o galletas *Graham* molidas y coloque el molde con los lados desprendibles en un molde grande para hornear.

Para preparar un baño María, llene una cacerola de agua y caliente hasta que hierva.

En un tazón (recipiente) mediano, bata el queso crema con una batidora eléctrica hasta que quede de consistencia uniforme. Gradualmente agregue el azúcar, la canela, el jengibre, la nuez moscada, la pimienta de Jamaica y el clavo de olor. Bata a velocidad mediana durante alrededor de 3 minutos.

Agregue los huevos, uno a la vez, o el sustituto de huevo, batiendo justo hasta que queden incorporados. Raspe los lados del tazón para asegurarse que todos los grumos de queso crema hayan desaparecido.

Agregue la calabaza, la crema agria, la crema *half-and-half* y la vainilla y revuelva justo hasta que queden incorporados los ingredientes. Vierta la masa líquida en el molde de los lados desprendibles. Vierta suficiente agua hirviendo en el molde grande para hornear como para que el agua llegue hasta la mitad de la altura del molde de los lados desprindibles. Hornee durante I ½ horas. Apague el horno y deje la puerta del horno ligeramente abierta durante I hora más.

Saque el molde de los lados desprendibles del molde grande y deje enfriar completamente sobre una rejilla de alambre. Retire el papel aluminio exterior, cubra el molde y refrigere durante toda la noche antes de sacar la tarta del molde.

Por porción: 282 calorías, 8 g de proteínas, 33 g de carbohidratos, 13 g de grasa, 85 mg de colesterol, I g de fibra dietética, 341 mg de sodio

TARTA DE QUESO A LA FRESA

Rinde 16 porciones

Tiempo de preparación: 25 minutos

Tiempo de horneado: 2 horas

Esta receta tiene la textura deliciosamente cremosa, pero no toda la grasa, de la tarta de queso tradicional.

1	paquete de 3½ onzas de dedos de dama (*ladyfingers*)
1½	libras (680 g) de fresas frescas, lavadas y sin el rabillo
2	libras (900 g) de queso crema reducido en grasa, a temperatura ambiente
1½	tazas de azúcar
1	taza de crema agria reducida en grasa, a temperatura ambiente
¼	de taza de harina sin blanquear
2	cucharaditas de extracto de vainilla
4	huevos o 1 taza de sustituto líquido de huevos, a temperatura ambiente

Precaliente el horno a 325°F. Cubra el fondo de molde redondo de lados desprendibles (*springform pan*) de 10" con papel aluminio grueso. Arme el molde y doble el papel aluminio hacia arriba y alrededor de los lados del molde. Con otro pedazo de papel aluminio, envuelva el molde por fuera para impedir que se le meta agua.

Rocíe el fondo y los lados del molde con aceite en aerosol. En el fondo del molde, coloque los dedos de dama en una sola capa y meta el molde desarmable en un molde grande para hornear.

Para el baño María, llene una cacerola de agua y caliente hasta que hierva.

En un procesador de alimentos o licuadora, licúe las fresas hasta que le quede un puré de consistencia uniforme. Con una coladera (colador) de malla fina, cuele el puré de fresas hacia un tazón (recipiente) para quitarle las semillas, obteniendo alrededor de 2 ½ tazas de puré de fresas. Póngalo aparte.

En un tazón (recipiente) mediano, bata el queso crema con una batidora eléctrica hasta que adquiera una consistencia uniforme. Gradualmente agregue el azúcar y bata a velocidad mediana durante aproximadamente 3 minutos.

Ponga la velocidad en baja y mientras sigue batiendo, vaya agregando la crema agria, la harina y la vainilla.

Agregue los huevos, uno a la vez, o bien, el sustituto de huevo, batiendo justo hasta que queden incorporados. Raspe los lados del tazón para asegurarse que todos los grumos de queso crema hayan desaparecido.

Vierta lentamente el puré de fresas en la masa líquida. Revuelva suavemente con un cuchillo para crear un efecto marmoleado.

Vierta la masa líquida al molde de lados desprendibles. Vierta suficiente agua hirviendo al molde grande para hornear como para que el agua llegue hasta la mitad de la altura del molde de los lados desprendibles. Hornee durante 2 horas. Apague el horno y deje la puerta del horno ligeramente abierta durante I hora más.

Saque el molde desarmable del molde grande y déjelo enfriar sobre una rejilla de alambre. Retire el papel aluminio exterior, cubra el molde y refrigere durante toda la noche antes de sacar la tarta del molde.

Por porción: 344 calorías, II g de proteínas, 42 g de carbohidratos, I4 g de grasa, I72 mg de colesterol, I g de fibra dietética, 329 mg de sodio

PASTEL ESPONJOSO A LA NARANJA

Rinde para I0 personas

Tiempo de preparación: 30 minutos

Tiempo de horneado: 45 minutos

Esta versión actualizada de la tradicional torta blanca esponjosa usa harina integral y el sabor fresco y brillante de los cítricos. Puede usar limón o limón verde en lugar de naranja (china), con excelentes resultados. Si desea un postre ligero pero elegante, pruebe servirla con Bayas a la *Grand Marnier* (página 4I8) y una cucharada de yogur bajo en grasa fresco o congelado con sabor a vainilla.

I	taza de harina pastelera integral o harina sin blanquear
½	cucharadita de sal
I½	tazas de azúcar
3	cucharadas de ralladura de naranja (china)
I2	claras de huevo
I	cucharadita de cremor tártaro
I	cucharadita de extracto de vainilla
4	cucharadas de jugo de naranja fresco
I¼	tazas de azúcar glas

Precaliente el horno a 325°F.

En un tazón (recipiente) mediano, combine la harina y la sal. Ponga aparte.

En un tazón pequeño, revuelva el azúcar y la ralladura de naranja. Ponga aparte.

En un tazón grande, bata las claras de huevo con una batidora eléctrica hasta que queden espumosos. Agregue el cremor tártaro, la vainilla y 1 cucharada del jugo de naranja. Bata a velocidad alta hasta que se formen picos suaves. Gradualmente vaya agregando la mezcla de azúcar, batiendo hasta que los picos queden tiesos y brillantes. Incorpore suavemente la mezcla de harina.

Vierta la masa líquida en un molde circular con un hueco en el centro y con un fondo desprendible, sin engrasar. Con un cuchillo, "corte" la masa líquida varias veces para dejar salir las burbujas de aire que hayan quedado atrapadas.

Hornee durante 45 minutos o hasta que la parte superior de la torta adquiera un color café dorado y se sienta esponjosa al tocarla. Voltee el molde sobre el cuello de una botella de vino y deje enfriar completamente.

Pase un cuchillo por el borde interno del molde para aflojar la tarta y transfiérala a un plato.

En un tazón pequeño, combine el azúcar glas y las 3 cucharadas restantes de jugo de naranja. Deje escurrir el glaseado sobre la parte superior de la torta, dejando que corra un poco por los lados.

Por porción: 234 calorías, 6 g de proteínas, 53 g de carbohidratos, 0 g de grasa, 0 mg de colesterol, 1 g de fibra dietética, 183 mg de sodio

PIE DE BAYAS MIXTAS

Rinde para 9 personas

Tiempo de preparación: 10 minutos

Tiempo de horneado: 55–60 minutos

Este postre tiene un sabor tan sustancioso y llena tanto que quizás a usted se le olvide que consiste esencialmente en frutas. Pruebe servirlo con yogur congelado bajo en grasa o con helado.

5	tazas de bayas mixtas congeladas (arándanos, frambuesas, fresas o zarzamoras)
¾	de taza de azúcar
1	cucharadita de canela en polvo
¼	de taza de licor *Chambourd*

6	cucharadas de arrurruz o maicena
l	cucharada de jugo de limón
l	masa de hojaldre para *pie* sin hornear (*deep-dish pie crust*)
l	cucharada de azúcar morena (mascabada), bien compacta

Forre una bandeja (charola) para hornear con papel aluminio. Métala al horno y precaliéntelo a 425°F.

En un tazón (recipiente) grande, combine las bayas, el azúcar y la canela.

En una taza, combine el licor, el arrurruz o maicena y el jugo de limón. Revuelva bien y vierta sobre las bayas. Mezcle bien.

Con una cuchara, pase las bayas a la masa de hojaldre y espolvoree con el azúcar morena.

Hornee durante l5 minutos. Baje la temperatura del horno a 350°F y hornee de 40 a 45 minutos más, hasta que el relleno esté burbujeando. Enfríe sobre una rejilla de alambre durante por lo menos l hora antes de rebanar.

Por porción: 272 calorías, 2 g de proteínas, 2 g de carbohidratos, 46 g de grasa, 9 mg de colesterol, 3 g de fibra dietética, 126 mg de sodio

PIE DE MELOCOTÓN Y FRAMBUESAS CON CUBIERTA DE ALMENDRAS

Rinde para l0 personas

Tiempo de preparación: l5 minutos

Tiempo de horneado: 55–60 minutos

Las frutas le dan a este *pie* un perfecto sabor entre dulce y agrio. Es maravilloso para fines del verano, cuando es fácil conseguir melocotones jugosos y frambuesas frescas. Fuera de temporada, puede usar frutas congeladas con el mismo resultado.

Relleno

l2–l4	melocotones (duraznos) pelados y picados en trozos de ½" (l cm)
l½	cucharadas de jugo de limón
¼	de taza de azúcar morena (mascabada), bien compacta
¼	de taza de azúcar

3	cucharadas de maicena o arrurruz
1½	cucharaditas de canela en polvo
¼	de cucharadita de jengibre en polvo
⅛	de cucharadita de sal
2	tazas de frambuesas frescas (alrededor de 12 onzas/340g)

Cubierta

½	taza de almendras tostadas
½	taza de harina pastelera integral o harina sin blanquear
3	cucharadas de azúcar morena (mascabada), bien compacta
1	cucharada de azúcar
¾	de cucharadita de canela en polvo
	Una pizca de sal
2	cucharaditas de extracto de vainilla
4	cucharadas de mantequilla sin sal, picada en cubitos

Precaliente el horno a 375°F. Rocíe ligeramente un molde profundo para *pie* de 10" u 11" con aceite en aerosol. Cubra una bandeja (charola) para hornear con papel aluminio.

Para preparar el relleno: En un tazón (recipiente) grande, mezcle suavemente los melocotones con el jugo de limón.

En un tazón pequeño, combine el azúcar morena, el azúcar, la maicena o arrurruz, la canela, el jengibre y la sal. Espolvoree la mezcla de azúcar sobre los melocotones y mezcle suavemente.

Para hacer la cubierta: En un procesador de alimentos, combine las almendras, la harina, el azúcar morena, el azúcar, la canela y la sal. Mezcle hasta que todo quede finamente molido. Agregue la vainilla y la mantequilla. Pulse el procesador hasta que se formen migajas pequeñas con la mantequilla.

Vierta la mitad de los melocotones en el molde profundo para *pie* ya preparado. Agregue la mitad de las frambuesas. Cubra con los melocotones restantes y luego con las frambuesas restantes. Espolvoree con la cubierta y compáctela suavemente.

Coloque el *pie* sobre la bandeja para hornear. Hornee durante 55 a 60 minutos o hasta que la cubierta quede ligeramente dorada y el relleno esté burbujeando. Deje enfriar sobre una rejilla de alambre antes de rebanar.

Por porción: 227 calorías, 3 g de proteínas, 38 g de carbohidratos, 8 g de grasa, 12 mg de colesterol, 5 g de fibra dietética, 42 mg de sodio

MAGDALENAS DE QUESO *RICOTTA*

Rinde 12

Tiempo de preparación: 15 minutos

Tiempo de horneado: 1 hora

Debido a que estas magdalenas (mantecadas) se hacen en raciones para una sola persona, son perfectas como meriendas (refrigerios, tentempiés) rápidas y fáciles, y además son muy vigorizadoras.

15	onzas de queso *ricotta* reducido en grasa, suavizado
4	onzas de queso *Neufchatel*, suavizado
4	onzas de queso crema sin grasa, suavizado
½	taza de azúcar
3	huevos
1	grano de vainilla, picado a la mitad (a lo largo)

Precaliente el horno a 325°F. Cubra un molde para 12 *muffins* con moldes de papel.

Llene un molde para hornear grande con suficiente agua como para cubrir la parte inferior del molde para *muffins* pero sin que rebase la parte superior del mismo. Métalo al horno para calentar el agua.

En un tazón (recipiente) grande, bata el queso *ricotta* con una batidora eléctrica hasta que adquiera una consistencia cremosa. Agregue el queso *Neufchatel*, el queso crema, el azúcar y los huevos. Con un cuchillo filoso, raspe las semillas del centro del grano de vainilla directamente hacia el tazón. Después de agregar cada ingrediente, bata la mezcla hasta que adquiera una consistencia uniforme y cremosa.

Con una cuchara, transfiera la masa líquida al molde para *muffins* ya preparado. Coloque el molde para *muffins* en el molde para hornear que tiene el agua caliente y hornee durante 45 minutos.

Apague el horno y abra ligeramente la puerta del mismo. Deje que las magdalenas se enfríen durante 15 minutos. Saque el molde para *muffins* del molde grande y deje que se enfríen las magdalenas completamente sobre una rejilla de alambre.

Saque las magdalenas del molde, colóquelas sobre un platón y cúbralas ligeramente con envoltura plástica. Refrigere durante al menos 2 horas o durante toda la noche.

Por taza: 118 calorías, 7 g de proteínas, 11 g de carbohidratos, 5 g de grasa, 69 mg de colesterol, 0 g de fibra dietética, 140 mg de sodio

MUFFINS DE CACAHUATE

Rinde 20

Tiempo de preparación: 10 minutos

Tiempo de horneado: 10 minutos

Si le agradan los cacahuates, es posible que estos *muffins* se conviertan en su nueva merienda (refrigerio, tentempié) favorita. Son fáciles de hacer y contienen una buena cantidad de proteínas. Necesitará un molde anti-adherente para 24 "*minimuffins*".

½   taza de cacahuates (maníes) sin sal, tostados y picados

½   taza de azúcar morena (mascabada), bien compacta

3   cucharadas de harina pastelera integral o harina sin blanquear

¼   de cucharadita de polvo para hornear

         Una pizca de sal

I   huevo

I   cucharadita de extracto de vainilla

Precaliente el horno a 350°F. Rocíe un molde para *minimuffins* con aceite en aerosol.

En un tazón (recipiente) mediano, combine los cacahuates, el azúcar, la harina, el polvo para hornear y la sal.

Agregue el huevo y la vainilla a un tazón pequeño. Mezcle justo hasta que la yema y la clara se hayan combinado. Incorpore el huevo a la mezcla de cacahuate justo hasta que se combinen.

Con una cuchara, transfiera cantidades iguales de la masa líquida a 20 de los 24 compartimientos del molde para *minimuffins*. Hornee durante 10 minutos o hasta que adquieran un tono dorado. Deje enfriar durante I minuto.

Con un cuchillo, levante cuidadosamente los *muffins* del molde y colóquelos sobre una rejilla de alambre cubierta de papel aluminio para que se enfríen completamente. Guárdelos en un recipiente hermético con papel encerado o papel pergamino entre cada capa.

Por *muffin*: 50 calorías, I g de proteínas, 7 g de carbohidratos, 2 g de grasa, II mg de colesterol, 0 g de fibra dietética, II mg de sodio

PELOTAS DE CACAHUATE

Rinde 42

Tiempo de preparación: 25 minutos

Tiempo de cocción: 5–7 minutos

Estas pelotas rebosan de nutrientes y son una merienda (refrigerio, tentempié) excelente que aporta mucha energía.

I	taza de crema de cacahuate (maní) natural
½	taza de miel
½	cucharadita de extracto de vainilla
¼	de taza de semillas de girasol
¼	de taza de semillas de calabaza finamente picadas
2	tazas de copos de avena instantáneos
¼	de taza de dátiles picados u otras frutas deshidratadas picadas
¼	de taza de germen de trigo o salvado de trigo
¼	dc taza de agua tibia
4	cucharadas de semillas de sésamo (ajonjolí)

Precaliente el horno a 350°F. Cubra una bandeja (charola) para hornear con papel pergamino o papel encerado.

En un tazón (recipiente) grande, combine la crema de cacahuate, la miel y la vainilla. Caliente en el horno de microondas durante 30 segundos para suavizar la mezcla.

Ponga las semillas de girasol y las semillas de calabaza sobre la bandeja para hornear. Tueste durante 5 a 7 minutos o hasta que hayan adquirido un tono ligeramente café.

Agregue las semillas, la avena, los dátiles o las frutas deshidratadas, el germen de trigo o el salvado de trigo y el agua a la mezcla de la crema de cacahuate. Revuelva hasta que todo quede bien mezclado. La masa quedará muy dura.

Ruede un poco de la masa hasta formar 42 pelotas del tamaño de una nuez. Ruede las pelotas sobre las semillas de sésamo para cubrirlas. Coloque una sola capa de pelotas sobre la bandeja para hornear ya preparada y refrigere durante varias horas. Guarde en un recipiente con tapa.

Por pelota: 86 calorías, 3 g de proteínas, 9 g de carbohidratos, 4 g de grasa, 0 mg de colesterol, I g de fibra dietética, 2 mg de sodio

GLOSARIO

Algunos de los términos usados en este libro no son muy comunes o se conocen bajo distintos nombres en diferentes regiones de América Latina. Por lo tanto, hemos preparado este glosario para ayudarle. Para algunos términos, una definición no es necesaria, así que sólo incluimos los términos que usamos en este libro, sus sinónimos y sus nombres en inglés. Esperamos que le sea útil.

Aceite de alazor. Sinónimo: aceite de cártamo. En inglés: *safflower oil.*

Aceite de *canola*. Este aceite proviene de la semilla de la colza, la cual es baja en grasa saturada. Sinónimo: aceite de colza. En inglés: *canola oil.*

Aceitunas *kalamata*. Un tipo de aceituna griega con forma de almendra, de color oscuro parecido al de la berenjena y con un sabor sustancioso a frutas. Se consiguen en la mayoría de los supermercados y en las tiendas *gourmet.* En inglés: *kalamata olives.*

Ají. *Vea* **Pimiento.**

Albaricoque. Sinónimos: chabacano, damasco. En inglés: *apricot.*

Aliño. Un tipo de salsa, muchas veces hecha a base de vinagre y de algún tipo de aceite, que se les echa a las ensaladas para darles más sabor. Sinónimo: aderezo. En inglés: *salad dressing.*

Almíbar de arce. Sinónimo: miel de maple. En inglés: *maple syrup.*

Arándano. Baya azul pariente del arándano agrio. En inglés: *blueberry.*

Arándano agrio. Baya roja de sabor agrio usada para elaborar postres y bebidas. Sinónimo: arándano rojo. En inglés: *cranberry.*

Arroz *arborio*. Un tipo de arroz de origen italiano de grano corto. Es feculento, por lo que se emplea mucho en platos como el *risotto* para darles una textura cremosa.

Arroz silvestre. Una hierba de grano largo que crece en pantanos. Tiene un sabor a frutos secos y una textura correosa. Se consigue en las tiendas de productos naturales. En inglés: *wild rice.*

Arrurruz. Un polvo derivado de un tubérculo tropical que se usa para espesar ciertos platos como los pudines (budines), las sopas y las salsas. En inglés: *arrowroot.*

Arugula. Una verdura de origen italiano empleada en las ensaladas. Tiene un sabor a mostaza picante y se consigue en ciertos supermercados y en tiendas de productos naturales.

Bagel. Panecillo en forma de rosca que se prepara al hervirse y luego hornearse. Se puede preparar con una gran variedad de sabores y normalmente se sirve con queso crema.

Batatas dulces. Tubérculos cuyas cáscaras y pulpas tienen el mismo color amarillo-naranja. No se deben confundir con las batatas de Puerto Rico (llamadas "boniatos" en Cuba), que son tubérculos redondeados con una cáscara rosada y una pulpa blanca. Sinónimos de batata dulce: boniato, camote, moniato. En inglés: *sweet potatoes*.

Biscuit. Un tipo de panecillo que la mayoría de las veces se hace con polvo de hornear en vez de levadura. Tiene una textura blanda y ligera y es muy popular en los EE. UU., especialmente en el sur.

Blanquear. Una técnica de cocina en que se sumergen alimentos en agua hirviendo, luego en agua fría con el fin de hacer la pulpa (en el caso de las verduras) más firme, aflojar las cáscaras (en el caso de los melocotones y de los tomates) y también para aumentar y fijar el sabor (en el caso de las verduras antes de congelarlas).

Butternut squash. *Vea* **Squash**.

Cacahuate. Sinónimos: cacahuete, maní. En inglés: *peanut*.

Cacerola. Comida horneada en un recipiente hondo tipo cacerola. Sinónimo: guiso. En inglés: *casserole*. También puede ser un recipiente metálico de forma cilíndrica que se usa para cocinar. Por lo general, no es muy hondo y tiene un mango o unas asas. Sinónimo: cazuela. En inglés: *saucepan*.

Cantaloup. Melón de cáscara grisosa-beige con un patrón parecido a una red. Su pulpa es de color naranja pálida y es muy jugosa y dulce.

Cebollín. Variante de la familia de las cebollas. Tiene una base blanca que todavía no se ha convertido en bulbo y hojas verdes que son largas y rectas. Ambas partes son comestibles. Son parecidos a los chalotes, y la diferencia está en que los chalotes tienen el bulbo ya formado y son más maduros. Sinónimos: escalonia, cebolla de cambray. En inglés: *scallion*.

Cebollino. Hierba que es pariente de la cebolla cuyas hojas altas y finas dan un ligero sabor a cebolla a los alimentos. Uno de sus usos comunes es como ingrediente de salsas cremosas. También se agrega a las papas horneadas. Debido a las variaciones regionales entre los hispanohablantes, a veces se confunde al cebollino con el cebollín. Vea las definiciones de estos en este glosario para evitar equivocaciones. Sinónimo: cebolleta. En inglés: *chives*.

Cereales integrales. *Vea* **Integral**.

Chalote. Hierba que es pariente de la cebolla y de los puerros (poros). Sus bulbos están agrupados y sus tallos son huecos y de un color verde vívido. De sabor suave, se recomienda agregarlo al final del proceso de cocción. Es muy utilizado en la cocina francesa. En inglés: *shallots*.

Champiñón. *Vea* **Hongo**.

Chícharos. Semillas verdes de una planta leguminosa euroasiática. Sinónimos: alverjas, arvejas, guisantes, *petit pois*. En inglés: *peas*.

Chile. *Vea* **Pimiento**.

Chili. Un guiso (estofado) oriundo del suroeste de los Estados Unidos que consiste en carne de res molida, chiles, frijoles (habichuelas) y otros condimentos.

Coleslaw. Ensalada de repollo (col) con mayonesa.

Comelotodo. Un tipo de legumbre con una vaina delgada de color verde brillante que contiene semillas pequeñas que son tiernas y dulces. Es un alimento de rigor de la cocina china. Son parecidos a los tirabeques (vea la página 439) pero la diferencia está en que las vainas de los comelotodos son más planas y sus semillas no son tan dulces como las de la otra verdura. Sinónimo: arvejas chinas. En inglés: *snow peas*.

Copos de avena tradicionales. Este término se refiere a los granos de avena aplanados por rodillos y tostados. Toma aproximadamente 15 minutos para cocinar este tipo de copos de avena. Estos se recomiendan en lugar de los copos de avena de cocción rápida (*quick-cooking oats*) o los instantáneos (*instant oats*) porque conservan más de los granos originales, por lo que tendrán un menor impacto en el nivel de glucosa en la sangre. En inglés los copos de avena tradicionales se llaman "*old-fashioned oats*", así que asegúrese de que los copos que compre digan esto en la etiqueta.

Crema de cacahuate. Una pasta para untar hecha de cacahuates. También conocida como mantequilla de maní o de cacahuate. En inglés: *peanut butter*.

Crema *half and half*. Mezcla comercial de partes iguales de crema y de leche que en los EE. UU. se echa al café matutino.

Croissant. Sinónimos: medialuna, cuernito, cachito.

Crostini. Unas pequeñas rebanadas de pan italiano tostado que por lo general vienen untadas con aceite de oliva. Se consiguen en algunos supermercados y en las tiendas de productos *gourmet*.

Curry. Un condimento indio utilizado en la India oriental para sazonar diferentes platos.

Dip. Una salsa o mezcla blanda (como el guacamole, por ejemplo), en que se mojan los alimentos para picar, como por ejemplo frituras de maíz, papitas fritas, totopos (tostaditas, nachos), zanahorias o apio.

Donut. Un pastelito con forma de rosca que se prepara con levadura o polvo de hornear. Se puede hornear pero normalmente se fríe. Hay muchas variedades de *donuts*; algunas se cubren con una capa de chocolate y otras se rellenan con jalea o con crema.

Eggbeaters. Una marca comercial de sustituto de huevos.

Ejotes. *Vea* **Habichuelas verdes.**

Fideos *soba*. Un tipo de fideos de origen japonés hechos de alforjón (trigo sarraceno) mezclado con trigo normal. Su color es marrón oscuro. Se consigue en la sección de productos asiáticos en los supermercados y en las tiendas de productos *gourmet*.

Frijoles. Una de las variedades de plantas con frutos en vaina del género *Phaselous*. Vienen en muchos colores: rojos, negros, blancos, etcétera. Sinónimos: alubias, arvejas, caraotas, fasoles, fríjoles, habas, habichuelas, judías, porotos, trijoles. En inglés: *beans*.

Frijoles *cannellini*. Frijoles de origen italiano de color blanco que típicamente se utilizan en ensaladas y en sopas. Se consiguen en la mayoría de los supermercados y en las tiendas de productos *gourmet*.

Frijoles de caritas. Frijoles pequeños de color beige con una "carita" negra. Sinónimos: guandúes, judías de caritas. En inglés: *blackeyed peas*.

Frittata. *Vea* **Omelette.**

Fruto seco. Alimento común que consiste en una semilla comestible encerrada en una cáscara. Entre los ejemplos más comunes de este alimento están las almendras, las avellanas, los cacahuates (maníes), los pistachos y las nueces. Aunque muchas personas utilizan el termino "nueces" para referirse a los frutos secos en general, en realidad "nuez" significa un tipo común de fruto seco en particular.

Galletas y galletitas. Tanto "galletas" como "galletitas" se usan en Latinoamérica para referirse a dos tipos de comidas. El primer tipo es un barquillo delgado no dulce (en muchos casos es salado) hecho de trigo que se come como merienda (refrigerio, tentempié) o que acompaña una sopa. El segundo tipo es un tipo de pastel (véase la página 437) plano y dulce que normalmente se come como postre o merienda. En este libro, usamos "galleta" para describir los barquillos salados y "galletita" para los pastelitos pequeños y dulces. En inglés, una galleta se llama "*cracker*" y una galletita se llama "*cookie*".

Galletitas *gingersnap*. Galletitas crujientes hechas de jengibre y saborizadas con melado (melaza).

Galletas *Graham*. Galletas dulces hechas de harina de trigo integral y típicamente saborizadas con miel.

Granola. Una mezcla de copos de avena y otros ingredientes como azúcar morena, pasas, cocos y frutos secos. Se prepara al horno y se sirve en pedazos o en barras.

Gravy. Una salsa hecha del jugo (zumo) de la carne asada.

Great Northern beans. Un tipo de frijoles oriundo del centro de los EE. UU. Los *Great Northern beans* son blancos y algo parecidos a las habas blancas (vea abajo) pero con un sabor algo diferente. Se consiguen en la mayoría de los supermercados tanto secos como enlatados. De hecho, la empresa alimenticia Goya los vende bajo su nombre en inglés y los ofrece en ambas formas.

Guiso. Un plato que generalmente consiste en carne y verduras (o a veces tubérculos) que se cocina en una olla a una temperatura baja con poco líquido. Sinónimo: estofado. En inglés: *stew*.

Habas. Frijoles (véase la página 433) planos de color oscuro y de origen mediterráneo que se consiguen en las tiendas de productos naturales. En inglés: *fava beans*.

Habas blancas. Frijoles planos de color verde pálido, originalmente cultivados en la ciudad de Lima en el Perú. Sinónimos: alubias, ejotes verdes chinos, frijoles de Lima, judías blancas, porotos blancos. En inglés: *lima beans*.

Habichuelas verdes. Frijoles verdes, largos y delgados. Sinónimos: habichuelas tiernas, ejotes. En inglés: *green beans* o *string beans*.

Half and half. Vea **Crema *half and half*.**

Harina pastelera integral. Una harina para preparar panes, pasteles (vea la página 437) y *pies* (vea la página 437). A diferencia de la harina pastelera blanca, la integral aporta más fibra y vitaminas. Este tipo de harina se consigue en algunos supermercados y en la mayoría de las tiendas de productos naturales. En inglés: *whole wheat pastry flour*.

Hongo. En este libro usamos este término para los hongos grandes como el *portobello*. Usamos "champiñones" para referirnos a la variedad pequeña y blanca, la que se conoce como "seta" en Puerto Rico. En inglés esta variedad se llama "*button mushroom*" mientras que "*mushroom*" se usa para referirse a los hongos en general.

Hummus. Una pasta hecha de garbanzos aplastados mezclados con jugo de limón, aceite de oliva, ajo y aceite de sésamo (ajonjolí). Es muy común en la cocina del Medio Oriente, donde se come con pan árabe (pan de *pita*).

Integral. Este término se refiere a la preparación de los cereales (granos) como arroz, maíz, avena, pan, etcétera. En su estado natural, los cereales tienen una capa exterior muy nutritiva que aporta fibra dietética, carbohidratos complejos, vitaminas del complejo B, vitamina E, hierro, cinc y otros minerales. No obstante, para que tengan una presentación más atractiva, muchos fabricantes les quitan las capas exteriores a los cereales. La mayoría de los nutriólogos y médicos recomiendan que comamos los cereales integrales (excepto en el caso del alforjón o trigo sarraceno) para aprovechar los nutrientes que nos aportan. Estos productos se consiguen en algunos supermercados y en las tiendas de productos naturales. Entre los productos integrales más comunes están el arroz integral (*brown rice*), pan integral (*whole-wheat bread* o *whole-grain bread*), cebada integral (*whole-grain barley*) y avena integral (*whole oats*).

Kefir. Una bebida hecha de leche fermentada; su sabor y textura se parecen a los del yogur. Se consigue en las tiendas de productos naturales.

Lechuga *mâche*. Una verdura de origen europeo con hojas oscuras muy tiernas. Tiene un sabor picante parecido al de los frutos secos. Se utiliza en ensaladas o se prepara al vapor como una guarnición. Se consigue en algunos supermercados y en la mayoría de las tiendas de productos *gourmet*. En inglés se conoce bajo varios nombres, entre ellos *mâche*, *corn salad*, *field lettuce* y *field salad*.

Lechuga repollada. Cualquiera de los diversos tipos de lechugas que tienen cabezas compactas de hojas grandes y crujientes que se enroscan. En inglés: *iceberg lettuce*.

Lechuga romana. Variedad de lechuga con un largo y grueso tallo central y hojas verdes y estrechas. Sinónimo: orejona. En inglés: *romaine lettuce*.

Liquid smoke. Un saborizante comercial de carnes que les da un sabor ahumado. Se consigue en la sección de condimentos de los supermercados.

London Broil. Vea *round*.

Magdalena. Una especie de pastel (véase la página 437) pequeño que normalmente se prepara al hornear la masa en un molde con espacios individuales, parecido a los moldes para hacer panecillos. Por lo general las magdalenas son de chocolate y a veces se rellenan con crema. En este libro hay una receta para magdalenas hechas con queso *ricotta* en la página 428. Sinónimo: mantecada. En inglés: *cupcake*.

Mancuernas. Pesas de mano. En inglés: *dumbbells*.

Manta de cielo. Un tipo de tela utilizada para escurrir ciertos alimentos. También sirve para formar un paquetito de especias que luego se puede echar a una sopa o a un guiso (estofado). Sinónimos: bambula, estopilla. En inglés: *cheesecloth*.

Manzana *Granny Smith*. Un tipo de manzana con una cáscara moteada de color verde claro. Su sabor es ligeramente ácido y su pulpa es moderadamente jugosa. Se encuentra fácilmente en los supermercados. En inglés: *Granny Smith apple*.

Margarina sin transgrasas. Un tipo de margarina que no contiene transgrasas, un tipo de grasa que ha sido vinculada con las enfermedades cardíacas. Por lo general este tipo de margarina lleva las palabras *"trans-free"* ("libre de transgrasas") o *"no transfats"* (sin transgrasas) en el envase.

Melocotón. Fruta originaria de la China que tiene un color amarillo rojizo y cuya piel es velluda. Sinónimo: durazno. En inglés: *peach*.

Merienda. En este libro, es una comida entre las comidas principales del día, sin importar ni lo que se come ni a la hora en que se come. Sinónimos: bocadillo, bocadito, botana, refrigerio, tentempié. En inglés: *snack*.

Mesclun. Una mezcla de diferentes verduras jóvenes para ensalada. Se incluye una variedad de verduras en la mezcla pero por lo general el *mesclun* incluye *arugula* (vea la página 431), diente de león, lechuga *mâche* (véase la página 435) y *radicchio*.

Miel de maple. Sinónimo: almíbar de arce. En inglés: *maple syrup*.

Mostaza *Dijon*. Un tipo de mostaza francesa con una base de vino blanco. En inglés: *Dijon mustard*.

Muesli. Un cereal para el desayuno que consiste en una combinación de diferentes cereales tostados (como por ejemplo avena, trigo o cebada), frutos secos, salvado de avena, germen de trigo, frutas secas y azúcar. Al igual que el cereal comercial, se toma con leche. Se consigue en la mayoría de los supermercados.

Muffin. Un tipo de panecillo que se puede preparar con una variedad de harinas y que muchas veces contiene frutas y frutos secos. La mayoría de los *muffins* norteamericanos se hacen con polvo de hornear en vez de levadura. Sin embargo, el *muffin* inglés sí se hace con levadura y tiene una textura más fina que el norteamericano. Los *muffins* son muy comunes como comida de desayuno en los EE. UU. Hay recetas para *muffins* saludables en las páginas 333 y 334.

Naranja. Sinónimo: china. En inglés: *orange*.

Omelette. Plato a base de huevos con relleno. Para preparar un *omelette*, se baten huevos hasta que tengan una consistencia cremosa y después se cocinan en un sartén, sin revolverlos, hasta que se cuajen. El *omelette* se sirven doblado a la mitad con un relleno (como jamón, queso o espinacas) colocado en el medio. Algunos hispanohablantes usan el término "tortilla" para referirse al *omelette*. Una *frittata* es un tipo de *omelette* en que el relleno se agrega a los huevos batidos antes de que se cocinen. Típicamente esta se hornea y no se sirve doblada. Hay una receta para una *frittata* saludable en la página 388.

Palomitas de maíz. Granos de maíz cocinados en aceite o a presión hasta que formen palomitas blancas. Sinónimos: rositas de maíz, rosetas de maíz, copos de maíz, cotufo, canguil. En inglés: *popcorn*.

Pan árabe. Pan plano originario del Medio Oriente que se prepara sin levadura. Sinónimo: pan de *pita*. En inglés: *pita bread*.

Panko. Un tipo de pan molido japonés. Es más grueso que el pan molido estadounidense, por lo que crea una cubierta sabrosa y crujiente cuando se utiliza para empanizar (empanar) los alimentos. Por lo general se consigue en las tiendas que venden productos asiáticos o bien en la sección de productos asiáticos de algunos supermercados.

Panqueque. Un pastel (véase la definición de este abajo) plano generalmente hecho de alforjón (trigo sarraceno) que se dora por ambos lados en una plancha o en un sartén engrasado.

Papas a la francesa. En este libro usamos este término para referirnos a las tiras largas de papas que se fríen en cantidades abundantes de aceite. En muchos países se conocen como papitas fritas y por lo general se sirven como acompañantes para las hamburguesas o los *hot dogs*. En inglés: *French fries*.

Papaya. Sinónimos: fruta bomba, lechosa. En inglés: *papaya*.

Papitas fritas. En este libro usamos este término para referirnos a las rodajas redondas u ovaladas de papas que se fríen en cantidades abundantes de aceite y que se venden en bolsas en las tiendas de comestibles. En inglés: *potato chips*.

Parrilla. Esta rejilla de hierro fundido se usa para asar diversos alimentos sobre brasas o sobre una fuente de calor de gas o eléctrica en toda Latinoamérica, particularmente en Argentina y en Uruguay. En inglés: *grill*. También puede ser un utensilio de cocina utilizado para poner dulces hasta que se enfríen. Sinónimo: rejilla. En inglés: *rack*.

Pastel. El significado de esta palabra varía según el país. En Puerto Rico, un pastel es un tipo de empanada servida durante las fiestas navideñas. En otros países, un pastel es una masa de hojaldre horneada que está rellena de frutas en conserva. No obstante, en este libro, un pastel es un postre horneado generalmente preparado con harina, mantequilla, edulcorante y huevos. Sinónimos: bizcocho, cake. En inglés: *cake*.

Pepino de invernadero. Un tipo de pepino de origen inglés que es más largo que el pepino común (puede medir hasta 2 pies/60 cm) y que no tiene semillas. Se utiliza en sopas frías como el gazpacho y en las ensaladas. En inglés se conoce como *hothouse cucumber* o como *English cucumber*.

Pie. Una masa de hojaldre horneada que está rellena de frutas en conserva. Sinónimos: pay, pastel, tarta. En inglés: *pie*.

Pimiento. Fruto de las plantas *Capsicum*. Hay muchísimas variedades de esta hortaliza. Los que son picantes se conocen en México como chiles picantes, y en otros países como pimientos o ajíes picantes. Por lo general, en este libro nos referimos a los chiles picantes o a los pimientos rojos o verdes que tienen forma de campana, los cuales no son nada picantes. En muchas partes de México, estos se llaman pimientos morrones. En el Caribe, se conocen como ajíes rojos o verdes. En inglés, estos se llaman *bell peppers*.

Pimiento asado. Por lo general se trata de un pimiento no picante, como el que tiene forma de campana u otra variedad parecida, asado y empacado en un tarro. Se consigue en los supermercados. En inglés: *roasted pepper*.

Plátano amarillo. Fruta cuya cáscara es amarilla y que tiene un sabor dulce. Sinónimos: banana, banano, cambur y guineo. No lo confunda con el plátano verde, que si bien es su pariente, es una fruta distinta.

Pretzel. Golosina hecha de una pasta de harina y agua. A la pasta se le da la forma de una soga, se le hace un nudo, se le echa sal y se hornea. Es una merienda muy popular en los EE. UU.

Pumpernickel. Un tipo de pan de centeno de origen alemán; es de color oscuro y su sabor es algo agrio.

Queso azul. Un queso suave con vetas de moho comestible de color azul verdoso. En inglés: *blue cheese.*

Queso *feta*. Un queso griego hecho de leche de cabra. Es blanco, salado y muy desmenuzable.

Queso *Neufchatel*. Un queso blanco muy blando de origen francés. Por lo general, se vende antes de que se ponga a punto. Después de que se ponga a punto, su sabor de vuelve más acre.

Queso *ricotta*. Un tipo de queso italiano blanco con una consistencia parecida a la del yogur. Es húmedo y tiene un sabor ligeramente dulce, por lo que se presta para hacer postres. En inglés: *ricotta cheese.*

Rejilla. *Vea* Parrilla.

Repollo. Una planta verde cuyas hojas se agrupan en forma compacta y que varía en cuanto a su color. Puede ser casi blanco, verde o rojo. Sinónimo: col. En inglés: *cabbage.*

Requesón. Un tipo de queso hecho de leche descremada. No es seco y tiene relativamente poca grasa y calorías. En inglés: *cottage cheese.*

Round. Corte de carne de res estadounidense que abarca desde el trasero del animal hasta el tobillo. Es menos tierno que otros cortes, ya que la pierna del animal ha sido fortalecida por el ejercicio. El *top round* es un corte del *round* que se encuentra en el interior de la pierna y es el más tierno de todos los cortes de esta sección del animal. A los cortes gruesos del *top round* frecuentemente se les dice *London Broil* y a los cortes finos de esta zona se les dice *top round steak.* El *eye round* es el corte menos tierno de esta sección pero tiene un sabor excelente. Todos estos cortes requieren cocción lenta con calor húmedo.

Salsa *Worcestershire*. Nombre comercial de una salsa inglesa muy condimentada cuyos ingredientes incluyen salsa de soya, vinagre, melado, anchoas, cebolla, chiles y jugo de tamarindo. La salsa se cura antes de embotellarla.

Sándwich. Sinónimo: emparedado. En inglés: *sandwich.*

Sirope de maíz. Un edulcorante común que se agrega a muchos de los alimentos preempaquetados vendidos en los EE. UU. Por lo general se recomienda que se eviten los alimentos que contengan sirope de maíz porque son demasiado altos en azúcar. En inglés: *corn syrup.*

Splenda. Una marca de edulcorante artificial que se recomienda usar en lugar del azúcar.

Squash. Nombre genérico de varios tipos de calabaza oriundos de América. Los squash se dividen en dos categorías: *summer squash* (el veraniego) y *winter squash* (el invernal). Los veraniegos tienen cáscaras finas y comestibles, una pulpa blanda, un sabor suave y requieren poca cocción. Entre los ejemplos de estos se encuentra el *zucchini*. Los invernales tienen cáscaras dulces y gruesas, su pulpa es de color entre amarillo y naranja y más dura que la de los veraniegos. Por lo tanto, requieren más tiempo de cocción. Entre las variedades comunes de los *squash* invernales están los *acorn squash*, el *spaghetti squash* y el *butternut squash*. Aunque la mayoría de los *squash* se consiguen todo el año en los EE. UU., los invernales comprados en el otoño y en el invierno tienen mejor sabor.

Tahini. Una pasta hecha de semillas de sésamo (ajonjolí) machacadas que se usa para sazonar platos medioorientales. A veces se combina con un poco de aceite y se unta en pan.

Tarta de queso. Un tipo de pastel (véase la página 437) hecho de requesón (o de queso crema, o bien ambos), huevos, azúcar y saborizantes, como cáscara de limón o vainilla. Se sirve con una salsa de frutas o crema batida. En inglés: *cheesecake.*

Tazón. Recipiente cilíndrico sin asas usado para mezclar ingredientes, especialmente al hacer postres y panes. Sinónimos: recipiente, bol. En inglés: *bowl.*

Tirabeque. Una variedad de chícharos (véase la definición de estos en la página 432) en vaina que se come completo, es decir, tanto la vaina como las semillas (los chícharos). Es parecido al comelotodo (véase la página 432), pero su vaina es más gorda que la del comelotodo y su sabor es más dulce. En inglés: *sugar snap peas.*

Tofu. Un alimento un poco parecido al queso que se hace de la leche de soya cuajada. Es soso pero cuando se cocina junto con otros alimentos, adquiere el sabor de estos.

Tomate de pera. Un tipo de tomate (jitomate) con una forma parecida a la de un huevo cuyo color puede ser rojo o amarillo. En inglés: *plum tomato.*

Toronja. Esta fruta tropical es de color amarillo y muy popular en los EE. UU. como una comida en el desayuno. Sinónimos: pamplemusa, pomelo. En inglés: *grapefruit.*

Vieiras. Mariscos pequeños caracterizados por una doble cáscara con forma de abanico. Las que se cosechan en las bahías son pequeñas pero muy valoradas por su carne dulce y de hecho son más caras que las que se cosechan en el mar. Sinónimo: escalopes. En inglés: *scallops.*

Waffles. Una especie de pastel hecho de una masa líquida horneada en una plancha especial cuyo interior tiene la forma de un panal. Se hornea en la plancha y se sirve con almíbar de arce (miel de maple). Sinónimos: wafle, gofre.

Zanahorias cambray. Zanahorias pequeñas, delgadas y tiernas que son 1½" (4 cm) de largo. En inglés: *baby carrots.*

Zucchini. Un tipo de calabaza con forma de cilindro un poco curvo y que es un poco más chico en la parte de abajo que en la parte de arriba. Su color varía entre un verde claro y un verde oscuro, y a veces tiene marcas amarillas. Su pulpa es color hueso y su sabor es ligero y delicado. Sinónimos: calabacín, calabacita, hoco, zambo, zapallo italiano. En inglés: *zucchini.*

NOTAS

Capítulo 1

1. CDC's 1999–2000 Health and Nutrition Examination Survey. www.cdc.gov/nchs/nhanes.htm.

2. Crister, G. *Fat Land* (Boston: Houghton Mifflin, 2003).

3. Para un resumen de estos hallazgos, vea: Stein, R. "Fat Cells Aren't Just Passive Blobs, Scientists Learn." *Washington Post* (Jul. 12, 2004).

4. "A Healthy Internal Clock Keeps Weight Off." Howard Hughes Medical Institute Report: *Science Daily* Apr. 24, 2005.

5. "The Metabolic Impact—Or How Your Body Works Out While You Put Your Feet Up." *Peak Performance Journal* 213 (2005).

6. James, W. P., y Trayhum, P. "Thermogenesis and Obesity." *British Medical Bulletin* 37(1)(1981): 43–48; Groff, J. L., y Gropper, S. S. *Advanced Nutrition and Human Metabolism* 3rd ed. (Wadsworth Publishing, 1999).

7. Vea, por ejemplo: Barneys, M., et al. "Effect of Exercise and Protein Intake on Energy Expenditure." *Revista Española de Fisiología* 4(4)(1993): 209–17.

8. Eaton, S. B., y Konner, M. "Paleolithic Nutrition: A Consideration of Its Nature and Current Implications." *New England Journal of Medicine* 312(1985): 283–89; Eaton, S. B., y Konner, M. *The Paleolithic Prescription* (New York: HarperCollins, 1988).

9. Armelagos, G. J. "Human Evolution and the Evolution of Disease." *Ethnic Disease* 1(1991): 21–25.

10. Vea, por ejemplo: Rossi, E. L. *The 20 Minute Break* (Palisades Gateway Publ, 1991); Smolensky, M., y Lamberg, L. *The Body Clock* (New York: Holt, 2000); Edlund, M. *The Body Clock Advantage* (Avon, MA: Adams, 2003).

11. Prochaska, J. O., Norcross, J. C., y DiClemente, C. C. *Changing for Good* (New York: William Morrow, 1994): 59 (más de 50 estudios científicos citados).

12. Patterson, R. E., Haines, P. S., y Popkin, B. M. "Healthy Lifestyle Patterns of US Adults." *Preventive Medicine* 23(1994): 453–60.

13. Weaver, J. J., Morgan, B. B., Adkins-Holmes, C., y Hall, J. K. "A Review of Potential Moderating Factors in the Stress-Performance Relationship." *U.S. Naval Training Systems Center Technical Reports* 92–012(1992): 84.

14. Prochaska, Norcross, y DiClemente. *Changing for Good.*

15. Land, G. *Grow or Die: The Unifying Principle of Transformation* (New York: Wiley, 1986).

16. James, W. *Talks to Teachers* (New York: Norton, 1982 y 1950).

17. Pi-Sunyer, F. X. *Journal of the American Medical Association* Dec./Jan. 1995.

Capítulo 2

1. Eaton, S. B., y Konner, M. "Paleolithic Nutrition: A Consideration of Its Nature and Current Implications." *New England Journal of Medicine* 312(1985): 283–89; Eaton, S. B., y Konner, M. *The Paleolithic Prescription* (New York: HarperCollins, 1988).

2. Eaton y Konner. *The Paleolithic Prescription*; Cordain, L., Gotshall, R. W., Eaton, S. B., y Eaton, S. B. III. "Physical Activity, Energy Expenditure and Fitness: An Evolutionary Perspective." *International Journal of Sports and Medicine* 19(1998): 328–35; Cordain, L., et al. "Plant-Animal Subsistence Ratios and Macronutrient Energy Estimations in Worldwide Hunter-Gatherer Diets." *American Journal of Clinical Nutrition* 71(2000): 682–92.

3. Colmers, W., et al. "Integration of NPY, AGRP, and Melanocortin Signals in the Hypothalamic Paraventricular Nucleus: Evidence of a Cellular Basis for the Adipostat." *Neuron* 24(1999): 155–63.

4. Hendler, S. S. *The Doctor's Vitamin and Mineral Encyclopedia* (New York: Simon & Schuster, 1990).

5. Vea, por ejemplo: Sapolsky, R. *Why Zebras Don't Get Ulcers* (New York: Freeman, 1998).

6. Vea, por ejemplo: Wurtman, J. J. *Managing Your Mind and Mood Through Food* (New York: Rawson, 1986).

7. Leibowitz, S., y Kim, T. "Impact of Galanin Antagonist on Exogenous Galanin and Natural Patterns of Fat Ingestion." *Brain Research* 599(1992): 148–52.

8. Leibowitz, S. F. Citado en Marano, H. E. "Chemistry and Craving." *Psychology Today* (Jan./Feb. 1993): 30–36, 74.

9. Klein, S. "The War Against Obesity." *American Journal of Clinical Nutrition* 69(6)(1999): 1061–63; Moor, C. V., y Ha, E. Y. "Whey Protein Isolates." *Critical Reviews in Food Science and Nutrition* 33(6)(1993): 431–76.

10. Nash, M. "Cracking the Fat Riddle." *Newsweek* (Sept. 2, 2002): 49–55.

11. *Recent Progress in Hormonal Research* 56(2001): 359–75; *Peptides* 21(10)(Oct., 2000): 1479–85; *Nutrition Reviews* 56(9)(1998): 271–74.

12. *Diabetes Care* 22(3)(1999): 413–17.

13. *Life Sciences* 69(2001): 987–1003; *Journal of Lipid Research* 42(2001): 743–50.

14. *International Journal of Obesity and Related Metabolic Disorders* 25(1)(2001): 106–14.

15. *Journal of Neuroscience* 21(10)(2001): 3639–45; *Recent Progress in Hormonal Research* 56(2001): 359–75; *Peptides* 21(10)(Oct. 2000): 1479–85; *Nutrition Reviews* 56(9)(1998): 271–74.

16. *Nature* 385(6612)(1997): 165–68; *Pigment Cell Research* 15(1)(2002): 10–18; *Science* 278(5335)(1997): 135–38.

17. *European Journal of Pharmacology* 440(2–3)(2002): 85–98; *American Journal of Physiology* 272(Pt 1, 3)(1997): E379-384; *The Federation of American Societies for Experimental Biology (FASEB) Journal* 13(1998): 1391–96.

18. Para un resumen de estos hallazgos, vea: Stein, R. "Fat Cells Aren't Just Passive Blobs, Scientists Learn." *Washington Post* (Jul. 12, 2004).

19. Futagawa, N. K., et al. "Effect of Age on Body Composition and Resting Metabolism." *American Journal of Physiology* 259(1990): E233.

20. Hsieh, C., et al. "Predictors of Sex Hormone Levels Among the Elderly." *Journal of Clinical Endocrinology and Metabolism* 10(1999): 837–41.

Capítulo 3

1. Zajonc, A. *Catching the Light* (New York: Bantam, 1993); vea también investigaciones realizadas en la Universidad Harvard; artículos en *Peak Performance Journal*, etc.

2. Hendler, S. S. *The Oxygen Breakthrough* (New York: Pocket Books, 1989).

3. Batmanghelidj, F. *Your Body's Many Cries for Water*; textos sobre nutrición y metabolismo, etc.

4. Cailliet, R., y Gross, L. *The Rejuvenation Factor* (New York: Doubleday, 1986).

5. Vea, por ejemplo: Hauri, P., y Linde, S. *No More Sleepless Nights* (New York: Wiley, 1990); Darden; E. libros; referencias sobre la biología evolutiva, etc.

6. Thayer, R. E. *Calm Energy* (New York: Oxford University Press, 2001).

7. Von Kries, R., et al. "Reduced Risk for Overweight and Obesity." *International Journal of Obesity* 24(12)(2002): 710–16.

8. Zhang, K., et al. "Sleeping Metabolic Rate in Relation to Body Mass Index and Body Composition." *International Journal of Obesity* 26(3)(2002): 376–83; Edlund, M. *The Body Clock Advantage* (Avon, MA: Adams, 2003); Mass, J. B., *Power Sleep* (New York: Villard, 1998); Jackson, F. R., et al. "Oscillating Molecules and Circadian Clock Output Mechanisms." *Molecular Psychiatry* 3(5)(1998): 381–85; Vioque, J., et al. "Time Spent Watching Television, Sleep Duration, and Obesity." *International Journal of Obesity* 24(12)(2000): 1683–88.

9. Van Cauter. En Edlund. *The Body Clock Advantage.*

10. Hendler. *The Oxygen Breakthrough.*

11. *Medicine and Science in Sports and Exercise* 17(4)(1985): 456–61.

12. Lindner, P. *Fat, Water Retention and You.* Citado en *Prevention's Lose Weight Guidebook 1992*: 16.

13. Heus, M., Heus, G., y Heus, J. *Low-Fat for Life* (Barneveld, WI: Micamar Publishing, 1994): 87.

14. Suter, P. M., Schutz, Y., y Jequier, E. "The Effect of Ethanol on Fat Storage in Healthy Subjects." *New England Journal of Medicine* 326(15)(1992): 983–87.

15. Selby, J. V., et al. *American Journal of Epidemiology* 1259(1987): 979–88; Fowman, D. T. *Annals of Clinical Laboratory Science* 18(1988): 181–89; Gerald, M. J., et al. *Diabetes* 26(1977): 780–85.

16. Morgan, E. *The Scars of Evolution* (New York: Oxford University Press, 1990).

17. Thayer. *Calm Energy.*

18. Sternberg, B. "Relapse in Weight Control: Definitions, Processes, and Prevention Strategies." En Marlatt, G. A., y Gordon, J. R., eds. *Relapse Prevention: Maintenance Strategies in the Treatment of Addictive Behaviors* (New York: Guilford Press, 1985): 521–45.

19. Linde, B., et al. *American Journal of Physiology* 256(1989): E12–E18.

20. Mirkin, G. *Getting Thin* (Boston: Little, Brown, 1983): 62–63, 84–85.

21. Studies by Callaway, W. Citado en Rodin, J. *Body Traps* (New York: Morrow, 1992): 193.

22. Harper, P. Citado en "Burn Fat Faster." *Men's Health* (Nov. 1994): 26.

23. Schmidt, M. A. *Brain-Building Nutrition* (Berkeley, CA: Frog Books, 2001).

24. Barneys, M., et al. "Effect of Exercise and Protein Intake on Energy Expenditure." *Revista Española de Fisiología* 4(4)(1993): 209–17.

25. Brownell, K. D., y Horgen, K. B. *Food Fight* (New York: McGraw-Hill, 2003).

26. Rechtschaffen, A. Citado en "Overeating? Get Some Sleep." *Tufts University Diet & Nutrition Letter* 12(9)(Nov. 1994): 1–2.

Capítulo 4

1. Hager, D. L. "Why Breakfast Is Important." *Weight Control Digest* 3(1)(Jan./Feb. 1993): 225–26.

2. Stamford, B. A., y Shimer, P. *Fitness without Exercise* (New York: Warner, 1990); Zak, V., Carlin, C., y Vash, P. D. *The Fat-to-Muscle Diet* (New York: Berkeley, 1988): 30; Natow, A. B., y Heslin, J. *The Fat Attack Plan* (New York: Pocket Books, 1990): 42, 165.

3. Zak, Carlin, y Vash. *Fat-to-Muscle Diet*; Stamford y Shimer. *Fitness without Exercise:* 30.

4. Mark, V. H. *Reversing Memory Loss* (Boston: Houghton Mifflin, 1992): 216–17; Mark, V. H. *Brain Power* (Boston: Houghton Mifflin, 1989): 186–87; Benson, H., et al. *The Wellness Book* (New York: Birch Lane Press, 1992); Nathan, R. G., Stats, T. E., y Rosch, P. J. *The Doctors' Guide to Instant Stress Relief.* (New York: Ballantine, 1989).

5. Sedlacek, K. *The Sedlacek Technique: Finding the Calm Within You* (New York: McGraw-Hill, 1989): 14.

6. Zak, Carlin, y Vash. *Fat-to-Muscle Diet:* 41, 44.

7. Southwestern Health Institute in Phoenix. El estudio fue citado en Powell,

D. R., American Institute for Preventive Medicine, *A Year of Health Hints* (Emmaus, PA: Rodale Press, 1990): 96.

8. Wilcox, A. Un estudio citado en "Fat Burns as Sun Rises." *Prevention* (Oct., 1986): 67.

9. Sheats, C. *Lean Bodies* (Dallas: Summit Group, 1992): 25.

10. Czeisler, C. H., et al. "Bright Light Induction of Strong (Type O) Resetting of the Human Circadian Pacemaker." *Science* 244(Jun. 16, 1989): 1328–33; Czeisler, C. H., et al. "Human Sleep: Its Duration and Organization Depend on Its Circadian Phase." *Science* 210(Dec. 12, 1980); Kronauer, R., y Czeisler, C. Citado en "Jet Lag Breakthrough." *Conde Nast Traveler* (Sept. 1989): 35–36.

11. Lamberg, L. *Bodyrhythms: Chronobiology and Peak Performance* (New York: Morrow, 1994): 42.

12. "Insights into the Body's Daily Clock." *Society for Neuroscience* (Nov. 3, 2004).

13. *American Journal of Epidemiology* (reportado en otoño 2003).

14. Vanderbilt University Study. Schlundt, D. G., et al. "The Role of Breakfast in the Treatment of Obesity." *American Journal of Clinical Nutrition* 55(1992): 645–51; *Obesity & Health* 6(12)(Nov./Dec. 1992): 103.

15. Hager. "Why Breakfast Is Important": 225–26.

16. Zak, Carlin, y Vash. *Fat-to-Muscle Diet*: 30.

17. Hager. "Why Breakfast Is Important": 225–26.

18. Leibowitz, S. F. Citado en Marano, H. E. "Chemistry and Craving." *Psychology Today* (Jan./Feb. 1993): 30–36, 74.

19. Informe especial. *Tufts University Diet and Nutrition Letter* 10(4)(Jun. 1992): 6.

20. Natow y Heslin. *The Fat Attack Plan*: 42; Schlundt, et al. "The Role of Breakfast in the Treatment of Obesity": 645–51.

21. Schlundt, D. G., et al. "The Role of Breakfast in the Treatment of Obesity."

22. Nester, J. E., et al. *Diabetes Care* 11(1988): 755–60.

23. *Muscle & Fitness*: Oct. 2003.

24. Lamberg. *Bodyrhythms: Chronobiology and Peak Performance*: 42; *Prevention's Weight Loss Guide 1993* (Emmaus, PA: Rodale Books, 1993): 148.

25. Jenkins, D. A., et al. *American Journal of Clinical Nutrition* 35(1982): 1339–46.

26. Stone, K. *Snack Attack* (New York: Warner, 1991): 169.

27. Callaway, W. C. *The Callaway Diet* (New York: Bantam, 1991): 192.

28. Storch, M. "Taking the Reins." *Scientific American Mind* 16(2)(May 2005): 88–89.

29. Howat, W. "Journaling to Self-Evaluation: A Tool for Adult Learners." *International Journal of Reality Therapy* 18(1999): 32–34.

30. "Third-Person Perspective is Helpful in Meeting Goals." Cornell University Report and comments. *Science Daily* (Apr. 14, 2005); Libby, L. K., y Eibach, R. *Journal of Personality and Social Psychology* 88(1)(2005).

31. Ibid.

Capítulo 5

1. Tucker, L. A., y Friedman, G. M. "Television Viewing and Obesity in Adult Males." *American Journal of Public Health* 79(4)(1989): 516–18.

2. Gortmaker, S. L., Dietz, W. H., y Cheung, L. W. Y. "Inactivity, Diet, and the Fattening of America." *Journal of the American Dietetic Association* 90(1990): 1247–52.

3. Moore-Ede, M. *The Twenty-Four-Hour Society* (Reading, MA: Addison-Wesley, 1993): 55–56.

4. "Just Do It, Even If It's Just a Little." *Tufts University Diet & Nutrition Letter* 11(8)(Oct. 1993): 1.

5. Johnsgard, K. Citado en *Prevention's Lose Weight Guide 1994* (Emmaus, PA: Rodale Books, 1994): 19–20.

6. Brooks, G., Fahey, T., y Baldwin, K. *Exercise Physiology: Human Bioenergetics and Its Application.* 4th ed. (New York: McGraw-Hill, 2005).

7. Marano, H. E. "Chemistry and Craving." *Psychology Today* (Jan./Feb. 1993): 30–36, 74.

8. Stamford, B. "Meals and the Timing of Exercise." *The Physician and Sports Medicine* 17(11)(Nov. 1989): 151.

9. Stamford B. A., y Shimer, P. *Fitness without Exercise* (New York: Warner, 1990): 44, 128; Stamford, B. "Meals and the Timing of Exercise": 151; Davis, J. M., et al. "Weight Control and Calorie Expenditure: Thermogenic Effects of Pre-Prandial and Post-Prandial Exercise." *Addictive Behavior* 14(3)(1989): 347–51; Poehlman, E. T., y Horton, E. S. "The Impact of Food Intake and Exercise on Energy Expenditure." *Nutrition Reviews* 47(5) (May 1989): 129–37.

10. Stamford y Shimer. *Fitness without Exercise*: 44.

11. Ravussin, "Lean People Stand and Move More: Physiology: A Neat Way to Control Weight?" *Science* 307(2005): 530–31.

12. Levine, J. Citado en Hellmich, N. *USA Today* Jan. 28, 2005: A1.

13. Grilo, C. M., Wilfley, D. E., y Brownell, K. D. "Physical Activity and Weight Control: Why Is the Link So Strong?" *The Weight Control Digest* 2(3)(May/June 1992): 153–60; Grilo, C. M., Brownell, K. D., y Stunkard, A. J. "The Metabolic and Psychological Importance of Exercise in Weight Control." En Stunkard, A. J., y Walden, T. A., eds. *Obesity: Theory and Therapy* (New York: Raven Press, 1992); Piscatella, J. C. *Controlling Your Fat Tooth* (New York: Workman, 1991): 100–104.

14. Tremblay, A. En *International Journal of Obesity* 13(1989): 4.

15. Bailey, C. *Smart Exercise* (Boston: Houghton Mifflin, 1994): 28.

16. Grilo, Wilfley, y Brownell. "Physical Activity and Weight Control: Why Is the Link So Strong?": 53–60.

17. Pavlou, K. N., et al. "Exercise as an Adjunct to Weight Loss and Maintenance in Moderately Obese Subjects." *American Journal of Clinical Nutrition* 49(1989): 1115–23; Kayman, S., Bruvold W., y Stern J. S. "Maintenance and Relapse after Weight Loss in Women: Behavioral Aspects." *American Journal of Clinical Nutrition* 52(1990): 800–807.

18. Kayman, et al. "Maintenance and Relapse after Weight Loss in Women."

19. Walberg-Rankin, J. Citado en *Men's Health* (Jan./Feb. 1994): 83.

20. Bartlett, S. J. "Exercise, Stress Reduction, and Overweight." *Weight Control Digest* 4(3)(May/June 1994): 353–55.

21. Moore-Ede. *The Twenty-Four-Hour Society.*

22. "Weight Loss." *Men's Health* (Mar. 2003): 44.

23. National Institutes of Health Conference on Physical Activity and Obesity, held in Dec., 1992 in Bethesda, MD. Reportado en *Obesity & Health* 8(1)(Jan./Feb. 1994): 10.

24. Kirschenbaum, D. S. *The 9 Truths About Weight Loss* (New York: Henry Holt, 2000).

Capítulo 6

1. Vea por ejemplo: Cordain, L. *The Paleo Diet* (New York: Wiley, 2002); y Jacobs, G. D. *The Ancestral Mind* (New York: Viking, 2003).

2. *Recent Progress in Hormonal Research* 56(2001): 359–75; *Peptides* 21(10)(Oct. 2000): 1479–85; *Nutrition Reviews* 56(9)(1998): 271–74.

3. *Diabetes* 51(5)(2002): 1337–45; *Transgenic Research* 9(2)(2000): 145–54; *Endocrinology* 143(6)(2002): 1277–83, 2277–83; *Recent Progress in Hormonal Research* 56(2001): 359–75; *Peptides* 21(10)(Oct. 2000): 1479–85; *Nutrition Reviews* 56(9)(1998): 271–74; *Journal of Neuroscience* 21(10)(2001): 3639–45.

4. *European Journal of Pharmacology* 440(2–3)(2002): 85–98.

5. *Nature* 385(6612)(1997): 165–68; *Pigment Cell Research* 15(1)(2002): 10–18; *Science* 278(5335)(1997): 135–38.

6. *European Journal of Pharmacology* 440(2–3)(2002): 85–98; *American Journal of Physiology* 272(Pt 1, 3)(1997): E379–84; *FASEB Journal* 13(1998): 1391–96.

7. Holick, M. *The UV Advantage* (I Books, 2004).

8. Nash, M. "Cracking the Fat Riddle." *Newsweek* (Sept. 2, 2002): 49–55.

9. Holick, M. Entrevista en "Soaking Up the D's." *Nutrition Action Healthletter* 30(10)(Dec. 2003): 1–6.

10. Zajonc, A. *Catching the Light* (New York: Bantam, 1993); investigaciones realizadas en la Universidad Harvard; artículos del *Peak Performance Journal*, etc.

Capítulo 7

1. Hendler, S. S. *The Oxygen Breakthrough* (New York: Pocket Books, 1989).
2. Hendler. *The Oxygen Breakthrough.*
3. Streeter, T. En "Breathless." *Men's Health* (Apr. 2003): 82.
4. Grout, P. *Jumpstart Your Metabolism* (New York: Fireside, 1998).
5. *Peak Performance Journal* 171(Oct. 2002): 1–4.
6. Daniels, L., y Worthingham, C. *Therapeutic Exercise for Body Alignment and Function* (Philadelphia: W. B. Saunders, 1977): 58.

Capítulo 8

1. Boschmann, M., et al. "Water-Induced Thermogenesis." *Journal of Clinical Endocrinology and Metabolism,* 88(12): 6015–19.
2. McArdle, W. D., Katch, F. I., y Katch, V. L. *Exercise Physiology: Energy, Nutrition, and Human Performance* (Philadelphia: Lea y Febiger, 1986): 451; Hanson, P. G. *The Joy of Stress* (Kansas City: Andrews, McMeel & Parker, 1987): 27.
3. Stone, K. *Snack Attack* (New York: Warner, 1991): 145.
4. Callaway, W. C. *The Callaway Diet* (New York: Bantam, 1991): 191.
5. *Medicine and Science in Sports and Exercise* 17(4)(1985): 456–61.
6. Estudios europeos. Highland Springs Research, Blackford, Perthshire, Scotland.
7. Goldman, B., y Hackman, R. M. *The "E" Factor* (New York: William Morrow, 1988).
8. McArdle, Katch, y Katch. *Exercise Physiology:* 451; Swarth, J. *Stress and Nutrition* (San Diego: Health Media of America, 1986): 23; Brooks, G. A., y Fahey, T. D. *Exercise Physiology: Human Bioenergetics and Its Applications* (New York: Macmillan, 1985): 462.
9. McArdle, Katch, y Katch. *Exercise Physiology:* 451.
10. Applegate, L. *Power Foods* (Emmaus, PA: Rodale, 1991): 2.
11. Batmanghelidj, F. *Your Body's Many Cries for Water*; textos sobre nutrición y metabolismo, etc.
12. Heus, M., Heus, G., y Heus, J. *Low-Fat for Life* (Barneveld, WI: Micamar Publishing, 1994): 87.
13. Darden, E. *A Day-by-Day 10-Step Program* (Dallas: Taylor Publishing, 1992): 41.
14. *Journal of Clinical Endocrinology and Metabolism* 88(2004): 6015–19.
15. Darden. *Day-by-Day:* 43.
16. Blackburn, G. L. Citado en *Prevention* (Sept. 1992): 50.
17. Miller, W. C. *The Non-Diet Diet* (Englewood, CO: Morton Publishing, 1991): 83–84.

18. Mark, V. H. *Brain Power: A Neurosurgeon's Complete Program to Maintain and Enhance Brain Fitness Throughout Your Life* (Houghton Mifflin, 1989).

19. Moore-Ede, M. *The Twenty Four Hour Society* (Reading, MA: Addison-Wesley, 1993).

20. Miller. *The Non-Diet Diet:* 75–77.

21. Selby, J. V., et al. *American Journal of Epidemiology* 125(1987): 979–88; Fowman, D. T. *Annals of Clinical Laboratory Science* 18(1988): 181–89; Gerald, M. J., et al. *Diabetes* 26(1977): 780–85; *New England Journal of Medicine* 326(1992): 983–87; *Nutrition Reviews* 50(9)(1995): 267–70; *Obesity & Health* (Nov./Dec. 1993): 107–108; *Obesity & Health* (Sept./Oct. 1993): 87–89; Laws, A., Terry, R. B., y Barrett-Connor, E. "Behavioral Covariates of Waist-to-Hip Ratio in Rancho Bernardo." *American Journal of Public Health* 80(1990): 1358–62.

22. Willett, W. *Eat, Drink, and Be Healthy* (New York: Simon & Schuster, 2001).

23. Fordyce-Baum, M. K., et al. "Use of an Expanded-Whole-Wheat Product in the Reduction of Body Weight and Serum Lipids in Obese Females." *American Journal of Clinical Nutrition* 50(1989): 30–36; Rossner, S. D., et al. "Weight Reduction with Dietary Fibre Supplements—Results of Two Double-Blind Randomized Studies." *Acta Medica Scandinavica* 222(1988): 83–88.

24. Willett. *Eat, Drink, and Be Healthy.*

25. *Peak Performance Journal* 170 (Sept. 2002): 6–7.

26. UCLA School of Medicine studies by David Heber, MD, PhD. Divulgado en Heber, D. *The LA Shape Diet* (Regan Books, 2003).

27. Dulloo, A. G., et al. "Efficacy of a Green Tea Extract Rich in Catechin Polyphenols and Caffeine in Increasing 24-Hour Energy Expenditure and Fat Oxidation in Humans." *American Journal of Clinical Nutrition* 70(6)(1999): 1040–45; y Dulloo, A. G., et al. "Green Tea and Thermogenesis Interactions." *American Journal of Clinical Nutrition* 24(2000): 252–58.

28. Dulloo, et al. "Efficacy of a Green Tea Extract": 1040–50.

29. Barneys, M., et al. "Effect of Exercise and Protein Intake on Energy Expenditure." *Revista Española de Fisiología* 4(4)(1993): 209–17.

Capítulo 9

1. Reuters Health (May 21, 2003).

2. Colgan, M. *Perfect Posture* (Vancouver: Apple Publishing, 2002).

3. Bhatnager, V., et al. "Posture, Postural Discomfort, and Performance." *Human Factors* 27(2)(Apr. 1985): 189–99; "Remedies for a Painful Case of Terminal-itis." *US News & World Report* (Jan. 9, 1989): 60–61; Cailliet y Gross. *Rejuvenation:* 52–54; Grandjean, E. Fitting the Task to the Man. 4th ed. (London: Taylor y Francis, 1991): 11; Migdow, J. A., y Loehr, J. E. *Take a Deep*

Breath (New York: Villard, 1986): 97; Kraus, H. *Backache, Stress and Tension* (New York: Pocket Books, 1969): 40; Imrie, D., with Dimson, C. *Good Bye to Backache* (New York: Fawcett, 1983): 128–29; Astrand, P. O., y Rodahl, K. *Textbook of Work Physiology: Physiological Bases of Exercise* (New York: McGraw-Hill, 1986): 112; Hanna, T. *The Body of Life* (New York: Knopf, 1980).

4. "Don't Be Slack About Good Posture." *University of California, Berkeley Wellness Letter* (Oct. 1986): 6.

5. Cailliet y Gross. *Rejuvenation Factor:* 56.

6. Heller, J. y Henkin, W. A. *Bodywise* (Los Angeles: Tarcher, 1986): 92; Cailliet y Gross. *Rejuvenation:* 56.

7. Barlow, W. Citado en *Somatics* (Spring/Summer 1987): 11.

8. Cailliet, R., y Gross, L. *The Rejuvenation Factor* (New York: Doubleday, 1986).

9. Roach, M. "Do You Fit Into Your Office?" *Hippocrates/In Health* (Jul./Aug. 1989): 44.

10. Cailliet, R. *The Rejuvenation Strategy.* (New York: Doubleday, 1987).

11. Bhatnager, et al. "Posture, Posture Discomfort, and Performance": 189–99.

12. Riskind, J. H., y Gotay, C. C. "Physical Posture: Could It Have Regulatory or Biofeedback Effects on Motivation and Emotion?" *Motivation and Emotion* 6(3)(1982): 273–98.

13. Riskind y Gotay. "Physical Posture"; Weisfeld, G. E., y Beresford, J. M. "Erectness of Posture as an Indicator of Dominance or Success in Humans." *Motivation and Emotion* 6(2)(1982): 113–31; Wilson, E., y Schneider, C. "Static and Dynamic Feedback in the Treatment of Chronic Muscle Pain." Escrito presentado en la reunión de la Biofeedback Society of America (New Orleans, Apr. 16, 1985); Winter, A., y Winter, R. *Build Your Brain Power* (New York: St. Martin's, 1986); *The Neuropsychology of Achievement* (Sybervision Systems, Inc., Fountain Square, 6066 Civic Terrace Ave., Newark, CA 94560; 1985).

14. Imrie. *Good Bye to Backache:* 128–29.

15. Cailliet y Gross. *Rejuvenation Factor:* 62; Hanna, T. *Somatics* (Reading, MA: Addison-Wesley, 1988); Heller, J., y Heller y Henkin. *Bodywise.*

16. Calliet, R., y Gross, L. *The Rejuvenation Factor* (Garden City, NY: Doubleday, 1987): 3–5.

17. Warfel, J. H. *The Head, Neck, and Trunk.* 4th ed. (Philadelphia: Lea & Febiger, 1973): 46.

18. Cailliet y Gross. *Rejuvenation Factor:* 64–65.

19. Barker, S. *The Alexander Technique* (New York: Bantam, 1978): 24.

20. Cailliet y Gross. *Rejuvenation Factor:* 127.

21. Gould, N. "Back-Pocket Sciatica." *New England Journal of Medicine* 290 (1974): 633.

22. Lettvin, M. *Maggie's Back Book* (Boston: Houghton Mifflin, 1976): 131.

Capítulo 10

1. Morgan, E. *The Scars of Evolution* (New York: Oxford University Press, 1990): 80–91. También vea, por ejemplo: Hauri, P., y Linde, S. *No More Sleepless Nights* (New York: Wylie, 1990); E. books, evolutionary biology refs, etc.

2. Vea, por ejemplo: Cordain, L. *The Paleo Diet* (New York: Wiley, 2002); y Jacobs, G. D. *The Ancestral Mind* (New York: Viking, 2003).

3. Nybo, L., et al. *Journal of Physiology* 545(Pt. 2)(2002): 697–704.

4. Un estudio acerca de esto fue citado en un libro de Rodale o en *Prevention* dentro de los últimos dos años.

Capítulo 11

1. Vea, por ejemplo: Cordain, L. *The Paleo Diet* (New York: Wiley, 2002); y Jacobs, G. D. *The Ancestral Mind* (New York: Viking, 2003).

2. Isaacs, S. *Hormonal Power: Understanding Hormones, Weight, and Your Metabolism.* (Boulder, CO: Bull Publishing Co., 2002).

3. Isaacs, *Hormonal Power:* 47–48.

4. Isaacs, *Hormonal Power:* 79.

5. Eriksson, J., et al. "Exercise and the Metabolic Syndrome." *Diabetologia* 40(1997): 125–35.

6. *Recent Progress in Hormonal Research* 56(2001): 359–75; *Peptides* 21(10)(Oct. 2000): 1479–85; *Nutrition Reviews* 56(9)(1998): 271–74.

7. *Diabetes Care* 22(3)(1999): 413–17.

8. *Life Sciences* 69(2001): 987–1003; *Journal of Lipid Research* 42(2001): 743–50.

9. Kleiner, S. *Power Eating.* 2nd ed. (Champaign, IL: Human Kinetics, 2001).

10. *International Journal of Obesity and Related Metabolic Disorders* 25(1)(2001): 106–14.

11. Para un resumen de estos hallazgos, vea: Stein, R. "Fat Cells Aren't Just Passive Blobs, Scientists Learn." *Washington Post* (Jul. 12, 2004).

12. *Journal of Neuroscience* 21(10)(2001): 3639–45; *Recent Progress in Hormonal Research* 56(2001): 359–75; *Peptides* 21(10)(Oct. 2000): 1479–85; *Nutrition Reviews* 56(9)(1998): 271–74.

13. *Diabetes* 51(5)(2002): 1337–45; *Transgenic Research* 9(2)(2000): 145–54; *Endocrinology* 143(6)(2002): 2277–83; *Recent Progress in Hormonal Research* 56(2001): 359–75; *Peptides* 21(10)(Oct. 2000): 1479–85; *Nutrition Reviews* 56(9)(1998): 271–74.

14. *Nature* 385(6612)(1997): 165–68; *Pigment Cell Research* 15(1)(2002): 10–18; *Science* 278(5335)(1997): 135–38.

15. Isaacs, *Hormonal Power:* 52.

16. Isaacs, *Hormonal Power:* 60.

17. Thorpy, M., Montefiore Medical Center. "Sleep More, Weigh Less." *Men's Health* (Apr. 2003): 36.

18. *Journal of Endocrinology and Metabolism* 75(1992): 157–62.

19. *Growth Hormone and IGF Research* 8(suppl B) 1998: 127–29.

20. *Medicine and Science in Sports and Exercise* 31(12)(1999): 1748–54.

21. *Peak Performance Journal* 191(Jan. 2004): 190–92.

22. *Metabolism* 48(9)(1999): 1152–56.

23. *Journal of Clinical Endocrinology and Metabolism* 76(6)(1993): 1418–23.

24. Ladenson, P. W., et al. *Archives of Internal Medicin* 160(2000): 1573–75; Tagliaferri, M., et al. "Subclinical Hypothyroidism in Obese Patients, Relation to Resting Energy Expenditure, Body Composition, and Lipid Profile." *Obesity Research* 9(2001): 196–201

25. Hendler, S. S. *Doctor's Vitamin and Mineral Encyclopedia* (New York: Simon & Schuster, 1990).

26. Leibowitz, S., y Kim, T. "Impact of Galanin Antagonist on Exogenous Galanin and Natural patterns of Fat Ingestion." *Brain Research* 599(1992): 148–52.

27. Leibowitz, S. F. Citado en Marano, H. E. "Chemistry and Craving." *Psychology Today* (Jan./Feb. 1993): 30–36, 74.

28. Klein, S. "The War Against Obesity." *American Journal of Clinical Nutrition* 69(6)(1999): 1061–63; Moor, C. V., y Ha, E. Y. "Whey Protein Isolates." *Critical Reviews in Food Science and Nutrition.*

29. *Journal of Nutrition* 133(2003): 243S–67S.

30. Nash, M. "Cracking the Fat Riddle." *Newsweek* (Sept. 2, 2002): 49–55.

31. Zemel, M. En *Men's Health* (Aug. 2003): 46.

32. Richard, D. "The Role of Corticotropin-Releasing Hormone in the Regulation of Energy Balance." *Current Opinion in Endocrinology and Diabetes* 199(6)(2002): 10–18.

33. Isaacs, S. *Hormonal Power:* 228.

Capítulo 12

1. Thayer, R. E. *Calm Energy* (New York: Oxford University Press, 2001).

2. Thayer. *Calm Energy.*

3. For introductory reading, see: Rossi, E. L. *The 20 Minute Break* (New York: TarcherPutnam, 1991); y Lamberg, L. *Bodyrhythms: Chronobiology and Peak Performance* (New York: Morrow, 1998).

4. Rossi. *The 20 Minute Break*: 35–36.

5. Vea, por ejemplo: Moore-Ede, M. *The Twenty-Four-Hour Society* (Reading, MA: Addison-Wesley, 1993); y Lamberg. *Bodyrhythms*.

6. Dement, W. C. Foreword to Lamberg. *Bodyrhythms*: 8.

7. Vea por ejemplo: Norfolk, D., *Executive Stress* (New York: Warner, 1986); Moore-Ede. *Twenty-Four-Hour Society*; y Grandjean, E. *Fitting the Task to the Man* (New York: Taylor y Francis, 4th ed., 1988).

8. Hendler. *The Oxygen Connection*: 7–8.

9. Vea, por ejemplo: Hendler. *The Oxygen Connection*; y Fried, et al.

10. Hendler. *The Oxygen Connection*: 8, 83.

11. Cailliet, R., y Gross, L. *The Rejuvenation Strategy* (New York: Doubleday, 1987): 52.

12. Cailliet y Gross. *The Rejuvenation Strategy*: 5.

13. Vea, por ejemplo: Grandjean. *Fitting the Task*; y Cailliet y Gross. *The Rejuvenation Strategy*.

14. Stellman y Henifin. *Office Work*: 28. Stellman, J. M. y Henifin, M. S. *Office Work Can Be Dangerous to Your Health*. Rev. ed. (New York: Ballantine-Fawcett, 1989) or 1st ed. (New York: Pantheon, 1984).

15. Vea, por ejemplo: Nezer, A. M., et al. "Sense of Humor as a Moderator of the Relation Between Stressful Events and Psychological Distress: A Prospective Analysis." *Journal of Personality and Social Psychology* 54(1988): 5220–25.

16. Vea, por ejemplo: Kelley, R. E. *How to Be a Star at Work* (New York: Times Books, 1998); y Loehr, J. E. *Stress for Success* (New York: Times Books, 1998).

17. Hyman, J. W. *The Light Book* (Los Angeles: Tarcher, 1990); Ackerman, D. *A Natural History of the Senses* (New York: Random House, 1990).

18. Zajonc, A. *Catching the Light* (New York: Bantam, 1993); Moore-Ede. *Twenty-Four-Hour Society*: 60.

19. Sobel, D., y Ornstein, R. *Healthy Pleasures* (Reading, MA: Addison-Wesley, 1989).

20. McIntyre, I., et al. *Life Sciences* 45(1990): 327–32; *Brain/Mind Bulletin* (Jan. 1990): 7.

21. *Journal of Clinical Endocrinology and Metabolism* 88(2004): 6015–19.

22. Heus, M., Heus, G., y Heus, J. *Low-Fat for Life* (Barneveld, WI: Micamar Publishing, 1994): 87.

23. McArdle, Katch, y Katch, *Exercise Physiology: Energy, Nutrition, and Human Performance*: 451; Hanson, P. G. *The Joy of Stress* (Kansas City: Andrews, McMeel & Parker, 1987): 27.

24. Grandjean. *Fitting the Task*.

25. Janaro, R. E., et al. "A Technical Note on Increasing Productivity Through Effective Rest Break Scheduling." *Industrial Management* 30(1)(Jan./Feb. 1988): 29–33; Penc, J. "Motivational Stimulation and System of Work Improvement." *Studia-Socjologiczne* 3(102)(1986): 179–97; Foegen, J. H. "Super-Breaktime." *Supervision* 49(Oct. 1988): 9–10; Bechtold, S. E., y Sumners, D. L. "Optimal Work-Rest Scheduling with Exponential Work-Rate Decay." *Management Science* 34(Apr. 1988): 547–52; Krueger, G. P. "Human Performance in Continuous/Sustained Operations and the Demands of Extended Work/Rest Schedules: An Annotated Bibliography." *Psychological Documents* 15(2)(Dec. 1985): 27–28; Boothe, R. S. "Optimization of Rest Breaks: A Productivity Enhancement." *Dissertation Abstracts International* 45(9-A)(Mar. 1985): 2927; Gustafson, H. W. "Efficiency of Output in Self-Paced Work, Machine-Paced Work." *Human Factors* 24(4)(Aug. 1982): 395–410; Janaro, R. E., y Bechtold, S. E. "A Study of the Reduction of Fatigue Impact on Productivity Through Optimal Rest Break Scheduling." *Human Factors* 27(4)(Aug. 1985): 459–66; Okogbaa, O. G. "An Empirical Model for Mental Work Output and Fatigue." *Dissertation Abstracts International* 15(2)(Dec. 1985): 27–28; Thatcher, R. E. *Journal of Personality and Social Psychology* 52(1987): 119–25; Zarakovski, G. M., et al. "Psychophysiological Analysis of Periodic Fluctuations in the Quality of Activity Within the Work Cycle." *Human Physiology* 8(3)(May 1983): 208–20; Bechtold, S. E., et al. "Maximization of Labor Productivity through Optimal Rest-Break Schedules." *Management Science* 30(12)(Dec. 1984): 1442–48.

26. Thayer, R. E. *The Biopsychology of Mood and Arousal* (New York: Oxford University Press, 1989); Globus, G. G., et al. "Ultradian Rhythms in Human Performance." *Perceptual and Motor Skills* 33(1971): 1171–74; Kleitman, N. *Sleep and Wakefulness.* Rev. ed. (Chicago: University of Chicago Press, 1963); Kripe, D. F. "An Ultradian Rhythm Associated with Perceptual Deprivation and REM Sleep." *Psychosomatic Medicine* 34(1972): 221–34; Lavie, P., y Scherson, A. "Evidence of Ultradian Rhythmicity in 'Sleep-Ability.'" *Electroencephalography and Clinical Neurophysiology* 52(1981): 163–74; Gertz, J., y Lavie, P. "Biological Rhythms in Arousal Indicies." *Psychophysiology* 20(1983): 690–95; Orr, W., et al. "Ultradian Rhythms in Extended Performance." *Aerospace Medicine* 45(1974): 995–1000.

27. Rossi. *The 20 Minute Break*: 103.

28. Chafetz, M. *Smart for Life* (New York: Penguin, 1993).

29. Bailey, C. *Smart Exercise* (Boston: Houghton Mifflin, 1994): 28.

30. Moore-Ede. *Twenty-Four-Hour Society*: 55–56.

31. Dienstbier, R., et al. "Catecholamine Training Effects from Exercise: A Bridge to Exercise-Temperament Relationships." *Motivation and Emotion* 2(1987): 297–318.

32. Lamb, L. E. *The Weighting Game: The Truth About Weight Control* (New York: Lyle Stuart, 1988): 95–96.

33. Leveille, T. "Adipose Tissue Metabolism: Influence of Eating and Diet Composition." *Federation Proceedings* 29(1970): 1294–1301; Lukert, B. "Biology of Obesity." En Wolman, B., ed. *Psychological Aspects of Obesity: A Handbook* (New York: Van Nostrand Reinhold, 1982): 1–14; Szepsi, B. "A Model of Nutritionally Induced Overweight: Weight 'Rebound' Following Caloric Restriction." En Bray, G., ed. *Recent Advances in Obesity Research* (London: Newman, Ltd., 1978).

34. Jenkins, D. A., et al. "Nibbling Versus Gorging: Metabolic Advantages of Increased Meal Frequency." *New England Journal of Medicine* 321(4)(Oct. 5, 1989): 929–34.

35. Jones, P. J., Leitch, C. A., y Pederson, R. A. "Meal-Frequency Effects on Plasma Hormone Concentrations and Cholesterol Synthesis in Humans." *American Journal of Clinical Nutrition* 57(6)(1993): 868–74; Edelstein, S. L., et al. "Increased Meal Frequency Associated with Decreased Cholesterol Concentrations." *American Journal of Clinical Nutrition* 55(1992): 664–69.

36. Miller, W. C. *The Non-Diet Diet* (Englewood, CO: Morton Publishing, 1991): 88.

37. Leibowitz, S. F. Citado en Marano, H. E. "Chemistry and Craving." *Psychology Today* (Jan./Feb. 1993): 30–36, 74.

38. Travell, J. G., y Simons, D. G. *Myofascial Pain and Dysfunction: The Trigger Point Manual* (Baltimore: Williams y Wilkins, Vol. I: 1983; Vol. II: 1992): 5.

39. Sola, A. E., et al. "Incidence of Hypersensitive Areas in Posterior Shoulder Muscles." *American Journal of Physical Medicine* 34(1955): 585–90.

40. Kraft, G. H., et al. "The Fibrositis Syndrome." *Archives of Physical Medicine and Rehabilitation* 49 (1968): 155–62.

41. Travell y Simons. *Myofascial Pain and Dysfunction*: 13.

42. Travell y Simons. *Myofascial Pain and Dysfunction*: 31.

43. El texto médico estándar en este campo es *Myofascial Pain and Dysfunction: The Trigger Point Manual* por la Dra. Janet G. Travell y el Dr. David G. Simons. Los volúmenes de este manual sumamente técnico, los cuales cuentan con miles de referencias científicas y médicas, son el resultado de décadas de investigaciones realizadas por los autores. Son muy recomendados por el autor del prólogo del primer volumen, el Dr. René Calliet, profesor y anterior presidente del departamento de medicina física y rehabilitación en la Escuela de Medicina de la Universidad del Sur de California.

Entre los estudios más recientes realizados sobre el dolor miofacial y la disfunción están: Simons, D. G. "Myofascial Pain Syndromes." *Archives of Physical Medicine and Rehabilitation* 65(9)(Sept. 1984): 561; Simons. D. G. "Myofascial Pain Syndromes: Where Are We? Where Are We Going?" *Archives* of *Physical Medicine and Rehabilitation* 69(3 Pt. 1)(Mar. 1988): 207–12; Simons, D. G. "Familial Fibromyalgia and/or Myofascial Pain Syndrome?" *Archives of Physical Medicine and Rehabilitation* 71(3)(Mar. 1990): 258–59; Simons, D. G. "Trigger Point Origin of Musculoskeletal Chest Pain." *Southern Medical Journal* 83(2)(Feb. 1990): 262–63; Smythe, H. "Referred Pain and Tender Points." *American Journal of Medicine* 81(3A)(Sept. 29, 1986): 7–14; Fisher, A. A. "Documentation of Myofascial Trigger Points." *Archives of Physical Medicine and Rehabilitation* 69(4)(Apr. 1988): 286–91; Mennell, J. "Myofascial Trigger Points as a Cause of Headaches." *Journal of Manipulative and Physiological Therapeutics* 11(2)(Apr. 1989): 63–64; Friction, J. R. "Myofascial Pain Syndrome." *Neurological Clinics* 7(2)(May 1989): 413–27; Campbell, S. M. "Regional Myofascial Pain Syndromes." *Rheumatic Diseases Clinics of North America* 15(10)(Feb. 1989): 31–44.

44. Llamado *ischemic compression (compresión isquémica)* en Travell y Simons. *Myofascial Pain and Dysfunction*: 87.

45. Travell y Simons. *Myofascial Pain and Dysfunction*: 18.

Capítulo 13

1. Vea, por ejemplo: Hendler. *The Oxygen Breakthrough*; Nathan, Staats, y Rosch. *The Doctors' Guide to Instant Stress Relief*; y Fried, R. *The Breath Connection* (New York: Plenum, 1991).

2. Williams, R. Citado en "Natural Weight Control." *Prevention* (Jul. 1994): 134.

3. *Obesity Research* 1(3)(1993): 206–22.

4. Berg, F. S. "Risks Focus on Visceral Obesity, May Be Stress Linked." *Obesity & Health* 7(5)(Sep./Oct. 1993): 87–89.

5. Rebuffe-Scrive, M. Citado en *Prevention* (Jul. 1994): 136.

6. *International Journal of Obesity* 17(1993): 597–604.

7. Berg. "Risks Focus on Visceral Obesity": 87–89.

8. Ghinassi, F. "Coping With Stress and Eating." *The Weight Control Digest* 4(2)(Mar./Apr. 1994): 335–38.

9. Rookus, M. A., et al. "Changes in Body Mass Index in Young Adults in Relation to Number of Life Events Experienced." *International Journal of Obesity* 12(1988): 29–39.

10. Sternberg, B. "Relapse in Weight Control: Definitions, Processes, and Prevention Strategies." En Marlatt, G. A., y Gordon, J. R., eds. *Relapse Prevention: Maintenance Strategies in the Treatment of Addictive Behaviors* (New York: Guilford Press, 1985): 521–45.

11. Linde, B., et al. *American Journal of Physiology* 256(1989): E12–E18.

12. Elias, M. "Hostility, Anxiety May Hold Key to Heart Attack." *USA Today* (Apr. 15, 1994).

13. Stoney, C. American Psychosomatic Society Meeting. Citado en Elias, M. "Hostility, Anxiety."

14. Nathan, R. G., Staats, T. E., y Rosch, P. J. *The Doctors' Guide to Instant Stress Relief* (New York: Ballantine, 1989): xxiii y 4.

15. Bartlett, S. J. "Exercise, Stress Reduction and Overweight." *Weight Control Digest* 4(3)(May/June 1994): 353–55.

16. Daniel, M. "Opiate Receptor Blockade by Naltrexone and Mood State After Physical Activity." *British Journal of Sports Medicine* 26(1992): 111; Raglin, J. "Exercise and Mental Health." *Sports Medicine* 9(1990): 323.

17. King, A. C., Taylor, C. B., Haskell, W. L. "Effects of Differing Intensities and Formats of 12 Months of Exercise Training on Psychological Outcomes in Older Adults." *Health Psychology* 12(1993): 292–300.

18. Dienstbier, R. "Arousal and Physiological Toughness: Implications for Mental and Physical Health." *Psychological Bulletin* 96(10)(1989): 84–100; "The Toughness Response." *Advances* 7(1)(1990): 6–7.

19. Thayer. *Calm Energy*. Basado en muchas investigaciones y más de 100 estudios científicos.

20. Seligman, M. E. P. *What You Can Change and What You Can't* (New York: Ballantine, 1995); Amen, D. *Change Your Brain, Change Your Life* (New York: Three Rivers Press, 1999).

21. Ljungdahl, L. "Laugh If This Is a Joke." *New England Journal of Medicine* 261(1989): 558; Dillon, K. M., et al. "Positive Emotional States and Enhancement of the Immune System." *International Journal of Psychiatry in Medicine* 15(1)(1985–1986): 13–18; Eckman, P., et al. "Autonomic Nervous System Activity Distinguishes Among Emotions." *Science* 221(1983): 1208–10; Berk, A. L. S., et al. *Clinical Research* 36(1988): 121 y 435A; Berk, A. L. S., et al. *FASEB Journal* 2(1988): A1570.

22. Grilo, C. M., y Schiffman, S. "Longitudinal Investigation of the Abstinence Violation Effect in Binge Eaters." *Journal of Consulting and Clinical Psychology* 62(1994): 611–19. Grilo, C. M., Wilfley, D. E., Jones, A., et al. "The Social Self, Body Dissatisfaction, and Binge Eating in Obese Females." *Obesity Research* 2(1994): 24–27.

23. Lefcourt, H. M., y Martin, R. A. *Humor and Life Stress* (New York: Springer-Verlag, 1986); Nezu, A. M., et al. "Sense of Humor as a Moderator of the Relation Between Stressful Events and Psychological Distress: A Prospective Analysis." *Journal of Personality and Social Psychology* 54(1988): 520–25.

24. Williams, R., y Williams, V. *Anger Kills* (New York: Times Books, 1993); Eliot, R. S. *From Stress to Strength* (New York: Bantam, 1994); Eliot, R. S., y Breo, D. *Is It Worth Dying For?* (New York: Bantam, 1989); Tavris, C. *Anger: The Misunderstood Emotion* (New York: Simon y Schuster, 1982).

25. Watsom, M., Greer, S., Rowden, L., Gorman, C., et al. *Psychological Medicine* 21(1991): 51–57; Seligman, M. E. P. *Learned Optimism* (New York: Knopf, 1991): 167–78.

26. Eliot, R. S. *From Stress to Strength* (New York: Bantam, 1994).

27. Lazarus, R. S. *American Psychologist*, 30(1975): 553–61; DeLongis, A., et al. "Relationship of Daily Hassles, Uplifts, and Major Life Events to Health Status." *Health Psychology* 1(1982): 119–36; Kanner, A. D., et al. "Comparison of Two Modes of Stress Measurement: Daily Hassles and Uplifts Versus Major Life Events." *Journal of Behavioral Medicine* 4(1981): 1–39.

28. Zillman, D. "Mental Control of Angry Aggression." En Wegner, D., y Pennebaker, J. S., eds. *Handbook for Mental Control* (New York: Prentice Hall, 1993).

29. Hendler. *The Oxygen Breakthrough*.

30. "Breathing Linked to Personality." *Psychology Today* (Jul. 1983): 109; Teich, M., y Dodeles, G. "Mind Control: How to Get It, How to Use It, How to Keep It." *Omni* (Oct. 1987): 53–60.

31. Ekman, P., Levenson, R. W., y Friesen, W. V. "Autonomic Nervous System Activity Distinguishes Among Emotions." *Science* (Sep. 16, 1983): 1208–10; Greden, J., et al. *Archives of General Psychiatry* 43(1987): 269–74; Teich y Dodeles, "Mind Control"; Zajonc, R. B. "Emotion and Facial Efference: A Theory Reclaimed." *Science* 228 (4695) (Apr. 5, 1985): 15–21.

32. Riskind, J. H., y Gotay, C. C. "Physical Posture: Could It Have Regulatory or Biofeedback Effects on Motivation and Emotion?" *Motivation and Emotion* 6(3)(1982): 273–98.

33. Vea, por ejemplo: Nadler, G., y Hibino, S. *Breakthrough Thinking* (Rocklin, CA: Prima Publishing, 1990); y Nadler, G., y Hibino, S., with Farrell, J. *Creative Solution Finding* (Rocklin, CA: Prima Publishing, 1995).

34. Winter, A., y Winter, R. *Build Your Brain Power* (New York: St. Martin's, 1986): 70.

35. Kannel, W. B. Citado en Maleskey, G. "What It Means When You're Short of Breath." *Prevention* (Dec. 1985): 75.

36. Funk, E. "Avoiding Altitude Sickness." *Summit County Journal* (Breckenridge, CO: Jan. 12, 1978): 7.

37. Hendler. *The Oxygen Breakthrough*.

38. Nathan, Staats, y Rosch. *The Doctors' Guide to Instant Stress Relief*: 50.

39. Nathan, Staats, y Rosch. *The Doctors' Guide to Instant Stress Relief*: 56–58.

40. Ghinassi. "Coping with Stress and Eating": 335–38.

41. Kubey, R., y Csikszentmihalyi, M. *Television and the Quality of Life: How Viewing Shapes Everyday Experience* (Hillsdale, NJ: Erlbaum, 1990); Kubey, R., y Csikszentmihalyi, M. "Watching TV Makes People Feel Worse, 13-Year Study Finds." *New Brunswick, NJ Morning Call* (May 1, 1990): A-3.

42. "Television Trance Slows Metabolism." *Environmental Nutrition* 15(6) (Jun. 1992): 1; Informe presentado a la Society of Behavioral Medicine por Robert C. Klesges, PhD, Memphis State University.

43. Foreyt, J. Citado en "Natural Weight Loss." *Prevention* (Jan. 1994): 117.

44. King, G. A., Polivy, J., y Herman, P. C. "Cognitive Aspects of Dietary Restraint: Effects on Person Memory." *International Journal of Eating Disorders* 10(3)(May 1991): 313–21.

Capítulo 14

1. Rossi, L. *The 20 Minute Break* (Los Angeles: Tarcher, 1992).

2. Moore-Ede, M. *The Twenty-Four-Hour Society* (Reading, MA: Addison-Wesley, 1993); Wyman, J. W. *The Light Book* (Los Angeles: Tarcher, 1990).

3. Miller, E. E. *Software for the Mind* (Berkeley: Celestial Arts, 1988); Sheikh, A. A., ed. *Imagery: Current Theory, Research, and Application* (New York: Wiley Interscience, 1984); Marks, D. F., ed. *Theories of Image Formation* (New York: Brandon House, 1986); Suinn, R. M. *Seven Steps to Peak Performance* (Lewiston, NY: Hans Huber Publishers, 1986).

4. Kaplan, R. "The Role of Nature in the Context of the Workplace." *Landscape and Urban Planning* 26(1993): 193–201; *Mental Medicine Update* 2(2)(Fall, 1993).

5. Mackoff, B. *The Art of Self-Renewal* (Los Angeles: Tarcher, 1992).

6. Imber-Black, E., y Roberts, J. *Rituals for Our Time* (New York: Harper-Collins, 1992); O'Neil, J. R. *The Paradox of Success* (New York: Tarcher/Putnam, 1993).

7. deBono, E. *Serious Creativity* (New York: HarperCollins, 1993).

8. Ziv, A., y Gadish, O. "Humor and Marital Satisfaction." *Journal of Social Psychology* 129(1990): 759–68.

9. Wurtman, J. J. *Managing Your Mind and Mood Through Food* (New York: HarperCollins, 1987); Chafetz, M. *Smart for Life* (New York: Penguin, 1993); Lamberg, L. *Bodyrhythms: Chronobiology and Peak Performance* (New York: Morrow, 1994).

10. Nagler, W. *The Dirty Half Dozen* (New York: Warner, 1991): 47–48.

11. Liebman, B. "The Last Supper?" *Nutrition Action Health Letter* 21(4)(May, 1994): 6–7; American Heart Association's 20th Science Forum. January 17–20, 1993. Report in *Environmental Nutrition* 16(3) (Mar. 1993): 1.

12. Kenney, J. Citado en "Natural Weight Control." *Prevention* (Jul. 1994): 133.

13. "Better to Eat Ze Main Meal Earlier?" *Tufts University Diet & Nutrition Letter* 11(4)(Jun. 1993): 1.

14. Estudio realizado en la Universidad de Minnesota Actas del Décimo Congreso Internacional sobre la Nutrición.

15. Lipetz, P. *The Good Calorie Diet.* (New York: HarperCollins, 1994): 66. Wolever, T. M. S., et al. *American Journal of Clinical Nutrition* 48(1988): 1041–47.

16. Clouatre, D. *The Complete Guide to Anti-Fat Nutrients* (San Francisco: Pax Publishing, 1993): 106.

17. Smith, A. F. Citado en DeAngelis, T. "On a Diet? Don't Trust Your Memory." *Psychology Today* (Oct. 1989): 12.

18. Brownell, K. D. *The LEARN Program for Weight Control* (Dallas: The Learn Education Center, 1991): 15.

19. Streit, K. J., et al. "Food Records: A Predictor and Modifier of Weight Change in a Long-Term Weight Loss Program." *Journal of the American Dietetic Association* 91(1991): 213–16.

20. Wurtman. *Managing Your Mind and Mood Through Food*; Chafetz, M. *Smart for Life* (New York: Penguin, 1993); Lamberg. *Bodyrhythms*.

21. Wolfe, J. *What to Do When He Has a Headache* (New York: Warner, 1992).

22. Rolls, B. J., Fedoroff, I. C., Guthrie, J. F., y Laster, L. J. "Foods with Different Satiating Effects in Humans." *Appetite* 15(1990): 115–20.

23. *British Journal of Nutrition* 91(2004): 991–95.

24. Lejuene, M. P., et al. "Effect of Capsicum on Substrate Oxidation and Weight Maintenance in Human Subjects." *British Journal of Nutrition* 90(3)(2003): 651–59.

25. Simonson, M. Citado en *Prevention's 1992 Weight Loss Guide* (Emmaus, PA: Rodale Books, 1992): 133.

26. *Tufts University Diet and Nutrition Letter* 9(4)(Jun. 1991): 1–2.

27. Ferber, C., y Cabanac, M. "Influence of Noise on Gustatory Affective Ratings and Preference for Sweet or Salt." *Appetite* 8(1987): 229–35; McCarron, A., y Tierney, K. J. "The Effect of Auditory Stimulation on the Consumption of Soft Drinks." *Appetite* 13(1989): 155–59; Roballey, T. C., et al. "The Effect of Music on Eating Behavior." *Bulletin of the Psychonomic Society* 23(1985): 221–22.

28. Brandon, J. E. *Health Values* (May/June 1987); "What Is a Slender Eating Style?" *Obesity & Health* 3(2)(Feb. 1989): 4.

29. *Prevention's 1992 Weight Loss Guide* (Emmaus, PA: Rodale Books, 1992): 133.

30. Spiegel, T. A., Wadden, T. A., y Foster, G. D. "Objective Measurement of Eating Rate During Behavioral Treatment of Obesity." *Behavior Therapy* 22(1991): 61–67.

31. Davis, J. M., et al. "Weight Control and Calorie Expenditure: Thermogenic Effects of Pre-Prandial and Post-Prandial Exercise." *Addictive Behaviors* 14(1989): 347–51; Gleeson, M. "Effects of Physical Exercise on Metabolic Rate and Dietary-Induced Thermogenesis." *British Journal of Nutrition* 47(1982); Bielinski, et al. "Energy Metabolism during the Postexercise Recovery in Man." *American Journal of Clinical Nutrition* 42(1985); Darden. *A Day-by-Day 10-Step Program*: 75; Clouatre. *The Complete Guide to Anti-Fat Nutrients*: 107.

32. Stamford, B. Citado en "Natural Weight Control." *Prevention* (Apr. 1993): 67.

33. Davis, et al. "Weight Control": 347–51.

34. Roffers, M. "Nutrition Myths." *Medical Self-Care* (Mar./Apr. 1986): 52.

35. Stamford, B. "What Time Should You Exercise?" *The Physician and Sportsmedicine* 14(8)(Aug. 1986): 162.

36. Stamford. "Meals and the Timing of Exercise"; Roffers. "Nutrition Myths."

37. Duncan, J., Cooper Institute for Aerobics Research in Dallas. Un estudio citado en *Prevention* July 1994; Blair, S. N., Kohl, H. W., y Gordon, N. F. "Physical Activity and Health: A Lifestyle Approach." *Medicine, Exercise, Nutrition, and Health* 1(1)(1992): 54–57; Blair, S. N., Kohl, H. W., y Barlow, C. E. "Physical Activity, Physical Fitness, and All-Cause Mortality in Women: Do Women Need to Be Active?" *Journal of the American College of Nutrition* 12(4)(1993): 368–71; Pate, R. R., et al. "Physical Activity and Public Health." *Journal of the American Medical Association* 273(5)(1995): 402–407.

38. "Natural Weight Control." *Prevention* (Apr. 1993): 67.

39. *European Journal of Applied Physiology* 86(2002): 411–17.

40. *Prevention's Weight Loss Guide 1993* (Emmaus, PA: Rodale Books, 1993): 166.

41. Hauri, P., y Linde, S. *No More Sleepless Nights* (New York: Wylie, 1992).

42. Hagerman, F. C. Citado en "Natural Weight Loss." *Prevention* (Mar. 1994): 70.

Capítulo 15

1. Von Kries, R., et al. "Reduced Risk for Overweight and Obesity." *International Journal of Obesity* 24(12)(2002): 710–16.

2. Zhang, K., et al. "Sleeping Metabolic Rate in Relation to Body Mass Index and Body Composition." *International Journal of Obesity* 26(3)(2002): 376–83; Edlund, M. *The Body Clock Advantage* (Avon, MA: Adams, 2003); Mass, J. B., *Power Sleep* (New York: Villard, 1998); Jackson, F. R., et al. "Oscillating Molecules and Circadian Clock Output Mechanisms." *Molecular Psychiatry* 3(5)(1998): 381–85; Vioque, J., et al. "Time Spent Watching Television, Sleep Duration, and Obesity." *International Journal of Obesity* 24(12) (2000): 1683–88.

3. Van Cauter, E. En Edlund, M. *The Body Clock Advantage.*

4. Departmento de Nutrición y Dieta en King's College, la Universidad de Londres. Estudio citado en Bricklin, M. "Train Your Body to Trim Your Tummy." *Prevention* (May 1994): 51.

5. Encuesta de la National Sleep Foundation, 2002.

6. Investigaciones realizadas en la Universidad de Chicago citadas en Weintraub, A. "I Can't Sleep." *Business Week* (Jan. 26, 2004).

7. Barnard, N. *Food for Life* (New York: Harmony Books, 1993): 114.

8. "Overeating? Get Some Sleep." *Tufts University Diet & Nutrition Letter* 12(9)(Nov. 1994): 1–2.

9. Rechtschaffen, A. Citado en "Overeating? Get Some Sleep."

10. "Why You Need Your Zs." *Men's Fitness* (Sept. 2003): 53.

11. "Sleep Loss Boosts Appetite, Weight Gain." University of Chicago Medical Center. *Annals of Internal Medicine* Dec. 7, 2004.

12. *Sleep* 27(2004): 661–66.

13. *Archives of Internal Medicine* 165(2005): 25–30; escrito presentado en la Asociación Norteamericana para el Estudio de la Obesidad, nov. 2004.

14. "Overeating? Get Some Sleep." *Tufts University Diet & Nutrition Letter*.

15. *USA Today* (Feb. 9, 2004): 1D.

16. Darden, E. *Day-by-Day*: 77.

17. Para aprender más acerca del sueño sano y profundo, vea:

• *Easing Into Sleep,* un programa de audiocasetes del Dr. Emmett E. Miller (Source, P.O. Box W, Stanford, CA 94309; 415-328-7171). Ofrece dos opciones excelentes para escuchar: "Put the Day to Rest" y "Escape from Insomnia."

• *No More Sleepless Nights* por Peter Hauri, PhD, y Shirley Linde, PhD. (New York: Wiley, 1990). Un libro esclarecedor por el director del Programa del Insomnio de la Clínica Mayo y la codirectora del Centro para Trastornos del Sueño de la Clínica Mayo.

• Para obtener información médica sobre tratamientos para el sueño y las direcciones y teléfonos de centros acreditados de trastornos del sueño, comuníquese con: American Sleep Disorders Association, 604 2nd Street SW, Rochester, MN 55902. Teléfono: 507-287-6006.

18. Shapiro, C. M., et al. "Fitness Facilitates Sleep." *European Journal of Applied Physiology* 53(1984): 1–4; Baekland, F., Downstate Medical Center, NY, estudio realizado en 1966; y Shapiro, C., y Zloty, R. B., estudios realizados en la Universidad de Manitoba; ambos fueron reportados en Mirkin, G., *Dr. Gabe Mirkin's Fitness Clinic* (Chicago: Contemporary Books, 1986).

19. Sewitch, D. "Slow Wave Sleep Deficiency Insomnia: A Problem in Thermo-Down Regulation at Sleep Onset." *Psychophysiology* 24(1987): 200–15; Perl, J. *Sleep Right in Five Nights* (New York: Morrow, 1993): 232–33.

20. *Sleep* 22(1999): 891–98.

21. Hauri y Linde. *No More Sleepless Nights* (New York: Wiley, 1990): 130–31.

22. Horne, J. A., et al. *Sleep* 10(1987): 383–92; Willensky, D. "Hints for Sound Sleep." *American Health* (May 1992): 50.

23. Perl, J. *Sleep Right in Five Nights* (Reading, MA: Addison-Wesley, 1993): 213.

24. Darden. *Day-by-Day*: 81–82.

25. *Nature* 401(1999): 36–37.

26. Karklin, A., Driver, H. S., y Buffenstein, R. "Restricted Energy Intake Affects Nocturnal Body Temperature and Sleep Patterns." *American Journal of Clinical Nutrition* 59(1994): 346–49.

27. Edelberg, D. *The Healing Power of Vitamins, Minerals, and Herbs* (Readers Digest, 1999).

28. Mohr, C. *Men's Health* (Mar. 2004): 107.

29. *Journal of Nutrition* 133(2003): 2525–65; 2495–2515; 2455–85; 2575–2605; 2685–2705.

30. Lamberg, L. "The Boy Who Ate His Bed . . . And Other Mysteries of Sleep." *American Health* (Nov. 1990): 56.

31. Perl. *Sleep Right in Five Nights*: 205.

32. Broughton, R. "Performance and Evoked Potential Measures of Various States of Daytime Sleepiness." *Sleep* 5(Suppl. 2)(1982); Dotto, L. *Asleep in the Fast Lane* (Toronto: Stoddart Pub., 1990): 138; Hauri, P. "Behavioral Treatment of Insomnia." *Medical Times* 107(6)(1986); Regestein, Q. R. "Practical Ways to Manage Insomnia." *Medical Times* 107(6)(1986): 19–23.

33. Hauri. "Behavioral Treatment of Insomnia": 36–47; Regestein. "Practical Ways to Manage Insomnia": 19–23.

34. Perl. *Sleep Right in Five Nights*: 195, 209.

Capítulo 16

1. "Go Hard." Un estudio citado en *Men's Health* (Aug. 2003): 118.

Capítulo 17

1. Kirschenbaum, D. S. *The 9 Truths About Weight Loss* (New York: Henry Holt, 2000).

2. Bailey, C. *Fit or Fat* (Boston: Houghton Mifflin, 1976).

3. Stamford, B. A., y Shimer, P. *Fitness without Exercise* (New York: Warner, 1991): 71.

4. Evans, W. Citado en "Bodybuilding for the Nineties." *Nutrition Action Health Letter* (June 1992): 1–7.

5. Lamb, L. E. *Weighting Game: The Truth About Weight Control* (New York: Lyle Stuart, 1988): 147–48.

6. *European Journal of Applied Physiology* 86(2002): 411–17.

7. *Medicine and Science in Sports and Exercise* 34(2002): 1793–1800.

8. Wilmore, J. En "Ask the Expert." *The Weight Control Digest* 1(5)(Jul./Aug.1991); Westcott, W. L. "Exercise Sessions Can Make the Difference in Weight Loss." *Perspective* 13(1987): 42–44; Westcott, W. *Strength Fitness* (Dubuque, IA: Wm C. Brown Co., 3rd edition, 1991): 3, 74–75; Westcott, W.L. "Strength Training: How Much Is Enough?" *IDEA Today* (Feb. 1991): 33–35; Westcott, W. L. "The Magic of 'Fast Fitness': They Enjoy It More and

Do It Less." *Perspective: The Journal of Professional Directors of YMCAs* (January 1992):14–16; Wilmore, J. H. "Alterations to Strength, Body Composition and Anthropometric Measurements Consequent to 10-Week Weight Training Program." *Medicine and Science in Sports and Exercise* 6(1974): 133–38; Westcott, W. L., Toomey, K., y Doherty, A. "Strength Training, Body Composition, and Spot Reducing." (1992).

9. Evans, W. Citado en "Fat to Firm at 40-Plus." *Prevention* (Aug. 1994): 59–63, 136.

10. Evans. Citado en "Bodybuilding for the Nineties": 5.

11. Fiatarone, A., et. al. "High-Intensity Strength Training in Nonagenarians: Effect on Skeletal Muscle." *Journal of the American Medical Association* 263(1990): 3029–34; see also: Evans y Rosenberg. *Biomarkers.*

12. Westcott. "Exercise Sessions"; Westcott. *Strength Fitness.*

13. Westcott. "Strength Training: How Much Is Enough?": 33–35; Westcott. "The Magic of 'Fast Fitness'".

14. Drinkwater, B. Citado en Hogan, C. "Strength." *American Health* (Nov. 1988): 55–59.

15. Boyden, T. W., et al. "Resistance Exercise Training Is Associated with Decreases in Serum Low-Density Lipoprotein Cholesterol Levels in Premenopausal Women." *Archives of Internal Medicine* 153(1)(Jan. 11, 1993): 97–100.

16. *European Journal of Applied Physiology* 86(2002): 411–17.

17. *Medicine and Science in Sports and Exercise:* June 2002; *Food and Fitness Advisor.* (Cornell Medical School) (Sept. 2002): 2.

18. *Archives of Internal Medicine* 164(2003): 31–39.

19. Rothenberg, B., y Rothenberg, O. *Touch Training for Strength* (Champaign, IL: Human Kinetics, 1995).

Capítulo 18

1. Cailliet, R. *Understand Your Backache* (Philadelphia: F. A. Davis, 1984): 118–21; Mensendieck, E. M. *Look Better, Feel Better* (New York: Harper y Row, 1954): 48.

2. Loehr, J. *Stress for Success* (New York: Crown Business, 2000).

3. Katzmarzyk, P., et al. *Journal of Medicine and Science in Sports and Exercise* (May 2002).

4. Katch, F. I., et al. "Effects of Sit Up Exercise Training on Adipose Tissue Cell Size and Activity." *Research Quarterly for Exercise and Sport* 55 (1984): 242–47; Clark, N. "Sit-Ups Don't Melt Ab Flab." *Runner's World* (Mar. 1985): 32.

5. Sharkey, B. J. *Physiology of Exercise* (Champaign, IL: Human Kinetics, 1984): 336; Cailliet. *Understand Your Backache:* 122–24; y Cailliet, R., y Gross, L. *The Rejuvenation Strategy* (Garden City, NY: Doubleday, 1987).

6. Westcott, W. L. Citado en *Shrink Your Stomach in Nothing Flat* (Emmaus, PA: Rodale Press, 1994): 15.

7. Darden, E. *Living Longer Stronger* (New York: Perigee/Putnam, 1995): 54.

8. *Journal of Strength and Conditioning Research* 15(4): 480–85.

9. Daniels, L., y Worthingham, C. *Therapeutic Exercise for Body Alignment and Function* (Philadelphia: W.B. Saunders, 1977): 77; Yessis, M. "Kinesiology." *Muscle & Fitness* (Feb. 1985): 18–19, 142.

10. Lamb, L. E. *The Weighting Game: The Truth About Weight Control* (New York: Lyle Stuart, 1988): 201.

11. "What's the Best Ab Exercise Ever?" *Men's Health* (Nov. 2003): 126.

12. Lagerwerff, E. B., y Perlroth, K. A. *Mensendieck Your Posture and Your Pains* (New York: Anchor/Doubleday, 1973): 148–50; Yessis, M. "Back in Shape." *Sports Fitness* (Jun. 1986): 46, 76; Yessis, M. "The Midsection: Your Essential Link." *Sports Fitness* (Apr. 1985): 91–93; Daniels y Worthingham. *Therapeutic Exercise:* 59.

13. Cailliet. *Understand Your Backache:* 116.

Capítulo 19

1. Evans, W., y Rosenberg, I. H. *Biomarkers: The 10 Determinants of Aging You Can Control.* (New York: Simon & Schuster, 1991): 119.

2. Fiatarone, M. Citado en *Prevention* (Feb. 1992): 55.

3. *Medicine and Science in Sports and Exercise* 33(2001): 196–200.

Capítulo 20

1. Cailliet, R. *Understand Your Backache* (Philadelphia: F. A. Davis, 1984); Cailliet. *The Rejuvenation Strategy*; White, A. A. III. *Your Aching Back* (New York: Bantam, 1984); Imrie, D., y Barbuto, L. *The Back Power Program* (New York: Wiley, 1990); Swezey, R. L., y Swezey, A. M. *Good News for Bad Backs* (New York: Knightsbridge, 1990).

Capítulo 21

1. Studies by Callaway, W. Citado en Rodin, J. *Body Traps* (New York: Morrow, 1992): 193.

2. Harper, P. Citado en "Burn Fat Faster." *Men's Health* (Nov. 1994): 26.

3. *International Journal of Obesity* 28(2004): 653–60.

4. *International Journal of Obesity* 58(7) (2004): 1071–77.

5. Moore-Ede, M. *The Twenty-Four-Hour Society:* 55–56; Blair, S. N. *Living with Exercise* (Dallas: American Health Publishing, 1991); Stamford, B., y Porter, S. *Fitness without Exercise* (New York: Warner, 1991).

6. Lamb, L. E. *The Weighting Game: The Truth About Weight Control* (New York: Lyle Stuart, 1988): 56.

7. Lamb. *The Weighting Game:* 95–96.

8. Leibowitz, S. F. Citado en Marano, H. E. "Chemistry and Craving." *Psychology Today* (Jan./Feb. 1993): 30–36, 74.

9. Jenkins, D. A., et al. "Nibbling versus Gorging: Metabolic Advantages of Increased Meal Frequency." *New England Journal of Medicine* 321(14)(1989): 929–34.

10. Rossi, E. L., with Nimmons, D. *The 20 Minute Break* (Los Angeles: Tarcher, 1991): 122–23.

11. Chafetz, M. *Smart for Life* (New York: Penguin, 1993).

12. Norfolk, D. *Executive Stress* (New York: Warner, 1986).

13. Grandjean, E. *Fitting the Task to the Man* (London: Taylor y Francis, 1988).

14. Leveille, T. "Adipose Tissue Metabolism: Influence of Eating and Diet Composition." *Federation Proceedings* 29(1970): 1294–1301; Lukert, B. "Biology of Obesity." En Wolman, B., ed. *Psychological Aspects of Obesity: A Handbook* (New York: Van Nostrand Reinhold, 1982): 1–14; Szepsi, B. "A Model of Nutritionally Induced Overweight: Weight 'Rebound' Following Caloric Restriction." En Bray, G., ed. *Recent Advances in Obesity Research* (London: Newman, Ltd., 1978).

15. Mirkin, G. *Getting Thin* (Boston: Little Brown, 1983): 62.

16. Jenkins, et al. "Nibbling Versus Gorging": 929–34.

17. Jones, P. J., Leitch, C. A., y Pederson, R. A. "Meal-Frequency Effects on Plasma Hormone Concentrations and Cholesterol Synthesis in Humans." *American Journal of Clinical Nutrition* 57(6)(1993): 868–74; Edelstein, S. L., et al. "Increased Meal Frequency Associated with Decreased Cholesterol Concentrations." *American Journal of Clinical Nutrition* 55(1992): 664–69.

18. Lamb. *The Weighting Game.* "Hay millones de personas en los Estados Unidos que están sufriendo de subnutrición: una falta sencilla de calorías porque han estado siguiendo dietas no sensatas (...)", dice el Dr. Lamb, un cardiólogo y asesor del Consejo del Presidente sobre la Buena Forma Física. "A medida que se retrase el metabolismo, hay una menor demanda por oxígeno (...) la fatiga es el síntoma más comúnmente experimentado por individuales que siguen una dieta demasiado restringida en calorías".

19. Podell, R. N. *The G-Index Diet* (New York: Warner, 1993): 262.

20. *Obesity & Health* 3(2)(Feb. 1989): 4; Brandon, J. E. *Health Values* (May/June 1987).

21. Blackburn, G. Citado en *Environmental Nutrition* 16(2)(Feb. 1993): 1.

22. Ornish, D. *Eat More, Weigh Less* (New York: HarperCollins, 1993): 43.

23. McDougall, J. A. *The McDougall Program for Maximum Weight Loss* (New York: Dutton, 1994): 73.

24. Hallfrisch, J. "Metabolic Effects of Dietary Fructose." *FASEB Journal* 4(1990): 2652; Roongpisuthpong, C. *Diabetes Research and Clinical Practice* 14(1991): 123.

25. McDougall. *The McDougall Program for Maximum Weight Loss*: 64.

Capítulo 22

1. Barneys, M., et al. "Effect of Exercise and Protein Intake on Energy Expenditure." *Revista Española de Fisiología* 4(4)(1993): 209–17.

2. Kleiner, S. *Power Eating*. 2nd ed. (Champaign, IL: Human Kinetics, 2001); *Journal of the American College of Nutrition* 21(1)(2001): 55–61; *International Journal of Obesity and Related Metabolic Disorders* 23(3)(1999): 287–92; *European Journal of Clinical Nutrition* 53(6)(1999): 495–502; *European Journal of Clinical Nutrition* 52(7)(1998): 482–88.

3. Gibala, M. J. "Dietary Protein, Amino Acid Supplements, and Recovery from Exercise." *Sports Science Exchange* 87(15)(4)(2002).

4. Levenhagen, D. L., et al. "Post-Exercise Nutrient Intake Timing in Humans Is Critical to Recovery of Leg Glucose and Protein Homeostasis. *American Journal of Physiology, Endocrinology and Metabolism* 280(2001): E982–E993.

5. *Peak Performance Journal* 191 (Jan. 2004): 190–192.

6. "More Protein Boosts Fat Loss, Preserves Muscle." *Muscle Media* (Sept. 2002): 141.

7. Wurtman, J. J. *Managing Your Mind and Mood Through Food* (New York: Rawson, 1988).

8. *Growth Hormone and IGF Research* 8(suppl B) 1998: 127–29.

9. *Medicine and Science in Sports and Exercise* 31(12)(1999): 1748–54.

10. *American Journal of Clinical Nutrition* 62(1)(1995): 93–103.

11. *Medicine and Science in Sports and Exercise* 19(Supplement 5)(1987): S1578–S166; *American Journal of Clinical Nutrition* 62(1)(1995): 93–103.

12. Ratto, T. "The New Science of Weight Control." *Medical Self-Care* (Mar./Apr. 1987): 29.

13. Manson, J. E. et al. "Body Weight and Longevity." *Journal of the American Medical Association* 257(3)(Jan. 1987): 353–58.

14. Kleiner. *Power Eating*.

15. *Journal of Nutrition* 133(2003): 243S–267S.

16. Zemel, M. En *Men's Health* (Aug. 2003): 46.

17. *Men's Health* (Aug. 2003): 126.

18. Willett. *Eat, Drink, and Be Healthy*: 105.

19. Comunicado de prensa de la American Dietetic Association, 24 de mayo de 2004.

20. Cordain, L. *The Paleo Diet* (New York: Wiley, 2002); Pratt, S. *SuperFoods Rx* (New York: William Morrow, 2004).

21. *American Journal of Clinical Nutrition* 70(suppl)(1999): 451S–458S; *Nutrition Reviews* 59(2)(2001): 52–55.

22. *Peak Performance Journal* 191(Jan. 2004): 190–92.

Capítulo 23

1. Barnard. *Food for Life*: 96; Rodin, J. "Comparative Effects of Fructose, Aspartame, Glucose, and Water Preloads on Calorie and Macronutrient Intake." *American Journal of Clinical Nutrition* 51(1990): 428–35.

2. *Nutrition Reviews* 62 (2004): 1–17.

3. World Health Organization Expert Committee on Cardiovascular Disease. *Prevention of Coronary Heart Disease*. WHO Technical Report Series, No. 678 (Geneva, 1982): 12.

4. Story, J. *Federation Proceedings* 41(Sept. 1982): 2797.

5. Elias, A., et al. *General Pharmacology* 15(6)(1984): 535; Offenbacher, E., et al. *Diabetes* 29 (11)(Nov. 1980): 919.

6. Draser, B., y Irving, D. *British Journal of Cancer* 27(1973): 167–72; Hems, G. *British Journal of Cancer* 37(1978): 974–82; Hems, G., y Stuart, A. *British Journal of Cancer* (3)(1975): 118–23.

7. Shell, E. R. "It's Not the Carbs, Stupid." *Newsweek* (Aug. 5, 2002): 41.

8. Shell. "It's Not the Carbs, Stupid."

9. *American Journal of Clinical Nutrition* 76(2002): 721–29.

10. Miller, W. C. *The Non-Diet Diet* (Englewood, CO: Taylor Publishing, 1993): 75–77.

11. Aronne, L. Citado en O'Neill. *The New York Times* (Feb. 8, 1995): C6.

12. Fordyce-Baum, M. K., et al. "Use of an Expanded-Whole-Wheat Product in the Reduction of Body Weight and Serum Lipids in Obese Females." *American Journal of Clinical Nutrition* 50(1989): 30–36; Rossner, S. D., et al. "Weight Reduction with Dietary Fibre Supplements—Results of Two Double-Blind Randomized Studies." *Acta Medica Scandinavica* 222(1988): 83–88.

13. Kenney, J. Citado en "Natural Weight Loss." *Prevention* (Sept. 1992): 52; Blundell, J., Burley, V. J., Cotton, J. R., et al. "Dietary Fat and the Control of Energy Intake: Evaluating the Effects of Fat on Meal Size and Post Meal Satiety." *American Journal of Clinical Nutrition* 57(suppl)(1993): 772S–78S.

14. Anderson, J. W. "Medical Benefits of High-Fiber Intakes." *The Fiber Factor* (Quaker Oats Co., Chicago, IL, Aug. 1983); Anderson, J. W. *Plant Fiber in Foods* (Lexington, KY: CF Diabetes Research Foundation, Inc., 1986); Kinosian, B. P., y Eisenberg, J. M. "Cutting into Cholesterol." *Journal of the American Medicine Association* 259(15)(Apr. 15, 1988); Kirby, "Oat Bran."

15. Weininger, J., y Briggs, G. M. "Nutrition and Diabetes." *Nutrition Update* (New York: John Wiley y Sons, 1985): 59–60.

16. Connor S. L., y Connor, W. E. *The New American Diet* (New York: Simon y Schuster, 1986): 38; Alabaster, O. *The Power of Prevention* (New York: Fireside, 1985): 127.

17. Anderson. *Plant Fiber.*

18. Henry, C. J. K., y Emergy, B. "Effect of Spiced Food on Metabolic Rate." *Human Nutrition: Clinical Nutrition* 40C(1986): 165–68.

19. *Men's Health* (Aug. 2003): 126.

20. Schiffman, S. "The Use of Flavor to Enhance the Efficacy of Reducing Diets." *Hospital Practice* 21(7)(1986): 44H-44R; los estudios realizados en Quebec fueron citados en Bricklin, M., ed. *Prevention's Lose Weight Guidebook* (Emmaus, PA: Rodale Press, 1992): 64; Henry y Emergy. "Effect of Spiced Food on Metabolic Rate": 165–68.

21. Willett, W. *Eat, Drink, and Be Healthy* (Simon & Schuster, 2002): 94.

22. *Food and Fitness Advisor* (Cornell Medical School) (Feb. 2003): 8.

23. Willett. *Eat, Drink, and Be Healthy*: 94.

24. Barnard, N. *Food for Life* (New York: Harmony, 1994); Cordain, L. *The Paleo Diet* (New York: Wiley, 2002): 85.

25. *American Journal of Preventive Medicine* 20(2)(2001): 1124–29; *Nutrition in Clinical Care I* (1998): 6–12.

26. Vea, por ejemplo: Heber, D. *What Color Is Your Diet?* (New York: Regan Books, 2002); y Joseph, J. A. *The Color Code* (New York: Hyperion, 2003).

27. Pratt, S., y Matthew, K. *SuperFoods Rx* (New York: William Morrow, 2004): 140.

Capítulo 24

1. Stark, R. E. T. Citado en "Good, Better, Best Weight Loss Ideas from the American Society for Bariatric Physicians." *Prevention* (Jan. 1988): 35–41; 115–24.

2. Para un resumen de estos hallazgos, vea: Stein, R. "Fat Cells Aren't Just Passive Blobs, Scientists Learn." *Washington Post* (Jul. 12, 2004).

3. Willett. *Eat, Drink, and Be Healthy*: 57.

4. Miller, W. C. *The Non-Diet Diet*: 77.

5. Drewnowski, A. *Environmental Nutrition* 16(10)(Oct. 1993): 6; Oscai, L.B. et al. "Effects of Dietary Sugar and of Dietary Fat on Food Intake and Body Fat Content in Rats." *Growth* 5(1987): 64–73; Oscai, L. B., y Miller, W. C. "Dietary-Induced Severe Obesity: Exercise Implications." *Medicine and Science in Sports and Exercise* 18(1)(1985): 6–9; Oscai, L. B., et al. "Effect of Dietary Fat on Food Intake, Growth, and Body Composition in Rats." *Growth* 48(1984): 415–24.

6. Bouchard, C. "The Response to Long-Term Overfeeding in Identical Twins." *New England Journal of Medicine* 322(1990): 1477–82.

7. Wurtman, J. J. *Managing Your Mind and Mood Through Food* (New York: HarperCollins, 1987).

8. Barnard, N. *Food for Life* (New York: Harmony Books, 1993): 129.

9. Wurtman, J. Citado en "Peak Performance Brain Food." *Omni Longevity* 2 (6)(Apr. 1988): 67.

10. *Metabolism* 47(1998): 106–12.

11. *Men's Health Muscle* (Spring 2004): 79.

12. *International Journal of Obesity Research* 21(1997): 637–43; *Journal of Nutrition* 120(1990): 544–52; *American Journal of Clinical Nutrition* 69(1999): 890–97; *American Journal of Clinical Nutrition* 70(1999): 817–25.

13. Vea por ejemplo: *British Journal of Nutrition* 83(2000): S59–S66; *Annual Review of Nutrition* 19(1999): 63–90; *American Journal of Clinical Nutrition* 70(1999): 566–71; *Biochimie* 79(1998): 95–99; *Journal of Biological Chemistry* 275(2000): 30749–30752; *Journal of Nutrition* 128(1998): 923–26.

14. *International Journal of Obesity* 26(2002): 814–21.

15. *American Journal of Clinical Nutrition* 75(2002): 213–20.

16. Ullis, K. *The Hormone Revolution Weight Loss Plan* (Avery Press, 2003).

17. *American Journal of Clinical Nutrition* 66(5)(1997): 1264–76.

18. Ornish, D. *Dr. Dean Ornish's Program for Reversing Heart Disease* (New York: Random House, 1990): 25.

19. Kendall, A., Levitsky, D. A., Strupp, B. J., y Lissner, L. "Weight Loss on a Low-Fat Diet." *American Journal of Clinical Nutrition* 53(1991): 1124–29.

20. Levitsky, D. Citado en "Low-Fat Diets Really Work, Without Reducing Food Intake, Cornell Study Finds." *Cornell University News Service* (Apr. 29, 1991).

21. "Are You Eating Right? What 68 Nutrition Experts *Really* Think About Diet and Health." *Consumer Reports* (Oct. 1992): 644–53; Hallfrisch, J., et al. "Modification of the United States' Diet to Effect Changes in Blood Lipids and Lipoprotein Distribution." *Atherosclerosis* 57(2–3)(Nov. 1985): 179–88; Connor, S. L., y Connor, W. E. *The New American Diet* (New York: Simon y Schuster, 1986); Alabaster, O. *The Power of Prevention* (New York: Fireside, 1985): 87–88, 107.

22. Ornish, D. *Eat More, Weigh Less*: 20.

23. Astrup, A., y Raben, A., Bricklin, M *European Journal of Clinical Nutrition* 32(1992): 611–20; Ekwyn, D. H., et al. *American Journal of Clinical Nutrition* 46(1979): 1597–1611.

24. Blundell, J. E., y Bruley, V. J. En *Progress in Obesity Research*. Oomura, Y., et al., eds. (London: John Libbey, 1990): 453–57.

25. Rolls, B. J., Fedoroff, I. C., Guthrie, J. F., y Laster, L. J. "Foods with Different Satiating Effects in Humans." *Appetite* 15(1990): 115–20.

Capítulo 25

1. Mirkin, G. *Getting Thin* (Boston: Little, Brown, 1983): 62–65, 195; Darden. *Day-by-Day*: 26.

2. Schiffman, S. "The Use of Flavor to Enhance the Efficacy of Reducing Diets." *Hospital Practice* 21(7)(1986): 44H–44R.

3. Schiffman, S. "The Use of Flavor to Enhance the Efficacy of Reducing Diets": 44H–44R; Estudios en Quebec citados en Bricklin, M., ed. *Prevention's Lose Weight Guidebook* (Emmaus, PA: Rodale Press, 1992): 64.

Capítulo 26

1. Williams, R. *Biochemical Individuality* (New York: Keats, 1984).

2. Thayer. *Calm Energy*.

Capítulo 27

1. Howat, W. "Journaling to Self-Evaluation: A Tool for Adult Learners." *International Journal of Reality Therapy* 18(1999): 32–34.

2. Restak. *Mozart's Brain and the Fighter Pilot* (New York: Harmony Books, 2001).

3. Polivy, J., y Herman, C. P. *International Journal of Eating Disorders* 26(1999): 434–37.

4. *Peak Performance Journal* 195 (Apr. 2004): 2.

5. Howatt, W. A., "Journaling to Self-Evaluation: A Tool for Adult Learners": 32–34.

6. Deci, E. *Intrinsic Motivation and Self-Determination in Human Behavior* (Kluwer Academic Publishers, 1985).

Capítulo 28

1. Vea, por ejemplo: Seligman, M. E. P. *What You Can Change and What You Can't* (New York: Ballantine Books, 1995).

2. Claxton, G. *Wise Up: The Challenge of Lifelong Learning* (New York: Bloomsbury, 1999).

3. Gershon, M. D. *The Second Brain* (New York: HarperCollins, 1999).

4. Gershon. *The Second Brain*; Blakeslee, S. "Complex and Hidden Brain in Gut Makes Stomachaches and Butterflies." *New York Times* (Jan. 23, 1996).

5. Vea, por ejemplo: Armour, J., y Ardell, J., eds. *Neurocardiology* (New York: Oxford University Press, 1994); Childre, D., y Martin, H. *The HeartMath Solution* (New York: HarperCollins, 1999); Institute of HeartMath; 800-450-9111; www.heartmath.org.

6. Vea, por ejemplo: Childre, D., y Cryer, B. *From Chaos to Coherence* (Boston: Butterworth Heinemann, 1999); Armour, J. A. "Anatomy and Function of the Intrathoracic Neurons Regulating the Heart." En Zucker, I. H., y Gilmore, J. P., eds. *Reflex Control of the Circulation* (Boca Raton, FL: CRC Press, 1991); Cantin, M., y Genest, J. "The Heart as an Endocrine Gland." *Clinical and Investigative Medicine* 9(4)(1986): 319–27.

7. Vea, por ejemplo: Childre y Cryer. *From Chaos to Coherence*.

8. Vea, por ejemplo: Pribram, K. H., y Rozman, D. "Early Childhood Development and Learning: What New Research About the Brain and Heart Tell Us." White House Conference on Human Development and Learning, San Francisco, 1997; Pribram, K. H., ed. *Brain and Values* (Mahwah, NJ: Lawrence Earlbaum, 1998).

9. Armour, J. "Neurocardiology: Anatomy and Functional Principles." En McCraty, R., Rozman, D., y Childre, D. *HeartMath: A New Biobehavioral Intervention for Increasing Coherence in the Human System* (Amsterdam: Harwood Academic Publishers, 1999).

10. Vea, por ejemplo: Langhorst, P., Schultz, G., y Lambertz, M. "Oscillating Neuronal Network of the "Common Brain System." En Miyakawa, K., et al. *Mechanisms of Blood Pressure Waves* (Tokyo: Japan Scientific Societies Press, 1984): 257–75.

11. Telegdy, G. "The Action of ANP, BNP, and Related Peptides on Motivated Behavior." *Reviews in the Neurosciences* 5(4)(1994): 309–15; vea también: Pert, C. A. *The Molecules of Emotion* (New York: Scribner, 1997).

12. Vea, por ejemplo: Epictetus. *The Art of Living* (HarperSanFrancisco, 1995); y Aurelius, M. *Meditations* (New York: Knopf, 1992).

13. Vea, por ejemplo: Song, L., Schwartz, G., y Russek, L. "Heart-Focused Attention and Heart-Brain Synchronization: Energetic and Physiological Mechanisms." *Alternative Therapies in Health and Medicine* 4(5)(1998): 44–62.

14. McCraty, R., Atkinson, M., y Tiller, W. A. "New Electrophysiological Correlates Associated with Intentional Heart Focus." *Subtle Energies* 4(3)(1995): 251–68; vea también: Lynch, J. J. *The Language of the Heart* (New York: Basic Books, 1985).

15. Para un resumen, vea: Damasio, A. R. *Descartes' Error: Emotion, Reason, and the Human Brain* (New York: Grosset/Putnam, 1995); y Damasio, A. R. *The Feeling of What Happens* (New York: Harcourt Brace, 1999),

Índice de términos

Los términos y temas cuyas referencias de páginas están <u>subrayadas</u> se encuentran en recuadros (cajitas) en las páginas correspondientes. Las referencias de páginas *en cursivas* indican que hay una ilustración del tema o término en la página correspondiente.

A

Abdominales
  abdominal con giro, 219, *219*
  abdominal con toalla, 217–18, *217*
  bicicleta, 218, *218*
  contracción voluntaria, 216–17
  piramidal del abdomen, 215–18
  rotación invertida del tronco,
      219–20, *220*
  transverso del abdomen (TA),
      215–18, *217*
Aceite de alazor, 432
Aceite de *canola*, 432
Aceite de colza. *Véase* Aceite de *canola*
Aceite de oliva, <u>280</u>
Aceite de pescado, 121
Aceitunas *kalamata*, 432
Ácido alfa-linolénico, 278
Ácido linolénico, 278
Ácidos grasos esenciales (AGE), 278–80
  cómo aumentar su consumo de,
      279–80
  en pescado de agua fría, 276
  tipos de, 278
Ácidos grasos libres
  cuando se está activo, 74
  enzimas que queman grasa com-
      paradas, 75
  movimientos de, 74
Ácidos grasos omega-3, 278–79
Actividad cardiovascular, 179
Actividad física
  beneficios del termogénesis, 8
  desde hace un siglo, 10–11
  después de las comidas, <u>239</u>

estrés cotidiano, beneficios de,
    152–53
importancia de intervalos de acción,
    12
mascar chicle, <u>69</u>
metastato relacionado, 15–16
precauciones con sesiones intensas,
    152
programa para ser más activo poco a
    poco, 300
sugerencias para echarse a andar,
    78–80
Actividad física. *Véase también* Ejercicio
Actividad muscular, importancia de, 7
Adelgazar
  herencia esbelta humana, 8–10
  termogénesis relacionado, 8
Adenosina trifosfato (ATP por sus siglas
    en inglés), 6
  ingredientes clave, 6
  oxígeno en, 86
Aderezo. *Véase* Aliño
Adiponectina, 34–35
  para quemar grasa, 120, 121
Adrenalina. *Véase* Epinefrina
Aeróbicos
  ciclo 5 × 10, 193–95
  uso del término, 193
AGE. *Véase* Ácidos grasos esenciales
Agouti
  cómo funcionan, 34
  efectos de, 83, 122
Agua
  cantidades recomendadas, <u>98</u>
  cómo funciona en el cuerpo, 91

Agua *(continúa)*
  en recesos esenciales, 140
  otros líquidos recomendados, 97–100
  pérdida diaria por funciones corpo-
    rales, 94
Aguacates (paltas)
  cómo escogerlos, 327–28
  para controlar consumo de grasas,
    283
Agua fría
  cómo tenerla a la mano siempre, 95
  con hielo para elevar la quema de
    calorías, 96, 137
  metas diarias recomendadas, 92
Agua helada, recomendación, xv
Ají. *Véase* Pimiento
Ajo y cebolla, 272
Albaricoque, 432
Alcohol, tomar demasiado, efectos de,
    43–44
Aldosterona, 42
Alerta, estado de
  deteriorado, 132
  exposición a la luz, 56
  proteínas para, 253
Alimentos
  darse gusto con, 288
  importancia de coordinarlos, 237–38
  menús para comer con chispa,
    246–48
  plan para comer con chispa (re-
    sumen), 297–98
  quema de grasa relacionada, 15
  sanos, cómo buscarlos, 288
Aliño, 431
  para controlar el consumo de grasa,
    283
Almacenamiento de grasa
  enzimas que queman grasa, 75
  falta de sueño, 183, 184
  por la noche, 171
Almendras, 258–59
Almíbar de arce, 431
Alubias. *Véase* Frijoles; Habas blancas
Alverjas. *Véase* Chícharos
Amígdala, 306

Aminoácidos
  fabricación de neurotransmisores, 30
  fuentes de, 101
  sedentarismo, efectos de, 75
Andar, sugerencias para echarse a,
    78–80
Antojos
  cómo disminuir con sopa, 175
  incontrolables y neuropéptido, 59
  meta ejemplar que sí sirve, 309
  para prevenir, tomar agua a sorbos,
    96–97
Arándano, 431
Arándano agrio, 431
Arco con tensión dinámica visualizada,
    ejercicio para, 210, *210*
Aristóteles, 313
Arroz *arborio*, 431
Arroz silvestre, 431
Arrurruz, 431
Artritis, por grasa corporal en exceso, 21
Arugula, 431
Arvejas. *Véase* Chícharos; Frijoles
Asolearse, cómo exponerse, 84
ATP. *Véase* Adenosina trifosfato
Aumento de peso causas
    falta de actividad, 70
    trastornos hormonales, 117
Autoafirmaciones, 158
Autocontrol, 63
Autoimagen, 305
Autorregulación, 63
  cómo funciona, 64
Autovigilancia, 64
Avances, indicadores de, 298
Azúcar dietético
  cómo evitar la trampa de, 45
  consumo estadounidense, 26
  consumo promedio, 264
Azúcar en sangre
  bebidas alcohólicas, efectos de,
    43–44
  carbohidratos simples, 262
  efectos de testosterona, 36
  niveles al final del día, 169
  tipo de comidas y, 239–40

Azúcares naturales, 263
Azúcares simples, consumo de, 264

B

Bagel, 431
Bajar de peso
   controlar apetito, con beber agua, 97
   sin seguir una dieta, 281
Bajar la comida, <u>71</u>
Banana. *Véase* Plátano amarillo
Barorreceptores, 313
Barras proteínicas, cómo escogerlas,
   141–42
Batatas dulces, 432–33
Bebidas, cantidades recomendadas, <u>98</u>
Bebidas alcohólicas
   efecto de consumo de dos diarios,
     43–44
   efectos de tomar demasiado, 43–44
   efectos en azúcar en sangre, <u>99</u>
Bebidas deportivas, por qué evitar,
   119–20
Bicicleta (ejercicio), 218, *218*
Bicicleta estacionaria (aparato), 196
Biscuit, 432
Bizcocho. *Véase* Pastel
Blanquear, 433
Bocadillo (bocadito). *Véase* Merienda
Bociógenos, 125
Bol. *Véase* Tazón
Botana. *Véase* Merienda
Brazos
   curl para, 229, *229*
   elevación de, con tension dinámica
   visualizada, 209, *209*
   extensión del tríceps, 230, *230*
Bretón. *Véase* Berza
Brócoli, 272
Butternut squash. *Véase* Squash

C

Cabeza, buena postura y, 107–10
Cacahuate, 432
Cacerola
   plato horneado, 433
   tipo de olla, 433

Cadera, elevación de, 222–23, *223*
Café, lista de, <u>99</u>
Cafeína
   antes de dormir, 188
   en exceso, efectos de, 43, 98–100
Cafeinismo, 43
Cake. Véase Pastel
Calabacita. *Véase* Zucchini
Calabazas, 274
Calabaza. *Véase* Squash
Calcio
   absorción con vitamina, D, 84
   ausencia del, 33
   efecto en la pérdida de hueso, 35
   efectos adelgazadores de, 126–27
Calcitrol
   efectos de, 33
   insuficiencia de calcio, 84, 126–27
Calentamiento pasivo del cuerpo,
   185–86
Calma, importancia en la mañana,
   50–53
Calorías
   comidas frecuentes, 243
   cómo determinar su límite y peso
     ideal, 255
   cómo se queman, 6–8
   fluctuaciones calóricas, 237–28
   limitarse por la noche, 173–74
   privación de sueño relacionada,
     183
   quemadas cuándo se realizan ejerci-
     cios, 55
   tamaño de porciones y hora de
     comer, 285
   totales relacionados con desayunar,
     58–59
Cama correcta, 186–87
Cambio
   cómo permitir, 65
   cuándo y cómo se hace, 19
Cambur. *Véase* Plátano amarillo
Caminar
   patrón heterolateral para caminar,
     112
   regla cardinal, 112

Caminar *(continúa)*
  sugerencias para echarse a andar, 78–80
  técnicas para la buena postura, 112–13
Camotes. *Véase* Batatas dulces
Cáncer, por grasa corporal en exceso, 21
Canguil. *Véase* Palomitas de maíz
Cansancio, hábitos matutinos poco saludables, 42
Cantaloup, 274, 432
Capsicina, <u>174</u>
Caraotas. *Véase* Frijoles
Carbohidratos
  adictos a, 26
  consumo bajo y deshidratación, <u>93</u>
  control por la insulina, 25–27
  de alto impacto glucémico, 25–26
  de calidad, 272–74
  en desayunos, 60
  feculentos, 119
  hipersensibilidad a, 25–26
  necesidad de, 265–66
  orientación básica, 262–63
  tres formas básicas, 262
Carbohidratos complejos
  beneficios de, <u>99</u>, 265
  buena fuente de nutrientes, 262
  caracterizados, 260–61
  ejemplos de, 269, 272–74
  fibra dietética en, <u>266–67</u>
  para evitar deshidratación, <u>93</u>
  proteínas con, 253
Carbohidratos refinados, 264–65
  ejemplos de, 269
Carbohidratos simples
  caracterizados, 260
  efectos de, 261
  problemas de salud por, 262
Carga glucémica, 268–69
  tabla de alimentos, 270–71
Catecolaminas
  cómo estimular producción de, 169
  cómo funcionan, 140
CCK. *Véase* Colecistoquinina
Cebolla de cambray. *Véase* Cebollín
Cebolla de rábano. *Véase* Cebollín

Cebolletas. *Véase* Cebollino
Cebollín, 432
Cebollino, 432
Células adiposas
  ácidos grasos libres, actividades de, 74
  comer en exceso y, 286
  descritas, 4
  dónde congregan, 238
  expandir o encoger, 4
  hormona que almacena grasa, 26
Cenar
  sugerencias para comer menos y disfrutar más, <u>176</u>
  temprano, horas recomendadas, 171–73
Centrarse, durante el ejercicio, 225
Cereales integrales. *Véase* Integral
Cerebro
  amígdala, 306
  controlar hábitos y conducta por sí solo, 311
  efectos de
    calor excesivo, 115
    comidas pequeñas pero frecuentes, <u>241</u>
    deshidratación, 93
  modelo tradicional, 312
  pensante, 312
  prefiere la rutina, 305–6
"Cerebro" cardíaco, 313–15
"Cerebro" intestinal, 312–13
Cetonas/cetosis, 266–67
Chabacano. *Véase* Albaricoque
Chalote, 433
Champiñón. *Véase* Hongo
Chícharos, 433
Chicle, mascar, como actividad física, <u>69</u>
Chile picante, <u>268</u>
Chile. *Véase* Pimiento
Chili, 433
China. *Véase* Naranja
Chispa
  cómo pensar con, 64–65
  ejemplo de cómo se enciende, 12–13
  Encendedores (breve repaso), 39–41
  encenderlas como proceso natural, 20

extinguidores (lista), 41–46
uso del término, xiii
Cidrayote. *Véase Squash*
5-deyodinasa, 125
funcionamiento del tiroides, 28
Cinc, importancia de, 37
Código genético ancestral, 23–24
Colecistoquinina (CCK por sus siglas en
inglés), 32, 126
señales de saciedad, 174
Coleslaw, 432
Col. *Véase* Berza; Repollo
Comelotodo, 432–33
Comer en exceso
cómo cuidarse de, 286–87
efectos en metastato, 285–86
efectos hormonales, 286
Comida
agua en, 92
cultura francesa comparada, 172
Comida principal, horas recomendadas,
171–73
Comida rápida, desde hace un siglo,
10–11
Comidas
actividad física después, 239
cenar temprano, 171–73
Fórmula 3 + 4, 240–42
frecuentes
beneficios del termogénesis, 8, 141
comer "ligero", 285
cómo funcionan, 237
con qué frecuencia, 242–43
efectos en cerebro, 241
Fórmula 3 + 4, 240–42
siete indicadores clave de salud,
240–42
tamaño de las porciones, 285
unas cuantas comidas abundantes
en vez de, 238–39
importancia de coordinar, 237–38
megacomidas, 237
menús para comer con chispa,
246–48
plan para comer con chispa
(resumen), 297–98
Comilonas. *Véase* Comer en exceso

Compresión directa, técnica de, 146
Computadora
exposición a la luz solar, 83
sentados, permanecer frente a, 66,
135
sistema de recordatorios para moverse, 77
Condimentos picantes, 268
Control percibido, 19
Corazón, 313–15
Cortisol
de dónde viene, 29
de estrés no controlado, 44, 127
grasa abdominal y, 123
no dormir bien, 183
resistencia a la insulina aumentada
por, 45
Cotufo. *Véase* Palomitas de maíz
Crema de cacahuate, 433
Crema *half and half*, 433
Cristos (vuelos), 228–29, 229
Croissant, 434
Cronobiología, 129–31
Crostini, 433
Cuello
cómo equilibrar, 111, 134
flexibilidad de, giro de cuello, 232,
232
Culpa, programas basados en, 17–18
Curl de bíceps con resistencia dinámica,
206–7, 206, 207
Curry, 433

D

Damasco. *Véase* Albaricoque
Derrames cerebrales, por grasa corporal
en exceso, 21
Desayuno, 57–59
beneficios de, 57–58
calorías totales diarios y, 58–59
cómo hacer buenas elecciones, 59
equilibrio hormonal, 118
importancia de, 58
licuados (batidos), 60–61
opciones saludables, 62
para llevar al trabajo, 63
Descanso, papel de las hormonas en, 32

"Descansos de actividad", mientras se ve televisión, 76–77

Desequilibrio hormonal, causas de, 44

Deshidratación
cuándo ocurre, 92–93
efectos de, 43, 137, 140
hambre percibida, 94
síntomas de, 95

Despertarse bien en la mañana, importancia de, 49

Diabetes, por grasa corporal en exceso, 21

Diálogo interno, cómo controlarlo, 163

Diario de alimentos, 173

Diario del Éxito Metastático, xvi, 291, 294
beneficios de, 294–95
como herramienta útil, 38
cómo utilizarlo, 295, 307
gráfico para sacar copias, 292–93
guía del, 294–98
programas de inicio, 299–301

Dietas de moda
alimentos "prohibidos", 17
bajas en carbohidratos y deshidrat-ación, 93
clasificar los carbohidratos, 261
culpa, programas basados en la, 17–18
encender la chispa comparado, 14–15
enfoques típicos, 16
momento indicado para hacer las cosas, 15
por qué nunca funcionan, 41
problemas con, 3
proteínas en, 250

Dietas muy bajas en grasa, precauciones con las, 282

16-hidroxiestrona, como estrógeno malo, 36

Digestión, actividad para activar, 71

Dip, 433

Dolor, con los ejercicios, 225

Dolor referido, 144

Dolor y rigidez de puntos provocadores, 142–46

Dominó, efecto, 20–21

Donut (doughnut), 433

Dopamina, 30

Dormir
beneficios de dormir bien, 181–82
cómo cambiar sus costumbres, 185
en ambiente fresco, 115, 116
evitar acostarse con hambre, 187
fase de sueño de onda lenta, 187
hormona del crecimiento humano y, 124
levantarse a la misma hora, 189
no dormir lo suficiente, efectos de, 46
período crítico de curación, 124, 182–84
reposo profundo adecuado, 184
siete secretos, 184–89
tarde los fines de semana, 189
temperatura corporal, 185
trastorno de libre curso, 189

2-hidroxiestrógenos, 36

Durazno. Véase Melocotón

E

Edad, ejercicio relacionado, 200–202

Edema, 92

Edulcorantes artificiales
cómo evitar, 243–44
confunden química cerebral, 263
precauciones con, 99

Efecto dominó, 20–21

Eggbeaters, 433

Einstein, Albert, 180

Ejercicio
abdominales, 212–15
abdominal con giro, 219, 219
abdominal con toalla, 217–18, 217
bicicleta, 218, 218
contracción voluntaria, 216–17
pautas generales, 215
piramidal del abdomen, 215–18
rotación invertida del tronco, 219–20, 220
transverso del abdomen (TA), 215–18, 217

aburrimiento mental, <u>116</u>
aeróbicos
    aparatos, 195–96
    ciclo 5 × 10, 193–95
    uso del término, 193
antes del desayuno, *55*
aparatos aeróbicos, 195–96
apretón, 216
arco con tensión dinámica visual-
    izada, 210, *210*
beneficios del, 75–76
    psicológicos, 76
breve e intermitente, recomendado,
    72
cadera, elevación de, 222–23, *223*
cinco componentes resumidos, 192
cómo incrementar los "minutos
    activos", 73
cómo levantar este libro, <u>198</u>
como piedra angular del programa,
    192
cómo variar su rutina, <u>220</u>
cuatro pasos mínimos, <u>194</u>
curl de bíceps con resistencia
    dinámica, 206–7, *206*, *207*
después de comer, 178–80
edad relacionada, 200–202
enfoques típicos (comparados), *18*
equilibrio y flexibilidad, 231–32
    espalda, 232–34
    giro de cuello, 232, *232*
gama de opciones resumida, 20
meta ejemplar que sí sirve, 308
pantorrillas, 223, *223*
    con tensión dinámica visualizada,
    ejercicio para, 210, *210*
para aprovechar de hormonas adel-
    gazadoras, 122
para elevar niveles de leptina, 33
para personas ocupadas, 73
parte superior del cuerpo
    calentamiento, 224
    enfriamiento, 226
    peso máximo para una repetición,
    225
    siete pautas principales, 224–26

piernas
    elevación de pierna, 222, *222*
    extensión de pierna, 221–22,
    221
    sentadilla (cuclilla) modificada,
    221, *221*
programas basados en hacerle sentir
    culpa, 20
proteínas después del, <u>252</u>
punto de vista del escritor Twain,
    73
resistencia dinámica, 205–6, *206*
resumen breve del plan, 296
rutina matutina, 54–55
    mejor momento para, 55
sentadilla (cuclilla) modificada con
    tensión dinámica visualizada,
    211, *211*
sugerencias para echarse a andar,
    78–80
tensión dinámica visualizada (TDV),
    205–6
Ejercicio. *Véase también* Actividad física
Ejercicios encendedores, en diario,
    296–97
Ejotes. *Véase* Habichuelas verdes
Ejotes verdes chinos. *Véase* Habas
    blancas
Electrolitos, deficiencia de agua y, 97
Elementos Encendedores
    efecto acumulativo de, 13–14
    uso del término, 13
Elevación de brazos, con tension diná-
    mica visualizada, 209, *209*
Elevación de rodilla pecho, 234, *234*
Emerson, Ralph Waldo, 302
Emparedado. *Véase Sándwich*
Encendedores
    beneficios de, 14
    breve repaso de, 39–41
    cambios al nivel celular, 5–6
    efecto acumulativo de, 13–14
    estrategias mejoradas en esta edición,
    48
    repaso general de, 38
    uso del término, xiii

Energía
  de los niños, 68
  elevar con consumo de agua, 97
  programa para aumentarla ahora, 300
Energía tensa, cómo aniquilar el estrés, 113
Energía tranquila
  por la mañana, 50–53
    cómo lograrla, _52–53_
Enfermedades cardíacas, por grasa corporal en exceso, 21
Engrasarse, 45
Ensaladas, para controlar consumo de grasas, 283
Entrenamiento de fuerza
  cómo elevar este libro, _198_
  crecimiento de músculos relacionado, 42, _123_, 202
  de manera lenta, recomendaciones, _203_
  incrementar la resistencia, 204–5
  para elevar niveles de testosterona, 37
  parte superior del cuerpo
    plancha (lagartija) modificada, 208, _208_, 227–28, _227_
    pres militar, 228, _228_
    vuelos (cristos), 228–29, _229_
  principal diferencia del sistema de encendedores, 203
  principio básico de, 202
  técnicas de retroalimentación, _204_
Enzimas, en mitocondrias, 5
Epinefrina
  cómo funciona, 29
  resistencia a la insulina aumentada por, 45
Equilibrio del ejercicio, 232–34
Escaladora, 196
Escaladora elíptica, 196
Escalonia. _Véase_ Cebollín
Espalda
  estiramientos
    elevación de rodilla pecho, 234, _234_
    estiramiento de espalda, 233, _233_
    estiramiento pélvico, 234, _234_
    estiramiento sentado de la espalda, 234, _234_
    rotación del torso, 233, _233_
Espinacas, 274
Estados de ánimo
  efectos de falta de actividad, 70
  hacer ejercicio con regularidad, 151
  postura y, 106–7
Estancamiento, programa para escaparse, 300
Estera mécanica, 195
Estilo de vida
  cuándo gana la tensión, 129
  desde hace un siglo, 10–12
  efectos en la deshidratación, 94
  ritmo de, 291
Estiramientos, 232–34
  clave de, 232
  después del trabajo, _168_
  estiramiento pélvico, 234, _234_
  estiramiento sentado de la espalda, 234, _234_
Estofado. _Véase_ Guiso
Estradiol, como estrógeno malo, 36
Estrategias, 19
Estrés
  causas de, _151_
  cómo evitar patrones negativos, 157–58
  cómo lidiar con, 150–55
  desde hace un siglo, 10–11
  de terceros, 152–53
  efectos en el metabolismo, 152
  efectos hormonales de, 44, 153, 155
  énfasis en aliviarlo, 20
  grasa corporal relacionada, 148–50
  hormonas sexuales y, 37
  más influencia sobre el metastato, 28–29
  medidas para combatir (lista), _162_
  meta ejemplar que sí sirve, 309–10
  momentos iniciales, 161
  palabra de escape mental, 160–62
  Pasos para la Paz Interior (PPI), 155–58
  pérdida de testosterona, 36–37

personas físicamente activas com-
paradas, 76
qué pasa con autocontrol, 63–64
respuesta al estrés, cómo detenerla,
147–48
técnicas para relajarse, 113, 151
Estrés. *Véase también* Tensión
Estrés postural, 105
Estrógeno
"bueno", 36
fuentes de, 37
diferencias de género, 36
"malo", 36
Exposición a la luz, 57–58, 122
al final del día, 166
beneficios, 81
del termogénesis, 8
cambios después de los antepasados,
9
conexión hormonal, 83
duración del día, 81
durante épocas frías, 82
efecto de vivir a oscuras, 42
en días nublados, 85
en exceso, daños por, 84
en rutina matutina, 56
necesidad de buscarla, 85
para vigorizar los sentidos, 136
vitamina D relacionada, 84–85
Extensión del tríceps con tensión
dinámica visualizada, 209, *209*
Extensión de pierna, 221–22, *221*
Extinguidores de la chispa, 41–46
cuándo se activan, 41

F

Familia del autor, xiv
Fasoles. *Véase* Frijoles
Fatiga
batalla perdida contra, 3
buena postura y, 105
por la tarde, 165
punto de quiebre, 165
Fibra
en carbohidratos complejos, 266–67
en desayunos, 60

en frutas frescas, 261
soluble e insoluble (fuentes de), 267
Fibras musculares
como calefactor metabólico, 72
cómo perder fuerza en, 42
Fideos *soba*, 410, 433
Fitoestrógenos, 37
Flexibilidad del ejercicio, 232–34
Fórmula 3 + 4, 318
cómo funciona el plan, 240–42
Fotorreceptores, 57
Frescura en el ambiente, 114–16
Frijoles, 434
cómo ahorrar tiempo, 358
fuente de proteínas, 259
Great Northern beans, 434
nutrientes en, 273
Frijoles *cannellini*, 433
Frijoles de caritas, 433
Fríjoles. *Véase* Frijoles
Frío invernal, mecanismo de protección,
81–82
Frittata. *Véase Omelette*
Fructosa dietética, 263
Fruta fresca
opción para desayunar, 62
para lidiar con antojos, 261
recomendada, 244–46
Fruto seco, 434
fuente de proteína, 258
precauciones con, 244–45

G

Galanina, 126
cómo funcionan, 31–32
Galato de epigalocatequina, 100
Galletas, 434
Galletas *Graham*, 434
Galletitas, 434
Galletitas *gingersnap*, 434
Genoma humano, 23
Gimnasioadicto, 17, *18*
Giro de cuello, 232, *232*
Glándulas suprarrenales, estrés rela-
cionado, 29
Glucagón, 252–53

Glucógeno, 27–28
   cómo se almacena en el cuerpo, 26
   pérdida de agua, 93
   por la mañana antes de desayunar, 55
   proteínas para reabastecer, 252
Glucomacropéptidos (GMP), 32, 126
Gluoneogénesis, hepática, 29
Gofre. *Véase Waffles*
Gota, por grasa corporal en exceso, 21
Gráfica Diaria de Energía, 298
Granola, 435
Grasa, pérdida de, por actividad física y
     ejercicio, 75
Grasa abdominal
   distribución, 149
   estrés relacionado, 149
   peligros de, 123
   yogur para perder, 127
Grasa corporal
   batalla perdida contra, 3
   células adiposas relacionadas, 4
   desequilibrio hormonal relacionado,
     117
   diferencias entre hombres y mujeres,
     35–37
   efecto en la salud, 21
   estrés relacionado, 148–50
   grasa dietética relacionada, 275
   hormona más potente que almacena,
     27
   por comer en exceso, 286
   superobesidad, 67
   termogénesis relacionado, 8
Grasa dietética
   cómo calcular su cuota, 281–82
   cómo controlar su consumo, 283–84
   consumo diario recomendado,
     281–82
   cuáles evitar, 45
   efectos de cantidad excesiva, 277
   en la cena, 174
   grasa corporal relacionada, 275
   tipos de, 275
     malas, 276–77
   transgrasas, 276
Grasas artificiales, cómo evitar, 243
Grasas monoinsaturadas, 280

Gravy, 434
Great Northern beans, 434
Grelina
   cuando se salta una comida, 34,
     121–22
   privación parcial del sueño, 183
Guineo. *Véase* Plátano amarillo
Guisantes. *Véase* Chícharos
Guiso, 434

H

Habas, 434
Habas blancas, 434
Habas. *Véase* Frijoles
Habichuelas tiernas. *Véase* Habichuelas
   verdes
Habichuelas. *Véase* Frijoles
Habichuelas verdes, 434
Habilidad, 19
Hábitos cotidianos
   apoyarse en, 19
   vida como conjunto de, 21
Half and half. Véase Crema *half and
   half*
Hamburguesas, alternativas saludables,
   284
Harina pastelera integral, 434
HCH. *Véase* Hormona del crecimiento
   humano
Hibernación, señales para el cuerpo, 49
Hígado, impurezas y consumo de agua,
   95
Hijos, desayunar con los, 63
Hiperextensión, 112
Hipertensión, por grasa corporal en
   exceso, 21
Hoco. *Véase Zucchini*
Hombres y mujeres, diferencias hor-
   monales entre, 35–37
Hombros, ejercicios para tonificar los
   músculos, 77
Hongo, 435
Hormona del crecimiento humano
   (HCH)
   activación óptima de, 35
   cómo funciona, 35, 122–23
   proteínas para, 253

Hormonas
    cambios en el genoma humano, 23–24
    comer en exceso, efectos de, 286
    cómo funcionan, 25
    de qué dependen, 25
    exposición a la luz relacionada, 83
    función del agua, 95
    papel de, 117
Hormonas sexuales, 35–37
Hornos celulares
    analogía de, 73
    programación metabólica ancestral, 9
Huevos, 257
Hummus, 435
Humor
    después del trabajo, 168–69
    importancia del, 135–36
        para lidiar con estrés, 153–55
    mal humor y televisión, 161

I

Idealista, 16–17, *18*
Impacto glucémico, de carbohidratos, 25–26, 27
Inactivo, permanecer
    costo de, 69
    efectos
        en los músculos, 70
        en sistema cardiovascular, 70
    efectos en los músculos, 70
    factor de agotamiento, 134
    quema de grasa y, 66
Índice glúcemico, 269
Individualidad bioquímica, 246–47, 291
Inercia
    dejarse vencer por, 42
    técnicas para evitar, 178–80
Inspiración, cómo buscarla, 142
Insulina
    comidas pequeñas pero frecuentes, 241–42
    controladora de carbohidratos, 25–27
    efectos de comer en exceso, 287
    para estabilidad hormonal, 118–20
    presencia de demasiada, 239
    sensibilidad a la, 118

Integral, 435
Inteligencia interna, 312–15
Investigaciones recientes, 3–4, 22
Invierno, privación de luz, <u>166</u>

J

James, William, 21
Judías blancas. *Véase* Habas blancas
Judías. *Véase* Frijoles

K

Kefir, 435

L

Land, George, 20
Leche tibia antes de dormir, 188
Lechuga *mâche*, 435
Lechuga repollada, 435
Lechuga romana, 435
Leptina, 33–34
    efectos de, 83
    exposición a la luz, 83
    para quemar grasa, 120, 121
    privación parcial del sueño, 183
Licuados (batidos)
    beneficios de, 101
    mejores momentos para tomar, 102
    para desayuno, <u>60–61</u>
Lipasa sensible a las hormonas (LSH), 28
    estrés relacionado, 29
Lipólisis, 239
Lipoproteína lipasa (LPL)
    azúcar con transgrasas, 277
    como efecto del estrés, 44–45
    cómo impedir que almacene grasa, 74
    más potente para almacenar grasa, 27
Líquidos
    cómo consumir la cantidad ideal, 91–102
    edulcorantes, precauciones con los, <u>99</u>
    para elevar su energía, 136–37
    recomendados, 97–100
London broil. Véase Round

Longevidad
  horas de sueño relacionadas, 184
  sedentarismo relacionado, 76
LPL. *Véase* Lipoproteína lipasa
LSH. *Véase* Lipasa sensible a hormonas
Luz artificial, luz del día comparada, 56
Luz solar, 57
  de temporada, 82
  invernal, 166

M

Magdalena, 435
Mañana
  cómo acelerar el metabolismo
    matutino, 54
  energía tranquila, 50–53
  importancia de, 49
  ritual matutina, 50–51
Mancuernas, 435
Maní. *Véase* Cacahuate
Manos, ejercicios para tonificar mús-
    culos, 77
Manta del cielo, 435
Mantequilla de cacahuate. *Véase* Crema
    de cacahuate
Mantequilla de maní. *Véase* Crema de
    cacahuate
Manzana *Granny Smith*, 436
Margarina sin transgrasas, 436
Mariscos, 256
Mascar chicle, 69
Matrimonio, felicidad del, 169
Megacomidas, 237
Melanocortinas
  cómo funcionan, 34
  exposición a la luz, 83, 122
Melatonina, cómo funcionan, 32–33
Melocotón, 437
Melón chino. *Véase* Cantaloup
Memoria vital, 241
Menús para comer con chispa, 246–48
Meriendas (refrigerios, tentempiés)
  agua en, 92
  antes de cenar, 169
    recomendaciones, 170
  calorías recomendadas, 243

  cómo controlar la grasa en en-
    tremeses, 283
  cómo planearlas, 141
    importancia de, 243
  concepto de, 437
  desayunar relacionado, 61
  Fórmula 3 + 4, 240–42
  frutas frescas como, 261
  ligeras, recomendadas, 96–97,
    244–45
  mientras se ve la televisión, 67–68
Mesclun, 436
Metabolismo
  cambios con ejercicio, 70
  cómo se queman las calorías, 6–8
  desaceleración por ver televisión, 68
  dieta típica comparada, 16
  efectos de
    agua, 92
    comidas frecuentes, 242
  elevado, ventejas de, 70
  factores más importantes del, 7
  horas de la tarde, 164–65
  horas lentas del, 46
  músculos relacionados, 198–200
  ritmo metabólico posprandial, 268
  uso del término, xi
Metas
  avances
    cómo medirlos, 307
    indicadores de, 298
  características de, 303–5
  cómo elaborar sus propias, 310
  de 28 días, 295–96
  de desarrollo personal o desempeño
    profesional, 305
  formas distintas de fijárseles, 64
  importancia crítica de, 302–6
  importancia del mecanismo, 306–7
  impulso individual, 307–8
  muestra de cuatro metas, 308–10
  obstáculos a, 305–6
Metastato
  actividad física relacionada, 15–16
  centra en la autorregulación, 65
  claves sencillas, 50

cómo subirlo por la mañana, 50
concepto del, xii–xiii
con qué frecuencia se debe activar, 14
derivación del término, 4
influencia de la luz, 57
nutrición relacionada, 15
objectivos diarios, xvi
últimos hallazgos aprovechados, 48
uso del término, xii
Miel de maple, 437
Minutos activos, 239
Minutos Metastáticos, 296
Mitocondrias, 4–5
   ácidos grasos omega-3 aumentan
      tamaño de, 278
   cómo funcionan al nivel óptimo, 6
   efecto del oxígeno, 87
Momento indicado para hacer las cosas,
   15
   ejercicio matutino, 55
Mostaza *Dijon*, 436
Muffin, 436
Músculos
   como buen aliados, 42
   cómo buscar sus puntos débiles,
      199
   metabolismo relacionado, 198–200
Músculos *Véase* También tonificar
   músculos
Músculos. *Véase también* Tonificar
   músculos
Músculos abdominales, funciones de,
   212–13
Músculos faciales y el estrés, 156

N

Naranja, 274, 436
Neurotransmisores
   cómo funcionan, 30
   proteínas para, 253
Niños
   con ambos padres activos, 76
   energía natural de, 68
   rato después del trabajo, 167–68
*Nissan Thermos Insulated Water
      Bottle*, 95

Noche
   cuando sube la galanina, 31–32
   descanso después del trabajo, 167–68
   efectos en el metabolismo, 164
   estrategia de seis pasos, 171–80
   meriendas en, 119
Norepinefrina
   cómo funciona, 30
   en café y chocolate, 188
   en té verde, 100
Nueces, fruto seco, definición, 434
Nutrición, quema de grasa relacionada,
   15

O

Obesidad
   epidemia de, 21–22
   horas de televisión relacionadas,
      67–68
   luchadores de sumo, 118
   saltarse desayuno relacionado, 57
   superobesidad, 67
Obstáculos a sus metas, 305–6
   ejemplos de, 306
Ojos, vista cansada, 135
Omelette, 436
Oxígeno
   captación de, relacionado con
      actividad, 72
   como combustible más importante,
      87, 133
   cómo oxigenar su sangre, 159
   cuándo se autopriva de, 88
   falta de, incidencia, 87
   jalar para quemar grasa, 71
Oxígeno, privarse de, efectos de, 43

P

Pai. *Véase Pie*
Palabra de escape mental, 160
Palomitas de maíz, 436
Paltas. *Véase* Aguacates
Pamplemusa. *Véase* Toronja
Pan árabe, 437
Páncreas, insulina producida por, 25
Panko, 437

Panqueque, 436
Pantorrillas, 223, *223*
  con tensión dinámica visualizada,
    210, *210*
Parrilla, 437
Pasos para la Paz Interior (PPI), 155–58
Pastel, 437
Patrones metabólicos, 16–17, *18*
  gimnasioadicto, 17, *18*
  idealista, 16–17, *18*
  sedentario, 16, *18*
Pausa estratégica, 132–37
Pausas, importancia de hacer, 132
Pavo, antes de dormir, 188
Pavo y pollo, 256–57
Paz Interior, Pasos para la (PPI),
  155–58
Pepino de invernadero, 438
Péptido atrial, 314
Período crítico de curación, 124, 182–84
Perspectiva, cómo cambiar de primera a
  tercera persona, 65
Pescado, 256
Peso ideal saludable, 254–55
Peso máximo para una repetición
  (PMR), 225
Pie, 437
Piernas
  ejercicios para, extensión de pierna,
    221–22, *221*
  ejercicio para
    elevación de pierna, 222, *222*
    sentadilla (cuclilla) modificada,
     221, *221*
  ejercicios para tonificar músculos,
    77–78
Pimiento, 437
Pimiento asado, 437
Piramidal del abdomen, 215–18
Planchas (lagartijas)
  de pie contra la pared, 54
    cómo hacer, 78
  de sólo mover el tronco, 54
  modificadas, 227–28, *227*
    con tensión dinámica visualizada,
     208, *208*
  tradicionales, 54

Plátano amarillo, 438
Pomelo. *Véase* Toronja
Porotos blancos. *Véase* Habas blancas
Porotos. *Véase* Frijoles
Posarno. *Véase* Berza
Postres, 175, 177
  alternativas saludables, 284
  opciones recomendadas, 177
Postura buena
  cómo perfeccionar, 103–13
  cuello, <u>134</u>
  durante una situación estresante,
    156–57
  estado de ánimo, 106–7
  estiramientos después del trabajo,
    <u>168</u>
  importancia de, 104–6
    para buena respiración, 87
  paradigma militar, 105–6
  técnicas para perfeccionar, 107–13
    caminar con conciencia, 112–13
    centrar su cabeza, 107–9
    déjelo flotar, 109–10
    sentarse de manera sensata,
     110–12
  visualización para, 12
Postura mala
  efectos de encovarse, 44, 103
  efectos en la respiración, 87, 134
Potencial térmico, 58
PowerLung, 90
Premios, importancia de los, 17–18, 20
Presión arterial
  cantidades abundantes de agua, 92
  personas que desayunan, 59
Pres militar, 228, *228*
Pretzel, 438
Privarse de sueño, consumo calórica
  aumenta, 46
Productos lácteos, 257
  para controlar consumo de grasas,
    384
Prolactina, 32–33
Proteínas, 250–59
  cómo aprovechar al máximo, 251
  cómo asegurarse del consumo de,
    249–50

cómo calcular la cantidad necesaria, 255

cómo determinar el consumo diario ideal, 254–55

cómo funcionan en el cuerpo, 249–50

consumo después del ejercicio, 124–25

cuándo se priva de, 45

cuántas se necesitan, 253–54

de calidad, 255–59

   huevos, 257

   pechuga de pavo y pollo, 256–57

   pescado y mariscos, 256

   productos lácteos, 257

   requesón, 258

de soya recomendadas, 37

después del ejercicio, 252

efecto generador de calor y quemador de grasa, 45, 251

en los desayunos, 57, 119

   beneficios, 59–60

   licuados (batidos), 60–61

fuentes de tirosina, 30

importancia de, 7, 37

insulina ayuda a sintetizar, 25

a la hora de cenar, 174–75

licuados (batidos) para el desayuno, 60–61

magras, 256

   opciones para la cena, 175

sensación de saciedad, 251

Proteínas desacoplantes (UCP por sus siglas en inglés), 280

Proteínas líquidas, 60–61, 101–2

Proteínas potencializadoras del metabolismo, 60

Pumpernickel, 438

Puntos provocadores, 142–46

   causas de, 144

   cómo encontrarlos, 143

   técnicas para tratar, 145–46

Q

Quehaceres cotidianos, desde hace un siglo, 11

Quemar calorías

   beber agua a sorbos, 96

   cómo doblar beneficios, 71

   disminuir consumo de calorías, 286

   ejercicio después de comer, 178–80

   sobrevivir frío invernal, 81–82

   tonificar los músculos, 200

Quemar grasa

   desayunar relacionado, 58–59

   dormir bien para, 182

   ejercicio, ciclo 5 × 10, 193–95

   nutrición relacionada, 15

   oxígeno, cómo jalarlo, 71

   permanecer inactivo relacionado, 66–67

   por la noche, 173

   programa para empezar, 299–300

   proteínas para, 251

   registro por escrito, 173

   tomar más agua, 94–96

Queso azul, 438

Queso *feta*, 438

Queso *Neufchatel*, 438

Queso *ricotta*, 438

R

Recesos esenciales, 137–42

   buscar inspiración, 142

   cambiar de ritmo mental, 138

   tomar agua y merienda, 140–42

   tonificar los músculos, 138, 140

Recipiente. *Véase* Tazón

Recompensas, importancia de, 17–18, 20

Recordatorios, sistema de, 77

Recto anterior de la cabeza, técnica para tonificar el, 108, 134

Refrescos (sodas)

   consumo diario de azúcares, 264

   efectos de, 98, 99

   jarabe de maíz de alta fructosa, 263

Refrigerio. *Véase* Merienda

Registro de alimentos, 173

Registro de sesiones de ejercicio, 192

Rejilla. *Véase* Parrilla

Relajación, técnicas de
  autoafirmaciones, 158
  cómo aumentar la energía tranquila,
    52–53
  respiración honda, 148, 158–59
  señal senorial de relajación, 53
Reloj, en el dormitorio, 188–89
Repollo, 438
Requesón, 258, 439
  antes de dormir, 188
Resistencia dinámica, ejercicios de,
    205–6, 206
Respiración
  aire fresco, 115
  circulación relacionada, 159
  cómo aumentar poder respiratorio,
    89–90
  cómo observar, 133
  dispositivo para aumentar capacidad,
    90
  nueva técnica, 86–87
  postura buena relacionada, 104, 106
  sumergirse a profundidades del agua,
    88
  técnica de relajación, 148
Respiración profunda
  como pausa estratégica, 133
  para aliviar el estrés, 148, 156, 158–59
  técnicas de, 89–90
  visualización para, 12–13
Respuesta de inanición, 45, 150
Respuesta del estrés
  cómo apagarla, 155
    instantáneamente, 158–63
  cómo detenerla, 147–48
  cómo prever con palabra de escape
    mental, 160
  cuándo empieza, 150
Respuesta de relajación, 52–53
Retina, exposición a la luz, 57
Retracción somática, 157
Retroalimentación
  con entrenamiento de fuerza, 204
  respiración profunda, 159
Risa
  importancia del humor, 135–36
    para lidiar con el estrés, 153–55

Ritmo metabólico basal, 45
Ritmo metabólico de reposo, 237
Ritmos circadianos, 130
  exposición a la luz, 57
Ritmos ultradianos, 130, 131
Rositas (rosetas) de maíz. Véase
    Palomitas de maíz
Round (carne de res), 438

S
Salmón silvestre, 256
Salsa Worcestershire, 438
Saltarse comidas o meriendas
  desayuno
    delgadez relacionada, 59
    dos formas en que se pierde, 58
    obesidad relacionada con, 57
    ritmos naturales del cuerpo, 63
    sobrepeso relacionado, 59
  efectos de
    azúcar en sangre, 141
    hormonales, 34
    ritmo metabólico basal, 45, 237
  grelina como consecuencia, 121–22
Sándwich, 438
  para controlar su consumo de grasa,
    283–84
Sedentario (patrón metabólico), 16, 18
Sedentarismo, 68
  cómo contrarrestar el efecto, 72
  efectos en la bioquímica del cuerpo,
    75
  longevidad, 76
Selenio, falta en dieta de muchos, 28
Señal senorial de relajación, 53
Sensación de saciedad
  cómo evitar el comer en exceso,
    287–88
  de proteínas, 251
Sentadilla (cuclilla) modificada, 221, 221
  con tensión dinámica visualizada,
    211, 211
Sentados, permanecer, 66
Sentarse
  buena postura y, 110–12
  ejercicios para tonificar músculos, 78,
    139

Serotonina, 30–31
efectos de edulcorantes artificiales,
243–44
Silla, ejercicio para fuerza abdominal,
213
Sirope de maíz, 438
Sistema cardiovascular, falta de
actividad y, 70
Sistema nervioso entérico, 313
Sobrecalentamiento, 115, 116
Sobrepeso
comer rápido relacionado, 174, 176
tendencia inherente de sentarse, 72
Sopa
beneficios de, 102, 175
con chile picante, 174
para controlar su consumo de grasa,
283
Sopa de tomate, beneficios de, 102, 175
Soya, 258, 274
Splenda, 438
Squash, 438–39
Sueño
de mala calidad, efectos de, 182
ligero, 182
poderes restauradores, 181–82
privación crónica de, 182
Sumergirse a profundidades del agua, 88
Superobesidad, 67

T

Tahini, 439
Tallo. *Véase* Berza
Tarta de queso, 439
Tarta. *Véase* Pay
Tazón, 439
TDV. *Véase* Tensión dinámica
visualizada
Té, 98
Televisión
cómo tomar "descansos de
actividad", 76–77
efectos en el mal humor, 161
exposición a la luz solar, 83
importancia de limitarse, 162
obesidad relacionada, 67–68
postura al reclinarse, 103

sugerencias para echarse a andar, 80
tiempo dedicado (promedio), 67
Temperatura corporal, 114–16
al dormir, 185, 187
cómo calentar los pies, 187
aumentar, efectos de, 44
papel del agua, 92
Temperaturas frías
al dormir, 187
beneficios de la termogénesis, 8
Tensión
apuros de la mañana, 50–53
buena postura relacionada, 113
efectos físicos de, 51–53
pausa estratégica, 132–37
puntos provocadores, 142–46
recesos esenciales, 137–42
revisión rápida de, 129
ritmos ultradianos, 130
Tensión dinámica visualizada, 205–11
abdominales, 214
Tensión física crónica, efectos en las
hormonas, 44
Tentempié. *Véase* Merienda
Terapia de presión directa (TPD),
145–46
Térmico, uso del término, 141
Termogénesis, 7–8
beneficios de, 7–8
cómo se hace más lento, 41–46
efecto de hormonas en, 36
encendedores relacionados, 39
para elevar, té verde, 100
posprandial inducida por ejercicio,
178
Testosterona
cómo aumentar niveles de, 37
diferencias de género, 36
para ayudar azúcar en sangre, 36
Té verde, 100–101
Tirabeque, 439
Tiramina, 188
Tiroides, regulación por triyodotironina
(T3), 28
Tirosina, fuentes de, 30
Tofu, 439
Tomar decisiones, cómo tomarlas, 315

Tomate de pera, 440
Tomates (jitomates), 274
Tonificar músculos, 197–98
    después de cenar, 179–80
    ejercicios para, 77–78
        brazos, 229, *229*
        brazos, elevación de, 209, *209*
        brazos, extensión del tríceps, 230,
            230
        extensión del tríceps con tensión
            dinámica visualizada, 209, *209*
        parte inferior del cuerpo, 210–11,
            210, 211
        parte superior del cuerpo, 226–30
        resistencia dinámica, 205–6, *206*
        tensión dinámica visualizada,
            205–6, *206*
        torso, 207–8, *207, 208*
        vacío abdominal, <u>216</u>
    hormonas relacionadas, 124
    importancia de, 7
    a intervalos regulares a lo largo del
        día, 138, 140
    inventar los propios ejercicios, 211
    meta ejemplar que sí sirve, 309
    movimientos concéntricos y
        excéntricos, 226
    técnicas de, <u>139</u>
Tonificar músculos. *Véase también*
    Ejercicio; Músculos
Topocho. *Véase* Plátano amarillo
Toronja, 439
Torso
    ejercicio para tonificar, 207–8, *207,*
        208
    estiramientos de, 233–34, *233, 234*
Torta. *Véase* Pastel
Trabajo
    al ritmo ultradiano, 130
    cómo lograr mayor desempeño, <u>241</u>
    desayuno para llevar, 63
    descansos breves en, 138
    irse a casa, 165–67
        zona de descanso, 167
Tranquilidad, cómo lograrla por la
    mañana, <u>52–53</u>

Transgrasas, 276
Transverso del abdomen (TA), 215–18,
    217
Tríceps, extensión, 230, *230*
    con tensión dinámica visualizada,
        209, *209*
Trijoles. *Véase* Frijoles
Triptofano
    fuentes de, 31
    generación de serotonina relacionada,
        31
Triyodotironina (T3), 125
    cómo funciona, 28
Tronco, ejercicio, rotación invertida del
    tronco, 219–20, *220*
Twain, Mark, 73

V

Valor de la vida
    desde hace un siglo, 11
    dormir, 186
Verduras crucíferas, importancia de, 37
Víctima, cómo evitar sentirse, 157–58
Vida sedentaria, 68
Vieiras, 439
Visualización
    para la buena postura, 12
    para centrar la cabeza, 109
    salir del trabajo, 166
Vitamina D
    exposición a la luz relacionada,
        84–85
    recomendaciones diarias, 85
Vuelos (cristos), 228–29, *229*

W

Waffles, 439
Walfe. *Véase Waffles*

Y

Yogur, 257

Z

Zambo. *Véase Zucchini*
Zanahorias cambray, 439
Zapallo italiano. *Véase Zucchini*
Zucchini, 439

Índice de recetas

A

Aceitunas *kalamata*
  Caponata siciliana, 324–25
  Ensalada griega, 339
  Ensalada mediterránea de lentejas,
    348–49
  Pasta de aceitunas *kalamata*, 319
Acompañantes
  Arroz frito con pollo y verduras,
    408–9
  Fideos al estilo asiático, 409–10
  Frijoles negros básicos, 406–7
  Guarnición de verduras asadas,
    410–11
  Puré de batata dulce a la naranja,
    411–12
  Puré de brócoli y frijoles blancos, 407
  Salsa de pimientos asados, 412–13
Aguacates (paltas), cómo escogerlos,
    327–28
Albaricoque, 432
  Pollo con pistachos y queso de cabra,
    cubierto de salsa de albaricoque
    y jerez, 381–82
Albóndigas de espinacas, 322–23
Arándano, 431
  Licuado (batido), 61
Arándanos
  Biscotti de arándanos y nueces,
    414–15
  Panetela de calabaza y arándano,
    332–33
Arroz integral
  Arroz frito con pollo y verduras,
    408–9
  Camarones al estilo asiático con
    arroz integral, 390–91
  cómo preparar, 409
  Ensalada de arroz silvestre a la
    italiana, 342–43
Arroz silvestre
  Ensalada de arroz silvestre a la
    italiana, 342–43

Ensalada de batata dulce y arroz sil-
    vestre con vinagreta de peras,
    353–54
Atún
  Bisteces de atún al estilo
    mediterráneo con *orzo*,
    399–401
  Tortitas de atún con salsa dulce de
    mostaza y limón verde, 398
Aves (platos fuertes)
  Frittata de brócoli y salchicha
    italiana, 388–89
  Pasta con salchicha de pavo y frijoles
    blancos, 386–87
  Pechuga de pavo asada a la caribeña,
    385–86
  Pechugas de pollo asadas con salsa
    tipo *ragout* de lentejas, 382–84
  Pechugas de pollo salteadas con
    hongos *porcini*, 384–85
  Pepitas de pollo al estilo indonesio,
    379–80
  Pollo con pistachos y queso de cabra,
    cubierto de salsa de albaricoque
    y jerez, 381–82
  Pollo y brócoli con *tortellini*, 378–79
  Rollos de pollo picante a la caribeña,
    377–78

B

Batatas dulces (camotes), 431–32
  Ensalada de batata dulce y arroz sil-
    vestre con vinagreta de peras,
    353–54
  Guarnición de verduras asadas,
    410–11
  Puré de batata dulce a la naranja,
    411–12
  Sopa picante de chícharo amarillo y
    batata dulce, 371–72
Bayas
  Bayas a la *Grand Marnier*, 418
  Pie de bayas mixtas, 425–26

Berenjena, Pasta de berenjena asada, 320

Biscotti de arándanos y nueces, 414–15

Bisteces de atún al estilo mediterráneo con *orzo*, 399–401

Brócoli
  Frittata de brócoli y salchicha italiana, 388–89
  Pollo y brócoli con *tortellini*, 378–79
  Puré de brócoli y frijoles blancos, 407

Brócoli rabé, Sopa de brócoli rabé y frijol, 356–57

C

Cacahuate
  Muffins de cacahuate, 429
  Pelotas de cacahuate, 430
  Salsa de cacahuate, 380

Calabaza de Castilla, Panetela de calabaza y arándano, 332–33

Calamares, consejos culinarios, 347

Caldo de pollo con fideos, 369–70

Camarones
  Arroz frito con camarones y verduras, 409
  Camarones al estilo asiático con arroz integral, 390–91
  Ensalada de camarones y pasta con comelotodos, 350–51
  Sopa de mariscos, 363–64

Canela
  Galletitas de canela, 420–21
  Glaseado de canela, 415

Cangrejo, Sopa de cangrejo y *squash*, 362–63

Cebada, Sopa cremosa de pollo y cebada, 367–68

Chícharo amarillo, Sopa picante de chícharo amarillo y batata dulce, 371–72

Chocolate
  Dulce de chocolate con frambuesa, 416
  Galletitas de avena con chispitas de chocolate, 418–19

Coco, Pepitas de pollo al estilo indonesio, 379–80

Comelotodos, 432–33
  Arroz frito con pollo y verduras, 408–9
  Camarones al estilo asiático con arroz integral, 390–91
  Ensalada de camarones y pasta con comelotodos, 350–51

D

Desayuno, Licuados (batidos) proteínicos, recetas, 60–61

Dulces
  Dulce de chocolate con frambuesa, 416
  Dulce de fresas con vainilla, 417

Dulces. *Véase también* Postres

E

Endibia belga, Ensalada italiana, 341–42

Ensaladas
  Ensalada de arroz silvestre a la italiana, 342–43
  Ensalada de camarones y pasta con comelotodos, 350–51
  Ensalada de batata dulce y arroz silvestre con vinagreta de peras, 353–54
  Ensalada de frijoles, 351–52
  Ensalada de habichuelas verdes con tomate, queso *mozzarella* y pasta, 340–41
  Ensalada de jícama, 344–45
  Ensalada de mariscos adobados, 346–47
  Ensalada de pollo asado con mango y pistachos, 349–50
  Ensalada de pollo deshebrado, 338
  Ensalada de remolacha y manzana con queso y nueces, 337
  Ensalada griega, 339
  Ensalada italiana, 341–42
  Ensalada italiana mixta, 343–44

Ensalada mediterránea de lentejas,
348–49
Terra Stix, 338
Entremeses y meriendas
Albóndigas de espinacas, 322–23
Caponata siciliana, 324–25
Guacamole casero sencillo, 327
Hummus, 321
Pasta de aceitunas *kalamata*, 319
Pasta de berenjena asada, 320
Pasta de frijoles blancos a la toscana,
325
Salsa de hongos, 326–27
Salsa de maíz, 328
sencillos, <u>170</u>
Tzatzkiki, 323
Especias, *Sachet d'epices*, 384
Espinacas
Albóndigas de espinacas, 322–23
Ensalada italiana mixta, 343–44
Halibut en una cama de espinacas
con frijoles blancos y tomates,
403–4
Pasta con salchicha de pavo y frijoles
blancos, 386–87
Sopa de lentejas a la toscana, 359–60
Guiso de mariscos y frijoles, 360–62

F

Fideos
Caldo de pollo con fideos, 369–70
Fideos al estilo asiático, 409–10
Fideos *soba*, 410, 433
Frambuesa
Dulce de chocolate con frambuesa,
416
Pie de melocotón y frambuesas con
cubierta de almendras, 426–27
Fresas
Dulce de fresas con vainilla, 417
Licuado (batido), <u>61</u>
Tarta de queso a la fresa, 423–24
Frijoles
Ensalada de frijoles, 351–52
Guiso de pollo enchilado, 365–66

Halibut en una cama de espinacas
con frijoles blancos y tomates,
403–4
Frijoles blancos
Pasta con salchicha de pavo y frijoles
blancos, 386–87
Puré de brócoli y frijoles blancos, 407
Frijoles *cannellini*, 433
Guiso de mariscos y frijoles, 360–62
Pasta de frijoles blancos a la toscana,
325
Sopa de brócoli rabé y frijol, 356–57
Sopa de frijol y tocino, 358–59
Frijoles negros
Frijoles negros básicos, 406–7
Sopa de frijol negro al limón, 355–56
Frittata de brócoli y salchicha italiana,
388–89
Fruta fresca, opción para
desayunar, <u>62</u>
Frutas secas, tijeras de cocina
para, 382
Frutos secos
Ensalada de arroz silvestre a la
italiana, 342–43
Ensalada de pollo asado con mango y
pistachos, 349–50
Ensalada de remolacha y manzana
con queso y nueces, 337
Galletitas de avena con frutos secos,
419

G

Galletitas, 434
Galletitas de avena con chispitas de
chocolate, 418–19
Galletitas de avena con frutos secos,
419
Galletitas de canela, 420–21
Galletitas *gingersnap*, Tarta de queso
a la calabaza, 421–22
Garbanzos, Gazpacho espeso y sabroso,
374–75
Gazpacho espeso y sabroso, 374–75
Glaseado de canela, 415

Great Northern beans
    Pasta de frijoles blancos a la toscana,
        325
    Sopa de brócoli rabé y frijol,
        356–57
Guacamole casero sencillo, 327
    cómo escoger los aguacates, 327
    cómo guardarlo, 328
Guiso de mariscos y frijoles, 360–62
Guiso de pato y lentejas, 368–69
Guiso de pollo enchilado, 365–66

H

Habichuelas verdes
    Ensalada de habichuelas verdes con
        tomate, queso *mozzarella* y
        pasta, 340–41
    Habichuelas verdes al ajo, 402–3
Halibut en una cama de espinacas con
    frijoles blancos y tomates,
    403–4
Harina de soya
    Pan vigorizante, 329–30
    Pretzels multigrano, 335–36
Harina de trigo integral
    Panecillos multigrano, 330–31
    Pan vigorizante, 329–30
    Pretzels multigrano, 335–36
Harina multigrano, Panecillos multi-
    grano, 330–31
Harina pastelera de trigo integral, 421,
    435
    Muffins de pan de jengibre, 334–35
Hongos, 435
    Camarones al estilo asiático con
        arroz integral, 390–91
    Guiso de pato y lentejas, 368–69
    Pasta con salchicha de pavo y frijoles
        blancos, 386–87
    Pechugas de pollo salteadas con
        hongos *porcini*, 384–85
    Salsa de hongos, 326–27
    Sopa cremosa de pollo y cebada,
        367–68
Hummus, Hummus (receta), 321

J

Jengibre, ralladores *Microplane*, 391
Jerk, Rollos de pollo picante a la
    caribeña, 377–78
Jícama
    descripción de, 345
    Ensalada de jícama, 344–45
    Ensalada de jícama al estilo asiático,
    345

L

Langostinos grandes en salsa de mostaza
    Dijon, 393–94
Leche de coco, Sopa picante de chícharo
    amarillo y batata dulce, 371–72
Lechuga *mâche*, Ensalada italiana
    mixta, 343–44
Lechuga mantequilla, Ensalada de
    remolacha y manzana con
    queso y nueces, 337
Lechuga romana
    Ensalada de pollo deshebrado, 338
    Ensalada griega, 339
    Ensalada italiana, 341–42
    Ensalada italiana mixta, 343–44
Lenguado en salsa de mantequilla y vino
    de jerez, 405
Lentejas
    Ensalada mediterránea de lentejas,
    348–49
    Guiso de pato y lentejas, 368–69
    Pechugas de pollo asadas con salsa
        tipo *ragout* de lentejas, 382–84
    Sopa de lentejas a la toscana, 359–60
    Licuados (batidos) proteínicos,
        recetas, <u>60–61</u>

M

Magdalenas de queso *ricotta*, 428
Maíz (elote), Salsa de maíz, 328
Mango
    Ensalada de pollo asado con mango y
        pistachos, 349–50
    Rollos de pollo picante a la caribeña,
        377–78

Manzanas
  Ensalada de remolacha y manzana
    con queso y nueces, 337
  Muffins de salvado con manzanas y
    pacanas, 333–34
Mariscos
  Camarones al estilo asiático con
    arroz integral, 390–91
  Ensalada de mariscos adobados,
    346–47
  Guiso de mariscos y frijoles, 360–62
  Langostinos grandes en salsa de
    mostaza *Dijon*, 393–94
  Sopa de mariscos, 363–64
  Vieiras doradas con limón y
    alcaparras, 391–92
  Vieiras envueltas en salmón con*coulis*
    de azafrán y naranjas san-
    guinas, 395–96
Melocotón
  Licuado (batido), <u>61</u>
  Pie de melocotón y frambuesas con
    cubierta de almendras,
    426–27
Menús para comer con chispa, 246–48
Mesclun, Ensalada italiana mixta,
    343–44
Mostaza *Dijon*
  Ensalada mediterránea de lentejas,
    348–49
  Langostinos grandes en salsa de
    mostaza *Dijon*, 393–94
Muffins
  Muffins de cacahuate, 429
  Muffins de pan de jengibre, 334–35
  Muffins de salvado con manzanas y
    pacanas, 333–34

N
Nueces
  Licuado (batido) de almendra, <u>61</u>
  Muffins de salvado con manzanas y
    pacanas, 333–34
  Panetela de calabaza y arándano,
    332–33

O
Orzo, Bisteces de atún al estilo medite-
    rráneo con *orzo*, 399–401

P
Pan árabe, 437
  Rollos de pollo picante a la caribeña,
    377–78
Panes y productos panificados frescos
  Muffins de pan de jengibre, 334–35
  Muffins de salvado con manzanas y
    pacanas, 333–34
  Panecillos multigrano, 330–31
  Panetela de calabaza y arándano,
    332–33
  Pan vigorizante, 329–30
  Pretzels multigrano, 335–36
    suaves, rellenos de queso *Cheddar*,
    336
Pan integral
  molido fresco, cómo preparar, 411
  Sopa sustanciosa de tomate a la
    italiana, 373–74
  tostado para desayuno
    (opciones), <u>62</u>
Pastas
  Caponata siciliana, 324–25
  Ensalada de camarones y pasta con
    comelotodos, 350–51
  Ensalada de habichuelas verdes con
    tomate, queso *mozzarella* y
    pasta, 340–41
  Pasta con salchicha de pavo y frijoles
    blancos, 386–87
  Pasta de aceitunas *kalamata*, 319
  Pasta de berenjena asada, 320
  Pasta de frijoles blancos a la toscana,
    325
  Pollo y brócoli con *tortellini*,
    378–79
  Vieiras doradas con limón y alca-
    parras, 391–92
Pastel, Pastel esponjoso a la naranja,
    424–25
Pato, Guiso de pato y lentejas, 368–69

Pavo
   Pasta con salchicha de pavo y frijoles
      blancos, 386–87
   Pechuga de pavo asada a la caribeña,
      385–86
Pavo, salchicha de, *Frittata* de brócoli y
      salchicha italiana, 388–89
Pechuga de pavo asada a la caribeña,
      385–86
Pelotas de cacahuate, 430
Pepinos de invernadero, *Tzatzkiki*, 323
Pepitas de pollo al estilo indonesio,
      379–80
Pescado
   Bisteces de atún al estilo mediter-
      ráneo con *orzo*, 399–401
   Guiso de mariscos y frijoles, 360–62
   Halibut en una cama de espinacas
      con frijoles blancos y tomates,
      403–4
   Lenguado en salsa de mantequilla y
      vino de jerez, 405
   Pez espada marinado con *risotto* al
      limón y habichuelas verdes al
      ajo, 401–3
   Salmón asado en papel de pergamino
      con limón y eneldo, 394–95
   Tortitas de atún con salsa dulce de
      mostaza y limón verde, 398
   Tortitas frescas de salmón, 396–97
Pez espada marinado con *risotto* al
      limón y habichuelas verdes al
      ajo, 401–3
Pie
   Pie de bayas mixtas, 425–26
   Pie de melocotón y frambuesas con
      cubierta de almendras, 426–27
Pimientos, Salsa de pimientos asados,
      412–13
Pistachos, Pollo con pistachos y queso
      de cabra, cubierto de salsa de
      albaricoque y jerez, 381–82
Pollo
   Arroz frito con pollo y verduras,
      408–9

Caldo de pollo con fideos, 369–70
Ensalada de pollo asado con mango y
      pistachos, 349–50
Ensalada de pollo deshebrado, 338
Guiso de pollo enchilado, 365–66
Pechugas de pollo asadas con salsa
      tipo *ragout* de lentejas, 382–84
Pechugas de pollo salteadas con
      hongos *porcini*, 384–85
Pepitas de pollo al estilo indonesio,
      379–80
Pollo con pistachos y queso de cabra,
      cubierto de salsa de albaricoque
      y jerez, 381–82
Pollo y brócoli con *tortellini*, 378–79
Rollos de pollo picante a la caribeña,
      377–78
Sopa cremosa de pollo y cebada,
      367–68
Postres
   Bayas a la *Grand Marnier*, 418
   Biscotti de arándanos y nueces,
      414–15
   Dulce de chocolate con frambuesa,
      416
   Dulce de fresas con vainilla, 417
   Galletitas de avena con chispitas de
      chocolate, 418–19
   Galletitas de canela, 420–21
   Glaseado de canela, 415
   Magdalenas de queso *ricotta*, 428
   Muffins de cacahuate, 429
   opciones recomendadas, 177
   Pastel esponjoso a la naranja,
      424–25
   Pelotas de cacahuate, 430
   Pie de bayas mixtas, 425–26
   Pie de melocotón y frambuesas con
      cubierta de almendras, 426–27
   Tarta de queso a la calabaza,
      421–22
   Tarta de queso a la fresa, 423–24
Pretzels multigrano, 335–36
   suaves, rellenos de queso *Cheddar*,
      336

Q

Queso *Cheddar*, *Pretzels* multigrano suaves, rellenos de queso *Cheddar*, 336

Queso de cabra
Ensalada de remolacha y manzana con queso y nueces, 337
Pollo con pistachos y queso de cabra, cubierto de salsa de albaricoque y jerez, 381–82

Queso *feta*
Ensalada de camarones y pasta con comelotodos, 350–51
Ensalada de pollo deshebrado, 338
Ensalada griega, 339

Queso *mozzarella*
Ensalada de habichuelas verdes con tomate, queso *mozzarella* y pasta, 340–41
Ensalada italiana, 341–42

Queso parmesano cómo utilizar la cáscara, 358
Ensalada de arroz silvestre a la italiana, 342–43
Pasta con salchicha de pavo y frijoles blancos, 386–87
Pollo y brócoli con *tortellini*, 378–79
Sopa de brócoli rabé y frijol, 356–57

Queso *ricotta*, Magdalenas de queso *ricotta*, 428

R

Radicchio, Ensalada italiana, 341–42
Recetas, desarrollo del, xiv–xv
Remolacha
Ensalada de remolacha y manzana con queso y nueces, 337
Guarnición de verduras asadas, 410–11
Repollo (col), Ensalada de jícama, 344–45
Rollos de pollo picante a la caribeña, 377–78

S

Salmón
Salmón asado en papel de pergamino con limón y eneldo, 394–95
Tortitas frescas de salmón, 396–97
Vieiras envueltas en salmón con *coulis* de azafrán y naranjas sanguinas, 395–96

Salsas
Coulis de azafrán, 395–96
Salsa de cacahuate, 380
Salsa de hongos, 326–27
Salsa de maíz, 328
Salsa de pimientos asados, 412–13
Salsa dulce de mostaza y limón verde, 399
Salsa tipo *ragout* de lentejas, 382–84

Sopas
Caldo de pollo con fideos, 369–70
Gazpacho espeso y sabroso, 374–75
Guiso de mariscos y frijoles, 360–62
Guiso de pato y lentejas, 368–69
Guiso de pollo enchilado, 365–66
Sopa china, 375–76
Sopa cremosa de pollo y cebada, 367–68
Sopa cremosa de tomate y albahaca, 372–73
Sopa de brócoli rabé y frijol, 356–57
Sopa de cangrejo y *squash*, 362–63
Sopa de frijol negro al limón, 355–56
Sopa de frijol y tocino, 358–59
Sopa de lentejas a la toscana, 359–60
Sopa de mariscos, 363–64
Sopa picante de chícharo amarillo y batata dulce, 371–72
Sopa sustanciosa de tomate a la italiana, 373–74

Squash, 439
Sopa de cangrejo y *squash*, 362–63

T

Tahini, *Hummus* (receta), 321
Tarta de queso
Tarta de queso a la calabaza, 421–22

Tarta de queso *(continúa)*
Tarta de queso a la fresa, 423–24
Terra Stix, 338
Tijeras de cocina, 382
Tocino de pavo, Sopa de frijol y tocino,
358–59
Tofu, Sopa china, 375–76
Tomates (jitomates)
Ensalada de habichuelas verdes con
tomate, queso *mozzarella* y
pasta, 340–41
Gazpacho espeso y sabroso, 374–75
Sopa cremosa de tomate y albahaca,
372–73
Sopa sustanciosa de tomate a la
italiana, 373–74
Tortellini, Pollo y brócoli con *tortellini*,
378–79
Tortitas de atún con salsa dulce de
mostaza y limón verde, 398
Tortitas frescas de salmón, 396–97
Tzatzkiki, 323

V

Verduras
Arroz frito con pollo y verduras,
408–9

Frijoles negros básicos, 406–7
Guarnición de verduras asadas,
410–11
Puré de batata dulce a la naranja,
411–12
Puré de brócoli y frijoles blancos, 407
Salsa de pimientos asados, 412–13
Sopa china, 375–76
Vieiras
Guiso de mariscos y frijoles, 360–62
Sopa de mariscos, 363–64
Vieiras doradas con limón y
alcaparras, 391–92
Vieiras envueltas en salmón con
coulis de azafrán y naranjas
sanguinas, 395–96

Y

Yogur
para desayuno, 62
Tzatzkiki, 323